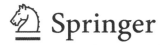

Editors: Lawrence M. Friedman   Curt D. Furberg

David L. DeMets   David M. Reboussin

Christopher B. Granger

AME 学术盛宴系列图书 3P001

临床试验基本原理

（第五版）

主　译：周支瑞　李　博　邓艳红

副主译：陈凌霄　胡　晶　邱　斌

褚　明　曹羽钦

U0332144

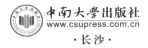
中南大学出版社
www.csupress.com.cn
·长沙·

AME
Publishing Company

图书在版编目（CIP）数据

临床试验基本原理：第五版/（美）劳伦斯·M.
弗里德曼（Lawrence M. Friedman）等主编；周支瑞，李博，
邓艳红主译. —长沙：中南大学出版社，2023.11
书名原文：Fundamentals of Clinical Trials（Fifth Edition）
ISBN 978-7-5487-5142-7

Ⅰ.①临… Ⅱ.①劳… ②周… ③李… ④邓… Ⅲ.①临床医学—
试验 Ⅳ.①R4-33

中国国家版本馆CIP数据核字(2022)第189812号

AME 学术盛宴系列图书 3P001

临床试验基本原理（第五版）
LINCHUANG SHIYAN JIBEN YUANLI（DI-WU BAN）

主 编：Lawrence M. Friedman Curt D. Furberg David L. DeMets
David M. Reboussin Christopher B. Granger

主 译：周支瑞 李 博 邓艳红

□丛书策划	汪道远 陈海波	
□项目编辑	陈海波 廖莉莉	
□责任编辑	李 娴 高 晨	
□责任印制	唐 曦 潘飘飘	
□版式设计	胡晓艳 林子钰	
□出版发行	中南大学出版社	
	社址：长沙市麓山南路	邮编：410083
	发行科电话：0731-88876770	传真：0731-88710482
□策 划 方	AME Publishing Company	
	地址：香港沙田石门京瑞广场一期，16 楼 C	
	网址：www.amegroups.com	
□印 装	天意有福科技股份有限公司	

□开 本	710×1000 1/16 □印张 33.5 □字数 626 千字 □插页	
□版 次	2023 年 11 月第 1 版 □ 2023 年 11 月第 1 次印刷	
□书 号	ISBN 978-7-5487-5142-7	
□定 价	50.00 元	

原著作者

Lawrence M. Friedman

匹兹堡大学医学博士，完成内科住院医师培训后，任职于美国国立卫生研究院
（National Institutes of Health，NIH）下属的美国国立心肺血液研究所，其间参
与了多个临床试验和流行病学研究，在研究设计、管理和监查方面发挥了重要
作用。曾担任多个NIH下属研究所及其他政府或非政府组织的临床试验顾问，
同时也是众多数据监查和安全委员会的成员。

Curt D. Furberg

维克森林大学医学院公共卫生科学系的名誉教授。获得瑞典默奥大学的医学博
士学位，曾任美国国立心肺血液研究所临床试验科主任、临床应用和预防项目
副主任。主持成立了公共卫生科学系，并于1986年至1999年期间担任系主任。
在众多的多中心临床试验中发挥了主要的管理作用，并在其他临床试验中担任
顾问。主要研究方向包括临床试验方法学和心血管流行病学。同时积极参与学
术讨论，倡导慢性病治疗药物的临床疗效和长期安全性需要被更好地记录。

David L. DeMets

威斯康星大学麦迪逊分校生物统计学Max Halperin荣誉教授，曾任生物统计和
医学信息部主任。与他人合作撰写了大量关于统计方法的论文以及四篇关于临
床试验的文章，其中两篇针对数据监查。在多个NIH和企业申办的不同领域临
床试验数据监查委员会有过任职，曾任职于美国统计协会的董事会，还曾任临
床试验学会主席、北美东部地区（ENAR）生物计量学会主席。此外，还曾入
选国际统计研究所、美国统计协会、美国科学促进会、临床试验学会和美国医
学信息协会的研究员。2013年，被选为美国国家医学院院士。

David M. Reboussin

自1992年起，担任维克森林大学医学院生物统计学系教授。获得芝加哥大
学统计学硕士学位，威斯康星大学麦迪逊分校统计学博士学位。在收缩压
干预试验协调中心担任首席研究员，同时担任NIH和一些企业临床试验协调
中心的合作研究者，参与的临床试验包括控制糖尿病患者心血管风险行动
（ACCORD）、糖尿病健康行动（Look AHEAD）、口服联合营养治疗迟发性
糖尿病（CONTROL DM）、雌激素替代与动脉粥样硬化（ERA）等研究。同
时，在多个NIH临床试验的数据和安全监查委员会任职。研究领域包括心脏病
学、糖尿病、肾病、肺病、肝病、精神病学、儿科学、减重和戒烟等。在统计
方法领域，针对临床试验的动态监查研发了一系列技术与软件。

Christopher B. Granger

杜克大学医学教授，杜克临床研究所的心脏病学专家和临床试验专家。在康涅狄格大学获医学博士学位后，在科罗拉多大学接受住院医师培训。在许多心脏病学相关临床试验中担任指导委员、学术负责人和执行负责人，同时也参与了许多数据监查委员会的工作。担任美国国立心肺血液研究所外聘专家，同时参与了美国食品药品监督管理局与杜克大学合作发起的临床试验转型倡议，旨在提高临床试验的质量和效率。另外，也是麦克马斯特大学、牛津大学和杜克大学共同创立的"临床试验指导原则"学组的发起人之一。

翻译：张庆林
审校：曹羽钦

译者风采

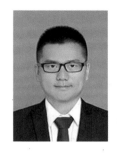

主译: 周支瑞 医学博士、主治医师

复旦大学附属华山医院放射治疗中心

上海市抗癌协会放射治疗专业委员会青年委员会委员、中国医师协会循证医学专业委员会青年委员、上海市医学会临床流行病学与循证医学专科分会方法学组委员、成都市大数据协会医疗数据专业委员会委员。研究方向: 恶性肿瘤放射治疗与放射生物学临床转化研究、医学统计学、循证医学方法学研究。主持国家自然科学基金青年项目1项,参与完成国家自然科学基金面上项目3项。以第一作者/共同第一作者/通讯作者发表SCI论文40余篇,在中文核心期刊发表论文6篇。主编肿瘤学著作1部(*Surgery versus Stereotactic Body Radiation Therapy for Early-Stage Lung Cancer*);主编统计学畅销书4部(《傻瓜统计学》《聪明统计学》《疯狂统计学》《临床预测模型构建方法学》);主编或合著循证医学相关学术著作4部(《实用循证医学方法学》第2版与第3版副主编、合著《高级Meta分析方法: 基于Stata实现》与《如此简单的循证2》)。

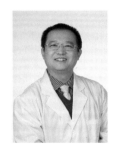

主译: 李博 主任医师、副教授、硕士研究生导师

北京中医药循证医学中心/首都医科大学附属北京中医医院/北京市中医药研究所循证医学中心

第五批全国优秀中医临床人才、第七批全国老中医药专家学术经验传承人。北京中医药循证医学中心秘书长、首都医科大学附属北京中医医院/北京市中医药研究所循证医学中心主任、教研室主任、中医循证学术带头人。第41期笹川医学奖学金京都大学访问学者。主持两项国家自然科学基金项目(81303151,81774146),倡导医患共建诊疗及疗效评价模式,入选2015年度北京市科技新星计划。发表学术论文100余篇,担任10余本中英文杂志的编委及审稿人,共同主编《实用循证医学方法学》第2版、第3版以及《临床预测模型构建方法学》等临床研究类畅销书。获得中华中医药学会以及其他科技进步奖3次。中华社会救助基金会"莆寸医基金公益项目"发起人。兼任STAR评级工作组中医药学专科委员会副主任委员、中国中西医结合学会循证专业委员会常务委员等10余项学术职务。

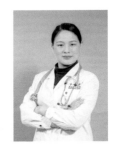

主译：邓艳红　教授、主任医师、博士生导师、博士后合作导师

中山大学附属第六医院

国家药物临床试验数据核查专家。中山大学附属第六医院院长助理、肿瘤内科主任、药物临床试验机构（GCP）主任、临床研究中心主任。中山大学七年制毕业，曾留学美国西雅图Fred Hutchinson/华盛顿大学癌症研究中心。主持开展的FOWARC研究2次获得ASCO年会口头报告机会，并在 *J ClinOncol*、*JAMA*、*Lancet Oncology*等高水平学术期刊发表论文60余篇，其中以第一作者/通讯作者发表论文30余篇。主持多项国家重点研发计划（课题）、国家自然科学基金、广东省自然科学基金等。获得国家"万人计划"青年拔尖人才、广东省特支计划青年拔尖人才、广东省医学杰出青年人才、2016年国家科技进步二等奖（第五完成人）、2018年广东省科技进步一等奖（第四完成人）、2020年华夏医学科技三等奖（第一完成人）、第六届中国女医师协会五洲女子科技奖等。

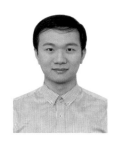

副主译：陈凌霄 博士后

山东大学齐鲁医院

悉尼大学博士。主要研究领域为肌肉骨骼疾病的诊断、治疗及预后；主要研究方法为基于医学大数据的流行病学、生物统计学和人工智能建模。获"国家优秀自费留学生奖学金"和"博士后国际交流计划引进项目"。参与临床研究课题3项。在BMJ，JAMA Network Open，EClinicalMedicine，International Journal of Surgery，Spine Journal和Spine等杂志发表论文40余篇。BMJ Open Sports & Exercise杂志统计学编辑。参编临床流行病学和医学统计学专著数部。

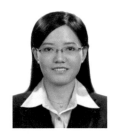

副主译：胡晶 副研究员，医学博士

北京中医药循证医学中心/首都医科大学附属北京中医医院/北京市中医药研究所循证医学中心

北京大学流行病与卫生统计学专业博士。主要研究方向为临床疗效评价统计学方法及中医药循证医学。入选2017年度北京市科技新星计划。作为第一负责人主持国家自然科学基金面上项目、青年项目及北京市中医药科技发展资金等6项课题，并参与国家科技重大专项、中医药行业科研专项、973计划、北京市科技计划等多项课题。以第一作者发表中英文论文40余篇，并作为编委参与6本专著的编写。担任世界中联临床疗效评价专委会常务理事、临床科研统计学专业委员会理事、中国医师协会循证医学专业委员会委员等多项学术职务。

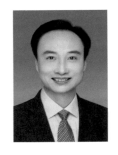

副主译： 邱斌 主任医师、硕士研究生导师、医学博士

中国医学科学院肿瘤医院胸外科

擅长肺部结节、磨玻璃结节、早期肺癌、多原发肺癌、纵隔肿瘤等胸部肿瘤的鉴别诊断和胸腔镜微创手术，对中晚期肺癌的多学科综合治疗和复杂切除与重建也积累了丰富的经验，尤其擅长早期肺癌、多原发肺癌的三维重建无创定位与微创、精准解剖性亚肺叶切除（肺段、联合亚段等），多次获得手术技能比赛冠军。担任中华医学会胸心血管外科分会青年委员会副主任委员、中国医疗保健国际交流促进会胸外科分会青年委员会副主任委员等多项学术职务。牵头主持和参与多项临床研究，发表学术论文30余篇，获授权专利10项。

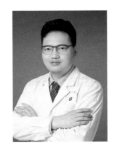

副主译： 褚明 副主任医师、副教授、博士后

江苏省人民医院/南京医科大学附属泰州人民医院心血管内科

内科学（心血管）博士、南京医科大学博士后、副教授。南京医科大学附属泰州人民医院副院长、江苏省人民医院心血管内科副主任医师、江苏省人民医院感染管理处副处长（兼）。南京医科大学硕士研究生导师、徐州医科大学硕士研究生导师、美国纽约爱因斯坦医学院访问学者。担任中华医学会心电生理与起搏分会基础学组委员、中国老年保健医学研究会老年心血管病分会委员、江苏省医学会科普分会委员、江苏省研究型医院学会科普专业委员会秘书长。主持国家自然科学青年基金项目等6项课题。参编国家规划教材2部，副主编专业书籍1部，授权专利3项，获美国ASE Travel Grant（2015）和ASE early career research award（2016），南京医科大学"扬子江奖教金"获得者（2019），江苏省医学新技术引进奖一等奖（2019），"挑战杯"全国大学生创业计划竞赛铜奖指导教师（2020）。著有《聊聊房颤和中风那些事》和《血管呵护指南》两部科普书籍。专业方向涵盖老年高血压、冠心病的诊治，尤其擅长心房颤动等心律失常疾病的射频消融治疗，左心耳封堵术和房颤手术的全程优化管理。

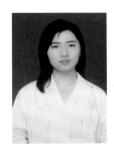

副主译: 曹羽钦 医学博士

上海交通大学医学院附属瑞金医院胸外科

上海交通大学医学院临床医学八年制法语班博士、法国里昂第一大学生物统计学硕士。师从瑞金医院胸外科李鹤成教授，主要研究方向为食管癌、肺癌以微创手术为主的综合治疗与临床转化研究。曾赴法国巴黎蓬皮杜医院胸外科进修2月余。参与多项临床研究的开展与统计分析，在读期间即发表中英文论文10余篇，以第一作者/共同第一作者身份在 *Annals of Surgery*、*Journal of Thoracic and Cardio-Vascular Surgery*、*Diseases of the Esophagus* 等外科学领域期刊发表SCI论文4篇，参与4本中英文专著的编写。

译者（以姓氏首拼为序）：

陈剑明　首都医科大学附属北京中医医院
陈奕杉　北京中医医院怀柔医院
陈朝霞　首都医科大学附属北京中医医院/北京市中医药研究所
杜　元　首都医科大学附属北京中医医院
弓小雪　济宁市第一人民医院
龚颖芸　南京医科大学第一附属医院（江苏省人民医院）
韩　芳　首都医科大学附属北京中医医院
胡世军　中南大学湘雅二医院
李　峰　郑州大学第一附属医院
李冠华　中山大学孙逸仙纪念医院
李洪峥　北京中医药大学
李俊威　深圳市人民医院
李天力　卫生部中日友好医院
李泽宇　首都医科大学附属北京中医医院/北京市中医药研究所循证医学中心
梁小华　重庆医科大学附属儿童医院
刘　衡　遵义医科大学附属医院
马　丛　首都医科大学附属北京中医医院
马秋晓　中国中医科学院望京医院
门晓亮　北京市大兴区妇幼保健院
秦　琪　首都医科大学宣武医院
杨　戈　湖南省儿童医院
于慧前　复旦大学附属眼耳鼻喉科医院
于　越　海军军医大学第二附属医院（上海长征医院）
张　丰　常州市第一人民医院
张洪斌　荣昌生物制药（烟台）股份有限公司
张庆林　浙江中医药大学第三临床医学院
赵国桢　中国中医科学院中医临床基础医学研究所
郑焱华　空军军医大学唐都医院/陕西省血液疾病临床医学研究中心
庄伟涛　中山大学肿瘤防治中心

审校者（以姓氏首拼为序）：

曹羽钦　上海交通大学医学院附属瑞金医院

陈凌霄　山东大学齐鲁医院

褚　明　江苏省人民医院/南京医科大学附属泰州人民医院

邓艳红　中山大学附属第六医院

胡　晶　北京中医药循证医学中心/首都医科大学附属北京中医医院/北京市中医药研究所循证医学中心

贾　岳　云南省肿瘤医院（昆明医科大学第三附属医院）

李　博　北京中医药循证医学中心/首都医科大学附属北京中医医院/北京市中医药研究所循证医学中心

李　燕　哈尔滨医科大学附属第四医院

廖　星　中国中医科学院中医临床基础医学研究所

梅祖兵　上海中医药大学附属曙光医院

邱　斌　中国医学科学院肿瘤医院

汪宣伊　四川省医学科学院·四川省人民医院

王绍佳　云南省肿瘤医院（昆明医科大学第三附属医院）

王天园　北京中医药循证医学中心/首都医科大学附属北京中医医院/北京市中医药研究所循证医学中心

张天嵩　复旦大学附属静安区中心医院

张　炜（Wei Zhang）　麻省总医院（Massachusetts General Hospital）

周支瑞　复旦大学附属华山医院

AME 学术盛宴系列图书序言

这个系列图书具有几大特色：其一，这个系列图书来自Springer，Elsevier，Wolters Kluwer，OUP，CUP，JBL，TFG等各大出版社，既有一些"经典图书"，也有一些实用性较强的"流行图书"，覆盖面甚广；其二，这个系列图书的翻译工作，都是基于"AME认领系统"，我们花费近1年时间，开发了这套"认领系统"，类似出版界的"Uber/滴滴"，成功地对接了图书编辑、译者和审校者之间的需求。一般情况下，我们发布一本书的目录等信息之后，48小时内该书的翻译任务就会被AME注册会员一抢而空——在线完成译者招募和审校等工作，参与翻译和校对工作的人员来自国内众多单位，可谓"智力众筹"；其三，整个翻译、审校、编辑和出版过程，坚持"品书"与"评书"相结合，在翻译的同时，我们邀请国内外专家对图书进行"点评"，撰写"Book Review"，一方面刊登在我们旗下的杂志上，另一方面将其翻译成中文，纳入本书中文版，试图从多个角度去解读某本图书，给读者以启迪。所以，将这个系列图书取名为"学术盛宴"，应该不足为过。

虽然鲍鱼、鱼翅等营养价值较高，但是并非适合所有人，犹如餐宴一样，享受学术之宴也很有一番讲究。

与大家分享一个真实的故事。有一天，南京一家知名上市公司的总裁盛情邀请我参加一个晚宴。

席间，他问了我一个问题："国外的医术是不是比中国先进？瑞士的干细胞疗法是不是很神奇？"

因为我没有接受过瑞士的干细胞治疗，所以，对此没有话语权，我个人对这个疗法的认识仅限于"一纸"——只是有几次在航空杂志上看到过相关的"一纸"广告。

正当我准备回答他的时候，他进一步解释："上个月，我的一位好朋友就坐在你今天这个座位，他已超过50岁，但是，看起来很年轻，因为他去瑞士接受过干细胞治疗……"

"您的这位朋友，他的心态是不是很平和？他的家庭是不是很幸福？他的爱情是不是很美满？"我反问了几个问题。

他毫不犹豫地回答："是的。"

"他的外表看起来很年轻，可能是由于接受干细胞治疗这个因素导致的，更可能是干细胞治疗、家庭、爱情、事业等多个因素共同作用所造成的。"听完我的回答，这位优秀的总裁先生好像有所感悟，沉默了片刻。

虽然这个系列图书，从筛选图书，到翻译和校对，再到出版，所有环节层层把关，但是，我们仍无法保证其内容一定就适合您。希望您在阅读这个系列图书的过程中，能够时刻保持清醒的头脑、敏捷的思维和独立的思考，去其糟粕，取其精华，通过不断学习消化和吸收合适的营养，从而提高和超越自我的知识结构。

开卷有益，思考无价，是为序。

汪道远
AME出版社社长

原著序

临床试验是"评估临床研究普适性最权威的工具",它代表着"一项关键性研究,旨在通过仔细比较不同的治疗方法,从而达到改进医疗质量、控制医疗成本的目的"[1],被称为众多临床研究的"金标准"。

如果认真阅读临床文献会发现,即便是高质量的临床试验,在试验设计、实施、分析、报告或结果阐释中仍然存在缺陷。在过去的几十年里,临床研究已经有了长足进步,但是依然有太多的临床试验在实施过程中忽略了重要的基本原理。如果作者们能够对临床试验的基本原理有更好的理解,相信许多临床研究可以开展得更加完善。

自从1981年第1版《临床试验基本原理》出版以来,涌现出了许多有关临床试验的书籍[2-21]。然而,其中一部分书籍仅仅讨论了临床试验的某些特定问题,另有许多已不再更新。出版第5版《临床试验基本原理》的目的是更新第4版出版以来的诸多重大进展,深思熟虑后对第4版大多数章节进行了修改。由于先前的分类方法不再适用,我们将原本的监查内容拆分为监查委员会和监查方法两个章节,另外还增设了临床试验监管的相应章节。更重要的是,第5版的编写团队中加入了两位新的作者,无疑为这本已出版30余年的书籍增添了新的视角。

本书希望通过实践经验以及文献中的示例来探讨临床试验的基本原理,从而帮助研究者们改善临床试验质量。本书既适用于有一定临床试验基础的研究者,也适用于首次开展临床试验的初学者。它同样可应用于临床试验方法学教学,或帮助一些科学、医学界人士评估和解读已发表的临床试验。尽管本书并非严格意义上的教科书,但也可供临床试验相关研究生课程参考,我们为希望查阅更多专业书籍和文章的读者提供了相关文献链接。

由于读者的背景和阅读目标存在较大差异,我们并没有在每章末尾提供练习题。但我们总结出两种练习方法,对本书大部分的基本原理都非常实用:其一是让学生对一篇近期发表的临床试验文章进行批判性评价,其二是让学生为其感兴趣的临床问题拟定试验方案,这些草拟的试验方案常常具有转化为现实的潜力。尽管本书特设了一个章节讨论监管问题,但这并不意味着它能替代现实中监管机构对法规和政策的指导作用。各个国家的法规大相径庭,且时常更新。正如本书标题所示,我们希望为读者提供的是临床试验伦理、设计、实施以及报告的基本原理。

本书第一章描述了临床试验的原理与分期。第二章包含了部分伦理问题。第三章介绍了临床试验想要解决的问题。第四章讨论了研究人群的挑选。第五章对非劣效性试验等各种研究设计的优缺点进行了阐述。第六章介绍了随机化过程。第七章探讨了盲法的重要性以及实施过程中存在的困难。第八章介绍了如何估算样本量。第九章描述了基线测量的组成内容。第十章介绍了受试者招募方法，尚无充分受试者来源的研究者可能会特别感兴趣。第十一章介绍了收集高质量数据的方法以及收集过程中遇到的一些常见问题。第十二章和第十三章聚焦于危险性评估、生活质量这两大重要的临床试验结局指标。第十四章介绍了加强和监测患者依从性的措施。第十五章解读了生存分析方法。第十六章介绍了数据监查委员会的职责。第十七章回顾了数据监查的方法。第十八章解答了"应该分析哪些数据"这一问题，探讨了为何分析数据时应尽量避免排除受试者，同时也列举了亚组分析和Meta分析等内容。第十九章介绍了临床试验的终止流程。第二十章介绍了试验结果的报告和解读。第二十一章介绍了多中心（包括跨国）研究的注意事项，值得特别关注，其中一些问题对于开展单中心临床试验的研究者们也很有价值。最后，第二十二章回顾了临床试验的监管问题。

本书是基于过去40多年临床试验的发展、实施、监管及分析过程中的经验总结而成的合作性成果。虽然本书中的经验示例主要只涉及心肺疾病、艾滋病和肿瘤方面的研究，但临床试验的基本原理是相通的。读者可能会发现本书中有些示例比较新颖，有些示例则颇具历史。我们之所以举这些例子，是因为临床试验原理是在过去的这些尝试中不断发展起来的。尽管某些领域有了重大进步，但是许多基本原理是不变的。

在第1版《临床试验基本原理》面世前，作者们熟读了大部分有关临床试验设计、实施以及分析的文献。但随着过去35年来相关文献的爆炸式增长，如今这项任务几乎不可能完成。本书所引用的参考文献并不求全，而是重点涵盖了提出这些基本原理的经典文献以及支持这些基本概念的新出版刊物。

本书仅代表作者观点，并不代表作者隶属机构的观点。

North Bethesda, MD, USA   Lawrence M. Friedman

Winston-Salem, NC, USA   Curt D. Furberg

Madison, WI, USA   David L. DeMets

Winston-Salem, NC, USA   David M. Reboussin

Durham, NC, USA   Christopher B. Granger

参考文献

[1] National Institutes of Health. NIH Inventory of Clinical Trials[M]. Maryland: NIH, 1979.

[2] Bulpitt C J. Randomised Controlled Clinical Trials[M]. The Hague: Martinus Nijhoff, 1983.

[3] Pocock S J. Clinical Trials—A Practical Approach[M]. New York: John Wiley and Sons, 1983.

[4] Ingelfinger J A, Mosteller F, Thibodeau L A, et al. Biostatistics in Clinical Medicine[M]. New York: Macmillan, 1983.

[5] Iber F L, Riley W A, Murray P J. Conducting Clinical Trials[M]. New York: Plenum, 1987.

[6] Peace K E. Statistical Issues in Drug Research and Development[M]. New York: Marcel Dekker, 1990.

[7] Spilker B. Guide to Clinical Trials[M]. New York: Raven Press, 1991.

[8] Spriet A, Dupin-Spriet T, Simon P. Methodology of Clinical Drug Trials[M]. 2nd ed. Basel: Karger, 1994.

[9] Chow S-C, Shao J. Statistics in Drug Research: Methodologies and Recent Developments[M]. New York: Marcel Dekker, 2002.

[10] Rosenberger W F, Lachin J M. Randomization in Clinical Trials: Theory and Practice[M]. New York: Wiley, 2002.

[11] Geller N L. Advances in Clinical Trial Biostatistics[M]. New York: Marcel Dekker, 2003.

[12] Piantadosi S. Clinical Trials: A Methodologic Perspective[M]. 2nd ed. New York: John Wiley and Sons, 2005.

[13] Matthews J N S. An Introduction to Randomised Controlled Clinical Trials[M]. 2nd ed. Boca Raton: Chapman & Hall/CRC, 2006.

[14] Machin D, Day S, Green S. Textbook of Clinical Trials[M]. 2nd ed. West Sussex: John Wiley and Sons, 2006.

[15] Keech A, Gebski V, Pike R. Interpreting and Reporting Clinical Trials[M]. Sidney: Australasian Medical Publishing Company, 2007.

[16] Cook T D, DeMets D L. Introduction to Statistical Methods for Clinical Trials[M]. Boca Raton: Chapman & Hall/CRC, 2008.

[17] Machin D, Fayers P. Randomized Clinical Trials: Design, Practice and Reporting[M]. Chichester, West Sussex: Wiley-Blackwell, 2010.

[18] Green S, Benedetti J, Crowley J. Clinical Trials in Oncology[M]. 3rd ed. Boca Raton: Chapman & Hall/CRC, 2012.

[19] Meinert C L. Clinical Trials: Design, Conduct, and Analysis[M]. 2nd ed. New York: Oxford University Press, 2012.

[20] Hulley S B, Cummings S R, Browner W S, et al. Designing Clinical Research[M]. 4th ed. New York: Wolters Kluwer/Lippincott Williams & Wilkins, 2013.

[21] Chow S-C, Liu J-P. Design and Analysis of Clinical Trials: Concepts and Methodologies[M]. 3rd ed. Hoboken, NJ: Wiley, 2014.

翻译：张庆林
审校：曹羽钦

原著致谢

　　本书所讨论的大部分思想和观点是我们在美国国立心肺血液研究所和学界这么多年所积累的经验。我们要感谢许多同事给予的帮助与支持，尤其是本书最早的3位作者。由衷地向已故的Max Halperin博士致以谢意，他在早期版本中就临床试验的设计、实施、分析等理论与实践层面的问题与我们进行了长时间的讨论。

　　还有许多人为第5版《临床试验基本原理》做出了贡献，感谢Michelle Naughton和Sally Shumaker博士修订了生活质量这一章节，感谢Thomas Moore先生为危险性评估和报告这一章节做出的贡献，也感谢Bengt Furberg和Bradi Granger博士的建设性意见。另外要特别感谢Donna Ashford和Catherine Dalsing在行政管理方面的出色支持。最后，感谢家人和同事们的无条件支持，特别是Gene，Birgitta，Kathy，Beth和Bradi，为了本书的出版牺牲了许多与家人共度的夜晚和周末时光。

翻译：张庆林
审校：曹羽钦

目 录

第一章　临床试验简介

现代临床试验的发展至少可以追溯到18世纪[1-2]。Lind医生在索尔兹伯里号船上进行的经典研究中，对12例坏血病患者的6种治疗方法进行了比较。分别给予橙子和柠檬膳食治疗的2例患者中，有1例恢复得很快，6天后就能上班了，而另1例是其他患者中恢复最好的，并被分配给剩下的10例患者担任护士的角色。18世纪和19世纪还进行了其他几项对照研究，对照组包括文献对照、其他历史对照和同期对照[2]。

1926年，Fisher引入了随机化的概念并应用于农业研究[3]。1931年，Amberson等[4]报道了可能是第一项将受试者随机分组的临床试验，在仔细地将24例肺结核患者平均分成两组后，抛硬币决定哪一组接受sanocrysin（当时常用的一种金化合物）治疗。1948年，英国医学研究理事会（British Medical Research Council，BMRC）报告了一项关于链霉素治疗结核病的试验，该试验使用随机数字法将受试者分配到试验组和对照组[5-6]。

Amberson等[4]在试验中引入了盲法。受试者并不知道他们是否接受了sanocrysin或蒸馏水的静脉注射。在1938年的一次感冒疫苗试验中，Diehl和他的同事[7]将给予对照组受试者的生理盐水称为安慰剂。

1960年，美国国立卫生研究院（National Institutes of Health，NIH）国家癌症研究所（National Cancer Institute，NCI）的一项早期试验将白血病患者随机分配至6-氮杂尿嘧啶（6-azauracil）组或安慰剂组。在这项双盲试验中没有观察到治疗获益[8]。

在过去的几十年里，随机临床试验已经成为评价医疗干预措施疗效的首选方法。在此期间，已经开发出实施技术和特殊的分析方法。许多原则都起源于Hill[9-12]的工作。关于临床试验主要进展的简史，请参阅Chalmers等[13]的著作。

本书的原著作者曾在NIH，特别是美国国立心肺血液研究所（National

1

Heart，Lung，and Blood Institute，NHLBI）和/或学术界度过了他们的职业生涯。两位新作者在他们的整个职业生涯中都以学术为基础。因此，许多示例都取自这些经验。我们还引用了回顾NIH临床试验发展历史的论文[14-18]。

本章的目的是定义临床试验，回顾临床试验的必要性，讨论临床试验的时机和阶段，并提出研究方案的大纲。

一、基本要点

正确计划和执行临床试验是评估干预效果的最佳试验技术。它还有助于识别可能的危害。

二、什么是临床试验?

我们将临床试验定义为一项比较干预和对照在人类中的效果和价值的前瞻性研究。请注意，临床试验是前瞻性的，而不是回顾性的。必须及时随访研究受试者，它们并不需要从相同的日期开始。实际上，这种情况很少会发生。但是，每个受试者都必须从一个明确定义的时间点开始随访，这个时间点被称为该研究对象的时间零点或基线。这与病例对照研究不同，病例对照研究是一种回顾性观察性研究，根据感兴趣的事件或疾病的存在或不存在来选择受试者。根据定义，这样的研究不是临床试验。研究者还可以从医疗记录或其他数据中识别人员，然后通过评估后续记录以寻找新事件的证据。随着电子健康记录的日益普及，这种研究变得更加可行，可能涉及成千上万的人。从理论上讲，受试者可以在他们开始治疗的特定时间通过临床医生选择的一种或另一种干预措施被识别，然后通过后续健康记录接受随访。此类研究不被认为是临床试验，因为它不太可能真正具有前瞻性。也就是说，许多受试者在开始治疗后就会被识别出来，而不是从开始治疗的那一刻就被直接观察到。因此，至少部分随访数据是回顾性的。它也受到限制，即不能选择具有随机性的治疗方法。因此，治疗和结果几乎总是受到混杂因素的影响，其中一些因素是可衡量的（可以通过调整来解决），而另一些因素则是不可衡量的（无法调整）。当然，电子记录和注册管理机构可以在临床试验中与随机化相互配合。正如TASTE试验[19]所证明的那样，电子登记极大地简化了识别和获取符合试验条件的患者初始信息的过程。然而，正如Lauer和D'Agostino[20]所指出的那样，将这种方法转换到其他场景中并非易事。

临床试验必须采用一种或多种干预措施。这些可能是诊断、预防或治疗药物、生物制剂、设备、方案、程序或教育方法的单一使用或组合使用。干预措施应该以标准的方式应用于受试者，以努力改变某些结局。在没有干预措施的情况下，对患者进行一段时间的随访，可以观察疾病过程的自然史，但这不构成临床试验。如果没有主动的干预措施，则这项研究是观察性的，因为没有进行任何试验。

早期研究可以是有对照的，也可以是没有对照的。虽然常用的术语指的是 Ⅰ 期临床试验和 Ⅱ 期临床试验，但由于有时它们没有对照，因此我们将其称为临床研究。根据我们的定义，临床试验包含一个对照组，将其与干预组进行比较。对照组必须在相关基线特征方面与干预组足够相似，这样才能合理地将结果差异归因于干预措施。在第五章和第六章中讨论了了合理设置对照组的方法。大多数情况下，一种新的干预措施应与当前最好的标准疗法进行比较，或与之同时使用。只有在没有这样的标准存在，或者由于第二章中讨论的一些原因，没有这样的标准时，才适合将干预组的受试者与未接受积极治疗的受试者进行比较。"不积极治疗"意味着受试者可能接受安慰剂治疗，也可能根本不接受治疗。显然，所有组的受试者都可能接受过各种额外的治疗，即所谓的伴随治疗，这可能是自我实施的，也可能是其他人，如其他医生开的处方。

就本书而言，只有研究对象为人类时才被视为临床试验。当然，动物或植物也可以用类似的技术进行研究。然而，这本书关注的是人体试验，因此每个临床试验都必须将受试者的安全性考虑周全并纳入其基本设计中。同样重要的是，研究者有必要、也有责任向潜在的受试者充分告知试验情况，包括潜在的益处、危害和治疗替代方案的信息[21-24]。有关伦理问题的进一步讨论，请参阅第二章。

与动物研究不同的是，在临床试验中，研究者不能规定个人应该做什么。他只能强烈建议受试者避开某些可能干扰试验的药物或程序。由于可能没有"纯粹的"干预组和对照组，研究人员可能无法比较干预措施，而只能比较干预策略。策略是指试图让所有的受试者尽最大努力遵守其最初被分配的干预措施。当计划一项试验时，研究者应认识到以人为研究对象的固有困难，并试图估计受试者未能严格遵守方案的严重程度。第八章将会讨论不完全遵守的含义。

如第六章和第七章所述，理想的临床试验是随机和双盲的。偏离本标准有潜在的缺陷，将在相关章节中讨论。在一些临床试验中，折中是不可避免的，但通常可以通过采用设计、实施和分析的基本原则来预防或最小化这种缺陷。

许多人在区分干预的"效力"和"效果"时，他们也指的是"解释性"试验，而不是"实效"或"实践"试验。效力或解释性试验指的是干预在理想情况下取得的效果。该术语有时被用于证明不使用"意向性治疗"分析。正如第八章和第十八章所讨论的那样，这是不充分的理由。效果或实效性试验指的是干预在实际实践中取得的成果，并考虑了由于受试者的依从性或其他原因造成的受试者对干预措施没有反应的情况。这两种试验都可能解决相关的问题，而且这两种试验都需要适当地进行。因此，无论在何种环境下进行的试验，我们都不认为试验之间的这种区分与为回答重要的临床或公共卫生问题而对所有试验进行正确的设计、实施和分析一样重要。

《干预性试验计划书的标准条目与推荐》（*Standard Protocol Items: Recommendations for Interventional Trials*，SPIRIT）2013[25]和人用药品注册技术规范国际协调会（International Conference on Harmonisation，ICH）的各种文件[26]都对试验的质量和保证高质量的特征给予了相当大的关注。设计、实施、分析和报告不当的试验会造成混淆，甚至是对结果的错误解释。人们一直在争论哪些关键要素值得关注，而哪些要素不需要把好的资源耗费在其中。然而，除非对足够数量的具有某些特征的受试者进行公正的处理，对主要和次要结局进行客观合理的完整评估，并进行适当的分析，否则试验可能不会产生可解释的结果。本书其余的大部分内容都针对这些问题展开。

三、临床试验阶段

在本书中，我们着重讲解随机试验的设计和分析，比较两种或多种治疗方法的有效性和不良反应。但是，在进行比较之前，必须进行临床研究的几个步骤或阶段。传统上，药物制剂的临床试验被分成Ⅰ期至Ⅳ期临床试验。其他类型的干预研究，特别是那些涉及行为或生活方式改变或手术方法的研究，通常不能很好地适应这些阶段。此外，即使是药物试验也可能不适合单一阶段。例如，有些药物试验可能从Ⅰ期延续到Ⅱ期，或者从Ⅱ期延续到Ⅲ期。因此，可能更容易让人想到早期研究和晚期研究。然而，由于它们的普遍使用，以及早期研究即使没有对照组，也可能为后期试验的开展提供必要的信息，因此对各阶段的定义如下。

ICH对临床试验的各个阶段以及每个阶段所涉及的问题进行了很好的总结[26]。图1-1摘自该文件，说明研究目标可以与多个研究阶段重叠。

因此，尽管研究药物耐受性、代谢和相互作用并描述药代动力学和药效学的人体药理学研究通常是在Ⅰ期临床试验中进行的，但某些药理学研究也可以在其他试验阶段进行。通常将治疗性探索性研究视为Ⅱ期临床试验，该研究着眼于观察不同剂量的治疗效果并通常使用生物标志物作为结果。但是，有时它们可能会被合并到其他阶段。通常的Ⅲ期临床试验包括治疗性验证性研究，这些研究证明了临床有效性并检查了安全性。但是，这类研究也可以在Ⅱ期试验或Ⅳ期试验中进行。治疗性使用研究，即在广泛或特殊人群中检查该药物，并寻找罕见的不良反应，几乎都是Ⅳ期（或批准后）试验。

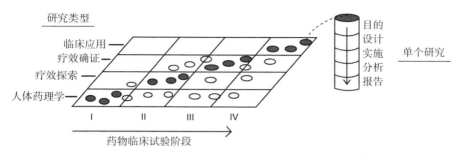

图1-1　药物临床试验阶段与研究类型之间的相关性[26]

（一）Ⅰ期临床试验

虽然有用的临床前信息可以从体外研究或动物模型中获得，但早期数据也必须从人类身上获得。参与Ⅰ期临床试验的人通常是健康的志愿者，但也可能是已经尝试过现有标准疗法但未能改善的患者。Ⅰ期临床试验试图评价药物的人体耐受性，以及药代动力学和药效学的特征。他们把重点放在药物和代谢物的生物利用度和体内分布等问题上。他们还提供了药物活性的初步评估[26]。这些研究还可以评估药物或生物给药系统的可行性和安全性。例如，在转基因研究中，载体的作用是一个重要特征。释放活性剂的植入式装置需要与该试剂一起进行评估，以评估该装置是否安全，并以适当的剂量释放该试剂。

Buoen等[27]回顾了使用健康志愿者的几个医学学科的105项Ⅰ期剂量递增研究。尽管开发了新的设计，但是在癌症研究领域，调查中的大多数研究都采用了简单的剂量递增方法。

通常，评估药物的最初步骤之一是在患者出现不可接受的毒性之前估计可给予的剂量[28-33]。这通常被称为最大耐受量（maximally tolerable dose，MTD）。许多早期文献讨论了如何将动物模型数据外推到人类的起始剂量[34]，或者如何提高剂量水平以达到MTD。

在估算MTD时，研究者通常从非常低的剂量开始，然后逐步增加剂量，直到达到预定的毒性水平。一般情况下，按特定剂量依次输入少量受试者（通常为三个）。如果未观察到指定的毒性，则使用下一个事先定义的较高剂量。如果在3例受试者中任何1例观察到不可接受的毒性，则其他受试者接受相同剂量的治疗。如果未观察到进一步的毒性，则将剂量增加至下一个更高的剂量。如果观察到额外的不可接受的毒性，则终止剂量递增，并宣布该剂量或前一剂量为MTD。这种特殊的设计是假设MTD在大约1/3的受试者中发生不可接受的毒性。这种设计的变体是存在的，但大多数是相似的。

一些研究者[32,35-37]在癌症研究中提出了更复杂的设计方案，规定了具体的剂量递增的采样方案和统计模型估算MTD及其标准误差。采样方案在剂量增加方面必须是保守的，以免大大超出MTD，但同时又要有效地控制研究的受试者数量。许多拟议的方案采用了一种递进/递减的方法，最简单的方法是对前面提到的设计进行扩展，在出现不可接受的毒性后，允许逐步降低剂量，而不是终止给药，随后还可能逐步提高剂量。剂量的进一步增加或减少取决于在给定剂量下是否观察到毒性。当该过程似乎已收敛到特定剂量时，剂量递增停止。一旦产生了数据，就可以根据数据拟合剂量反应模型，依据毒性反应的特定概率函数，可以得到MTD的估计值[32]。

贝叶斯（Bayesian）方法也得到了发展[38-39]。这些方法包括采用持续再评估[35,40]和采用剂量控制的剂量爬坡[41]。它详细介绍了研究人员关于药物剂量-毒性曲线模型的先前的意见说明，用于选择起始剂量和升级规则。最常见的贝叶斯I期临床试验设计被称为连续再评估法[35]，在该方法中，初始剂量设置为MTD的预先估计值。在第一批受试者之后（通常为1人、2人或3人，可能还有其他数字），估计值被更新，并将该估计值分配给下一批受试者。重复该过程，直到受试者数量达到预定值。假设其他受试者将被分配的剂量构成了MTD的最终估计值。限制总毒性数的贝叶斯方法也已经被开发出来（剂量控制下的剂量爬坡），其设计允许两种或两种以上的治疗[42]，以及允许对长期毒性不完全随访的方法（时间-事件连续重新评估法）[43]。人们在这种方法基础上还提出了许多变体。贝叶斯I期临床试验设计的一个优点是非常灵活，可以将风险因素和其他信息来源纳入升级决策中。缺点是它的复杂性，导致不直观的剂量分配规则。

Crowley和Ankerst[44]主编的一本书的前五章详细描述了癌症治疗的剂量递增试验的设计和实施。Ting[45]主编的一本书中也包含了更多关于剂量选择方法的一般性讨论。

（二）II期临床试验

一旦确定了剂量或剂量范围，下一个目标就是评估该药物是否具有生物活性或效应。比较可以由同步对照组、历史对照组或治疗前状态与治疗后状态的对比组成。由于剂量反应的不确定性，II期临床试验也可能采用不同剂量，可能有4或5个干预组。例如，他们会观察血液药物水平和活性之间的关系。基因测试是很常见的，特别是当有证据表明药物代谢率有变化的时候。II期临床试验的受试者通常是经过精心挑选的，纳入标准较严格[26]。

虽然有时II期临床试验用于监管机构对产品的批准，但通常进行II期临床试验是为了决定是否进一步开发新药或设备。因此，II期临床试验的目的是完善对Ⅲ期临床试验成功概率的估计。成功与否取决于多种因素，包括估计的获益和不利影响、可行性和目标人群的事件发生率。由于Ⅱ期临床试验没有足够的统计学效能来定义对主要临床结果的影响，因此对治疗效果和危害的估计可能取决于多种因素，包括对生物标志物的影响，更常见但不确定的临床结局（如不稳定型心绞痛，而不是心肌梗死），以及更轻微的安全信号（如轻微出血或肝功能检查中的转氨酶轻度升高）。

　　Ⅱ期临床试验的设计取决于Ⅰ期临床试验的质量和充分性，同时Ⅱ期临床试验的结果将用于设计Ⅲ期临床试验。Ⅱ期临床试验相关统计学文献相当有限[46-52]，但与Ⅰ期临床试验一样，包括贝叶斯方法在内的统计方法已经扩展了[53-56]。

　　一个传统的癌症Ⅱ期临床试验设计是基于Gehan[46]的工作，该设计分为两个阶段，在第一阶段，研究人员试图排除没有或几乎没有生物活性的药物。例如，他可能会指定某种药物必须具有最低限度的活性水平，比如说，在20%的受试者中，如果估计的活性水平低于20%，他选择不再进一步考虑这种药物，至少在MTD下不会考虑。如果估计的活性水平超过20%，他会增加更多的受试者，以更好地估计应答率。一项排除20%或更低应答率的典型研究纳入了14例受试者。如果在前14例受试者中未观察到任何反应，则认为该药物不太可能具有20%或更高的活性水平。增加的患者数量取决于所需的精确度，但范围为10到20之间。因此，典型的Ⅱ期癌症临床试验中用来估计应答率的受试者可能少于30人。正如在第八章中所讨论的那样。估计应答率的精确度在对照试验设计中是很重要的。总体而言，Ⅱ期临床试验的规模比预期的要小。

　　一些研究者[32,47,57]提出了具有更多阶段或序贯的设计方案，其他研究者[50,58]为了提高效率，已经考虑将Ⅱ期临床试验和Ⅲ期临床试验混合。虽然这些设计具有令人满意的统计特性，但Ⅱ期临床试验和Ⅰ期临床试验中最薄弱的方面是纳入患者的类型。通常，Ⅱ期临床试验比Ⅲ期对照试验有更多的排除标准。此外，Ⅱ期临床试验的结果（如肿瘤应答）可能与最终对照试验的结果（如生存率）不同。改进可能包括考虑到失败的时间[54]和Ⅱ期临床试验各个阶段受试者人数不平等[59]。Ⅱ期临床试验的贝叶斯设计需要预先估计，与Ⅰ期临床试验一样，但不同之处在于，贝叶斯设计是待研究的一种或多种剂量的疗效衡量的先验，而不是毒性的先验。先验可用于将历史数据纳入Ⅱ期临床试验的设计和分析，方法可用于连续[60]、双变量[60]和生存结果[61]。这些方法不仅可以解释机构内部受试者反应的随机变异，还可以解释多中心试验或多个对照组合并时机构之间结果的系统性差异。他们还承认这样一个事实，即对照的历史疗效测量是有误差的。与假定的已知疗效的对照试验相比，这会导致更大的样本量，但相应对假阳性和假阴性错误的抵抗力更大。对于给定的样本量，贝叶斯方法也可作为决策理论使用，以便令这些误差的预定组合最小化[62-63]。

一些试点研究（也称可行性研究或先锋研究）虽然不被普遍认为是Ⅱ期临床试验，但是它们也可能起到类似的作用。特别是对于非药物干预的研究，这些初步研究可以揭示在实施和评估干预时引入临床试验可能存在的问题。在这里，我们将为此进行的试点研究与那些为确定后期试验设计是否可行而进行的试验区分开来。例如，能否成功地进行受试者筛选、登记和坚持治疗？

（三）Ⅲ/Ⅳ期临床试验

Ⅲ期临床试验和Ⅳ期临床试验是本章前面定义的临床试验。它们通常旨在评估新干预措施或具有新适应证的现有干预措施的有效性，从而评估其在临床实践中的价值。他们也检查了不利影响，但是，正如下文和第十二章所述，在临床试验中对危害的评估有局限性。本书的大部分内容都集中在这些后期试验上。然而，许多设计假设依赖于从Ⅰ期临床试验、Ⅱ期临床试验或早期研究的某种组合中获得的信息。

相对于在实践中干预可能使用的时间，慢性疾病的Ⅲ期临床试验通常有一个较短的随访期。此外，他们关注效力或效果，但也需要安全性知识，以充分评估干预措施在临床实践中的适当作用。几年后，程序或设备可能会失败，并给患者带来不利的后遗症。2014年，美国食品药品监督管理局（Food and Drug Administration，FDA）警告说，通过腹腔镜手段粉碎治疗子宫肌瘤，这一使用了多年的方法，可能会导致意想不到的子宫肌瘤扩散[64]。因此，在Ⅲ期临床试验中被认为有效的干预措施需要长期监测。此类长期研究或药物/设备获得监管机构批准后进行的研究被称为Ⅳ期临床试验。药物可能会根据中期结果、替代结果或生物标志物（如降血压或降胆固醇）而获得批准。即使在实践中，它们也可能在相对短期的研究（几周或几个月）后获得批准，对于慢性病来说，它们可能需要几年甚至几十年的时间。即使是后期临床试验，其规模也被限制在几百人或几千人（最多几万人）。然而，批准的药物或设备可能会有数百万人使用。临床结果的不完整信息、相对较短的研究时间和有限的研究规模意味着只有当更大规模的Ⅳ期临床试验完成，或者有更多的临床经验时，利与弊之间的平衡才会变得清晰。其中一个例子是环氧合酶Ⅱ（cyclooxygenase II，COX-2）抑制剂，它已被批准用于治疗关节炎疼痛，但只有在进行了更大规模的试验后才被揭示出其与心血管问题的相关性。这些较大规模的试验是为了研究COX-2抑制剂在息肉患者中预防结肠癌的效果[65-66]。类似的例子还有，噻唑烷二酮（一种用于治疗糖尿病的药物）上市后才被发现其与心力衰竭发生风险的增加有关[67]。

监管机构对药品、器械和生物制品的批准制度可能不同，至少在美国，对不同类型干预措施的监管是依据不同的法律。例如，FDA对药物的批准在很大程度上取决于至少一项精心设计的临床试验加上支持证据（通常是另一项临床试验）。器械的批准较少依赖临床试验数据，更多地依赖器械的工程特性，包括与先前批准器械的相似性（有关监管问题的进一步讨论见第二十二章）。然而，器械通常是植入的，除非取出，否则可能会伴随受试者一生。因此，迫切需要关于体内装置性能的真正长期数据。与药物相比，对器械的评估更依赖于进行植入手术的人的技能。因此，在临床试验中获得的结果一部分要归功于训练有素的研究人员，而在一般实践中可能无法在伤害与获益之间取得准确的平衡。

同样的，注意事项也适用于其他类型的临床试验，无论是外科手术还是生活方式干预，只有高技能的从业者才能当研究人员。但与设备不同的是，尽管支付医疗费用的人经常会考虑证据，但这些手术可能很少或没有被监管。

四、为什么需要临床试验？

设计良好、规模足够大的随机临床试验是确定哪些干预措施有效且总体上是安全的，从而改善公共卫生的最佳方法。不幸的是，临床实践指南中仅少数建议是基于随机试验的证据，即对结果有信心所需的证据类型[68]。因此，尽管试验提供了重要的证据基础，但它们并不存在于许多常用的疗法和预防措施中。提高临床试验的能力、质量和相关性是公共卫生事业的当务之急。

关于个体化医学的出现已经有很多文章提及，在个体化医学中，干预（通常是药物或生物干预）是专门针对某人或具有特定遗传标记的某类人设计的。有朝一日，我们可能会达到这样一个境界，许多病症和疗法都可以做到这一点，但目前我们还没到那一步。除了极少数例外，我们通常能做的最好的事情就是决定是否使用已在特定人群中经过临床试验评估的治疗方法。即使我们更好地了解了一种疾病的遗传成分，但与环境的相互作用通常也会使我们无法全面了解疾病的模式和病程。因此，临床试验是确定干预是否有效的最佳方法。即使一种药物被设计用在具有特定遗传标志的人身上，临床试验仍然是普遍进行的。曲妥珠单抗就是一个例子，它对携带HER2基因的女性乳腺癌患者是有益的[69-71]。即使在这种情况下，治疗也只是部分成功，并可能产生严重的不良反应。

一些研究表明，使用药物遗传学来决定华法林的最佳剂量是有益处的，但其他研究则表明没有[72-75]。鉴于对病程的不确定性以及生物学指标通常存在的巨大差异，通常很难根据不受控制的临床观察来判断一种新的治疗方法是否对结果产生了影响，如果有影响，其程度有多大。临床试验提供了这种判断的可能性，因为存在一个对照组，在理想的情况下，除了正在研究的干预措施之外，对照组在其他方面都与干预组相当。

如果没有在适当的时间进行适当的临床试验，后果可能既严重又昂贵。洋地黄治疗心力衰竭的有效性和安全性存在不确定性就是一个例子。直到20世纪90年代，在洋地黄已经被使用了200多年之后，才进行了一项大型临床试验，评估洋地黄对死亡率的影响[76]。虽然间歇正压呼吸成为慢性阻塞性肺疾病的既定治疗方法，但没有好的获益证据。一项试验表明，这种非常昂贵的治疗方法没有太大的益处[77]。同样的，高浓度的氧气曾被用于早产儿的治疗，直到临床试验证明它可能导致失明[78]。

临床试验可以确定干预的不良反应或并发症的发生率，几乎没有任何干预措施是完全没有不良影响的。然而，如果没有在足够规模的临床试验中获得系统的随访结果，药物毒性可能会被忽视。"抑制心律失常试验"证明，常见的抗心律失常药物对有心肌梗死病史的患者是有害的，并引发了对常规使用整类抗心律失常药物的质疑[79]。皮质类固醇一直是治疗创伤性脑损伤的常用药物。小型临床试验尚无定论，一项对16项试验的Meta分析显示：皮质类固醇组和对照组之间的死亡率无差异[80]。由于疗效的不确定性，因此进行了一项大型临床试验。该试验的受试者数量远远超过其他试验的总和，结果显示，在14天内，皮质类固醇组的死亡率增加了18%[81]，而在6个月后，皮质类固醇组的死亡率则增加了15%[82]。因此，一项最新的Meta分析建议在脑损伤患者中不要常规使用皮质类固醇[83]。人们普遍认为烟酸是一种安全有效的治疗药物，可以改善高危患者的血脂参数并减少冠心病的发生[84-85]。AIM-HIGH试验未能显示3 414例接受他汀类药物治疗的心血管疾病受试者长期服用烟酸有更多益处[86]。对那次试验的一个担忧是，它可能没有得到足够的支持。HPS2-THRIVE试验[87]旨在提供有关在辛伐他汀基础上使用烟酸和拉罗皮兰联合制剂（一种预防潮红不良反应的药物）的临床疗效的确切信息。这项包含25 673例受试者的试验也没有得到减少血管事件的主要结果，但增加了严重的胃肠道不良事件、感染以及糖尿病的发作和控制不良的情况。

在最终评估中，研究人员必须将干预措施的收益与其他经常产生的不良影响进行比较，以便决定是否以及在何种情况下建议使用该干预措施。还必须考虑干预措施对财务的影响，特别是在收益有限的情况下。多项研究表明，在经皮冠状动脉介入治疗中，药物洗脱支架的再狭窄程度比裸金属支架要小[88-89]。然而，成本差异可能很大，特别是因为通常会植入一个以上的支架。CATT试验表明，在年龄相关的黄斑变性患者的视力方面，兰尼单抗和贝伐珠单抗在1年时间点上具有相似的疗效[90]。使用贝伐珠单抗可能发生更严重的不良反应，但其费用是兰尼单抗的1/40。不良事件的差异是否真实尚不确定，因为同一人群相同药物的另一项试验没有显示出这一点[91]。这两个例子中，可以用不同的方法来定义和衡量更昂贵的干预措施所带来的好处或可能减少的不良事件是否值得付出额外的代价。这种评估本质上不是统计，因为它必须依靠研究者和医生的判断以及那些支付医疗费用的人。临床试验很少全面评估干预措施和相关患者护理的成本，这些费用会随着时间而变化，无法替代临床判断，他们只能提供数据，以便作出基于证据的决定。

患有危及生命的疾病或正在接受治疗的人，在尚无已知的有效治疗方法的情况下，护理这些患者的人经常辩称，没有必要进行对照临床试验，他们有权进行试验性干预。由于治愈甚至改善的希望微乎其微，即使新的干预手段在临床试验中还没有被证明是安全有效的，患者和他们的医生也希望获得这些干预措施。他们希望参与这些干预措施的研究，接受新的治疗，而不是作为对照组（如果有对照组的话）。那些患有获得性免疫缺陷综合征，即艾滋病的人曾有力地证明，传统的临床试验并不是确定干预措施是否有用的唯一合法方式[92-95]。这是不可否认的事实，临床试验研究人员需要在必要时修改研究设计或管理的各个方面。许多人一直在要求，一旦一种药物或生物制剂进行了最小限度的研究，即使没有后期临床试验证据，也应该把它提供给那些有生命危险的人，如果他们愿意的话，可以使用。如果患者群体不愿意按照传统方法或以科学上"纯粹"的方式参与临床试验，那么试验就不可行，也不会提供任何信息[96]。当这种情况涉及一种罕见的、危及生命的儿童遗传疾病时，患者及其家人、临床医生和监管机构需要什么程度的证据才能批准使用新药物？"加速审批"或"快速审批"应该在什么时候进行？是否应该根据不那么严格的标准进行临时审批，并将使用限制在特定的情况下？何时应要求进行审批后试验？美国FDA批准了贝达喹啉（bedaquiline）用于抗药性结核病，这是一项基于160例患者的随机试验，其中以培养转换时间为主要结果，尽管该研究规模太小，无法可靠地检测出临床结果[97-98]。这样做的原因是迫切需要新药，并要求进行"验证性试验"。研究者需要让相关的社区或处于危险中的人群参与进来，即使这可能导致在设计和科学纯度上的一些妥协。研究者需要决定什么时候这样的妥协会使结果无效，从而使研究不值得进行。应当注意的是，随着对疾病认识的增加，至少部分有效治疗方法的出现以及对有效研究设计（包括临床试验）必要性认知的提升，一些事情可能会发生变化，包括对试验结果的速度要求、社区参与的程度以及研究设计的后续影响。艾滋病试验在很大程度上发生了这种变化。

虽然研究者在设计临床试验时应使用本书中所讨论的基础知识，但他们必须考虑试验进行的背景，研究疾病或状况的性质以及研究人群和环境将影响评估的结果，对照的种类、规模、持续时间以及许多其他因素。

进行临床试验是因为预期它们会影响实践并因此改善患者健康状况[99-104]。传统上，根据结果的方向、结果的强度、结果的传播方法和其他证据，在采纳来自试验的证据方面有相当大的延迟。然而，有间接证据表明，临床试验的结果可以影响实践，进而可能改善健康结果。Ford等[105]估计，1980年至2000年，美国冠状动脉疾病死亡人数减少，一半的原因是由于对危险因素的更好控制，另一半原因则是由于治疗方法的改进，这种改进大部分是基于临床试验结果。1996年至2007年期间，瑞典的一个国家登记处提供了一个基于存活率提高的试验结果改变实践的具体例子。在这段相对较短的时间内，增加再灌注治疗，血运重建以及用阿司匹林、β受体阻滞剂、氯吡格雷和他汀类药物治疗ST段抬高型心肌梗死的方法，使死亡率降低50%[106]。在美国，一项基于350家医院2001—2003年数据的调查显示，医院诊疗水平对基于指南治疗的依从性每提高10%，住院死亡率就会降低11%，其中大多数治疗建议都基于临床试验结果[107]。

没有十全十美的研究。然而，一个经过深思熟虑、精心设计、适当进行和分析的临床试验是一个有效的工具。即使是设计良好的临床试验也不是万无一失的，但与其他研究方法相比，它们通常提供了更合理的理论基础。另一方面，设计、执行和报告不当的试验可能会产生误导。同样，在没有证据支持的情况下，没有任何一项研究能够给出定论。在解释试验结果时，必须考虑与实验室、动物、流行病学和其他临床研究数据的一致性。

一些人认为，观察性研究往往能提供"正确"答案，因此临床试验往往是多余的[108-109]。还有人指出，有时观察性研究和临床试验的结果并不一致。许多大型的观察性研究表明，使用抗氧化剂可以降低患癌症和心脏病的风险。结果，这些药剂开始被广泛使用。后来，一项评估了许多抗氧化剂的大型随机对照试验表明，这些抗氧化剂没有任何益处，甚至有害[110]。同样，由于观察性研究的结果，激素疗法被提倡用于绝经后妇女，作为预防或减少心脏病的一种方式。大型临床试验的结果[111-113]对观察性研究的结果提出了相当大的质疑。这些差异是否是由于观察性研究的固有局限性造成的（见第五章），或者更具体地说，关于"健康用户偏见"的争论一直存在，但这些和许多其他例子[114]都支持了这样一种观点，即观察性研究在确定适度干预效果方面是不可靠的。

我们认为，将一种临床研究与另一种临床研究对立起来是不合适的。包括注册研究在内的观察性流行病学研究和临床试验各有优缺点，两者都有自己的定位[115]。迄今为止，正确理解临床试验的优缺点，以及如何将精心设计和适当进行的试验的结果与其他研究方法结合使用，是改善公共卫生和科学理解的最佳途径。

五、临床试验的时机问题

一旦未经证实临床疗效的药物和方法成为一般医疗实践的一部分，进行充分的临床试验在伦理和逻辑上就会变得困难。有些人主张在评估新疗法时尽早开展临床试验[116-117]。但是，这些试验必须是可行的。评估可行性需要考虑几个因素。在进行试验之前，研究者需要具备必要的知识和工具。他必须了解干预的预期不良反应，以及要评估的结果，并掌握相应的技术。规模足够大、运行良好的临床试验成本高昂，因此需要申办方愿意为它们买单，只有在初步证据表明，干预的有效性与危害性相比有足够的前景，值得付出努力和费用时才应该进行。

另一方面要考虑干预措施的相对稳定性，如果积极的研究可能会在短时间内使预期的干预不合时宜，那么研究这样的干预可能是不合适的。长期临床试验或需要数月才能完成的研究尤其如此。对手术干预试验的批评之一是手术方法在不断改进。当一项研究开始时，评估一项过去几年的手术技术，可能不能反映当前的手术状况[118-120]。

这些问题是在退伍军人管理局对冠状动脉搭桥手术的研究中被提出的[121]。试验表明，手术对冠心病左主干病变与三支病变患者的亚组是有益的，但并不全面[121-123]。这项试验的批评者认为，当试验开始时，手术技术仍在发展。因此，这项研究中的手术死亡率并不能反映长期试验结束时实际的情况。此外，合作诊所之间的手术死亡率有很大差异[124]，这可能与外科医生的经验有关。该研究的捍卫者坚持认为，退伍军人管理局合作诊所的手术死亡率与当时的联邦经验并没有很大差异[125]。在冠状动脉手术研究中[126]，其手术死亡率低于退伍军人管理局试验中的，表明其技术更好。但是，对照组的死亡率也较低。尽管包括药物洗脱支架在内的技术不断发展，但已成功进行了许多冠状动脉支架试验[127-128]。支架设计的改变和限制支架血栓形成的药物的使用已被纳入到每个新的试验中。

综述文章表明，外科手术试验已经成功进行[129-130]，尽管面临挑战，但可以并且应该进行[131-132]。尽管最好的方法可能是将试验推迟到手术改进已完成，至少在短期内不会有大幅改动，这种推迟可能意味着要等到手术被广泛认可对某些适应证有效，因此很难甚至不可能进行试验。但是，正如Chalmers和Sacks[133]所指出的，在临床试验中允许改进手术技术是可能的。正如临床试验的其他方面一样，必须根据判断标准来确定评估干预措施的适当时间。

六、研究方案

每一个精心设计的临床试验都需要一个方案。研究方案可视为研究者、受试者和科学界之间的书面协议。其内容交代了试验的背景，明确了试验的目的，描述了试验的设计和组织。只要详细的程序手册中包含此类信息，就无须解释试验的每个细节。研究方案作为一个文件，可以在试验中协助工作人员之间的沟通。如果其他人提出要求，也应该将其提供给其他人。许多研究方案现在都发表在在线期刊上。

研究方案应该在受试者注册开始之前制订，并且应该保持基本不变，除了可能进行较小的修改之外。任何更改都应该谨慎考虑和证明。改变研究方向的重大修改应该很少。如果发生了这些变化，则需要清楚地描述这些变化背后的基本原理和实现这些变化的过程。一个例子是心律失常抑制试验，该试验根据重要的研究结果，改变了干预措施、受试者纳入标准和样本量[134]。

现在存在着大量的已经注册的临床试验，世界卫生组织（World Health Organization，WHO）国际临床试验注册平台（International Clinical Trials Registry Platform，ICTRP）[135]，包括美国临床试验数据库（ClinicalTrials.gov）[136]列出了这些注册研究，这是国际医学杂志编辑委员会认可的原始注册平台之一。现在提倡对所有后期试验和许多早期研究进行注册，许多期刊和申办方确实要求注册。除非研究已在众多平台之一进行注册，否则期刊将不会发表试验结果或研究设计论文。NIH要求其资助的试验必须进行注册[137]，FDA负责其监督的试验[138]。注册网站至少有关于研究人群、干预和对照、响应变量和研究设计的其他关键要素信息。注册试验的原因包括：降低试验结果未发表或以其他方式公布的可能性；提供一种将最初描述的研究设计与已发表的研究结果进行比较的方法，并允许其他研究人员知道他们感兴趣的领域中正在发生的事情。从ClinicalTrials.gov注册表中，我们知道，大多数（62%）注册试验登记的受试者人数为100人甚至更少，大多数试验（66%）是单中心，并且在随机化、盲法和使用监查委员会方面存在很大的可变性[139]。我们对注册做法表示赞赏，并鼓励所有研究人员进一步在注册网站上提供其研究方案的链接。关于试验注册的进一步讨论见第二十二章。

SPIRIT 2013[25]发布了临床试验方案制订规范。下面给出了一个典型协议的主题标题，也作为本书后续章节的大纲（框1-1）。

框1-1 典型协议的框架

一、研究背景
二、研究目标
  1. 主要问题和响应变量
  2. 次要问题和响应变量
  3. 分组假设
  4. 不良事件
三、研究设计
  1. 研究人群
    （a）纳入标准
    （b）排除标准
  2. 样本量假设和估计
  3. 受试者登记
    （a）知情同意
    （b）资格评估
    （c）基线检查
    （d）干预分组（如随机分组法）
  4. 干预
    （a）描述和附表
    （b）依从性措施
  5. 随访描述和时间计划
  6. 响应变量的确定
    （a）培训
    （b）数据采集
    （c）质量控制
  7. 不良事件评估
    （a）类型和频率
    （b）仪器
    （c）报告
  8. 数据分析
    （a）中期监测，包括数据监查委员会的职责
    （b）最终分析
  9. 终止政策
四、组织
  1. 参与研究者
    （a）统计单位或数据协调中心
    （b）实验室和其他特殊单位
    （c）临床中心
  2. 研究管理
    （a）指导委员会及附属委员会
    （b）监查委员会
    （c）资助组织
附录
纳入标准定义
响应变量定义
知情同意书

参考文献

[1]   BULL J P. The historical development of clinical therapeutic trials[J]. J Chronic Dis, 1959, 10: 218-248.

[2]   Lilienfeld A M. The Fielding H. Garrison Lecture: Ceteris paribus: the evolution of the clinical trial[J]. Bull Hist Med, 1982, 56(1): 1-18.

[3]   Box J F. R. A. Fisher and the design of experiments, 1922-1926[J]. Am Stat, 1980, 34: 1-7.

[4]   Amberson J B Jr, McMahon B T, Pinner M. A clinical trial of sanocrysin in pulmonary tuberculosis[J]. Am Rev Tuberc, 1931, 24: 401-435.

[5]   STREPTOMYCIN treatment of pulmonary tuberculosis[J]. Br Med J, 1948, 2(4582): 769-782.

[6]   Hart P D. Randomised controlled clinical trials[J]. BMJ, 1991, 302(6787): 1271-1272.

[7]   Diehl H S, Baker A B, Cowan D W. Cold vaccines: an evaluation based on a controlled study[J]. JAMA, 1938, 111: 1168-1173.

[8]   FREIREICH E J, FREI E III, HOLLAND J F, et al. Evaluation of a new chemotherapeutic agent in patients with'advanced refractory' acute leukemia. Studies of 6-azauracil[J]. Blood, 1960, 16: 1268-1278.

[9]   HILL A B. The clinical trial[J]. Br Med Bull, 1951, 7(4): 278-282.

[10]   HILL A B. The clinical trial[J]. N Engl J Med, 1952, 247(4): 113-119.

[11]   Hill A B. Statistical Methods of Clinical and Preventive Medicine[M]. New York: Oxford University Press, 1962.

[12]   Doll R. Clinical trials: retrospect and prospect[J]. Stat Med, 1982, 1(4): 337-344.

[13]   Chalmers I. Comparing like with like: some historical milestones in the evolution of methods to create unbiased comparison groups in therapeutic experiments[J]. Int J Epidemiol, 2001, 30(5): 1156-1164.

[14]   Gehan E A, Schneiderman M A. Historical and methodological developments in clinical trials at the National Cancer Institute[J]. Stat Med, 1990, 9(8): 871-880.

[15]   Halperin M, DeMets D L, Ware J H. Early methodological developments for clinical trials at the National Heart, Lung and Blood Institute[J]. Stat Med, 1990, 9(8): 881-892.

[16]   Greenhouse S W. Some historical and methodological developments in early clinical trials at the National Institutes of Health[J]. Stat Med, 1990, 9(8): 893-901.

[17]   Byar D P. Discussion of papers on "historical and methodological developments in clinical trials at the National Institutes of Health." [J].Stat Med, 1990, 9(8): 903–906.

[18]   Organization, review, and administration of cooperative studies (Greenberg Report): a report from the Heart Special Project Committee to the National Advisory Heart Council, May 1967[J]. Control Clin Trials, 1988, 9(2): 137-148.

[19]   Fröbert O, Lagerqvist B, Olivecrona G K, et al. Thrombus aspiration during ST-segment elevation myocardial infarction[J]. N Engl J Med, 2013, 369(17): 1587-1597.

[20]   Lauer M S, D'Agostino R B.The randomized registry trial—the next disruptive technology in clinical research?[J]. N Engl J Med, 2013, 369(17): 1579-1581.

[21]   OPRR Reports. Code of Federal Regulations: (45 CFR 46) Protection of Human Subjects. National Institutes of Health, Department of Health and Human Services[EB/OL]. [2009-

01-15]. http://www.hhs.gov/ohrp/humansubjects/guidance/45cfr46.html.

[22] National Commission for the Protection of Human Subjects of Biomedical and Behavioral Research. The Belmont Report: ethical principles and guidelines for the protection of human subjects of research[J/OL]. Federal Register, 1979, 44: 23192-23197. http://archive.hhs.gov/ohrp/humansubjects/guidance/belmont.htm

[23] Nuremburg Code[EB/OL]. http://www.hhs.gov/ohrp/archive/nurcode.html

[24] World Medical Association Declaration of Helsinki[EB/OL]. http://www.wma.net/en/30publications/10policies/b3/index.html

[25] Chan A W, Tetzlaff J M, Altman D G, et al. SPIRIT 2013 statement: defining standard protocol items for clinical trials[J]. Ann Intern Med, 2013, 158(3): 200-207.

[26] International Harmonised Tripartite Guideline: General Considerations for Clinical Trials[EB/OL]. [1997-07-17]. http://www.ich.org/fileadmin/Public_Web_Site/ICH_Products/Guide lines/Efficacy/E8/Step4/E8_Guideline.pdf.

[27] Buoen C, Bjerrum O J, Thomsen M S. How first-time-in-human studies are being performed: a survey of phase I dose-escalation trials in healthy volunteers published between 1995 and 2004[J]. J Clin Pharmacol, 2005, 45(10): 1123-1136.

[28] CARBONE P P, KRANT M J, MILLER S P, et al. THE FEASIBILITY OF USING RANDOMIZATION SCHEMES EARLY IN THE CLINICAL TRIALS OF NEW CHEMOTHERAPEUTIC AGENTS: HYDROXYUREA (NSC-32065)[J]. Clin Pharmacol Ther, 1965, 6: 17-24.

[29] Anbar D. Stochastic approximation methods and their use in bioassay and Phase I clinical trials[J]. Comm Stat Series A, 1984, 13: 2451-2467.

[30] Williams D A. Interval estimation of the median lethal dose[J]. Biometrics, 1986, 42(3): 641-645.

[31] Storer B, DeMets D. Current phase I/II designs: are they adequate?[J]. J Clin Res Drug Devel, 1987, 1: 121-130.

[32] Storer B E. Design and analysis of phase I clinical trials[J]. Biometrics, 1989, 45(3): 925-937.

[33] Gordon N H, Willson J K. Using toxicity grades in the design and analysis of cancer phase I clinical trials[J]. Stat Med, 1992, 11(16): 2063-2075.

[34] Schneiderman M A. Mouse to man: statistical problems in bringing a drug to clinical trial[C]//Proceedings of the 5th Berkeley Symposium of Math and Statistical Problems. Berkeley: University of California, 1967: 855-866.

[35] O'Quigley J, Pepe M, Fisher L. Continual reassessment method: a practical design for phase 1 clinical trials in cancer[J]. Biometrics, 1990, 46(1): 33-48.

[36] O'Quigley J, Chevret S. Methods for dose finding studies in cancer clinical trials: a review and results of a Monte Carlo study[J]. Stat Med, 1991, 10(11): 1647-1664.

[37] Wang O, Faries D E. A two-stage dose selection strategy in phase I trials with wide dose ranges[J]. J Biopharm Stat, 2000, 10(3): 319-333.

[38] Babb J, Rogatko A. Bayesian methods for cancer phase I clinical trials[C]//N. Geller, Advances in Clinical Trial Biostatistics. New York: Marcel Dekker, 2004: 1-39.

[39] Biswas S, Liu D D, Lee J J, et al. Bayesian clinical trials at the University of Texas M. D. Anderson Cancer Center[J]. Clin Trials, 2009, 6(3): 205-216.

[40] Garrett-Mayer E. The continual reassessment method for dose-finding studies: a tutorial[J]. Clin Trials, 2006, 3(1): 57-71.

[41] Babb J, Rogatko A, Zacks S. Cancer phase I clinical trials: efficient dose escalation with overdose control[J]. Stat Med, 1998, 17(10): 1103-1120.

[42] Thall P F, Millikan R E, Mueller P, et al. Dose-finding with two agents in Phase I oncology trials[J]. Biometrics, 2003, 59(3): 487-496.

[43] Cheung Y K, Chappell R. Sequential designs for phase I clinical trials with late-onset toxicities[J]. Biometrics, 2000, 56(4): 1177-1182.

[44] Crowley J, Hoering A. Handbook of Statistics in Clinical Oncology[M]. 3rd ed. Boca Raton, FL: Chapman and Hall/CRC, 2012.

[45] Ting N. Dose Finding in Drug Development[M]. New York: Springer, 2006.

[46] GEHAN E A. The determinatio of the number of patients required in a preliminary and a follow-up trial of a new chemotherapeutic agent[J]. J Chronic Dis, 1961, 13: 346-353.

[47] Fleming T R. One-sample multiple testing procedure for phase II clinical trials[J]. Biometrics, 1982, 38(1): 143-151.

[48] Herson J. Predictive probability early termination plans for phase II clinical trials[J]. Biometrics, 1979, 35(4): 775-783.

[49] Geller N L. Design of phase I and II clinical trials in cancer: a statistician's view[J]. Cancer Invest, 1984, 2(6): 483-491.

[50] Whitehead J. Sample sizes for phase II and phase III clinical trials: an integrated approach[J]. Stat Med, 1986, 5(5): 459-464.

[51] Chang M N, Therneau T M, Wieand H S, et al. Designs for group sequential phase II clinical trials[J]. Biometrics, 1987, 43(4): 865-874.

[52] Simon R, Wittes R E, Ellenberg S S. Randomized phase II clinical trials[J]. Cancer Treat Rep, 1985, 69(12): 1375-1381.

[53] Jung S H, Carey M, Kim K M. Graphical search for two-stage designs for phase II clinical trials[J]. Control Clin Trials, 2001, 22(4): 367-372.

[54] Case L D, Morgan T M. Duration of accrual and follow-up for two-stage clinical trials[J]. Lifetime Data Anal, 2001, 7(1): 21-37.

[55] Thall P, Simon R. Recent developments in the design of phase II clinical trials[C]// P. Thall. Recent Advances in Clinical Trial Design and Analysis. New York: Springer Science+Business Media, 1995: 49-72.

[56] Grieve A P, Krams M. ASTIN: a Bayesian adaptive dose-response trial in acute stroke[J]. Clin Trials, 2005, 2(4): 340-351.

[57] Lee Y J, Staquet M, Simon R, et al. Two-stage plans for patient accrual in phase II cancer clinical trials[J]. Cancer Treat Rep, 1979, 63(11-12): 1721-1726.

[58] Schaid D J, Ingle J N, Wieand S, et al. A design for phase II testing of anticancer agents within a phase III clinical trial[J]. Control Clin Trials, 1988, 9(2): 107-118.

[59] Simon R. Optimal two-stage designs for phase II clinical trials[J]. Control Clin Trials, 1989, 10(1): 1-10.

[60] Thall P F, Simon R. Incorporating historical control data in planning phase II clinical trials[J]. Stat Med, 1990, 9(3): 215-228.

［61］ Schmidli H，Bretz F，Racine-Poon A. Bayesian predictive power for interim adaptation in seamless phase II/III trials where the endpoint is survival up to some specified timepoint［J］. Stat Med，2007，26(27)：4925-4938.

［62］ Sylvester R J，Staquet M J. Design of phase II clinical trials in cancer using decision theory［J］. Cancer Treat Rep，1980，64(2-3)：519-524.

［63］ Berry D. Decision analysis and Bayesian methods in clinical trials［C］// P Thall. Recent Advances in Clinical Trial Design and Analysis. New York：Springer Science+Business Media，1995：125-154.

［64］ Laparoscopic Uterine Power Morcellation in Hysterectomy and Myomectomy：FDA Safety Communication［EB/OL］. http://www.fda.gov/MedicalDevices/Safety/AlertsandNotices/ucm393576.htm.

［65］ Solomon S D，McMurray J J，Pfeffer M A，et al. Cardiovascular risk associated with celecoxib in a clinical trial for colorectal adenoma prevention［J］. N Engl J Med，2005，352(11)：1071-1080.

［66］ Psaty B M，Furberg C D. COX-2 inhibitors--lessons in drug safety［J］. N Engl J Med，2005，352(11)：1133-1135.

［67］ Bolen S，Feldman L，Vassy J，et al. Systematic review：comparative effectiveness and safety of oral medications for type 2 diabetes mellitus［J］. Ann Intern Med，2007，147(6)：386-399.

［68］ Tricoci P，Allen J M，Kramer J M，et al. Scientific evidence underlying the ACC/AHA clinical practice guidelines［J］. JAMA，2009，301(8)：831-841.

［69］ Romond E H，Perez E A，Bryant J，et al. Trastuzumab plus adjuvant chemotherapy for operable HER2-positive breast cancer［J］. N Engl J Med，2005，353(16)：1673-1684.

［70］ Piccart-Gebhart M J，Procter M，Leyland-Jones B，et al. Trastuzumab after adjuvant chemotherapy in HER2-positive breast cancer［J］. N Engl J Med，2005，353(16)：1659-1672.

［71］ Smith I，Procter M，Gelber R D，et al. 2-year follow-up of trastuzumab after adjuvant chemotherapy in HER2-positive breast cancer：a randomised controlled trial［J］. Lancet，2007，369(9555)：29-36.

［72］ Kimmel S E，French B，Kasner S E，et al. A pharmacogenetic versus a clinical algorithm for warfarin dosing［J］. N Engl J Med，2013，369(24)：2283-2293.

［73］ Verhoef T I，Ragia G，de Boer A，et al. A randomized trial of genotype-guided dosing of acenocoumarol and phenprocoumon［J］. N Engl J Med，2013，369(24)：2304-2312.

［74］ Pirmohamed M，Burnside G，Eriksson N，et al. A randomized trial of genotype-guided dosing of warfarin［J］. N Engl J Med，2013，369(24)：2294-2303.

［75］ Zineh I，Pacanowski M，Woodcock J. Pharmacogenetics and coumarin dosing--recalibrating expectations［J］. N Engl J Med，2013，369(24)：2273-2275.

［76］ Digitalis Investigation Group. The effect of digoxin on mortality and morbidity in patients with heart failure［J］. N Engl J Med，1997，336(8)：525-533.

［77］ Intermittent positive pressure breathing therapy of chronic obstructive pulmonary disease. A clinical trial［J］. Ann Intern Med，1983，99(5)：612-620.

［78］ Silverman W A. The lesson of retrolental fibroplasia［J］. Sci Am，1977，236(6)：100-107.

［79］ Echt D S，Liebson P R，Mitchell L B，et al. Mortality and morbidity in patients receiving encainide，flecainide，or placebo—The Cardiac Arrhythmia Suppression Trial［J］. N Engl J

Med,1991,324(12): 781-788.

[80] Alderson P, Roberts I. Corticosteroids for acute traumatic brain injury[J]. Cochrane Database Syst Rev,2000(2): CD000196.

[81] Roberts I, Yates D, Sandercock P, et al. Effect of intravenous corticosteroids on death within 14 days in 10008 adults with clinically significant head injury (MRC CRASH trial): randomised placebo-controlled trial[J]. Lancet,2004,364(9442): 1321-1328.

[82] Edwards P, Arango M, Balica L, et al. Final results of MRC CRASH, a randomised placebo-controlled trial of intravenous corticosteroid in adults with head injury-outcomes at 6 months[J]. Lancet,2005,365(9475): 1957-1959.

[83] Alderson P, Roberts I. Corticosteroids for acute traumatic brain injury, Cochrane Summaries[EB/OL]. [2009]. http://summaries.cochrane.org/CD000196/INJ_corticosteroids-to-treat-brain-injury.

[84] Stone N J, Robinson J G, Lichtenstein A H, et al. 2013 ACC/AHA guideline on the treatment of blood cholesterol to reduce atherosclerotic cardiovascular risk in adults: a report of the American College of Cardiology/American Heart Association Task Force on Practice Guidelines[J]. J Am Coll Cardiol,2014,63(25 Pt B): 2889-2934.

[85] Canner P L, Furberg C D, McGovern M E. Benefits of niacin in patients with versus without the metabolic syndrome and healed myocardial infarction (from the Coronary Drug Project)[J]. Am J Cardiol,2006,97(4): 477-479.

[86] AIM-HIGH Investigators, Boden W E, Probstfield J L, et al. Niacin in patients with low HDL cholesterol levels receiving intensive statin therapy[J]. N Engl J Med,2011,365(24): 2255-2267.

[87] HPS2-THRIVE Collaborative Group, Landray M J, Haynes R, et al. Effects of extended-release niacin with laropiprant in high-risk patients[J]. N Engl J Med,2014,371(3): 203-212.

[88] Stone G W, Lansky A J, Pocock S J, et al. Paclitaxel-eluting stents versus bare-metal stents in acute myocardial infarction[J]. N Engl J Med,2009,360(19): 1946-1959.

[89] James S K, Stenestrand U, Lindbäck J, et al. Long-term safety and efficacy of drug-eluting versus bare-metal stents in Sweden[J]. N Engl J Med,2009,360(19): 1933-1945.

[90] CATT Research Group, Martin D F, Maguire M G, et al. Ranibizumab and bevacizumab for neovascular age-related macular degeneration[J]. N Engl J Med,2011,364(20): 1897-1908.

[91] IVAN Study Investigators, Chakravarthy U, Harding S P, et al. Ranibizumab versus bevacizumab to treat neovascular age-related macular degeneration: one-year findings from the IVAN randomized trial[J]. Ophthalmology,2012,119(7): 1399-1411.

[92] Byar D P, Schoenfeld D A, Green S B, et al. Design considerations for AIDS trials[J]. N Engl J Med,1990,323(19): 1343-1348.

[93] Levine C, Dubler N N, Levine R J. Building a new consensus: ethical principles and policies for clinical research on HIV/AIDS[J]. IRB,1991,13(1-2): 1-17.

[94] Spiers H R. Community consultation and AIDS clinical trials, part I[J]. IRB,1991,13(3): 7-10.

[95] Emanuel E J, Grady C. Four paradigms of clinical research and research oversight[C]// Emamuel E J, Grady C, Crouch R A, et al. The Oxford Textbook of Clinical Research Ethics. Oxford: Oxford University Press,2008: 222-230.

[96] Abigail Alliance For Better Access to Developmental Drugs[EB/OL]. http://abigail-alliance.org/.

[97] Diacon A H, Pym A, Grobusch M P, et al. Multidrug-resistant tuberculosis and culture conversion with bedaquiline[J]. N Engl J Med, 2014, 371(8): 723-732.

[98] Cox E, Laessig K. FDA approval of bedaquiline--the benefit-risk balance for drug-resistant tuberculosis[J]. N Engl J Med, 2014, 371(8): 689-691.

[99] Furberg C D. The impact of clinical trials on clinical practice[J]. Arzneimittelforschung, 1989, 39(8A): 986-988.

[100] Lamas G A, Pfeffer M A, Hamm P, et al. Do the results of randomized clinical trials of cardiovascular drugs influence medical practice? The SAVE Investigators[J]. N Engl J Med, 1992, 327(4): 241-247.

[101] Friedman L, Wenger N K, Knatterud G L. Impact of the Coronary Drug Project findings on clinical practice[J]. Control Clin Trials, 1983, 4(4): 513-522.

[102] Boissel J P. Impact of randomized clinical trials on medical practices[J]. Control Clin Trials, 1989, 10(4 Suppl): 120S-134S.

[103] Schron E, Rosenberg Y, Parker A, et al. Awareness of clinical trials results and influence on prescription behavior: A survey of US Physicians[J]. Control Clin Trials, 1994, 15: 108S.

[104] Ayanian J Z, Hauptman P J, Guadagnoli E, et al. Knowledge and practices of generalist and specialist physicians regarding drug therapy for acute myocardial infarction[J]. N Engl J Med, 1994, 331(17): 1136-1142.

[105] Ford E S, Ajani U A, Croft J B, et al. Explaining the decrease in U.S. deaths from coronary disease, 1980-2000[J]. N Engl J Med, 2007, 356(23): 2388-2398.

[106] Jernberg T, Johanson P, Held C, et al. Association between adoption of evidence-based treatment and survival for patients with ST-elevation myocardial infarction[J]. JAMA, 2011, 305(16): 1677-1684.

[107] Peterson E D, Roe M T, Mulgund J, et al. Association between hospital process performance and outcomes among patients with acute coronary syndromes[J]. JAMA, 2006, 295(16): 1912-1920.

[108] Benson K, Hartz A J. A comparison of observational studies and randomized, controlled trials[J]. N Engl J Med, 2000, 342(25): 1878-1886.

[109] Concato J, Shah N, Horwitz R I. Randomized, controlled trials, observational studies, and the hierarchy of research designs[J]. N Engl J Med, 2000, 342(25): 1887-1892.

[110] Bjelakovic G, Nikolova D, Gluud L L, et al. Mortality in randomized trials of antioxidant supplements for primary and secondary prevention: systematic review and meta-analysis[J]. JAMA, 2007, 297(8): 842-857.

[111] Hulley S, Grady D, Bush T, et al. Randomized trial of estrogen plus progestin for secondary prevention of coronary heart disease in postmenopausal women. Heart and Estrogen/progestin Replacement Study (HERS) Research Group[J]. JAMA, 1998, 280(7): 605-613.

[112] Rossouw J E, Anderson G L, Prentice R L, et al. Risks and benefits of estrogen plus progestin in healthy postmenopausal women: principal results From the Women's Health Initiative randomized controlled trial[J]. JAMA, 2002, 288(3): 321-333.

[113] Anderson G L, Limacher M, Assaf A R, et al. Effects of conjugated equine estrogen in

postmenopausal women with hysterectomy: the Women's Health Initiative randomized controlled trial[J]. JAMA, 2004, 291(14): 1701-1712.

[114] Granger C B, McMurray J J. Using measures of disease progression to determine therapeutic effect: a sirens'song[J]. J Am Coll Cardiol, 2006, 48(3): 434-437.

[115] Furberg B D, Furberg C D. Evaluating Clinical Research: All that Glitters is not Gold[M]. 2nd ed. New York: Springer, 2007.

[116] Chalmers T C. Randomization of the first patient[J]. Med Clin North Am, 1975, 59(4): 1035-1038.

[117] Spodick D H. Randomize the first patient: scientific, ethical, and behavioral bases[J]. Am J Cardiol, 1983, 51(5): 916-917.

[118] Bonchek L I. Sounding board[J]. N Engl J Med, 1979, 301(1): 44-45.

[119] van der Linden W. Pitfalls in randomized surgical trials[J]. Surgery, 1980, 87(3): 258-262.

[120] Rudicel S, Esdaile J. The randomized clinical trial in orthopaedics: obligation or option?[J]. J Bone Joint Surg Am, 1985, 67-A(8): 1284-1293.

[121] Murphy M L, Hultgren H N, Detre K, et al. Treatment of chronic stable angina. A preliminary report of survival data of the randomized Veterans Administration cooperative study[J]. N Engl J Med, 1977, 297(12): 621-627.

[122] Takaro T, Hultgren H N, Lipton M J, et al. The VA cooperative randomized study of surgery for coronary arterial occlusive disease II. Subgroup with significant left main lesions[J]. Circulation, 1976, 54(6 Suppl): III107-III117.

[123] Detre K, Peduzzi P, Murphy M, et al. Effect of bypass surgery on survival in patients in low- and high-risk subgroups delineated by the use of simple clinical variables[J]. Circulation, 1981, 63(6): 1329-1338.

[124] Proudfit W L. Criticisms of the V A randomized study of coronary bypass surgery[J]. Clin Res, 1978, 26: 236-240.

[125] Chalmers T C, Smith H Jr, Ambroz A, et al. In defense of the VA randomized control trial of coronary artery surgery[J]. Clin Res, 1978, 26: 230-235.

[126] CASS Principal Investigators and Their Associates. Myocardial infarction and mortality in the coronary artery surgery study (CASS) randomized trial[J]. N Engl J Med, 1984, 310(12): 750-758.

[127] Cutlip D E, Baim D S, Ho K K, et al. Stent thrombosis in the modern era: a pooled analysis of multicenter coronary stent clinical trials[J]. Circulation, 2001, 103(15): 1967-1971.

[128] Babapulle M N, Joseph L, Bélisle P, et al. A hierarchical Bayesian meta-analysis of randomised clinical trials of drug-eluting stents[J]. Lancet, 2004, 364(9434): 583-591.

[129] Strachan C J L, Oates G D. Surgical trials[C]//F.N. Johnson, S. Johnson. Clinical Trials. Oxford: Blackwell Scientific: 1977.

[130] Bunker J P, Hinkley D, McDermott W V. Surgical innovation and its evaluation[J]. Science, 1978, 200(4344): 937-941.

[131] Weil R J. The future of surgical research[J]. PLoS Med, 2004, 1(1): e13.

[132] Cook J A. The challenges faced in the design, conduct and analysis of surgical randomised controlled trials[J]. Trials, 2009, 10: 9.

[133] Chalmers T C, Sacks H. Randomized clinical trials in surgery[J]. N Engl J Med, 1979,

301(21)：1182.

[134] Greene H L，Roden D M，Katz R J，et al. The Cardiac Arrhythmia Suppression Trial：first CAST ... then CAST-II[J]. J Am Coll Cardiol，1992，19(5)：894-898.

[135] World Health Organization International Clinical Trials Registry Platform Search Portal[EB/OL]. http://apps.who.int/trialsearch/

[136] ClinicalTrials.gov[EB/OL]. http://clinicaltrials.gov/

[137] Clinical Trials Registration in ClinicalTrials.gov (Public Law 110-85)：Competing Applications and Non-Competing Progress Reports[EB/OL]. [2007-12-21]. http://grants.nih.gov/grants/guide/ notice-files/NOT-OD-08-023.html.

[138] Federal Register (Volume 73，Number 99)[EB/OL]. [2008-05-21]. http://edocket.access.gpo.gov/2008/E8-11042.htm

[139] Califf R M，Zarin D A，Kramer J M，et al. Characteristics of clinical trials registered in ClinicalTrials.gov，2007-2010[J]. JAMA，2012，307(17)：1838-1847.

翻译：弓小雪，济宁市第一人民医院
　　　于慧前，复旦大学附属眼耳鼻喉科医院
审校：周支瑞，复旦大学附属华山医院
　　　李燕，哈尔滨医科大学附属第四医院
　　　张天嵩，复旦大学附属静安区中心医院
　　　王绍佳，云南省肿瘤医院（昆明医科大学第三附属医院）
　　　贾岳，云南省肿瘤医院（昆明医科大学第三附属医院）

第二章 临床研究中的伦理问题

自从开展临床试验以来，人们就一直在争论临床试验的伦理问题。随着时间的推移，争论发生了变化，或许变得比之前更加复杂，其中许多争论涉及：医生对患者的义务与对社会福利的关系；临床均势性；研究设计考虑因素，如随机化和对照组的选择，包括使用安慰剂；知情同意；在世界欠发达地区开展试验；利益冲突；受试者的保密，数据与样本的共享；缺乏发表出版；存在发表偏倚。

一项设计良好的试验应该在不损害受试者福利的情况下回答重要的公共健康问题。有时，医生对受试者的看法与试验设计和实施可能会发生冲突，在这种情况下，受试者的需求必须占主导地位。

伦理问题适用于临床试验的所有阶段。在这一章中，我们总结了在临床试验的设计、实施和报告中涉及伦理的一些主要因素。如下文所述，其中几个问题尚未解决，也没有容易的解决方案。然而，我们期望研究人员至少会在试验的规划阶段考虑这些问题，以便将较高的伦理标准应用于试验全程。

Emanuel等[1]列出了他们认为对临床研究的伦理行为至关重要的七个标准。这些标准是价值、科学有效性、公平选择受试者、良好的利弊权衡、独立审查、知情同意以及对登记受试者的尊重（表2-1）。独立审查通常由专门为监督人类受试者研究而成立的伦理审查委员会进行。在美国，这样的委员会被称为机构审查委员会（Institutional Review Board，IRB）。在美国以外使用的其他名称包括研究伦理委员会、伦理委员会或伦理审查委员会。尽管本章后面将在"知情同意"一节讨论伦理审查委员会的作用，但必须强调的是，由这些委员会和其他机构（如数据监查委员会）进行的独立审查适用于试验的多个方面。

我们鼓励读者在关于临床研究伦理方面的众多书籍和期刊中挑选一本进行阅读。这些书籍在许多问题包括我们没有涉及的问题上，都讲解得相当

表2-1　符合伦理的临床试验的要求

要求	解释
价值	评估可能具有社会价值或科学价值的干预措施
科学有效性	使用能产生可靠结果的方法
公平挑选受试者	受试者选择，避免将弱势群体置于不适当的风险中，并避免优先向特权群体提供有吸引力的干预措施
良好的利弊权衡	在估计受益可能大于风险的情况下，最小化风险，最大化潜在受益
独立审查	与研究没有直接关系的组织（例如伦理审查委员会）对设计进行审查
知情同意	提供有关研究目的、程序以及潜在风险和益处的信息，使受试者能够以尊重其自主权的方式自愿做出决定
对受试者的尊重	保障受试者的权益和福祉

来源：改编自Emanuel等[1]。

深入。与之特别相关的一本书是《牛津临床研究伦理学教程》（ *The Oxford Textbook of Clinical Research Ethics* ），其中许多章节与临床试验直接相关[2]。读者还可以参考以下几个关键文件：

1.《纽伦堡法典》。这是第一份关于医学研究伦理的重要国际声明，发表于1947年，以回应第二次世界大战期间对集中营囚犯进行的不道德人体实验[3]。该法典概述了医学研究的伦理道德标准，强调自愿参与的要求。

2.《赫尔辛基宣言》。《赫尔辛基宣言》由世界医学协会于1964年发布，并定期修订，是对人类受试者研究伦理的全面声明[4]。

3.《贝尔蒙报告》。这份报告由美国联邦委员会于1979年创建，概述了临床研究的伦理原则[5]。这份报告围绕三个基本原则构建：尊重人、有益和公正。

4.《涉及人的生物医学研究国际伦理准则》。该准则由国际医学科学组织理事会（Council for International Organizations of Medical Sciences，CIOMS）与世界卫生组织合作编写，于1982年首次公布，此后经多次修订，包括2002年[6]。这份文件包括21项准则，这些准则阐述了人类受试者研究中的伦理责任，其中许多准则适用于临床试验。

一、基本要点

临床试验的研究人员和申办方对试验受试者以及对科学和医学负有伦理道德义务。

二、规划和设计

（一）伦理培训

所有的临床试验研究人员都应该接受研究伦理方面的培训。理解伦理原则和相关的法规要求（见第二十二章）对于负责任地进行临床试验是必不可少的。伦理学培训的一个重要部分是回顾临床研究中许多关于虐待受试者的历史，这促成了许多指导方针和规定的确立。其中包括阿拉巴马州塔斯基吉的一项试验，当时约400例患有梅毒的非洲裔美国人被停止治疗，以研究梅毒的病程；以及第二次世界大战期间对集中营囚犯进行的令人憎恶的试验。我们有许多用于伦理培训的资源，包括几个美国国立卫生研究院（NIH）的网站[7-9]。

（二）这个问题需要进行临床试验吗？

早期决定关系到是否有必要进行临床试验。并不是所有的问题都需要回答，也不是所有需要回答的问题都需要进行临床试验。有时，其他类型的临床研究可能和临床试验一样好，甚至能更好地解决我们的问题。即使答案可能不是很好，试验带来的额外受益也可能不值得我们承担其带来的额外风险。

由于临床试验涉及给予受试者某种干预措施（如服用药物、使用设备、生物治疗或经历某些过程）或者试图改变受试者的行为，可能有积极的结果，也可能会有不利的结果。一些潜在的不良后果可能在试验开始之前我们就已经知道，因此可以防止或减少这些不良后果的出现，但还有一些是我们在试验期间意外遇到的不良事件或者某个不良事件比我们预期的更严重。因此，临床试验要解决的问题必须足够重要，以证明可能出现的不良事件是可接受的。这个问题必须具有相关的临床、公共卫生和/或其他科学价值。我们不应该让研究受试者为了一个无足轻重的琐碎问题就暴露在可能受到身体或情感伤害的风险中。伤害可以是干预的直接结果，也可以是间接的，比如阻碍一些有益的东西。研究者、赞助者或课题资助者，以及将要进行研究的机构都必须确保该问题足够重要，并且适当地进行试验以证明这些风险是合理的。

尽管这个问题可能很重要，但临床试验也可能是不可行或不符合伦理的。一个明显的例子是吸烟，向不吸烟者提供香烟以证明吸烟有害，显然是不符合伦理的。因为相对风险是如此之大，观察性研究已经给了我们足够的证据来回答这个问题。CAST试验[10]旨在确定心脏病患者使用抗心律失常药物抑制室性心律失常是否会减少心源性猝死。三种抗心律失常药物中的两种被发现是有害的，试验被停止后，一些人询问是否可以继续研究，但通过重新配置可证明奎尼丁也有害，奎尼丁是一种长期使用的药物，其一些特性与其他两种已停止使用的药物相似。CAST研究人员很快判断，专门设计一项证明有害，特别是有严重伤害性的试验是不道德的。虽然试验的结果是不确定的，但主要的因变量应该始终是一个可能获得益处或非劣效的变量。

考虑到对社会的潜在获益（也许对受试者）与对受试者造成伤害或不适的风险之间的平衡，两种类型的试验均引发了伦理问题。社会与研究受试者二者均直接获益的可能性存在，但很小。这涉及一种"营销"（也称为"种子"）试验。进行这样的临床试验是为了证明一种新药或一种旧药的新版本至少与一种已被证明有益的药物一样好（即非劣效）。除了提高企业申办方的收入外，这种新药可能几乎没有什么好处。然而，试验受试者会面临一种未知药物不良反应的风险，其中一些可能是严重的不良反应。如果新药比现有药物有一些潜在的改善，试验可能是合理的。也许这种新药更容易服用（例如，每天服用一次而不是两次），可以代替打针，耐受性更好，或者引起的不良事件更少。有人还可能会争辩，拥有不止一种疗效相似的药物对经济有利，有助于降低医疗成本。但归根结底，那些进行此类试验的人应该表明这个问题的重要性，以及这将如何为患者带来益处。

第二种试验是早期研究，其伦理问题一直存在争议。如果这些研究是在健康志愿者身上进行的，志愿者除了因参与试验而获得的报酬以及为治疗进步所作出的贡献，几乎没有机会从中受益，却很可能受到伤害。一些人定期报名参加这样的研究，以获取报酬[11]。有人认为，只要对研究设计和安全监测给予适当的关注，伦理审查委员会进行适当的评估，以及获得真实的知情同意，这些研究就是合乎伦理道德的[12]。一如既往，风险必须保持在最低限度，并且支付的金额不能高到鼓励受试者做一些会使他们面临严重风险的事情。Dickert和Grady[13]讨论了针对研究受试者的各种支付模式的利弊。与其他临床研究一样，只有在研究人员和赞助商采取一切必要措施将风险降至最低的情况下，早期研究才是符合伦理的。不幸的是，已经发生了许多研究人员可能未采取合适措施的情况，并且这些情况已经受到了广泛关注[14-16]。

一些早期研究是在有疾病或特殊状况的受试者身上进行的。对其他疗法反应差的癌症患者可以自愿参加这样的试验，希望试验干预对其有益。考虑到这些研究的规模很小，而且不幸的是，大多数早期的干预措施被证明是无益的，受试者可能只有很小的机会受益。但是，即使受益的可能性很小，只要有充分的知情同意，且社会有从研究结果中受益的可能，大多数人都会同意这些试验以符合伦理道德的方式进行[17-18]。然而，通常让受试者接受试验性治疗的策略，没有能力以公正的方式将治疗组的安全性和危害性与对照组进行比较，这一策略本身就存在伦理问题。

另一方面，医学上使用的大多数治疗方法，即便是临床实践指南[19]中推荐的治疗方法，也没有临床试验证据可以证明其益处大于风险。这表明，在可能的情况下，我们有责任鼓励进行高质量的临床试验，为指导临床决策提供证据。具有讽刺意味的是，在比较两种常用的治疗方法的临床试验中，患者知情同意是必不可少的，但在临床实践中，分配这些治疗方法只是例行公事，患者是在没有知情同意的情况下被动接受的，也不知道治疗方法是有益还是有害的。如果人们认可随机试验是确定疗效最可靠的方法，那么增加试验的数量和提高试验效率应该是更广泛的医疗保健系统的优先事项，这也是以患者为中心的结果研究（patient-centered outcome research institute，PCORI）[20]的目标。

SUPPORT试验[21]突显了在对比实践中常用治疗方法的试验中，使用知情同意方法的争议。这项试验随机地将早产儿吸氧分为低动脉血氧饱和度组和指南推荐的高动脉血氧饱和度组。这份长达6页、单倍行距印刷的同意书包括知情同意的标准要素，包括一项声明，即较低的氧气水平可能会减少视网膜病变，这是一种已知的较高氧气水平导致的并发症。这项试验显示，低氧目标的视网膜病变较少，但死亡率出人意料的高，于是结局改变了这种实践做法。与此同时，美国卫生与公众服务部门人类研究保护办公室（Office for Human Research Protections，OHRP）调查了试验中的知情同意过程，并裁定了机构审查委员会在未声明其中一种治疗策略可能会增加死亡率的情况下获得了相关同意[22]。这一裁定引起了学术机构的担忧，他们担心进行试验的风险，以及该裁定会减少在比较标准疗法的实用性试验中简化同意过程的尝试[23]。事实上，有人认为，受试者被随机分配到常用标准治疗组的风险与在实践中接受标准治疗的风险没有什么不同，这一点应该在条例中得到承认[24]。

似乎大多数人更加愿意以自愿的方式来参加临床试验，但大多数人没有被纳入到试验之中[25]。一些人建议人们应该有更强的社会责任感来参与临床研究，因为目前的治疗只有在以前的患者参与的情况下才能获得，未来的进步也同样取决于这种参与度[26]。这给临床研究人员带来了负担，他们要负责设计试验为未来的治疗提供可靠的指导。事实上，大多数试验规模太小，无法提供可靠的信息，而且许多试验结果从未公布[27]。即使我们目前进行试验的复杂方法得到简化，成本仍然是一个主要障碍。此外，分配给能明显改善公共卫生问题研究的资金相对较少。

（三）随机化

在第五章描述的典型的优效性试验中，随机化通常是在所有受试者都接受的标准或常规治疗的基础上进行的。与非劣效性试验相关的问题将在第五章中讨论。随机化对于迫切需要找到最有可能令患者受益的治疗方法的内科医生和其他临床医生来说是一个问题。然而，研究人员必须承认不确定性的存在。因此只有在研究者相信有确定更好的治疗方法存在的情况下才能拒绝进行随机分配。如果是这样的话，研究者不应该参与会将受试者随机分配到除更优治疗之外的其他治疗中的试验。另一方面，如果研究者真的不确定一种治疗方法比另一种治疗方法更好，那么随机化就应该不会有伦理问题。这些关于疗效的判断在不同的研究者之间可能会有所不同，因此对一些人来说是不确定的，但对另一些人来说则不是。由于要求研究人员在试验开始和试验进行期间都不带偏向性是不合理的，因此临床专家提出了"临床均势性"的概念[28]。一些人坚持认为，在干预被证明是有益的之前，随机化是最符合伦理的方法，也是能最快给出正确答案的方法[29-32]。"临床均势性"可能会在试验过程中发生变化，就像ISIS-2试验中，通过检测链激酶治疗心肌梗死时的情况一样。在招募期间，数据监查委员会发现，有"排除合理怀疑的证据"表明，链激酶在疼痛开始后0~4小时降低了患者的死亡率，这一信息被分享给了研究人员[33]。他们被告知，"如果负责任的医生根据这一证据和其他证据，仍然不确定是否有链激酶的适应证，那么患者可以被随机分组"[33]。然而，数据监查委员会允许受试者被随机分配到有更高死亡率"证据"的一组（在这种情况下，是安慰剂组），这样做符合伦理吗？许多人认为委员会应该建议修改研究方案且不再在这个亚组继续入组受试者。

有些情况下，传统意义上的同意是不可能的，包括某些患者不能提供同意的情况（例如，在心脏骤停的情况下）以及当随机单位不是患者时（整群随机试验）。这种整群随机试验的一个例子是随机评估去定植对比普遍清除抗甲氧西林金黄色葡萄球菌（methicillin resistant staphylococcus aureus，MRSA）的临床试验[34]。43家医院的患者被随机分配3种策略中的一种，即MRSA筛查和患者隔离、定向去定植以及普遍去定植（所有没有接受筛查的患者），以降低MRSA感染率。大多数医院设有中心伦理审查委员会。由于所有方案都是标准的治疗方案，而且患者参与试验会经过良好的利弊权衡，因此免除了需要患者签署知情同意的要求。患者们收到了解释临床试验的信息表。

（四）对照组

在临床试验中，对照组的选择是一个主要的设计难题。如果有一种已知的最佳疗法，人们通常希望将新的干预措施与该疗法进行比较，或与该疗法联合应用。但由于各种原因，最佳治疗方法可能不会广泛地被当作对照组。原因可能包括成本、无法获得该治疗或缺乏有足够能力应用该疗法的临床医生、临床医生群体接受度差、社会经济和文化差异以及其他因素。由于这些情况，一些试验可能不会使用已知的最佳疗法或标准疗法作为对照。他们可能采用临床实践中常用或常规的疗法[35]。研究人员和伦理审查委员会需要判断应用常规治疗是否剥夺了受试者获得已被证明的更好治疗的机会。如果是这样的话，就会出现严重的伦理问题。主要分歧在于研究人员的责任大小，即确保对照组受试者接受最好的被证明有效的治疗还是接受常规治疗，即使正在进行试验的社区的常规治疗或护理措施不符合该标准[36]。适当的对照和常规治疗在一定程度上取决于试验的目的（见下文"在低收入国家和中等收入国家开展的试验"一节）。

当人们谈论安慰剂对照试验时，会引起相当大的混淆，因为他们可能指的是不同类型的设计。通常，在常规护理或标准治疗的基础上增加新的干预措施，并与该治疗加安慰剂进行比较。有时，一种新的干预措施被视为现有疗法的可能替代品，但由于各种原因，将新的干预措施与现有疗法进行比较并不合适。例如，通常使用的疗法可能没有被证明是有益的或者患者对它耐受性很差。因此，安慰剂对照被用来代替现有的治疗方法。通常，双盲的安慰剂对照试验提供了关于新疗法的风险和益处的最完整的信息，因为无效安慰剂是中性对照的最佳近似。SYMPLICITY HTN-3试验[37]是证明安慰剂（假手术）重要性的一个很好的例子。早期关于行去肾交感神经术与不行去肾交感神经术的随机试验发现，联合最佳药物治疗的情况下，去除肾神经可显著降低收缩压（22~32 mmHg），这在欧洲引起了广泛的关注并获得了广泛的认可。根据这些结果，欧洲批准了该手术。然而，假手术对照试验发现，在行去肾交感神经术和假手术的情况下，收缩压均降低了12~14 mmHg。

在存在一种已被证实有效的治疗方法的情况下，是否可以为了进行安慰剂对照试验而短期停止该治疗取决于具体的研究问题。暂停有益的治疗使受试者面临严重伤害是不符合伦理的。在仅引起轻微到中度不适的情况下，它可能是可以接受的。例如，评估新止痛剂时，只要任何疼痛或不适都能得到及时治疗，研究人员仍可能会选择进行安慰剂对照试验。一般情况下，将会有一些临界的个案需要伦理审查委员会[38]进行讨论和审查。

Freedman等[39-40]的研究成果认为在决定是否使用安慰剂对照时需要考虑许多因素。他们认为，如果存在一种被接受的治疗方法，那么安慰剂对照在很多时候是不符合伦理的，也是没有必要的。Rothman和Michels[41-42]也认为，存在有效疗法的情况下，使用安慰剂代替已被证实有效的疗法是不恰当的。这场争论发生在ESPRIT试验[43-45]中。使用安慰剂而不是另一种已证实有效的Ⅱb/Ⅲa受体抑制剂作为对照的决定只有在许多心脏病学家没有被先前的证据说服时才被允许，并且当时研究人员也声明他们不确定Ⅱb/Ⅲa受体抑制剂的获益。我们认为这是一个有效的论点，因为参与的研究人员被告知了目前的证据，但他们质疑该证据的适用性，所以决定进行另一项安慰剂对照试验。

历史支持他们的决定，因为指南中不再强烈推荐Ⅱb/Ⅲa受体抑制剂，在实践中也不再将其作为标准疗法使用。伦理审查委员会必须完全知情，知情同意必须包含相关信息。

研究人员在使用安慰剂对照（通常是最好的设计）之前，应该评估它是否会为更好地评估积极治疗提供基础，并应该确定使用它不会造成严重伤害（因为没有使用确认有效的替代治疗）。更重要的是，所有受试者都必须被告知，他们有一定概率（例如50%）会接受安慰剂治疗。世界医学协会《赫尔辛基宣言》（2013年修订版）[4]、CIOMS[6]、监管机构[46]和其他机构都有安慰剂使用指南。Miller[47]总结了研究人员应该考虑的问题。如果可以获得挽救生命的治疗，患者应该接受积极的治疗而不是安慰剂治疗。例如，一旦链激酶被证明可以挽救心肌梗死患者的生命，将阿替普酶等新的纤维蛋白溶解剂与安慰剂进行比较就不再符合伦理。同样，如果被分配到安慰剂组（与可用的积极治疗相比）可能会导致受试者产生强烈的疼痛或受到重大伤害，那么安慰剂对照就是不符合伦理的。当研究病程可变和/或病情经常自发缓解时，当现有的治疗并不稳定有效或有严重的不良反应时，或者当疾病或症状出现的频率太低以致开展等效试验不切实际时，安慰剂对照尤其重要[47]。

（五）利益冲突保护

临床研究中一个广泛的担忧是研究人员存在潜在的利益冲突。在伦理问题的背景下，利益冲突可能会导致设计、行为、数据分析、解释和结果报告方面的偏倚。利益冲突通常是经济冲突，但智力或其他冲突也存在[48]。理想情况下，除了研究受试者的福祉和将改善临床治疗与公共健康的新知识的产生之外，任何研究人员都不应该与研究有任何利益瓜葛。然而，这是不现实的，因为研究人员必须获得研究资金才能进行研究，而这些资金可能来自政府、企业、研究基金会、私人投资者或其他对研究结果相当感兴趣的人。许多研究人员用尽整个职业生涯试图推动科学的发展，如果他们的理论是不正确的，他们可能会感到失望或不能接受。因此，对大多数临床试验来说，管理利益冲突比完全避免利益冲突更现实。

回顾了向受试者和其他人揭露财务关系的做法后，有研究者提出相关的建议[49]。建议指出，由于许多受试者可能没有充分认识到财务关系可能对研究设计、进行和分析产生的影响，除了揭露财务关系之外，IRB和其他机构还应"在确定这些关系的可接受性方面发挥重要作用"[49]。我们认为，公开声明财务关系和IRB或其他监督对于早期研究来说可能就足够了。然而，对于后期试验，即那些对临床实践有重大影响的试验，这可能是不够的。大多数后期临床试验都是由企业作为申办方发起的，尽管入组和随访受试者的研究人员可能不会从试验结果中获得经济上的好处，但申办方显然会获得经济利益。因此，分析应该由独立于申办方的团体进行，或者至少应该由独立于申办方的团体进行验证。理想情况下，这也应该发生在由其他人申办的试验中。任何与结果有重大经济利益关系的研究人员不应该参与，或者不应该有机会影响和公布试验结果。这可能意味着，如果该研究可能改变实践并增加销售额，则多中心研究中的首席研究员或单中心研究中的研究员不应存在重大财务冲突。财务冲突也可能导致试验的阴性结果不公布或推迟公布的问题（见第二十章），获得阳性结果的试验则更容易被发表（见第二十章）。其他有重大利益冲突的关键研究人员也应该被禁止参加此类试验。如果研究人员的作用有限，或者只有少量的财务投资，他们的参与是可以接受的。我们认识到，当研究人员（参与研究设计、监督研究甚至是研究共同作者）是发起试验的公司的员工时，情况就会更加复杂。然而，完全开放和由独立小组进行数据分析仍然很重要。利用外部独立监督机构和明确职权范围可能会缓解利益冲突。然而，最终临床试验结果必须被临床医生相信和接受。如果利益冲突（真实的或想象的）降低了这种接受程度，这项研究就会受到损害。因此，我们应该使用所有适当的方法来最小化和管理冲突。

（六）知情同意

适当的知情同意对保证试验行为合乎伦理道德至关重要。因为有人以临床研究的名义做了可怕的事情，各种机构制订了指导方针，如《纽伦堡法典》[3]《赫尔辛基宣言》[4]《贝尔蒙报告》[5]和《涉及人的生物医学研究国际伦理准则》[6]。这些指导方针列出了国际上普遍遵循的知情同意标准。在制订《贝尔蒙报告》的同时，美国国会通过了法律，要求那些接受政府支持的人以及那些在美国食品药品监督管理局（FDA）支持下的评估机构遵守知情同意法规，即所谓的共同规则，或遵守《美国联邦法规》第45条第46部分（45 CFR 46）[50-51]的相关规定。这些规定要求IRB审查临床研究，并确定IRB必须遵循的成员资格和其他程序。

IRB的主要职责之一是确保真实、自愿的知情同意。共同规则和《美国联邦法规》第21条第50部分[52]要求同意书包含基本要素。框2-1列出了这些基本要素和附加要素。简单地遵守法律要求并不能确保充分的知情同意[53-55]。知情同意是一个需要付出相当长时间和相当大精力的过程，它不仅仅是签署表格的问题。在许多甚至是大多数的临床试验环境中，是可以获得真正的知情同意的。潜在受试者有能力理解试验对他们的要求，有足够的时间考虑加入试验的影响，提出问题，并将信息带回家与家人和私人医生共同审查和讨论。他们熟悉研究和自愿同意的概念。正如下文"隐私和保密性"部分所讨论的，研究人员可以在遵守联邦指导方针的同时与其他研究人员共享数据和生物标本。如果这种共享是申办方计划或要求的，知情同意材料必须清楚地表明数据和生物标本将被共享，并且数据有可能被用于该人自愿参加的试验以外的地方。

有时人们可能不理解临床试验是一项研究工作。他们可能认为他们正在接受针对他们的病情的治疗。这可能发生在针对严重的、不可治疗的疾病开发的新药的早期阶段试验中，或者发生在任何对治疗严重疾病或慢性疾病有用的干预措施的临床试验中。患者可能会认为这项试验是治愈的最后希望或最好机会。有时，临床医生也是研究人员，他们可能会鼓励自己的患者参加临床试验。这些情况可能导致所谓的"治疗性误解"[56]。本质上是试验的研究和临床治疗之间的界限可能会变得模糊。必须做出额外的努力，为患者提供所需的信息，以判断自愿加入研究的利弊，并将其与临床治疗分开。

框2-1　知情同意核对表——基本要素和附加要素

基本要素

关于研究涉及的试验的陈述。

对研究目的的解释。

受试者参与的预期持续时间。

对要遵循的程序的描述。

对正在试验的任何程序的识别。

对受试者任何合理可预见的风险或不适的描述。

描述研究对受试者或其他人可能带来的任何益处。

披露可能对受试者有利的适当替代程序或治疗（如果有的话）。

说明可以识别受试者身份的记录将被保密到何种程度（如果有的话）。

对于超出最低风险的研究，说明如果发生伤害是否可以获得补偿和医疗，如果有，补偿和医疗的构成，或者在哪里可以获得进一步的信息说明。

关于研究和研究对象的权利的相关问题的答案应该联系谁，以及在与研究有关的伤害发生的情况下联系谁的说明。

说明受试者参与是自愿的，拒绝参与将不涉及惩罚或失去受试者本来有权获得的福利，并且受试者可以随时停止参与，而不会受到惩罚或失去受试者以其他方式有权获得的福利。

附加要素，在合适的情况下说明

陈述特定的治疗或程序可能给受试者（或如果受试者已经怀孕或可能怀孕，则对胚胎或胎儿）带来的风险，这是目前无法预见的情况，在这种情况下，研究员可以在不考虑受试者同意的情况下终止受试者的参与。

参与研究可能给受试者带来的任何额外费用。

受试者决定退出研究的后果以及受试者有序终止参与的程序。

说明在研究过程中如果出现了重大的新发现，这可能与受试者继续参与的意愿有关。

将向受试者提供参与研究的受试者的大致数量。

来源：改编自《美国联邦法规》[50]。

在受试者昏迷、高度紧张的情况下，或预期的受试者是未成年人或不完全有能力理解研究的人，如果需要受试者立即完成登记，则情况更加复杂，可能没有最佳解决方案。在美国，FDA[57]和卫生与公众服务部[58]的指导方针允许在不可能获得知情同意的紧急情况下进行研究。根据这些规定，IRB可以在没有知情同意的情况下批准这项研究，只要满足了一系列特殊条件，包括已经进行了社区咨询，并成立了一个安全委员会来监督积累的数据。加拿大[59]和欧洲药品管理局（European Medicines Agency，EMA）的药品临床试验管理规范（guidelines for good clinical practice，GCP）[60]也允许进行类似的研究。根据EMA指南[60]成功地进行了心脏骤停复苏方面的纤溶治疗与安慰剂对照试验[61]，并根据卫生与公众服务部门指南[62]对院外心脏骤停患者进行了治疗性低温试验。在这些试验中，当地伦理委员会同意试验可以在没有知情同意的情况下进行。幸存的受试者、他们的家人或其他人在事后给予了同意。

由于缺乏事先知情同意，一些人对紧急情况下的研究提出了质疑，几项这样的临床试验一直很有争议。其中一个例子是一种用于治疗创伤患者的血液替代品的试验[63]。由于患者在使用血液替代品时处于昏迷状态，无法获得同意。因此，在当地IRB批准这项研究之前，已经征询了社区的意见。然而，有指控称，早先在该药物试验中发现的安全问题没有发表或没有以其他方式向这些机构披露。我们对这一特定试验的优缺点不予置评，但在研究入组前没能取得完全知情同意的情况下进行重要研究是不可能的。申办方和研究人员必须完全公开与进行此类研究相关的所有数据，并且必须遵守所有当地法规[64]。如果做不到这一点，不仅伤害了不知情的受试者，而且伤害了整个紧急情况下的研究领域。

对于比较标准治疗的务实简单的试验，已经提出了一种简化的同意方法[65]。正如"学习型卫生保健系统"将临床研究与治疗相结合一样，简单的同意程序可以与患者治疗相结合，因为任何一种治疗方案都是标准方案，只是尚不确定哪种治疗更好。

有争议的是，当研究受试者无法提供完全知情同意时，从受试者代理人那里获得同意的做法。这通常发生在对未成年人的研究中，当未成年人的父母或其他监护人做出决定时。儿科研究需要特别审查，要求根据研究的预期风险而有所不同[50]。其他情况，例如对情绪或智力受损个体的研究，也引起了对于使用代理人同意的讨论[66-67]。对于暂时无法理解研究性质并给予同意的潜在研究受试者，使用代理人同意的情况尚不太清晰。这个问题出现在对急性呼吸窘迫综合征患者的研究中[68]。在这种情况下进行研究，建议进行风险评估、患者容量的确定和重新同意[69]。研究人员、申办方、IRB和其他人需要作出判断，而且不可避免地会发生事后猜测。

撤回同意继续试验的权利，包括撤回继续接受研究干预和接受研究程序的同意，是另一项重要的伦理原则。不太清楚的是，受试者在多大程度上有权拒绝接受任何类型的随访，因为在许多试验中，确定主要结果以及包括死亡在内的严重不良结果对于解释结果至关重要，对受试者来说风险最小。如果最初的同意声明受试者可以退出干预和所有研究程序，但无论如何都将在研究结束时提供生存信息，这可能是一个恰当的妥协。这可以保护那些意识到将自己置于一定风险中但能够对其他人的健康做出贡献的人，因为他们的参与可能会帮助未来的患者，同时也将那些希望退出的人的风险和不适降至最低。

三、实施

（一）在低收入国家和中等收入国家开展的试验

许多大型多中心临床试验都是国际性的，而且它们正变得越来越国际化[70]（见第二十一章）。大多数疾病都是全球性的，具备在多个国家/地区注册和随访受试者的能力，更有助于临床试验招募患者，并更可能生成可推广到不同人群和临床实践场景的结果。然而，在低收入国家和中等收入国家进行的试验可能会引发伦理问题。在这些国家进行研究，是否因为相关疾病在那里很流行，结果与该地区有关吗？选择这些国家或地区主要是为了方便、低成本，还是为了减轻行政和监管负担？对照组接受的治疗可能不够理想，因此事件发生率可能更高，从而允许进行规模更小、时间更短、成本更低的试验。如果试验是出于这些原因进行的，可能是不道德的。一些人说，研究人员有义务确保所有受试者得到最佳治疗，而不考虑进行试验的国家的惯例。其他人则坚持认为，如果受试者接受的治疗至少与他们没有参加试验时所接受的治疗一样好，或者接受的治疗比他们所处环境的常规治疗更好，就足够了。这是越南妇女的他莫昔芬辅助性卵巢切除术和他莫昔芬治疗乳腺癌的试验中的研究人员的论点。在低收入和中等收入国家，按照美国的标准进行治疗[包括放射治疗（后文简称放疗）]是不可行的。正在测试的是像他莫昔芬这样简单且负担得起的疗法是否比现有的疗法更好[71]。

反之，将低收入国家的研究结果外推到医疗保健系统和标准都迥然不同的发达国家，这也受到了质疑。虽然很明显，低收入国家的风险和事件发生率往往更高[72]，但一些研究表明，治疗效果可能确实不同[73-74]。

在试验结束后，研究人员有什么样的义务提供一项被证明对受试者和低收入国家更广泛的人群都有益的干预措施？这个问题和其他类似的问题都没有简单的答案。然而，我们认为，试验应该只在受试者可能从中受益的地方进行，并采用知情同意程序，明确说明在试验结束时将采取什么行动。试验结果必须能够应用于受试者所在人群的临床实践[75]。

（二）招募

　　招募受试者往往是进行临床试验更具挑战性的环节之一（见第十章）。除非招募了足够数量的受试者来产生所需数量的结果，否则试验将无法回答有关益处和危害的问题。因此，招募足够数量的受试者并尽快开展试验的压力很大。使用一些财政激励措施，例如"中间人报酬"（即向医生支付将患者转介给临床试验研究员的费用）是不合适的，因为这可能会给未来的受试者带来不必要的压力[76]。这与通常和公认的做法不同，即向研究人员支付一定数额的费用来弥补招聘每名登记受试者的开销。即使是这种做法，如果支付金额大到诱使研究人员招收不适当的受试者，也会受到质疑[13]。

　　受试者可能（有时也应该）因参与临床试验而获得报酬。通常，报酬是为了补偿他们就诊所付出的时间、精力和费用。招募健康志愿者的研究（通常是I期研究）通常会提供超出费用报销的报酬。金额通常取决于所需的时间以及任何程序所带来的痛苦和风险的程度。与付费给研究人员一样，当金额过高时，无论是健康的志愿者还是患者，都可能做出不明智或危险的决定，这就超出了我们原本的预期。受试者不应该因为承担更多的风险而获得更高的报酬。伦理审查委员会通常对各种研究和程序的适当支付金额有指导方针，必须确保所提供的金额不会造成不适当的影响。

　　如本书第九章所述，许多潜在的符合条件的试验受试者可能正在接受药物治疗。这种治疗可能是针对将要研究的情况或其他原因。为了评估受试者的基线情况，研究人员可能会试图停药，至少是暂时停药。例如，一个人可能对心血管疾病高危人群感兴趣，因此试图招募那些患有高血压的人。但在那些已经接受治疗的人中，可能无法获得准确的基线血压。甚至可能不清楚已经服用降压药的受试者在不使用药物的情况下是否符合入选标准。研究者是应该停药，还是直接认定接受治疗的患者患有高血压？特别是那些接受治疗时处于正常血压范围的患者。通常情况下，后者是更好的做法。

（三）安全性和有效性监控

　　有时，在试验期间，与知情同意相关的重要信息要么来自其他研究，要么来自正在进行的试验。在这种情况下，研究人员有义务更新知情同意书，并以适当的方式通知当前受试者。芬兰男性吸烟者的抗氧化剂试验（α-生育酚、β-胡萝卜素癌症预防研究）表明，β-胡萝卜素和维生素E可能对癌症或心血管疾病患者有害，这与早先的观察性研究相反[77]。由于这些发现，当时正在进行的CARET试验[78]的研究人员将结果和可能的风险告知了受试者。随后CARET提前停止，因为其不良事件与芬兰试验中看到的类似。第三个抗氧化剂试验的研究者在进行AREDS试验前，告知了受试者（重点是吸烟者）芬兰研究和CARET研究[79-80]的发现。

20世纪80年代末，华法林在房颤患者中的五项试验几乎同时进行[81]。前三项试验显示，华法林在减少脑卒中方面有明显优势，剩下的两项试验则在伦理上很难继续下去。HERS试验[82]和WHI试验中[83]雌激素评估的中期结果表明，知情同意书中没有明确说明的血栓栓塞不良事件正在发生。在这两项研究中，数据和安全监查委员会都就研究是应该停止还是应该继续（在采取额外措施的前提下）进行了辩论。试验仍在继续，但这些试验的受试者和医学界都被告知了关于栓塞风险的中期发现[84-85]。这种做法不仅是基于伦理道德立场，而且知情的受试者通常是更好的受试者。应该向研究受试者提供多少数据、何时提供数据以及独立的安全监查小组在这一决定中的作用仍然是争论的重点[86]。

如何处理从正在进行的试验中积累的数据是一个困难的问题，将在第十六章中进一步讨论。由于受试者和研究人员事先都知道，除非中期结果显示出确凿的好处或危害，否则不会告知他们，而且有一个负责任的安全监测小组，伦理方面的担忧即使不能完全缓解，也应该在一定程度上减少。

（四）因非科学或安全原因提前终止试验

只有在有足够的资源进行临床试验并确保其完成的情况下，临床试验才是合乎伦理的。如果有安全顾虑或有科学理由，试验可以（也应该）提前终止（见第十六章）。然而，由于申办方改变了对研究议程或营销优先事项的看法，或者没有规划足够的资源而提前终止试验是不合适的。在这种情况下，受试者登记入组是因为他们知道自己将有助于促进医学知识的发展。基于这种理解，他们可能会将自己置于相当大的风险之中。不能完成这项研究是严重违反伦理道德规范的。发生这种情况的一个例子是以心血管事件为终点的维拉帕米对照试验[87]。随访进行到一半时，赞助商出于科学和安全以外的原因结束了这项研究。正如Psaty和Rennie[88]在一篇社论中指出的那样，"负责任的医学研究行为涉及一种超越季度商业计划的社会责任和伦理道德责任"。

在另一种情况下，一名没有足够资金完成试验的研究员向受试者索要资金，以便他可以继续购买试验药物[89]。因为这项试验是在患有致命疾病——肌萎缩性脊髓侧索硬化症的患者身上进行的，受试者将这项试验视为最后的希望，因此面临着相当大的捐赠压力。我们认为这样的行为是完全不符合伦理的。进行试验的计划，包括获得试验药物，必须在试验开始前准备就绪。

对于所有的试验，研究人员需要提前计划他们将如何处理研究结束后的问题，例如受试者是否可以继续获得干预和如何过渡到适当的医疗服务。

（五）隐私和保密性

隐私和保密问题受到了相当大的关注。电子媒体的广泛使用使许多人关注他们的医疗记录包括研究记录的隐私问题。电子医疗记录简化了寻找潜在符合试验条件的受试者、进行国际多中心研究、在研究期间和之后对受试者进行跟踪以及与其他研究人员共享数据的任务。在此背景下，法律对在没有获得患者明确许可的情况下，可以与谁共享哪些类型的病历进行了限制。在美国，《健康保险携带和责任法案》（ *Health Insurance Portability and Accountability Act*，*HIPAA* ）[90]主要解决了临床实践中的隐私保护问题。然而，有一些临床研究条款影响研究人员如何识别、联系潜在受试者和获得潜在受试者的知情同意，以及如何维护研究数据并将其提供给其他人[90]（见第十章）。这些法律反过来又催生了一些文章，指出进行临床研究的难度增加了。那些鼓励或强制共享来自研究的数据和生物标本的政策[91-93]可能与保密的目标相冲突。如果为了未明确的目的与其他研究人员共享数据，自愿参加试验的受试者是否会反对将他们的数据用于他们可能不认可的目的？如果最初的知情同意不允许他人使用生物标本或不允许生物标本被用于与所述不同的目的，要么不能共享生物标本，要么必须获得新的知情同意。遗传物质可获得性的提升以及使用的增加加剧了这场冲突。如果不能确保完全保密，对基于基因信息的就业或医疗保险歧视的恐惧可能会使一些人不愿参加试验。在完全删除所有受试者标识符前，共享对研究者有用的数据和样本或许是不可能的。一些妥协是不可避免的。目前，这些问题没有明确的解决方案，但试验受试者必须有权在知情的情况下做出选择。临床试验研究人员需要意识到这些值得担忧的问题，并在可能的情况下，在研究开始之前解决这些问题。

（六）数据伪造

人们一直担心数据被篡改，以及不符合条件的、甚至是不存在的"幽灵"受试者进入临床试验（见第十章）。一个可能的伪造案例获得了相当大的关注，那就是骨形成蛋白-2在因伤导致的骨折治疗中的试验[94]。期刊在发表了这篇声称从此疗法中获益的论文后，又刊登了一篇社论，称"这篇论文的大部分内容本质上是错误的"，并宣布撤回这篇论文[95]。一项针对乳腺癌肿瘤切除术和放射治疗的试验受到严重损害，因为有一小部分受试者的数据是伪造的。虽然去掉数据被篡改的受试者后，总体结果没有变化[96-97]，但此事件对这项研究和临床试验造成的伤害是相当大的。我们谴责所有伪造数据的行为。必须强调的是，相信试验及其结果的真实性对每一次试验都是至关重要的。如果通过有意或无意的行动，使这种信心受到损害，不仅受试者和社区中的其他人可能会受到伤害，试验也失去了影响科学和医疗实践的理由和能力。第十一章回顾了确保数据质量的事件。

四、报告

（一）发表偏倚、限制和延迟发表

所有研究人员都有义务及时全面报告试验结果。如本章所述，发表偏倚是存在的。相较于阴性结果，阳性结果更有可能被发表。在一个包含了74项抗抑郁药物试验的调查中，38项被认为具有有利于干预的结果。除了一项研究之外，其他所有研究都发表了。而在剩下36项被认为没有良好结果的研究中，有22项没有发表。另外11篇文章的发表方式掩盖了缺乏有利结果的事实[98]。Heres等[99]检查了第二代抗精神病药物的头对头比较试验。据报道，企业赞助的试验中有90%支持赞助企业的药物。有趣的是，即使在比较相同药物的试验中也会发生这种情况，但当赞助商是不同的公司时，结果就会改变。显然，偏倚和利益冲突会对结果的发表和解释产生重要影响。

无论结果如何，较大型的后期试验比小型的早期试验更有可能被公布。然而，也有例外。如本书第五章所述，PRAISE-2试验[100]的结果虽然在2000年公布，但却是在试验完成13年后才发表[101]。延迟发表或不发表的问题无疑也发生在其他结果令人失望的试验中。

许多期刊[102]、赞助商，如NIH[103]和FDA[104]要求试验在启动时选择几个公认的注册网站中的一个进行注册，这是确保试验发表的一个重要前提。虽然不能完全解决未能公开所有试验结果的问题，但注册可以更容易地跟踪已启动但可能从未完成或从未公布结果的试验。对在ClinicalTrials.gov[105]上注册的试验的分析表明，在一个包含150项研究的样本队列中，只有78项（52%）在结果公布后的2年内发表了相关文章。

我们的观点是，无论结果如何，所有临床试验的结果都应该及时公布。重要的是要有正反两方面的全部信息，这样那些设计其他研究的人和临床医生才能做出明智的决定。如果研究结果没有公布，对自愿参加试验的受试者来说也是不公平的，因为他们是抱着助力医学研究的想法参与的临床试验。商业赞助试验[106]中的所谓"封口令"既与学术自由背道而驰，也与伦理实践背道而驰。

（二）利益冲突与出版

所有的研究人员都有某种偏见。即使尽了最大努力客观地报道和解释研究结果，研究者的观点也会出现在研究论文中，这是可以理解的。出于这个原因，许多期刊包括大多数备受瞩目的期刊都要求作者披露他们潜在的利益冲突[107]。此外，有一些多中心研究的出版政策将那些有重大利益冲突的人排除在作者之外。

更极端的是"幽灵作者"，即论文是由申办方员工撰写的，他们没有被列为作者，而研究人员可能在起草手稿方面几乎没有任何贡献，他们仍被授予作者资格。我们对这种做法表示遗憾。为了减少"幽灵作者"问题，许多期刊要求每个作者在稿件提交出版时提供他们做出贡献的证明（本书第十九章将进一步讨论这些问题）。

参考文献

[1] Emanuel E J, Wendler D, Grady C. What makes clinical research ethical?[J]. JAMA, 2000, 283(20): 2701-2711.

[2] Emanuel E J, Grady C, Crouch R A, et al. The Oxford Textbook of Clinical Research Ethics[M]. Oxford: Oxford University Press, 2008.

[3] U.S. Department of Health & Human Services website. The Nuremberg Code[EB/OL]. [2015-01-14]. http://www.hhs.gov/ohrp/archive/nurcode.html.

[4] World Medical Association website. WMA Declaration of Helsinki – Ethical Principles for Medical Research Involving Human Subjects[EB/OL]. [2015-01-14]. http://www.wma.net/en/30publi cations/10policies/b3/index.html.

[5] U.S. Department of Health & Human Services website. The Belmont Report: Ethical Principles and Guidelines for the Protection of Human Subjects of Research. The National Commission for the Protection of Human Subjects of Biomedical and Behavioral Research[EB/OL]. [2015-01-14]. http://www.hhs.gov/ohrp/humansubjects/guidance/belmont. html.

[6] Council for International Organizations of Medical Sciences, World Health Organization. International Ethical Guidelines for Biomedical Research Involving Human Subjects[EB/OL]. [2015-01-14]. http://www.cioms.ch/publications/layout_guide2002.pdf.

[7] National Institutes of Health Clinical Center, U.S. Department of Health & Human Services. Ethics in Clinical Research[EB/OL]. [2015-01-14]. http://clinicalcenter.nih.gov/recruit/ethics.html.

[8] National Institutes of Health Clinical Center, U.S. Department of Health & Human Services. Clinical Research Training On-Line[EB/OL]. [2015-01-14]. http://cc.nih.gov/training/training/crt. html.

[9] National Institutes of Health Clinical Center, U.S. Department of Health & Human Services. Ethical and Regulatory Aspects of Clinical Research[EB/OL]. [2015-01-14]. http://www.bioethics.nih.gov/courses/index.shtml.

[10] Cardiac Arrhythmia Suppression Trial (CAST) Investigators. Preliminary report: effect of encainide and flecainide on mortality in a randomized trial of arrhythmia suppression after myocardial infarction[J]. N Engl J Med, 1989, 321(6): 406-412.

[11] Elliott C. Guinea-pigging: healthy human subjects for drug safety trials are in demand. But is it a living?[J]. New Yorker, 2008: 36-41.

[12] Jonsen A R, Miller F G. Research with healthy volunteers[C]//Emanuel E J, Grady C,

Crouch R A, et al. The Oxford Textbook of Clinical Research Ethics. Oxford: Oxford University Press, 2008: 481-487.

[13] Dickert N, Grady C. Incentives for research participants[C]//Emanuel E J, Grady C, Crouch R A, et al. The Oxford Textbook of Clinical Research Ethics. Oxford: Oxford University Press, 2008: 386-396.

[14] Savulescu J, Spriggs M. The hexamethonium asthma study and the death of a normal volunteer in research[J]. J Med Ethics, 2002, 28(1): 3-4.

[15] Suntharalingam G, Perry M R, Ward S, et al. Cytokine storm in a phase 1 trial of the anti-CD28 monoclonal antibody TGN1412[J]. N Engl J Med, 2006, 355(10): 1018-1028.

[16] St Clair E W. The calm after the cytokine storm: lessons from the TGN1412 trial[J]. J Clin Invest, 2008, 118(4): 1344-1347.

[17] Agrawal M, Emanuel E J. Ethics of phase 1 oncology studies: reexamining the arguments and data[J]. JAMA, 2003, 290(8): 1075-1082.

[18] Joffe S, Miller F G. Bench to bedside: mapping the moral terrain of clinical research[J]. Hastings Cent Rep, 2008, 38(2): 30-42.

[19] Tricoci P, Allen J M, Kramer J M, et al. Scientific evidence underlying the ACC/AHA clinical practice guidelines[J]. JAMA, 2009, 301(8): 831-841.

[20] Patient-Centered Outcomes Research Institute website[EB/OL]. [2015-01-14]. http://www.pcori.org/.

[21] SUPPORT Study Group of the Eunice Kennedy Shriver NICHD Neonatal Research Network, Carlo W A, Finer N N, et al. Target ranges of oxygen saturation in extremely preterm infants[J]. N Engl J Med, 2010, 362(21): 1959-1969.

[22] Human Research Protections under Federalwide Assurance (FWA) 5960[EB/OL]. [2015-01-14]. http://www.hhs.gov/ohrp/detrm_letrs/YR13/mar13a.pdf.

[23] Lantos J D. The weird divergence of ethics and regulation with regard to informed consent[J]. Am J Bioeth, 2013, 13(12): 31-33.

[24] Lantos J D, Spertus J A. The concept of risk in comparative-effectiveness research[J]. N Engl J Med, 2014, 371(22): 2129-2130.

[25] Research America: An Alliance for Discoveries in Health. Research Enterprise Survey, February 2010 (slide presentation)[EB/OL]. [2015-01-14]. http://www.researchamerica.org/uploads/ResearchEnterprisePoll.pdf.

[26] Schaefer G O, Emanuel E J, Wertheimer A. The obligation to participate in biomedical research[J]. JAMA, 2009, 302(1): 67-72.

[27] Califf R M, Zarin D A, Kramer J M, et al. Characteristics of clinical trials registered in ClinicalTrials.gov, 2007-2010[J]. JAMA, 2012, 307(17): 1838-1847.

[28] Freedman B. Equipoise and the ethics of clinical research[J]. N Engl J Med, 1987, 317(3): 141-145.

[29] Shaw L W, Chalmers T C. Ethics in cooperative clinical trials[J]. Ann N Y Acad Sci, 1970, 169(2): 487-495.

[30] Byar D P, Simon R M, Friedewald W T, et al. Randomized clinical trials. Perspectives on some recent ideas[J]. N Engl J Med, 1976, 295(2): 74-80.

[31] Spodick D H. The randomized controlled clinical trial. Scientific and ethical bases[J]. Am J

Med,1982,73(3): 420-425.

[32] Royall R M, Bartlett R H, Cornell R G, et al. Ethics and statistics in randomized clinical trials[J]. Stat Sci, 1991, 6(1): 52-88.

[33] Intravenous streptokinase given within 0-4 hours of onset of myocardial infarction reduced mortality in ISIS-2[J]. Lancet, 1987, 1(8531): 502.

[34] Huang S S, Septimus E, Kleinman K, et al. Targeted versus universal decolonization to prevent ICU infection[J]. N Engl J Med, 2013, 368(24): 2255-2265.

[35] Dawson L, Zarin D A, Emanuel E J, et al. Considering usual medical care in clinical trial design[J]. PLoS Med, 2009, 6(9): e1000111.

[36] Holm S, Harris J. The standard of care in multinational research[C]//Emanuel E J, Grady C, Crouch R A, et al. The Oxford Textbook of Clinical Research Ethics. Oxford: Oxford University Press, 2008: 729-736.

[37] Bhatt D L, Kandzari D E, O'Neill W W, et al. A controlled trial of renal denervation for resistant hypertension[J]. N Engl J Med, 2014, 370(15): 1393-1401.

[38] Temple R J, Meyer R. Continued need for placebo in many cases, even when there is effective therapy[J]. Arch Intern Med, 2003, 163(3): 371-373.

[39] Freedman B, Weijer C, Glass K C. Placebo orthodoxy in clinical research. I: Empirical and methodological myths[J]. J Law Med Ethics, 1996, 24(3): 243-251.

[40] Freedman B, Glass K C, Weijer C. Placebo orthodoxy in clinical research. II: Ethical, legal, and regulatory myths[J]. J Law Med Ethics, 1996, 24(3): 252-259.

[41] Rothman K J, Michels K B. The continuing unethical use of placebo controls[J]. N Engl J Med, 1994, 331(6): 394-398.

[42] Michels K B, Rothman K J. Update on unethical use of placebos in randomised trials[J]. Bioethics, 2003, 17(2): 188-204.

[43] O'Shea J C, Hafley G E, Greenberg S, et al. Platelet glycoprotein IIb/IIIa integrin blockade with eptifibatide in coronary stent intervention: the ESPRIT trial: a randomized controlled trial[J]. JAMA, 2001, 285(19): 2468-2473.

[44] Mann H, London A J, Mann J. Equipoise in the enhanced supression of the platelet IIb/IIIa receptor with integrilin trial (ESPRIT): a critical appraisal[J]. Clin Trials, 2005, 2(3): 233-241.

[45] Tcheng J. Comment on Mann et al. [J]. Clin Trials, 2005, 2: 242-243.

[46] International Conference on Harmonisation of Technical Requirements for Registration of Pharmaceuticals for Human Use: ICH Harmonised Tripartite Guideline: Choice of Control Group and Related Issues in Clinical Trials E10[EB/OL]. [2000-07]. http://www.ich. org/fileadmin/Public_Web_Site/ICH_Products/Guidelines/Efficacy/E10/Step4/E10_ Guideline.pdf

[47] Miller F G. The ethics of placebo-controlled trials[C]//Emanuel E J, Grady C, Crouch R A, et al. The Oxford Textbook of Clinical Research Ethics. Oxford: Oxford University Press, 2008: 261-272.

[48] Levinsky N G. Nonfinancial conflicts of interest in research[J]. N Engl J Med, 2002, 347(10): 759-761.

[49] Weinfurt K P, Hall M A, King N M, et al. Disclosure of financial relationships to participants in clinical research[J]. N Engl J Med, 2009, 361(9): 916-921.

［50］ Code of Federal Regulations, Title 45, Part 46［EB/OL］. ［2015-01-14］. http://www.hhs.gov/ ohrp/ humansubjects/guidance/45cfr46.html.

［51］ Code of Federal Regulations, Title 21［EB/OL］. ［2015-01-14］. http://www.accessdata.fda. gov/scripts/ cdrh/cfdocs/cfcfr/CFRSearch.cfm.

［52］ Code of Federal Regulations, Title 21, Part 50［EB/OL］. ［2015-01-14］. http://www. accessdata.fda.gov/scripts/cdrh/cfdocs/cfcfr/CFRSearch.cfm?CFRPart¼50.

［53］ Cassileth B R, Zupkis R V, Sutton-Smith K, et al. Informed consent—why are its goals imperfectly realized?［J］. N Engl J Med, 1980, 302(16): 896-900.

［54］ Grundner T M. On the readability of surgical consent forms［J］. N Engl J Med, 1980, 302(16): 900-902.

［55］ Howard J M, DeMets D. How informed is informed consent? The BHAT experience［J］. Control Clin Trials, 1981, 2(4): 287-303.

［56］ Henderson G E, Churchill L R, Davis A M, et al. Clinical trials and medical care: defining the therapeutic misconception［J］. PLoS Med, 2007, 4(11): e324.

［57］ U.S. Food and Drug Administration. Exception from informed consent requirements for emergency research［EB/OL］. ［2015-01-14］. http://www.fda.gov/downloads/ RegulatoryInformation/Guidances/UCM249673.pdf.

［58］ Informed Consent Requirements in Certain Emergency Research (OPRR Letter, 1996) ［EB/OL］. ［2015-01-14］. http://www.hhs.gov/ohrp/policy/hsdc97-01.html.

［59］ Tri-Council Policy Statement: Ethical conduct for research involving humans (amended 2005) ［EB/OL］. ［2015-01-14］. http://www.ncehr-cnerh.org/english/code_2/.

［60］ European Medicines Agency ICH Topic E6 (R1) Guideline for Good Clinical Practice, January 1997 (corrected July 2002)［EB/OL］. ［2015-01-14］. http://www.ema.europa.eu/ docs/en_GB/document_library/Scientific_guideline/2009/09/WC500002874.pdf.

［61］ Böttiger B W, Arntz H R, Chamberlain D A, et al. Thrombolysis during resuscitation for out-of-hospital cardiac arrest［J］. N Engl J Med, 2008, 359(25): 2651-2662.

［62］ Kim F, Nichol G, Maynard C, et al. Effect of prehospital induction of mild hypothermia on survival and neurological status among adults with cardiac arrest: a randomized clinical trial［J］. JAMA, 2014, 311(1): 45-52.

［63］ Burton T M. Despite heart attack deaths, PolyHeme still being tested on trauma patients［N］. Wall Street Journal, 2006-02-22.

［64］ Kipnis K, King N M, Nelson R M. Trials and errors: barriers to oversight of research conducted under the emergency research consent waiver［J］. IRB, 2006, 28(2): 16-19.

［65］ Kim S Y, Miller F G. Informed consent for pragmatic trials--the integrated consent model［J］. N Engl J Med, 2014, 370(8): 769-772.

［66］ Karlawish J H. Research involving cognitively impaired adults［J］. N Engl J Med, 2003, 348(14): 1389-1392.

［67］ Rosenstein D L, Miller F G. Research involving those at risk for impaired decision-making capacity［C］//Emanuel E J, Grady C, Crouch R A, et al. The Oxford Textbook of Clinical Research Ethics. Oxford: Oxford University Press, 2008: 437-445.

［68］ Steinbrook R. How best to ventilate? Trial design and patient safety in studies of the acute respiratory distress syndrome［J］. N Engl J Med, 2003, 348(14): 1393-1401.

[69] Silverman H J, Luce J M, Schwartz J. Protecting subjects with decisional impairment in research: the need for a multifaceted approach[J]. Am J Respir Crit Care Med, 2004, 169(1): 10-14.

[70] Glickman S W, McHutchison J G, Peterson E D, et al. Ethical and scientific implications of the globalization of clinical research[J]. N Engl J Med, 2009, 360(8): 816-823.

[71] Love R R, Duc N B, Allred D C, et al. Oophorectomy and tamoxifen adjuvant therapy in premenopausal Vietnamese and Chinese women with operable breast cancer[J]. J Clin Oncol, 2002, 20(10): 2559-2566.

[72] Orlandini A, Díaz R, Wojdyla D, et al. Outcomes of patients in clinical trials with ST-segment elevation myocardial infarction among countries with different gross national incomes[J]. Eur Heart J, 2006, 27(5): 527-533.

[73] Vickers A, Goyal N, Harland R, et al. Do certain countries produce only positive results? A systematic review of controlled trials[J]. Control Clin Trials, 1998, 19(2): 159-166.

[74] O'Shea J C, Califf R M. International differences in cardiovascular clinical trials[J]. Am Heart J, 2001, 141(5): 866-874.

[75] London A L. Responsiveness to host community health needs[C]//Emanuel E J, Grady C, Crouch R A, et al. The Oxford Textbook of Clinical Research Ethics. Oxford: Oxford University Press, 2008: 737-744.

[76] Lind S E. Finder's fees for research subjects[J]. N Engl J Med, 1990, 323(3): 192-195.

[77] Alpha-Tocopherol, Beta Carotene Cancer Prevention Study Group. The effect of vitamin E and beta carotene on the incidence of lung cancer and other cancers in male smokers[J]. N Engl J Med, 1994, 330(15): 1029-1035.

[78] Miller A B, Buring J, Williams O D. Stopping the Carotene and Retinol Efficacy Trial: The Viewpoint of the Safety and Endpoint Monitoring Committee[C]//DeMets D L, Furberg C D, Friedman L M. Data Monitoring in Clinical Trials: A Case Studies Approach. New York: Springer, 2006: 220-227.

[79] Age-Related Eye Disease Study Research Group. The Age-Related Eye Disease Study (AREDS): design implications. AREDS report no. 1[J]. Control Clin Trials, 1999, 20(6): 573-600.

[80] Age-Related Eye Disease Study Research Group. A randomized, placebo-controlled, clinical trial of high-dose supplementation with vitamins C and E, beta carotene, and zinc for age-related macular degeneration and vision loss: AREDS report no. 8[J]. Arch Ophthalmol, 2001, 119(10): 1417-1436.

[81] Tegeler C H, Furberg C D. Lessons from warfarin trials in atrial fibrillation: missing the window of opportunity[C]//DeMets D L, Furberg C D, Friedman L M. Data Monitoring in Clinical Trials: A Case Studies Approach. New York: Springer, 2006: 312-319.

[82] Hulley S, Grady D, Bush T, et al. Randomized trial of estrogen plus progestin for secondary prevention of coronary heart disease in postmenopausal women. Heart and Estrogen/progestin Replacement Study (HERS) Research Group[J]. JAMA, 1998, 280(7): 605-613.

[83] Rossouw J E, Anderson G L, Prentice R L, et al. Risks and benefits of estrogen plus progestin in healthy postmenopausal women: principal results From the Women's Health Initiative randomized controlled trial[J]. JAMA, 2002, 288(3): 321-333.

[84] Hulley S B, Grady D, Vittinghoff E, et al. Consideration of early stopping and other challenges

in monitoring the Heart and Estrogen/Progestin Replacement Study[C]//DeMets D L, Furberg C D, Friedman L M. Data Monitoring in Clinical Trials: A Case Studies Approach. New York: Springer, 2006: 236-247.

[85] Wittes J, Barrett-Connor E, Braunwald E, et al. Monitoring the randomized trials of the Women's Health Initiative: the experience of the Data and Safety Monitoring Board[J]. Clin Trials, 2007, 4(3): 218-234.

[86] Peppercorn J, Buss W G, Fost N, et al. The dilemma of data-safety monitoring: provision of significant new data to research participants[J]. Lancet, 2008, 371(9611): 527-529.

[87] Black H R, Elliott W J, Grandits G, et al. Principal results of the Controlled Onset Verapamil Investigation of Cardiovascular End Points (CONVINCE) trial[J]. JAMA, 2003, 289(16): 2073-2082.

[88] Psaty B M, Rennie D. Stopping medical research to save money: a broken pact with researchers and patients[J]. JAMA, 2003, 289(16): 2128-2131.

[89] Marcus A D. Paying to keep your drug trial alive[N]. Wall Street Journal, 2007-04-10.

[90] National Institutes of Health, U.S. Department of Health&Human Services. Health Insurance Portability and Accountability Act (HIPAA)[EB/OL]. [2015-01-14]. http://privacyruleandresearch.nih. gov/.

[91] National Institutes of Health, U.S. Department of Health & Human Services. NIH Data Sharing Policy and Implementation Guidance (updated March, 5, 2003)[EB/OL]. [2015-01-14]. http://grants.nih.gov/grants/policy/data_sharing/data_sharing_guidance.htm.

[92] Policy for Sharing of Data Obtained in NIH Supported or Conducted Genome-Wide Association Studies (GWAS)[EB/OL]. [2015-01-14]. http://grants.nih.gov/grants/guide/notice-files/ NOTOD-07-088.html.

[93] Zarin D A, Tse T. Medicine. Moving toward transparency of clinical trials[J]. Science, 2008, 319(5868): 1340-1342.

[94] Wilson D, Meier B. Doctor falsified study on injured G.I.' s, Army says[N]. The New York Times, 2009-05-12.

[95] Scott J. Withdrawal of a paper[J]. J Bone Joint Surg Br, 2009, 91(3): 285-286.

[96] Fisher B, Anderson S, Redmond C K, et al. Reanalysis and results after 12 years of follow-up in a randomized clinical trial comparing total mastectomy with lumpectomy with or without irradiation in the treatment of breast cancer[J]. N Engl J Med, 1995, 333(22): 1456-1461.

[97] Angell M, Kassirer J P. Setting the record straight in the breast-cancer trials[J]. N Engl J Med, 1994, 330(20): 1448-1450.

[98] Turner E H, Matthews A M, Linardatos E, et al. Selective publication of antidepressant trials and its influence on apparent efficacy[J]. N Engl J Med, 2008, 358(3): 252-260.

[99] Heres S, Davis J, Maino K, et al. Why olanzapine beats risperidone, risperidone beats quetiapine, and quetiapine beats olanzapine: an exploratory analysis of head-to-head comparison studies of second-generation antipsychotics[J]. Am J Psychiatry, 2006, 163(2): 185-194.

[100] Packer M, Carson P, Elkayam U, et al. Effect of amlodipine on the survival of patients with severe chronic heart failure due to a nonischemic cardiomyopathy: results of the PRAISE-2 study (prospective randomized amlodipine survival evaluation 2)[J]. JACC Heart Fail, 2013,

1(4): 308-314.

[101] Pfeffer M A, Skali H. PRAISE (prospective randomized amlodipine survival evaluation) and criticism[J]. JACC Heart Fail, 2013, 1(4): 315-317.

[102] International Committee of Medical Journal Editors. Uniform requirements for manuscripts submitted to biomedical journals: writing and editing for biomedical publication (updated October 2008)[EB/OL]. [2015-01-14]. http://www.icmje.org/.

[103] Clinical Trials Registration in ClinicalTrials.gov (Public Law 110-85): Competing Applications and Non-Competing Progress Reports[EB/OL]. [2015-01-14]. http://grants.nih.gov/grants/guide/notice-files/NOT-OD-08-023.html.

[104] Federal Register, volume 73, Number 99, May, 21, 2008[EB/OL]. [2015-01-14]. http://edocket.access.gpo.gov/2008/E8-11042.htm.

[105] Zarin D A, Tse T, Williams R J, et al. The ClinicalTrials.gov results database--update and key issues[J]. N Engl J Med, 2011, 364(9): 852-860.

[106] Steinbrook R. Gag clauses in clinical-trial agreements[J]. N Engl J Med, 2005, 352(21): 2160-2162.

[107] Drazen J M, Van der Weyden M B, Sahni P, et al. Uniform format for disclosure of competing interests in ICMJE journals[J]. N Engl J Med, 2009, 361(19): 1896-1897.

翻译：杜元，首都医科大学附属北京中医医院

审校：汪宣伊，四川省医学科学院·四川省人民医院

　　　周支瑞，复旦大学附属华山医院

　　　张天嵩，复旦大学附属静安区中心医院

　　　王绍佳，云南省肿瘤医院（昆明医科大学第三附属医院）

　　　贾岳，云南省肿瘤医院（昆明医科大学第三附属医院）

第三章　确定科学问题

　　一个临床试验的设计取决于研究者要解决的科学问题。通常总体目标是显而易见的，但试验中要回答的具体问题往往没有得到很好的阐明。预先提出并清楚地说明科学问题不仅有助于下一步制订恰当的研究计划，而且能够增加研究结果的可信度。临床试验结果的可靠性部分源于对假设的严格前瞻性定义。这一点恰恰与观察性研究形成鲜明对比，在观察性研究中，数据分析通常是具有探索性的，也可能是迭代过程的一部分，因此结论往往带有一些机遇性色彩[1]。研究者可能想通过一个研究回答一系列问题，但是在设计研究时应该只考虑一个主要问题。本章讨论如何选择研究的主要问题以及回答该问题适当的方法。此外，文中还对一些次要问题和辅助问题进行了综述。

　　第一代临床试验通常是在当前最好诊疗方案的基础上，将新的干预措施同安慰剂或不额外增加治疗的方案进行比较。这些研究提出了一个直截了当的问题，即新治疗方法相较于安慰剂或不干预，疗效是有益、相当还是更差。自那时起，医疗服务的质量得到了极大提高，这在很大程度上归功于随机临床试验的贡献（见第一章）。

　　由于随机临床试验在形成有益疗法和预防措施方面取得了成功，试验设计因此迎来了新的挑战。前瞻性试验的受试者有可能接受一些已经获得证实的疗法，所以研究中常常采取将新干预措施添加到现有干预中或与之直接进行比较的方法。如果在临床实践的积极治疗之间进行比较，则这些研究通常被称为疗效比较研究。（并不是所有疗效比较研究都涉及临床试验，但本书仅针对临床试验讨论。）由于患者接受最佳治疗的事件发生率更低，无论是在附加试验中还是在比较性试验中，新的干预措施进一步改善疗效的余地变得更小。这类统计效能问题已通过以下三种方式解决：第一，增加样本量（参见第八章）；第二，更依赖于复合终点的评估；第三，更多地使用替代终点。

追求更好治疗的另一个结果是带来了旨在回答一类不同类型问题的临床试验。如上所述，过去经典的问题是新的干预措施是否优于或超越不干预或标准治疗？到现在我们经常会问：就主要结局而言，替代治疗是否等效或非劣效于现有治疗方案，或者替代治疗是否在安全性、患者依从性、便利性或成本方面有突出优势？这些试验通常被称为非劣效性试验，将在本章中进行讨论，并在第五章、第八章和第十八章中进行更详细的介绍。

一、基本要点

每个临床试验必须有一个主要问题。研究者应该仔细选择、明确定义并事先陈述主要问题以及任何次要或辅助问题。

二、临床研究问题的选择

（一）主要问题

主要问题应该是研究者和申办方最感兴趣的问题，并且是能够得到充分回答的问题。所研究的问题是确定研究样本量的基础，并且在报告试验结果时必须强调这一问题。主要问题可以用检验研究假说的形式来描述，因为在大多数情况下，被研究的干预措施常被假定具有特定的结果，并常常不同于对照组的结果（或在非劣效性试验中不劣于对照组结果）[2]。主要终点事件可能是一个临床事件（例如提高生存率，缓解疾病本身或疾病并发症，减轻症状或改善生活质量），可能是改善中间指标或替代临床指标（例如血压），也可能是改变一个生物标志物（例如实验室指标）。

有时设计试验时会涉及多个主要问题，这可能是恰当的，具体取决于试验设计本身。例如析因设计试验专门用于回答多个主要问题。如果在常规的并行设计试验中进行，则可能需要进行统计调整以考虑额外增加的问题，并且要保证样本量足够。关于并行设计试验中相关调整的进一步讨论参见第八章。

（二）关于获益的次要问题

可能还存在一系列与主要问题相关的辅助问题或次要问题。研究在设计时可能旨在帮助解决这些问题，或者在为了回答主要问题而收集数据的过程中也帮助阐明了次要问题。它们通常有两种类型。第一类，因变量不同于主要问题。例如，主要问题可能是探究干预是否改变了全因死亡率，次要问题可能回答具体原因的死亡率（如癌症病死率）、非致命性肾衰竭的发生率或脑卒中发生率等。一些研究人员还评估了患者自主报告结局，例如与健康相关的生活质量（见第十三章）。

第二类次要问题的设定与亚组假设有关。例如，在一项癌症治疗的临床试验中，研究人员可能希望在进入试验时以性别、年龄、疾病阶段或通过特定生物标志物、遗传标志物来区分亚组并进行分析。由此可分别将干预组与对照组中的类似特征子集受试者进行比较。亚组假设应满足以下条件：①在数据收集开始前制定分组规则；②基于合理的预期；③亚组数量有限。无论如何，大多数亚组中的受试者人数通常太少而无法证明或反驳亚组假设。除非试验是专门为验证某假说而设计的，否则研究者不应过分期望亚组间存在显著差异。同时，未发现重大差异也不应解释为不同亚组间不存在差异。尤其是在总体试验结果不显著时，研究人员在接受亚组结果时应十分谨慎。一项对临床试验人员的调查表明，不适当的亚组分析被认为是导致试验结果失真的两个主要原因之一[3]。通常而言，考量亚组结论最可靠的方式是检查各个预定义亚组结果的一致性，并在将来的临床试验和Meta分析中提出可供检验的假设。

研究者们已经认识到某些亚组人群在临床研究（包括临床试验）中没有被充分地纳入[4]。鉴于此，美国联邦政府机构资助的试验要求在样本中纳入一定数量的妇女和少数群体[5]。争论的焦点在于，是每种性别和各种族/族裔群体的受试者人数都必须充足，以回答临床研究需要解决的关键问题，还是仅需要满足人群的多样性。许多试验是国际性的，因此研究者们热议是否应该按照国家或地区分别审查研究结果[6]。如观察到地区性的干预效果差异是真实的还是由于随机效应产生的[7-8]。人们可能会推测文化、医疗体系、不同人群的基因组成以及其他因素对新干预措施有效性的影响程度，甚至决定该有效性的存在与否。但正如已经指出的[9-10]，试验的设计和规模应由合理的预期驱动，即干预措施是否会在不同受试者亚组中存在显著差异。如果预期到差异的存在，则设计试验时需要尽可能合理地识别这些差异。如果不符合上述情况，则需要在试验执行末期适当增加对不同亚组反应多样性的关注度，甚至适当地开展一些额外研究。

次要问题提出了一些试验方法论上的挑战。例如，如果进行了足够的统计检验，那么在没有真正干预效果的情况下，可能出现少数次要问题偶然呈现有统计学意义的情况。ISIS-2试验提供了一个实例，即一项阿司匹林和链激酶在急性心肌梗死患者中应用的析因设计试验[11]。举一个例子说明不恰当解释亚组分析结果的危害性，有一个研究的亚组分析结果表明，双子座或天秤座的受试者使用阿司匹林的血管相关死亡率或总死亡率要高于不使用阿司匹林的，而其他星座受试者能从使用阿司匹林中取得显著获益。因此，在进行一系列假设检验时，解释试验结果要谨慎，因为它们很可能带有一些偶然性。与直接获得结论性答案相比，这些亚组分析更恰当的意义在于为提出新假说提供线索和依据，并进行Meta分析。对亚组的进一步讨论和Meta分析详参见第十八章。

主要问题和次要问题都需要与科学、医学或公共卫生相关且具有一定的重要性。在评估重要性时，必须始终考虑受试者的安全和福祉。研究人员、地方伦理审查委员会以及独立的数据监查委员会应慎重考虑潜在的利益和有害风险。

（三）有害性问题

临床试验可以回答的重要问题涉及治疗的不良反应或疗效反应（见第十二章）。不同于主要或次要问题，上述有害性问题不一定能被预先确定，可能发生什么样的不良反应及其严重性是无法预测的。此外，通常无法收集关于严重毒性的严格且令人信服的证据，因为通常认为继续研究已明确被证实弊大于利的药物是有违伦理道德的[12-14]。研究人员通常会监测一系列实验室指标和临床指标来寻找可能的不良事件，并在干预组和对照组中进行比较。但是一些最严重的不良反应很少见，并且发生率可能不足以在临床试验中被可靠地检测到。统计学显著性和先前提到的多重响应变量问题成为继临床判断和评估受试者安全性之后需要考虑的问题。虽然这有可能得出某些纯粹偶然发生的情况被标记为不良反应的结论，但出于对受试者负责任的态度要求研究者对安全性监测采取保守态度，尤其是在有替代疗法的情况下。往往在临床试验不良反应的发生率达到统计学上令人信服的程度之前[15-17]，发生不良反应的临床试验在早期已被停止。在这种情况下，判断不良反应是否存在只能通过其他途径，比如其他针对相同或相关干预措施的试验有没有相同的不良反应（包括在心脏病患者中使用抗心律失常治疗，在肺癌高危人群中使用β-胡萝卜素以及在急性心肌梗死患者中使用血管紧张素转换酶抑制剂），或有无令人信服的非临床研究提供无可辩驳的证据证明不良反应是真实存在的。在最后提及的案例中，其他研究恰恰与该研究的发现相矛盾。

（四）辅助问题

通常一项临床试验可以用来回答那些不直接影响所研究干预措施但是很有意义的问题。研究设计的架构和与受试者的可及性成为进行此类调查的理想载体。尤其是大型试验构建的数据库，为更好地了解疾病或病症、治疗、结局的预测因素以及可供检验的新假设提供了机会。GUSTO试验[18]提供了一个充分使用数据库的范例，研究者利用该数据库发表了100多篇后续著作，包括确定了一个疾病相关死亡率的预测指标[19]。虽然APEX AMI试验[20]发现补体抑制剂培克珠单抗对急性心肌梗死没有益处，但到目前为止已发表了

50余篇有关急性ST段抬高型心肌梗死的主要血管成形术相关的论著。

　　临床试验也可用于探究干预措施如何发挥疗效等问题。一小部分受试者可能会被纳入机制方面的深入研究（只要不会对他们造成过度负担或是侵入性操作）。在SOLVD试验[21]中，研究者评估了血管紧张素转化酶抑制剂是否可以降低心脏功能受损有症状和无症状受试者的死亡率。为了更好地了解疾病过程和干预措施发挥作用的机制，在选定的受试者中进行了特殊研究。这些子研究不需要主要研究那样的大样本量（超过6 000例受试者）。大多数参加主要研究的受试者接受了相对简单且简短的评估，并没有经历子研究所要求的昂贵且费时的程序或访谈。这种在许多受试者中实施相对有限的评估（旨在解决一个易于监测的因素）与在子集少数人中进行详细测量的组合可能非常有效。GUSTO试验中的一项血管造影亚组研究有助于解释积极的阿替普酶治疗如何更有效地改善冠状动脉灌注[22]，这似乎可以解释该措施对提高存活率的贡献[23]。在HORIZONS-AMI试验中[24]，比伐卢定较普通肝素联合糖蛋白Ⅱb/Ⅲa受体抑制剂的致出血率更低，这似乎能部分解释比伐卢定组后续死亡率较低的原因[25]。

　　临床研究中通常使用探索性遗传研究来探讨干预措施的可能作用机制。TRITON-TIMI试验的数据提示，氯吡格雷相关细胞色素P450 CYP2C19代谢途径的遗传变异与接受氯吡格雷治疗受试者活性代谢产物水平及血小板聚集的减少程度有关[26]。

三、临床试验的种类

（一）延伸性数据收集型研究与大型单纯性研究的比较

　　传统意义上来说，大多数新干预措施的临床试验都收集了有关受试者的大量信息，具备详细的纳入和排除标准，涉及大量质量保证措施，并评估了许多经过仔细衡量的研究结局。这些类型的试验虽然解决了主要问题并且实施良好，但它们不仅成本非常昂贵且通常非常耗时。因此，考虑到资源有限，试验申办者就只能负责解决很多需要回答的重要问题中的一部分，并且试验通常是在一些限定的受试者和临床环境中开展的。

　　如Tricoci等关于心脏病学的临床实践指南的讨论[27]，无疑在其他医学领域也面临类似情形，这些指南中有许多是基于不充分的数据。大型单纯的临床试验开展的理由之一是它们通常在临床实践环境中进行，因此可以直接提供与临床实践相关的证据[28]。一般的想法是，对于常见的情况和重要的结果（例如总死亡率），即便是适度的干预收益也很重要，尤其是那些易于在大量人群中实施的干预措施。因为对于大多数受试者而言，一项干预措施可能会产生相似的效果（或至少是朝同一方向发展的效果），所以可能不需要对入组人群进行广泛细致的表型采集。研究必须公平地将受试者分配至干预组或对照组，公平且合理地评估研究结果。相较于对数据质量和完整性的密切关注，足够多的受试者对确保回答问题所需的统计检验效能更为重要。该模型取决于相对容易实施的干预措施、形式简短以及容易确定的试验结果（例如致命或明确非致命事件）。无论是收集大量信息的试验还是简单的试验都不是完美无缺的，换句话说，这两种类型都必不可少。恰当的设计取决于所研究情境、问题的本质以及采取何种干预。

（二）优效性试验与非劣效性试验的比较

如本章引言中所述，传统意义上大多数试验旨在确定常规或标准治疗基础上添加新干预是否优于原诊疗方案（或原诊疗方案加安慰剂）。如果没有有效治疗方法，则将新的干预措施与安慰剂进行对比。正如第八章所述，这些试验通常是双向性的，也就是说试验旨在观察新干预措施组与对照组相比，疗效是更好还是更差。

随着有效疗法的出现，许多试验设计旨在证明在预设范围内，新的干预措施并不劣于确有实效的阳性对照干预措施。如前所述，这种研究命题设立的动机在于新的干预措施在主要结局或重要的次要结局方面可能不比标准治疗更好，但可能有毒性更低、更方便、侵入性更小或成本更低等吸引人的特点。随之而来的挑战在于对"不比……差"的定义。这之前被称为"不显著性的边界"或δ，表示如果新干预措施的有效性不低于此界限，鉴于其他方面的优势特色，其使用可能具有价值。在对此类设计进行分析时，要求95%的置信区间（confidence interval，CI）上限低于界值，以此来获得非劣效性的结论。对δ的确切定义具有挑战性，并将在第五章中详细讨论。

非劣效性试验与优效性试验研究的问题不同，这会影响试验的设计和施行。例如，在优效性试验中，依从性差会导致整体试验检测到有意义差异的效能降低。对于非劣效性试验，依从性差将减弱真实且重要的差异，并使研究结果偏向非劣效性的论调。因此对于以下情形须格外小心，包括研究主要问题的定义、研究中干预措施结局评估的敏感性以及在试验实施过程中受试者的依从性。

（三）疗效比较试验

如前所述，人们正致力于开展疗效比较试验。尽管疗效比较试验可以是多种类型的，包含数种临床研究，但在本书中我们仅讨论临床试验。很多医学诊疗还没有获得严格的评估，这意味着亟须开展比较正在实施的预防、治疗措施的试验。当然，新开发的干预措施必须与现有疗法进行比较。此外，医疗保健成本负担的增加意味着即使几种治疗方法具备相同疗效，我们也需要考虑诸如成本、耐受性和管理方便性等因素。因此，疗效比较试验通常是非劣效性试验。

很多关于疗效比较试验的文献主张在日常临床实践环境中开展研究（通常称为实效性试验）[29-30]（见第四章）。因为这些试验是在临床实践环境中进行的，所以它们必须相对简单，几乎不需要很多筛选步骤和结局评估，目的是为了比较两种被认为标准诊疗方案的疗效差别。

四、干预

当提出问题时，研究人员在脑海里至少想到一类干预措施。更常见的是，他们确切知道待研究的药物、方法或生活方式干预。为了做出这样的决定，他们需要考虑诸多问题。

首先，必须最大程度地增加干预措施的潜在获益，同时将可能的损害控制在最低水平。因此，药物剂量、康复强度、给药或训练的频率以及治疗途径是需要确定的关键因素。研究人员必须判断干预或干预方法是否可以标准化，并在试验期间保持合理的稳定性，还必须决定是否使用单一药物、生物制剂或设备，是使用固定剂量的药物还是可调剂量的药物，是序贯用药还是药物与设备联合使用等。特别是医疗设备经常需要修改和更新，研究人员需要确保临床试验开展期间发布的任何更新版本的医疗设备在功能上与旧版本具有足够的相似性，以便将这些版本中的数据进行恰当合并。当然，研究人员只能使用在试验开始时可用的版本（如果仍然可用），如果使用了过时的版本，试验团队将因此受到追责。例如，冠状动脉支架已经不断改进，而较新的支架具有较低的支架内血栓形成风险[31]。这种发展可能会改变它们相对于冠状动脉搭桥术的有效性，因而继续使用旧版本支架的试验几乎没有可信度。

有时不仅是积极的干预，还包括其他因素。在基因转移研究中，空载的性质以及基因本身都可能对研究结果产生重大影响，尤其是在对不良反应的影响方面。如果干预措施是一种临床操作，则必须考虑其他因素。手术和其他操作技术经常被调整，并且存在一些特定从业者会比其他从业者更加熟练的情况。研究人员需要考虑临床操作技术的学习曲线，以及某些临床医生在什么时候具有足够的技能来执行干预措施。

首先，研究者不仅要考虑到干预措施的本质，而且出于伦理道德考量，还必须考虑到对照组方案组成（见第二章），以及开展研究设计的原因（见第五章）。

其次，还需要确定用于试验药物或设备的可及性。如果它们尚未获得相应的许可证，则需要获得监管机构的特别批准以及制造商的支持（见第二十二章）。

最后，研究人员必须考虑设计方面的诸多问题，例如研究起始时间和干预持续时间，对特殊测试或实验室设施的需求以及药物研究中的盲法流程。某些类型的干预措施，例如外科手术、设备植入、疫苗和基因转移可能产生长期甚至终身的影响，因此研究人员可能需要将其纳入长期评估计划。例如有一些报道称用于经皮冠状动脉介入治疗的药物洗脱支架再狭窄的可能性较裸金属支架更大[32-33]，后续研究似乎缓解了这些担忧[34]。尽管如此，研究人员必须考虑将其纳入长期评估计划。金属-金属人工髋关节置换的相关问题是在人工关节广泛使用多年后才被发现[35-36]。金属球在金属杯上的摩擦会导致金属颗粒磨损，进而导致局部和全身性不利影响。

五、因变量

（一）因变量的种类

因变量是在试验过程中测量的结局变量，它们定义并回答了问题。因变量可能是总死亡率、特定原因死亡率、疾病发生率、并发症或特定不良反应、症状缓解、生活质量、临床症状、实验室检测或干预措施的成本和难易程度等。如果主要问题关注总死亡率，则试验中死亡情况可清楚地回答这个问题。另一方面，如果主要问题涉及关节炎的严重程度，则活动程度或无疼痛程度可能是比较好的指标。在其他情况下，特定的因变量可能仅部分反映整个问题。从上面的示例可以看出，因变量可能显示从一种离散的状态（生存）到另一种状态（死亡），从一种离散状态到其他几种状态中的任何一种（包括从疾病的一个阶段变为另一个阶段）或从一个连续变量的某个阶段到另一个阶段。如果可以使用连续变量恰当地定义问题，则可以减少所需的样本量（详见第八章）。但是，研究人员需要注意此变量和观察到的差异是否具有临床意义且是否相关，而不是将使用连续变量作为一种减少样本量的手段。

通常应该确定一个因变量来回答主要问题。如果使用多个变量，则获得名义上显著结果的可能性从概率而言就会增加（详见第十八章）。另外，如果不同的因变量导致不一致的结果，则对结果的解释就会变得困难。研究者需要考虑哪个结果最为重要，并解释为什么其他结果得出相反的结论。除非研究者在数据收集之前已经确定了不同因变量的相对重要性，否则事后解释可能不能令人信服。

尽管不提倡这种做法，但在某些情况下需要考虑的不止一个"主要"因变量。当研究者无法真正确定数个因变量中哪个最接近主要问题时，可能出现这种情况。理想情况下，临床试验的启动可以推迟到研究者最终确定了主要因变量的时候。但是有些压倒性的担忧可能会迫使研究人员提早进行研究，例如在一般医学实践中越来越多地使用被研究的干预手段。在这种情况下，研究人员宁愿列出几个"主要"因变量，而不是随意选择一个可能不理想甚至不合适的因变量。尿激酶肺栓塞试验就是一个经典的例子[37]，其中，肺部扫描、动脉造影和血流动力学指标被视为评估尿激酶和链激酶活性药物有效性的"主要"因变量。第八章将讨论设计具有多个主要因变量的研究时样本量的计算方法。

通常，研究人员会准备大量次要结局清单，以便当一个或多个结果达到名义上的显著差异时，他们可以声称自己"预先指定"了这些结局变量。尽管预先指定可以提供一些保护，方便研究人员称调查结果是基于数据的，但一长串清单并不能防止可能的机会博弈。更好的方法是做一个简短的结果列表，表明这些结果确实可能会受到干预措施影响。尤其当一个事件发生概率不太大时，将事件合并构成一个因变量可在研究人员不纳入大量受试者的情况下去合理期待显著性统计学差异。在回答因变量涉及事件组合的问题时，每个受试者仅一次事件纳入统计。也就是说分析是基于受试者而不是基于事件进行的。

有一种组合因变量涉及两种事件，这被称为复合终点。但必须强调的是，复合终点的解释应该具有意义，例如所有组成部分通过共同的潜在条件相互关联，或对相同假定作用机制作出反应。在一项心脏病研究中，合并事件可能是冠心病相关死亡加上非致命性心肌梗死相关死亡。这是具有临床意义的，因为死于冠心病和死于非致命性心肌梗死可能共同代表了严重冠心病的一种衡量指标。但不幸的是，Cordoba等[38]对40项使用复合终点的试验进行了调查，在阐述如何合并因变量和结果的报告方面相当缺乏清晰度。如果此类因变量中每个组分的结果不一致，则可能会造成解释上的困难[39]。在内科医师健康研究关于阿司匹林预防心血管疾病的报告中，阿司匹林干预组较非干预组而言，死亡率并没有差异，心肌梗死发生率大幅度减少，但脑卒中（主要是出血性脑卒中）发生率增加[40]。在这种情况下，心血管疾病病死率是主要的因变量，而不是复合终点。如果将心血管疾病病死率作为复合终点的话，对于结果的解释将比单独解释困难得多[41]。更麻烦的是复合终点中的一个组分远没有其他组分严重的情况。例如，如果像通常那样增加了心绞痛发生率或血运重建手术率，则整体解释可能会出现问题。这些不但不比心血管死亡或心肌梗死严重，而且发生更频繁。因此，如果看到各组之间的总体差异，这些结果是否主要由不太严重的因素驱动？如果更严重组分（例如死亡）的结果朝相反的方向发展怎么办？这不只是理论上的讨论。例如，在积极控制胆固醇降低心肌缺血事件试验中，干预组与对照组之间的最大差异组分是在这四个组分中最不严重的，并且是对照组中最常发生的一种[42]。一项对使用复合因变量的已发表心血管疾病试验调查显示，有一半的研究中独立组分的重要性和效能存在重大差异[43]。

平均而言，那些被认为是最重要的组分所带来的收益要小于那些被认为次要的组分。如果复合结局的组分趋势相反或效应大小存在其他显著差异，请参考第十八章的相关讨论分析和解析。

当使用这种复合因变量时，应事先建立解释结果的规则以及可能对各个组分监查的规则。一项对心血管领域文献的调查发现，使用复合终点（通常包含三个或四个组分）是很常见的，并且这些组分的重要性有所不同[44]。一种可能的方法是要求最严重的单个组分显示与总体结果相同的趋势。有些人建议根据严重程度来给每个组分赋予权重[45-46]。但是，这可能会导致试验结果被归类为不常用的评分体系，很难被临床医生应用。尽管这对样本量的确定有启示作用，但更可取的做法是在合并的主要因变量中仅包含真正严重的组分，并将其他组分的评估作为次要结果。如果复合终点的一个重要组分朝错误的方向发展（例如在EXPEDITION试验中出现死亡病例）[47]，即便对结局事件（死亡或心肌梗死）有益，也不足以得出应该使用该干预措施的结论（在此试验中指的是在冠状动脉旁路移植术中通过卡立泊来德抑制钠氢交换），更令人担忧的是脑血管事件的不利趋势。

另一种复合终点涉及同类的多个事件。研究人员不仅可以询问事件是否已发生，还可以查看事件发生的频率。与单纯寻求结局是否发生相比，这可能是一种更有意义的看待问题的方式。例如，在特定的随访期内，复发性、短暂性脑缺血发作或癫痫发生频率可能是主要因变量。简单地将反复发作的次数相加并除以每个组中的受试者人数得出平均值是不合适的。

一个患者发作多次不是独立事件，取平均值对那些发作多于一次的患者给予了不适当的权重。一种解决方法是比较各组无发作事件、发作一次、发作两次或多次的各组受试者数量，也就是说按个人描述发作频数分布。

有时受试者会因经常出现的病症而被纳入一项临床试验。例如，他们可能在前几周发生过几次短暂性心房颤动，或者每月饮酒超过数天。临床试验的纳入标准甚至可能对此类事件的最少发生次数作出要求。一项针对酒精滥用的新疗法的试验可能要求受试者在过去一个月内至少有7天满足每天至少喝6杯酒精饮料的标准。研究者还需要确定什么构成有益的结局，是完全戒酒，还是将酒精饮料摄入量减少到某个固定水平（例如在给定的一天中最多喝两杯），抑或是将酒精摄入量减少百分之几，在试验开始时，被定为标准的固定水平或百分比是否因摄入量而异？这些都必须根据对疾病或状况的了解、干预的种类以及对干预将如何进行的期望作出决策。另外还必须考虑改善与完全治愈的临床重要性。

（二）将问题具体化

不管研究者是在测量主要终点还是次要终点，都适用以下规则。第一，研究者应事先定义并记录问题，并尽可能将问题具体化。研究者不应该简单地问："A比B好吗？"相反，研究者应该问："在人群W中，每日服用剂量X的药物A在一段时间T内比每日服用剂量Y的药物B对将Z提高到Q量上更有效吗？"这里隐含的是研究者感兴趣差异的大小。事先阐明问题和结局变量对于研究设计和样本量计算至关重要。正如第八章即将呈现的，样本量计算不仅要将结局变量具体化，而且要估算干预效果。此外研究者被要求通过一次成功的干预来考虑研究意图。例如，在提出普遍使用建议之前，被研究的干预手段是否需要将死亡率降低10%或25%？由于此类建议还取决于不良反应的发生频率和严重性，因此无法预先完全确定成功的结果。但是，如果在临床上将死亡率降低10%显得很重要，则应说明这一点，因为这将对样本量估算具有提示意义。事先明确因变量和预期获益还消除了受到正当批评的可能性：研究者在查看数据之后发现统计学上显著的结果，继而确定该结局变量正如其一直所预期的。

第二，主要结局变量必须能够在所有受试者中进行评估。在一些受试者中选择一个结局变量来回答主要问题，而在其他受试者中选择另一个结局变量来回答相同主要问题的做法是不合适的。它意味着每个结局变量都以相同的精度和准确度回答感兴趣的问题，即每次测量都针对同一个指标，但这样的协议是不可能的。同样，对所有受试者应以相同的方式测量结局变量。通过不同的工具或技术手段测量给定变量意味着该工具或技术收集的信息完全相同，但即使发生，这种情况也很少。如果在一些受试者中以一种方式测量结局变量，而在其他受试者中以另一种方式测量结局变量，则实际上正在执行两项单独的研究，但每项研究规模都可能太小。

第三，通常情况下试验会在出现主要结局变量时结束，除非受试者发生其他额外事件仍处于危险当中，这就出现了一个复合主要结局变量。这里使用"通常"是因为除非死亡是主要结局变量，否则研究者可能会对主要结局变量发生后的一些事件感兴趣（包括不良事件）。这些事件不会改变主要结局变量的分析，但可能会影响对结果的解读。例如，死亡发生在非致命性主要结局变量之后但在整个试验正式结束之前，可能是有趣且值得研究的。另一方面，如果出现次要结局变量，则受试者应继续留在研究中（除非它是致命的次要结局变量），并且他必须继续接受随访，因为他仍然有发展为主要结局的风险。心脏病研究的首要问题可能是受试者死于冠心病，其次是非致命性心肌梗死的发生。如果受试者发生非致命性心肌梗死，则该事件计入次要结局变量。受试者应该留在研究中，不仅出于分析的目的，还因为受试者有发展为主要结局变量和发生其他不良事件的风险，无论他是否继续接受干预方案，都是如此。如果他没有留在研究中以分析主要结局变量，则可能会使研究结论产生偏倚（有关受试者退出的更多讨论见第十八章）。

第四，结局变量应该能够进行公正的评估。在这方面，真正的双盲研究比其他研究具有明显的优势。如果试验不是双盲的（见第七章），则应尽可能由不参与受试者随访和不了解受试者分组情况的人员对结局进行评估，采用独立审核者通常会有所帮助。当然，使用盲法或独立的审核人并不能完全解决偏倚问题。有时未被设盲的研究人员会填写表格，受试者可能会受到他们的影响。在跑步机运动能力测试期间可能就存在这种情况，其中进行测试的人员对结果的影响可能很大。一些研究安排一名研究人员进行干预，另一名研究人员评估结局。除非受试者对他的分组情况是不知情的（对分组结果设盲影响交流的除外），否则此过程也容易产生偏倚。解决此难题的一种方法是仅使用"硬性"或客观的结局变量（这些变量明确，不接受开放性解释，例如总死亡率或对干预措施不了解的人员所判读的影像学或实验室测量值）。这假定了对研究结果的完整而诚实的推定。双盲研究的优点是可以使用较软性的结局指标，将评估偏差的风险降到最低。

第五，重要的是纳入尽可能完全确定的结局变量。长期研究的风险在于受试者可能无法进行后续随访。如果结局变量依赖于采访或检查的变量，并且受试者未能按期进行后续随访将会造成失访。不仅受试者会丢失，丢失情况在干预组和对照组间还会存在差异。死亡或住院治疗是有用的结局变量，因为即使受试者不再活跃于研究中，研究者通常也可以确定其生命状态或住院情况，但仅在少数临床试验中才适用。

有时受试者在临床试验开始后会撤回参加试验的知情同意。在这种情况下，研究者应进一步明确，受试者是只是拒绝回访，但愿意授权使用其数据，包括可能从公共记录中获得的数据，还是只愿意授权分析撤回前收集的数据，抑或是要求从研究记录中删除与其有关的所有数据。

所有临床试验都是在理想与实际之间折中，这句话也适用于选择主要结局变量。最客观或最容易衡量的目标可能不会太频繁地发生，可能无法充分定义主要问题，或者成本太高。如何选择一个既可以合理可靠地被评估又可以为主要问题提供答案的结局变量需要研究者进行判断。如果找不到这样的结局指标，则应该重新评估开展试验的初衷。

（三）生物标志物或替代终点

对临床试验的普遍批判是它们成本高且持续时间长，将临床事件的发生作为主要终点的试验尤其如此。建议采用本质上是连续型终点的指标替代二元临床结局。如此一来，研究人员可以通过血管造影或超声成像检查动脉粥样硬化的进展，或者通过动态心电图或程序性电刺激检查心律失常的变化，以此代替监测心血管疾病的病死率或心肌梗死发生率。在癌症研究领域，肿瘤大小的改变可能会取代病死率。在艾滋病试验中，研究者用CD4淋巴细胞的变化水平取代艾滋病发生率或病死率来评估HIV阳性患者对治疗的反应。骨密度改善情况已被用作骨折减少的替代指标。

使用这些"替代终点"的基本原理是，由于这些变量是连续的，因此与其他方法相比样本量可以更小，并且研究成本更低。此外，变量的变化很可能在临床事件发生之前已经发生，从而缩短了试验所需的时间。Wittes等[48]讨论了使用替代终点来节省样本量的实例。

有人认为，对于真正威胁生命的疾病（例如，艾滋病、某些癌症和严重的心力衰竭），没有必要进行临床试验来批准药物或其他干预措施。考虑到疾病的严重性，应要求使用较少的证据标准。如果进行临床试验，替代终点应该是可以接受的，因为加快确定可能的获益至关重要。相比宣布一项干预措施有效可能存在的误判风险，还是早日发现一种真正有效的治疗方法更重要。

但是，即使在这种情况下也不应不加批判地使用替代终点[49-50]。已知心脏病患者合并室性心律失常与心脏病患者猝死和总死亡率的增加有关[51]，因为它可能是导致死亡率增加的一种机制。因此通常的做法是服用抗心律失常药物，以减少心源性猝死的发生[52-53]。但是心律失常抑制试验证明，三种有效治疗室性心律失常的药物不仅不能有效减少心源性猝死，而且还会增加死亡率[54,15]。

第二个示例涉及在心力衰竭患者中使用正性肌力药。这些药物已被证明可以改善运动耐量和心力衰竭的其他症状[55]，预期死亡率也将降低。但不幸的是，随后的临床试验表明死亡率是增加的[56-57]。

心血管领域的另一个例子是ILLUMINATE试验。在该试验中，研究者将联合应用托彻普（torcetrapib）和阿托伐他汀的心血管疾病患者或糖尿病患者与单用阿托伐他汀的患者进行了比较。尽管在联合治疗组中受试者如预期般表现出令人印象深刻且具有高度统计学显著性的高密度脂蛋白（high density lipoprotein，HDL）水平升高和低密度脂蛋白（low density lipoprotein，LDL）水平降低，但全因死亡率和主要心血管事件发生率均升高[58]。因此，尽管众所周知降低LDL（以及尽可能增加HDL）可以减少冠心病的发生，但某些干预措施可能会带来无法预料的不良后果。尽管有理论基础可以预期获益，但最近有关升高HDL研究的结果也令人失望[59]。AIM-HIGH试验[60]和HPS2-THRIVE试验[61]证实降低LDL并未减少心血管事件结局。

已知血液中CD4淋巴细胞的水平与艾滋病的严重程度有关。尽管有一些担忧[62]，但许多临床试验还是将CD4淋巴细胞水平的变化作为疾病状态的评估指标。如果该水平上升，则认为该药物是有益的。然而Lin等认为CD4淋巴细胞计数仅占齐多夫定治疗与预后之间关联的一部分[63]。Choi等得出类似的结论[64]。在一项将齐多夫定与扎西他滨进行比较的试验中，结果发现扎西他滨导致CD4淋巴细胞水平下降的速度比齐多夫定慢，但其对艾滋病的病死率没有影响[65]。一项大型试验的结果也令人不安，该试验尽管显示CD4淋巴细胞水平在早期升高，但并未证明齐多夫定有任何长期益处[66]。齐多夫定或其他治疗是否真正有益，不是这里关注的问题。要点是药物对替代终点（CD4淋巴细胞）的影响并不总是临床结局的良好指标。Fleming总结了这一点，他指出，在八项临床结果为阳性的试验中，有七项的CD4淋巴细胞计数显示出阳性结果；在八项临床结果为阴性的试验中，也有六项的CD4淋巴细胞计数显示出阳性结果[50]。

在癌症临床试验中也发现了类似的看似矛盾的结果。在比较5-氟尿嘧啶联合亚叶酸钙与单独使用5-氟尿嘧啶的试验中，联合使用可显著改善肿瘤反应，但两组生存率无差异[67]。Fleming也引用了其他癌症试验实例[50]。氟化钠由于能刺激骨形成而被广泛用于骨质疏松症的治疗。然而，一项针对绝经后骨质疏松症妇女的试验发现，氟化钠会增加骨质脆性[68]。

这些例子并不意味着替代终点绝不能应用于临床试验，而是应该在充分考虑优缺点之后再使用它们，因为不恰当的使用可能会得出有关干预措施的错误结论。

Prentice总结了如果替代终点有效必须满足的两个关键标准[69]。第一，替代终点必须与真实的临床结局相关，大多数提议的替代终点可能满足这一点。第二，要使替代终点有效，它必须充分体现干预的效果。例如，一种药物可能会降低血压或降低血清中的LDL，但正如ILLUMINATE试验中被研究的药物还具有其他有害作用，可能会抵消益处，甚至被证明是有害的。

另一个因素是替代终点指标是否可以被准确可靠地评估。测量误差太大会导致样本数量的增加或结果受到质疑。评估方式倘若令受试者难以接受，研究就无法进行。如果需要侵入性操作，则受试者可能会因此拒绝参加试验，或更糟的是在试验结束前中断参与。测量可能需要昂贵的设备和训练有素的人员，如果临床事件还需要监查，则最终会使试验的成本更高。使用替代终点且样本量较小的试验，可能意味着未获得有关安全性的重要数据[70]。最后，试验的结论能否被科学界和医学界所接受。如果业界没有充分接受替代终点反映的临床结局，即使研究人员坚信，使用此类变量仍然毫无意义。

监管机构已根据替代终点批准了许多药物，包括降低血压和血糖的药物。针对降血糖药物，FDA需要有证据表明新的药物不会增加心血管事件的发生率[71]。我们认为，除了极少数情况下，每当监管机构根据替代终点批准干预措施时，应进一步开展具有临床结果的临床研究。但是正如Avorn[72]所讨论的，情况并非总是如此。他列举了一些例子，某药不仅在根据替代终点获得批准后被发现了主要不良反应，而且还缺乏已被证明的临床获益。在所有有关批准的决策中，必须考虑生物合理性、风险、收益和既往成功经验等问题。

替代终点指标什么时候有用？首先谈及的是极为严重的情况，特别是当严重情况很少发生时，使用临床结局可能很难甚至无法获得足够的受试者，我们可能被迫依赖替代终点。除这些情况外，替代终点对于早期阶段研究也是有用的，可以帮助确定合适的剂量，以及评估是否达到预期的生物学作用。它们可以帮助确定是否及如何最好地进行后期临床试验，这些试验几乎总是采用临床结局。

六、改变问题

有时候研究人员希望在试验过程中更改主要因变量（主要结局）。造成这种情况的原因可能有多种，但通常是因为原计划的主要因变量被认为无法获得足够的效能，事件发生率可能比预期的要低，甚至延长试验周期本身不足以改变结局或耗费太高。Look AHEAD试验旨在调查肥胖或超重2型糖尿病患者的体重减轻是否能减少血管疾病的发生。在试验开展过程中研究人员面临主要结局发生率远低于预期的情况，在试验开展两年后，数据监查委员会建议扩大主要结局，在原来的因心血管疾病死亡、出现心肌梗死和脑卒中复合结局的基础上，增加因心绞痛住院的情况。此外随访时间也延长了[73]。如第十章所述，受试者的招募进度可能太慢而无法在预期时间内达到试验所需的样本量。PEACE试验计划纳入14 100例冠心病患者，但启动一年后该研究的入组人数不足1 600例。因此，主要结局在原先的心血管原因或非致命性心肌梗死导致死亡的基础上，新增加冠状动脉血运重建，且将样本量减少至8 100例[74]。CAPRICORN试验[75]也面临受试者招募进度不佳且事件发生率低于预期的问题。主要结局在原来全因死亡率的基础上增加了第二个主要结局，即全因死亡率或因心血管原因住院。为了使第Ⅰ类错误概率总体保持在0.05，研究者在两个主要结果之间分配了α。不幸的是在试验结束时，各组之间在新的主要结局方面差异不大，但原始结局有所减少。如果当初主要结局没有被改变，需要一个更极端的结果，它将达到统计学上的意义[76]。

在这些示例中，更改主要结局变量的理由均明确说明了。然而有时主要结局变量在没有明确理由（甚至没有在发表文章中交代）的情况下就被更改了，而且是在数据监查完成之后[77-78]。Chan等[79]的调查发现1994年至1995年在丹麦进行的试验中，超过60%的试验在制定原始方案到发表文章的过程中发生了主要结局的变化。

在试验过程中不能轻易改变主要结局，且通常不建议这样做。只有在其他方法无法完成试验、无法获得足够的效能或成本太高无法负担时才可以这样做。重要的是更改主要结局必须在不了解结果趋势的情况下进行。一种可行的办法是在研究方案中规定，如果招募情况低于一定水平或总事件发生率低于一定百分比时，则需要更改主要结局。任何了解各研究组结果趋势的人员都不应参与更改决策，这包括数据监查委员会。可以组建一个对结果趋势一无所知的独立委员会就提出的变更作出建议。

七、总结

尽管本文试图提供有关选择研究结局变量的简单概念，但事情很少像人们希望的那样简单。研究人员经常遇到与设计、数据监查、伦理问题以及研究结果解读相关的问题。

在针对高风险受试者的长期研究中，当总死亡率不是主要结局时，许多人可能会死亡。因此将他们从发展相关感兴趣因变量的风险人群中剔除。即使在周期相对较短的研究中，如果受试者病情严重，也可能会发生死亡。因此在设计研究时，如果主要结局是连续测量值、非致命事件或特定原因的死亡率，则研究者需要考虑总死亡率的影响。其原因有两个：第一，死亡将减少有效样本量。可以通过估计总体死亡率并相应增加样本量来减少这种情况。第二，如果死亡率与干预措施有关，无论是有利还是不利因素，从研究分析中排除死亡者可能会使主要结局的结果产生偏倚。

每当死亡风险很高时，一种解决方案是选择总死亡率作为主要结局，另一种解决方案是将总死亡率与相关的非致命事件合并为主要结局。如果这些解决方案均不合适，在这种情况下，研究者应同时监测总死亡率以及主要结局指标。然后针对主要结局的评估将需要考虑研究期间死亡的患者，否则可能会使组间比较产生偏倚。

研究人员需要监测研究期间的总死亡率以及任何其他不良事件，无论其是否是主要结局（见第十六章）。尽管主要结局有良好的趋势，但如果次要结局的结果模棱两可甚至是负面的，或者存在重大不利影响，从伦理学角度而言，继续进行此研究是值得怀疑的。如果一项干预措施对于因特定原因导致的死亡（可能是主要结局）产生了令人鼓舞的结果，但总死亡率没有改变或增加，研究者就很难决定下一步的方案。在这种情况下，一个独立的数据监查委员会被证明是非常有价值的（见第十六章）。

最后，从数据得出的结论并非总是很明确的。生活质量的变化或令人烦恼的长期不良影响等问题可能会使在主要结局（如生存率提高）方面有明确作用的结果变得模糊。在这种情况下，研究者必须对结果进行最佳评估，且应报告有关研究足够多的细节以使其他人得出自己的结论（见第二十一章）。

参考文献

[1]　Moyé L A. Random research[J]. Circulation, 2001, 103(25): 3150-3153.

[2]　Cutler S J, Greenhouse S W, Cornfield J, et al. The role of hypothesis testing in clinical trials. Biometrics seminar[J]. J Chronic Dis, 1966, 19(8): 857-882.

[3]　Al-Marzouki S, Roberts I, Marshall T, et al. The effect of scientific misconduct on the results of clinical trials: a Delphi survey[J]. Contemp Clin Trials, 2005, 26(3): 331-337.

[4]　Angell M. Caring for women's health--what is the problem? (editorial)[J]. N Engl J Med, 1993, 329(4): 271-272.

[5]　National Institutes of Health. NIH Revitalization Act[M]. Washington, DC: National Institutes of Health, 1993: 131-133.

[6]　Simes R J, O'Connell R L, Aylward P E, et al. Unexplained international differences in clinical outcomes after acute myocardial infarction and fibrinolytic therapy: lessons from the Hirulog and Early Reperfusion or Occlusion (HERO)-2 trial[J]. Am Heart J, 2010, 159(6): 988-997.

[7]　Cannon C P, Harrington R A, James S, et al. Comparison of ticagrelor with clopidogrel in patients with a planned invasive strategy for acute coronary syndromes (PLATO): a randomised double-blind study[J]. Lancet, 2010, 375(9711): 283-293.

[8]　Mahaffey K W, Wojdyla D M, Carroll K, et al. Ticagrelor compared with clopidogrel by geographic region in the Platelet Inhibition and Patient Outcomes (PLATO) trial[J]. Circulation, 2011, 124(5): 544-554.

[9]　Freedman L S, Simon R, Foulkes M A, et al. Inclusion of women and minorities in clinical trials and the NIH Revitalization Act of 1993--the perspective of NIH clinical trialists[J]. Control Clin Trials, 1995, 16(5): 277-285.

[10]　Piantadosi S, Wittes J. Politically correct clinical trials[J]. Control Clin Trials, 1993, 14(6): 562-567.

[11]　ISIS-2 (Second International Study of Infarct Survival) Collaborative Group. Randomised trial of intravenous streptokinase, oral aspirin, both, or neither among 17,187 cases of suspected acute myocardial infarction: ISIS-2[J]. Lancet, 1988, 2(8607): 349-360.

[12]　SHIMKIN M B. The problem of experimentation on human beings. I. The research worker's point of view[J]. Science, 1953, 117(3035): 205-207.

[13]　Chalmers T C. When and how to stop a clinical trial: invited remarks[J]. Clin Pharmacol Ther, 1979, 25(5 Pt 2): 649-650.

[14]　Stamler J. When and how to stop a clinical trial: invited remarks[J]. Clin Pharmacol Ther, 1979, 25(5 Pt 2): 651-654.

[15]　Cardiac Arrhythmia Suppression Trial II Investigators. Effect of the antiarrhythmic agent moricizine on survival after myocardial infarction[J]. N Engl J Med, 1992, 327(4): 227-233.

[16]　Miller A B, Buring J, Williams O D. Stopping the carotene and retinol efficacy trial: the viewpoint of the safety and endpoint monitoring committee[C]//DeMets D L, Furberg C D, Friedman L M. Data Monitoring in Clinical Trials: A Case Studies Approach. New York: Springer, 2006: 220-227.

[17]　Swedberg K, Held P, Kjekshus J, et al. Effects of the early administration of enalapril on mortality in patients with acute myocardial infarction[J]. N Engl J Med, 1992, 327(10): 678-684.

[18] GUSTO investigators. An international randomized trial comparing four thrombolytic strategies for acute myocardial infarction[J]. N Engl J Med, 1993, 329(10): 673-682.

[19] Lee K L, Woodlief L H, Topol E J, et al. Predictors of 30-day mortality in the era of reperfusion for acute myocardial infarction. Results from an international trial of 41,021 patients. GUSTO-I Investigators[J]. Circulation, 1995, 91(6): 1659-1668.

[20] APEX AMI Investigators, Armstrong P W, Granger C B, et al. Pexelizumab for acute ST-elevation myocardial infarction in patients undergoing primary percutaneous coronary intervention: a randomized controlled trial[J]. JAMA, 2007, 297(1): 43-51.

[21] SOLVD Investigators, Yusuf S, Pitt B, et al. Effect of enalapril on survival in patients with reduced left ventricular ejection fractions and congestive heart failure[J]. N Engl J Med, 1991, 325(5): 293-302.

[22] Ross A M, Coyne K S, Moreyra E, et al. Extended mortality benefit of early postinfarction reperfusion. GUSTO-I Angiographic Investigators. Global Utilization of Streptokinase and Tissue Plasminogen Activator for Occluded Coronary Arteries Trial[J]. Circulation, 1998, 97(16): 1549-1556.

[23] Simes R J, Topol E J, Holmes D R Jr, et al. Link between the angiographic substudy and mortality outcomes in a large randomized trial of myocardial reperfusion. Importance of early and complete infarct artery reperfusion. GUSTO-I Investigators[J]. Circulation, 1995, 91(7): 1923-1928.

[24] Stone G W, Witzenbichler B, Guagliumi G, et al. Bivalirudin during primary PCI in acute myocardial infarction[J]. N Engl J Med, 2008, 358(21): 2218-2230.

[25] Stone G W, Clayton T, Deliargyris E N, et al. Reduction in cardiac mortality with bivalirudin in patients with and without major bleeding: The HORIZONS-AMI trial (Harmonizing Outcomes with Revascularization and Stents in Acute Myocardial Infarction)[J]. J Am Coll Cardiol, 2014, 63(1): 15-20.

[26] Mega J L, Close S L, Wiviott S D, et al. Cytochrome p-450 polymorphisms and response to clopidogrel[J]. N Engl J Med, 2009, 360(4): 354-362.

[27] Tricoci P, Allen J M, Kramer J M, et al. Scientific evidence underlying the ACC/AHA clinical practice guidelines[J]. JAMA, 2009, 301(8): 831-841.

[28] Yusuf S, Collins R, Peto R. Why do we need some large, simple randomized trials?[J]. Stat Med, 1984, 3(4): 409-422.

[29] Tunis S R, Stryer D B, Clancy C M. Practical clinical trials: increasing the value of clinical research for decision making in clinical and health policy[J]. JAMA, 2003, 290(12): 1624-1632.

[30] Eapen Z J, Lauer M S, Temple R J. The imperative of overcoming barriers to the conduct of large, simple trials[J]. JAMA, 2014, 311(14): 1397-1398.

[31] Palmerini T, Biondi-Zoccai G, Della Riva D, et al. Clinical outcomes with drug-eluting and bare-metal stents in patients with ST-segment elevation myocardial infarction: evidence from a comprehensive network meta-analysis[J]. J Am Coll Cardiol, 2013, 62(6): 496-504.

[32] McFadden E P, Stabile E, Regar E, et al. Late thrombosis in drug-eluting coronary stents after discontinuation of antiplatelet therapy[J]. Lancet, 2004, 364(9444): 1519-1521.

[33] Ong A T, McFadden E P, Regar E, et al. Late angiographic stent thrombosis (LAST) events with drug-eluting stents[J]. J Am Coll Cardiol, 2005, 45(12): 2088-2092.

[34] Mauri L, Hsieh W H, Massaro J M, et al. Stent thrombosis in randomized clinical trials of

drug-eluting stents[J]. N Engl J Med, 2007, 356(10): 1020-1029.

[35] Metal-on-Metal Hip Implants: FDA Safety Communication[EB/OL]. http://www.fda.gov/medicaldevices/safety/alertsandnotices/ucm335775.htm

[36] Heneghan C, Langton D, Thompson M. Ongoing problems with metal-on-metal hip implants[J]. BMJ, 2012, 344: e1349.

[37] Urokinase pulmonary embolism trial. Phase 1 results: a cooperative study[J]. JAMA, 1970, 214(12): 2163-2172.

[38] Cordoba G, Schwartz L, Woloshin S, et al. Definition, reporting, and interpretation of composite outcomes in clinical trials: systematic review[J]. BMJ, 2010, 341: c3920.

[39] Tomlinson G, Detsky A S. Composite end points in randomized trials: there is no free lunch[J]. JAMA, 2010, 303(3): 267-268.

[40] Steering Committee of the Physicians' Health Study Research Group. Final report on the aspirin component of the ongoing Physicians' Health Study[J]. N Engl J Med, 1989, 321(3): 129-135.

[41] Cairns J, Cohen L, Colton T, et al. Issues in the early termination of the aspirin component of the Physicians' Health Study. Data Monitoring Board of the Physicians' Health Study[J]. Ann Epidemiol, 1991, 1(5): 395-405.

[42] Schwartz G G, Olsson A G, Ezekowitz M D, et al. Effects of atorvastatin on early recurrent ischemic events in acute coronary syndromes: the MIRACL study: a randomized controlled trial[J]. JAMA, 2001, 285(13): 1711-1718.

[43] Ferreira-González I, Busse J W, Heels-Ansdell D, et al. Problems with use of composite end points in cardiovascular trials: systematic review of randomised controlled trials[J]. BMJ, 2007, 334(7597): 786.

[44] Lim E, Brown A, Helmy A, et al. Composite outcomes in cardiovascular research: a survey of randomized trials[J]. Ann Intern Med, 2008, 149(9): 612-617.

[45] Neaton J D, Wentworth D N, Rhame F, et al. Considerations in choice of a clinical endpoint for AIDS clinical trials. Terry Beirn Community Programs for Clinical Research on AIDS (CPCRA)[J]. Stat Med, 1994, 13(19-20): 2107-2125.

[46] Hallstrom A P, Litwin P E, Weaver W D. A method of assigning scores to the components of a composite outcome: an example from the MITI trial[J]. Control Clin Trials, 1992, 13(2): 148-155.

[47] Mentzer R M Jr, Bartels C, Bolli R, et al. Sodium-hydrogen exchange inhibition by cariporide to reduce the risk of ischemic cardiac events in patients undergoing coronary artery bypass grafting: results of the EXPEDITION study[J]. Ann Thorac Surg, 2008, 85(4): 1261-1270.

[48] Wittes J, Lakatos E, Probstfield J. Surrogate endpoints in clinical trials: cardiovascular diseases[J]. Stat Med, 1989, 8(4): 415-425.

[49] Fleming T R, DeMets D L. Surrogate end points in clinical trials: are we being misled?[J]. Ann Intern Med, 1996, 125(7): 605-613.

[50] Fleming T R. Surrogate markers in AIDS and cancer trials[J]. Stat Med, 1994, 13(13-14): 1423-1435.

[51] Bigger J T Jr, Fleiss J L, Kleiger R, et al. The relationships among ventricular arrhythmias, left ventricular dysfunction, and mortality in the 2 years after myocardial infarction[J].

Circulation, 1984, 69(2): 250-258.

[52] Vlay S C. How the university cardiologist treats ventricular premature beats: a nationwide survey of 65 University Medical Centers[J]. Am Heart J, 1985, 110(4): 904-912.

[53] Morganroth J, Bigger J T Jr, Anderson J L. Treatment of ventricular arrhythmias by United States cardiologists: a survey before the Cardiac Arrhythmia Suppression Trial results were available[J]. Am J Cardiol, 1990, 65(1): 40-48.

[54] Cardiac Arrhythmia Suppression Trial (CAST) Investigators. Preliminary report: effect of encainide and flecainide on mortality in a randomized trial of arrhythmia suppression after myocardial infarction[J]. N Engl J Med, 1989, 321(6): 406-412.

[55] Packer M. Vasodilator and inotropic drugs for the treatment of chronic heart failure: distinguishing hype from hope[J]. J Am Coll Cardiol, 1988, 12(5): 1299-1317.

[56] Packer M, Carver J R, Rodeheffer R J, et al. Effect of oral milrinone on mortality in severe chronic heart failure. The PROMISE Study Research Group[J]. N Engl J Med, 1991, 325(21): 1468-1475.

[57] Xamoterol in severe heart failure. The Xamoterol in Severe Heart Failure Study Group[J]. Lancet, 1990, 336(8706): 1-6.

[58] Barter P J, Caulfield M, Eriksson M, et al. Effects of torcetrapib in patients at high risk for coronary events[J]. N Engl J Med, 2007, 357(21): 2109-2122.

[59] Boden W E, Sidhu M S, Toth P P. The therapeutic role of niacin in dyslipidemia management[J]. J Cardiovasc Pharmacol Ther, 2014, 19(2): 141-158.

[60] AIM-HIGH Investigators, Boden W E, Probstfield J L, et al. Niacin in patients with low HDL cholesterol levels receiving intensive statin therapy[J]. N Engl J Med, 2011, 365(24): 2255-2267.

[61] HPS2-THRIVE Collaborative Group, Landray M J, Haynes R, et al. Effects of extended-release niacin with laropiprant in high-risk patients[J]. N Engl J Med, 2014, 371(3): 203-212.

[62] Cohen J. Searching for markers on the AIDS trail[J]. Science, 1992, 258(5081): 388-390.

[63] Lin D Y, Fischl M A, Schoenfeld D A. Evaluating the role of CD4-lymphocyte counts as surrogate endpoints in human immunodeficiency virus clinical trials[J]. Stat Med, 1993, 12(9): 835-842.

[64] Choi S, Lagakos S W, Schooley R T, et al. CD4+ lymphocytes are an incomplete surrogate marker for clinical progression in persons with asymptomatic HIV infection taking zidovudine[J]. Ann Intern Med, 1993, 118(9): 674-680.

[65] Fischl M A, Olson R M, Follansbee S E, et al. Zalcitabine compared with zidovudine in patients with advanced HIV-1 infection who received previous zidovudine therapy[J]. Ann Intern Med, 1993, 118(10): 762-769.

[66] Aboulker J P, Swart A M. Preliminary analysis of the Concorde trial. Concorde Coordinating Committee[J]. Lancet, 1993, 341(8849): 889-890.

[67] Modulation of fluorouracil by leucovorin in patients with advanced colorectal cancer: evidence in terms of response rate. Advanced Colorectal Cancer Meta-Analysis Project[J]. J Clin Oncol, 1992, 10(6): 896-903.

[68] Riggs B L, Hodgson S F, O'Fallon W M, et al. Effect of fluoride treatment on the fracture rate in postmenopausal women with osteoporosis[J]. N Engl J Med, 1990, 322(12): 802-809.

[69] Prentice R L. Surrogate endpoints in clinical trials: definition and operational criteria[J]. Stat

Med, 1989, 8(4): 431-440.

[70] Ray W A, Griffin M R, Avorn J. Evaluating drugs after their approval for clinical use[J]. N Engl J Med, 1993, 329(27): 2029-2032.

[71] FDA Guidance for Industry. Diabetes Mellitus—Evaluating Cardiovascular Risk in New Antidiabetic Therapies to Treat Type 2 Diabetes[EB/OL]. http://www.fda.gov/downloads/drugs/guidancecomplianceregulatoryinformation/guidances/ucm071627.pdf

[72] Avorn J. Approval of a tuberculosis drug based on a paradoxical surrogate measure[J]. JAMA, 2013, 309(13): 1349-1350.

[73] Brancati F L, Evans M, Furberg C D, et al. Midcourse correction to a clinical trial when the event rate is underestimated: the Look AHEAD (Action for Health in Diabetes) Study[J]. Clin Trials, 2012, 9(1): 113-124.

[74] Braunwald E, Domanski M J, Fowler S E, et al. Angiotensin-converting-enzyme inhibition in stable coronary artery disease[J]. N Engl J Med, 2004, 351(20): 2058-2068.

[75] Dargie H J. Effect of carvedilol on outcome after myocardial infarction in patients with left-ventricular dysfunction: the CAPRICORN randomised trial[J]. Lancet, 2001, 357(9266): 1385-1390.

[76] Julian D. The data monitoring experience in the Carvedilol Post-Infarct Survival Control in Left Ventricular Dysfunction Study: Hazards of changing primary outcomes[C]//DeMets D L, Furberg C D, Friedman L M. Data Monitoring in Clinical Trials. New York: Springer, 2006: 337-345.

[77] Anturane Reinfarction Trial Research Group. Sulfinpyrazone in the prevention of sudden death after myocardial infarction[J]. N Engl J Med, 1980, 302(5): 250-256.

[78] The Anturane Reinfarction Trial: reevaluation of outcome[J]. N Engl J Med, 1982, 306(16): 1005-1008.

[79] Chan A W, Hróbjartsson A, Haahr M T, et al. Empirical evidence for selective reporting of outcomes in randomized trials: comparison of protocols to published articles[J]. JAMA, 2004, 291(20): 2457-2465.

翻译：龚颖芸，南京医科大学第一附属医院（江苏省人民医院）
审校：汪宣伊，四川省医学科学院·四川省人民医院
　　　周支瑞，复旦大学附属华山医院
　　　张天嵩，复旦大学附属静安区中心医院
　　　王绍佳，云南省肿瘤医院（昆明医科大学第三附属医院）
　　　贾岳，云南省肿瘤医院（昆明医科大学第三附属医院）

第四章　研究人群

在研究方案的撰写中，定义研究人群是提出主要问题的一个重要组成部分。另外，在明确干预是否有效的时候，描述被干预的受试者的类型是十分必要的。因此，描述研究人群需要两个要素：严格定义纳入标准和可以纳入研究人群的说明，本章着重描述如何定义研究人群。另外，还包括两个问题：第一，纳入标准的制定对受试者招募有何影响，或者可以说，对研究的可行性有何影响？第二，试验结果在多大程度上适用于更广泛的人群？这个问题在第十章也有相关讨论。

在报告研究时，研究者需要说明所研究的人群。这点非常重要。

首先，如果要证明一项干预措施安全有效与否，使用者和接受者必须知道这些干预措施适用于哪些人群[1]。

其次，对研究人群的了解有助于其他研究者评估研究的优点和适宜性。尽管有不少指导临床试验开展的指南[2]，但是许多已发表的研究文章对研究人群的描述仍不充分或不准确[3]。因此，读者可能无法充分评估这些研究的价值或适用性。

最后，为了让其他研究人员能够重复这项研究，他们需要对被招募者进行特征数据描述。在大多数研究成果被广泛接受之前，需要被相互独立的科学家们证实。虽然小规模的试验更容易被重复，但总的来说，这些小样本的试验结果最需要获得进一步的证实。

一、基本要点

研究人群应提前定义明确的纳入（合格）标准。这些标准对研究设计、外推能力和受试者招募的影响必须考虑在内。

二、研究人群的定义

　　研究人群是符合纳入标准所定义的、从目标人群中挑选出来的具有研究条件或特征人群的子集。参与试验的受试者群体就是从研究人群中选择的（图4-1）。有两种类型的人需要排除。第一，对研究干预措施有绝对或者相对禁忌证的患者。第二，在试验设计时就应该考虑排除那些依从性较差的患者及干扰试验实施的因素（见下文）。

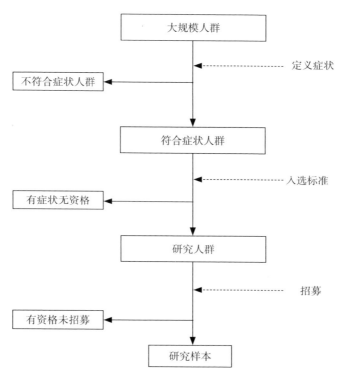

图4-1　研究样本与研究人群和一般人群（被纳入和排除的人群）的关系

　　试验结果的推广程度取决于其外部有效性[1]。外部有效性指的是试验结果是否对符合研究人群方案定义的受试者有效，但该研究人群需来自可对比的临床环境。Rothwell定义了6种可能会影响外部有效性的因素——试验设计、场所与受试者的选择、进行随机分配的受试者的特征、试验方案和临床实践之间的差异、结果测量和随访以及治疗的不良影响。外部有效性是对普遍性的衡量。内部有效性指的是试验结果对所有符合试验方案纳入标准的受试者是否有效，即研究人群的定义。

（一）定义研究人群时的考虑

定义研究人群前应事先说明入选标准和理由，这是研究的核心标准，应仔细定义。例如，一项对心肌梗死幸存者的研究可能会排除患有严重高血压的人，因此需要明确心肌梗死的定义。然而，关于高血压，可以充分说明收缩压或舒张压超过指定水平的人将被排除在外。请注意，即使在这项研究中，严重高血压的定义相当具体（虽然简单直接），但如果是在治疗高血压药物的研究中，上述对严重高血压的定义是不够充分的。为了更准确地定义，研究中仅包括舒张压超过90 mmHg的人，该方案应该详细说明确定的频率、就诊次数、时间、使用什么仪器、由谁以及在什么情况下确诊的。同样重要的是，在进入试验前了解受试者是否使用了治疗高血压的药物。对于任何治疗高血压药物的研究，高血压的标准都是最重要的，这个时候，心肌梗死的详细定义可能就不那么重要了。

如果年龄是一种限制，那么研究者不仅要规定受试者必须超过41岁，而且要规定何时超过41岁。如果受试者在基线前筛选检查时为40岁，但在基线时为41岁，是否符合资格？这一点应该明确指出。如果瓣膜性心脏病是心房颤动抗凝试验的排除标准，那么是该排除有明显瓣膜异常的患者，还是仅排除患有风湿性心脏病的患者？之前进行过瓣膜修复的患者怎么办？通常没有定义纳入和排除标准的"正确"方法，必须做出果断准确的决定。无论如何，标准需要尽可能清晰，并且在适当的时候附带检测技术和实验室检查方法的完整说明。

一般而言，纳入标准涉及受试者的安全性和干预的预期效果。然而，应该指出，文化或政治问题是除科学、公共卫生或研究设计以外，可能影响研究人群选择的因素。一些人认为，目前大部分的临床试验排除了妇女、老年人以及少数群体，或者即使没有排除也没有给予足够的关注[4-7]。这是由于临床试验的实际可行性问题造成的（如体弱多病者可能不能频繁地参加随访等），一些患者群体可能没有足够的代表性，而且试验需要研究人群的知情同意，这样也可能排除了认知功能障碍的个体。NIH政策要求临床试验必须包含一定数量的特定群体，以便进行有效性分析[8]。在设计试验时，必须考虑这些政策对合格标准、样本量和分析的影响。

（二）制定个体标准的五点考量

1. 潜在获益者

潜在获益者指的是有可能从干预中获益的受试者，这是该研究的候选对象。研究者在选择受试者的时候，要根据自己的专业知识来判断，这项干预措施是有希望令某一类人群获益更大，能够治疗某种疾病的。例如，我们想请尿路感染的患者参加一种新的抗生素制剂研究。在体外试验中，这种抗生素制剂对已鉴定的微生物有效。试验证实该制剂能以足够的浓度渗透到感染部位，达到治疗效果。从这个例子中可以明显看出，对受试者的选择取决于对干预行动的假定机制的了解程度。研究者了解一些作用机制，会让研究人群的选择更有针对性。这样，就可以研究在相关变量上具有相似特征的人，即同质人群。在上面的例子中，我们可以保证受试者感染细菌的类型和菌株以及感染的地点都是相同的。如果临床试验中，年龄、肾功能或肝功能是关键因素，也可以考虑这些因素，从而得到一个更严格选择的研究人群。

　　然而，即使知道干预措施的作用机制，也可能无法确定同质人群，这和当前的科学认知有关。例如，头痛的原因很多，除了少数例外，一般都不容易或不能客观地确定引起头痛的具体原因。如果开发出一种治疗方法来治疗头痛，就很难精准确定哪些人可能受益。

　　如果干预的作用机制不清楚，或者不确定在疾病的哪个阶段治疗可能是最有益的，就不能轻易确定研究人群和制定纳入排除标准。例如，糖尿病视网膜病变研究[9]评价了激光凝固法对视网膜病变进展的影响。在这项试验中，每个人的一只眼睛接受治疗，而另一只眼睛作为对照。根据受试者血管增生是否存在、存在位置和严重程度进行分组。在试验计划结束之前，根据研究结果，10个亚组中病情最严重的4个亚组治疗效果显著。根据现有的知识，不可能最初只选择受益的4个亚组进行研究。这是基于确定的亚组来预测不同干预效果的一个例子，这样的例子还有很多。对于大多数干预措施来说，由于其利与弊的不确定性，所以要谨慎地招募更广泛的患者群体。

　　有些干预可能有不止一种潜在的有益机制。例如，如果运动可以降低死亡率或发病率，作用的机制环节在哪里呢？是由于其对心脏功能的影响，对体重的影响，还是对人的幸福感的影响，抑或是这些影响的共同作用，或者还有一些未知的影响？在这些研究中，研究者可以选择心脏功能不佳、肥胖或经常感觉不幸福的研究受试者。如果选错了，则研究就不会产生积极的结果。如果研究者选择的受试者这3个特征都具备，然后结果显示受试者从锻炼中获益，研究者将永远不会知道这3个方面的影响哪个更为重要。

　　当然，人们可以选择一个研究群体，该群体的成员在被评估对象的一个或更多可识别的方面存在差异，即异质群体。这些差异可能包括疾病的阶段或严重程度、病因或人口统计学因素。在上面的例子中，研究一个异质群体可能是更好的。通过对结局指标进行比较，与初始肥胖或幸福感的存在或不存在进行关联，研究者可能会发现相关的特征并深入了解其作用机制。

　　此外，当研究小组受到的限制太多，就可能没有机会发现一种干预措施在未考虑的亚组中是否有效。糖尿病视网膜病变研究表明，在较长时间的随访后，其余6个亚组也受益于这种疗法[10]。如果能够知道得更早，当然只研究最显著的4个亚组即可。显然这是不可能的，在这4个亚组的结果公布后，另一个试验可能早已经开始。如果不开始的话，宝贵的研究时间会被浪费掉。对轻度视网膜病变的推断甚至可能使第二次研究变得困难。当然，干预对异质群体的影响可能被稀释，判断获益的能力也可能被降低，这些就是不完全了解作用机制所要付出的代价。

　　大型临床试验的研究人群比其他类型试验的研究人群更具异质性。受试者可能更接近临床实践中的真实患者。在设计中，我们假设干预将对不同的群体产生影响，尽管存在一些差异，但干预的效果在不同的受试者之间还是比较相似的，那么在这些试验中，不仅干预措施相对容易实施，而且基线和结果变量的比较标准、纳入标准的定义可能不需要多次修改和制定。研究者可根据先前在诊断评估中测量的变量或使用多种技术测量的变量获得自己的判断结果。例如，对于心肌梗死或高血压的详细定义可以用"研究者认为心肌梗死已经发生了吗"或"是否存在高血压"来表示。这类标准的优点是更具简便性和普遍性，不利之处在于临床医生在决定是否选用这个研究结果治疗当前患者的时候会存在一定的困难。但是，需要注意的是，即使采用简单的临床试验模型，标准也是预先选定和指定的。

　　同质性和异质性也是随着时代变化的。随着科学知识的进步，分类能力的提高，今天的同质群体可能被认为是明天的异质群体。20世纪90年代发现BRCA1和BRCA2基因突变的患者具有不同的乳腺癌和卵巢癌易感性以及病程。乳腺癌组织中有HER2基因和/或雌激素受体的患者对化学治疗（后文简称化疗）的反应不同[11]。因此，我们现在根据基因组定义的子集来定义和治疗乳腺癌。

2. 极大可能获益者

　　在选择研究人群时，研究者不仅要选择那些可能从干预措施中获益的人，还要选择那些很有可能证实干预措施效果的人。在给定合理的受试者数量和有限的资金条件下，仔细地选择研究人群将使研究者能够在合理的时间内发现结果，令试验达到检验效能。

　　例如，在一项治疗心绞痛药物的试验中，研究者不希望招募一位在过去2年中只有过一次短暂心绞痛发作的人（假设这个人能够被识别出来）。在这个人身上发现药物作用的可能性是有限的，因为其在预期的试验期间出现多次心绞痛发作的可能性很小，频繁发作者更合适本项研究。一种选择是增加高风险患者的数量，就像ROCKET-AF试验[12]那样，患者需要有3个脑卒中的危险因素，这会使其与有口服抗凝药适应证的一般人群相比，脑卒中风险和脑卒中发生率更高，从而令试验的样本量更小，因为样本量的计算（第八章）考虑了主要结局指标的预期发生率。参与试验的患者风险水平是一致的，而且FDA批准了该药物在各种风险范围内的使用，包括那些没有被纳入试验的风险更低的患者。虽然人们可能对该药物在治疗低风险患者时的安全性与有效性不太有信心，但相关药物的试验随后显示了风险之间的一致性，因此推论该药物可用于低风险人群似乎是合理的。

另一种方法是从高风险人群开始，如果第一次试验的结果是阳性的，研究者可以选择风险水平较低的人群。退伍军人管理局对高血压治疗的初步研究[13]中，受试者是舒张压在115~129 mmHg之间的人。在治疗被证明对该组有益后，研究者进行了第二次试验，受试者是舒张压在90~114 mmHg之间的人[14]。后一项研究建议对舒张压超过104 mmHg的78例受试者进行治疗。对于血压较低的人，结果就不太清楚了。随后，高血压检测和随访结果[15]显示，对舒张压在90 mmHg及以上的患者进行治疗是有益的。CONSENSUS试验[16]登记了253例晚期心力衰竭患者。与服用安慰剂相比，受试者服用依那普利6个月后死亡率的相对风险降低了40%。随后，更大规模的试验确定了依那普利对事件发生率较低、心力衰竭程度较轻的患者的治疗效果。SOLVD试验包括两个单独的试验，一组是有症状的受试者[17]，另一组是射血分数降低的无症状受试者[18]。

低发病率的疾病研究是一个挑战。一个例子是复发缓解型多发性硬化症。据报道，其发作或复发率平均为每年0.54次，在第一年的发作率稍高[19]。在这一类人群中适当设计的临床试验需要非常大的样本量和/或较长的持续时间。同样，基于低密度脂蛋白（LDL）胆固醇对心血管疾病风险的影响是一个连续变量的假说。理论上讲，研究者可以对几乎任何LDL胆固醇水平中等甚至相对较低的人群进行研究，通过降低LDL胆固醇水平，看心血管疾病的发病率是否会降低。然而，这需要非常大的样本量。因此，从样本量的角度来看，研究从具有较高风险因素和相对较高预期事件发生率的人群开始，是一个明智的选择。

一般来说，如果最初的反应是连续性变量（如血压、血糖、体重）的变化，初始病情越严重，变化越容易被察觉。在一项确定新药是否可以治疗高血压的研究中，舒张压为100 mmHg的受试者的血压下降可能比舒张压为90 mmHg或更低的受试者的血压下降更明显。这个规则也有例外，特别是当一个条件有多个原因的时候。在不同值的范围内，导致的因素不同，会造成一定的偏倚可能。例如，家族性高胆固醇血症在极高LDL胆固醇的人群中占很大比例。这些脂质代谢紊乱可能需要替代疗法，甚至可能对降低LDL胆固醇的常用方法产生抵抗力。此外，由于筛查成本较低，使用胆固醇等变量水平较低的受试者可能成本较低[20]。因此，虽然一般来说，使用风险较高的受试者是可取的，但其他考虑因素可能会改变这一点。

有时，如果其他特征提高了绝对风险，那么招募风险因素水平较低的人可能是可行的。例如，在JUPITER试验[21]中使用C-反应蛋白来选择那些LDL水平低于130 mg/dL（3.4 mmol/L）但可能发展为冠心病风险较高的人。瑞舒伐他汀被证明可以显著降低冠心病的发病率。富集的概念已经得到了FDA的关注（参见指南《支持人用药和生物制品批准的临床试验富集设计策略》[22]）。富集是为了招募那些极有可能展示干预效果的受试者。把包括基因特征在内的具有高风险特征的受试者纳入试验。如第五章所述，戒断研究也是一种优先评估那些更有可能从干预中获益的受试者的方法。

FDA对快速审批的关注已经对随机临床试验的设计及其研究人群产生了影响[23]。没有适当的III期试验或仅基于替代功效或药效学标记的监管批准限制了样本量，并将重点放在高度精选的人群上。这些试验提供的有关干预安全性的信息有限。相关内容，见第二十二章中有关监管问题。

3. 避免不利影响

大多数干预措施可能产生不利影响。研究人员在评估进行这项研究的可行性时，需要权衡这些不利影响和可能的益处。然而，除非在特殊情况下，否则任何已知干预对其有害的人都不应获准参加试验。孕妇经常被排除在药物试验之外（当然，除非主要问题与怀孕有关），特别是如果有临床前致畸证据时，即使没有初步的证据，所获得的额外数据量也不能证明这种风险是合理的。同样，研究者也可能会将近期有胃出血史的人排除在服用抗炎药物的研究之外。胃出血是一个相当直接和绝对的招募禁忌证。然而，排除标准如"胃大出血病史"很大程度上取决于研究者的判断。"大"一词意味着胃出血不是绝对的禁忌证，而是取决于临床判断的相对禁忌证。这句话还承认了预期风险与预期收益的问题，因为它没有明确禁止在遥远的过去有轻微出血发作的人接受抗炎药物治疗。很有可能这类人有充分的理由服用阿司匹林或类似的药物，而研究这类人可能被证明是更有益的，而不是有害的。

需要注意的是，这些排除只适用于参加试验之前。在试验过程中，受试者可能会出现一些症状或条件，而这些症状或条件在随机化之前就已经出现了，在这种情况下，如果该受试者出现禁忌证，可能会被从干预方案中移除，但应该进行完整的随访以用于分析。正如第十八章所述，退出干预并不意味着受试者退出了试验。

4. 竞争风险（排除标准的确定）

在长期试验中，竞争风险的问题通常更受关注。研究人员应将患有该疾病但可能导致无法确定研究结果的高风险受试者排除在名单之外。干预对这些受试者可能有效，也可能无效，但将他们排除在外的必要性与设计考虑有关。在许多心脏病患者的研究中，癌症或严重的肾、肝疾病患者被排除在外，因为这些疾病可能会导致受试者死亡或在观察到主要反应变量之前退出研究。然而，即使在短期研究中，也需要考虑竞争性的风险问题。例如，一名研究者可能正在研究一种针对婴儿先天性心脏缺陷的新干预方法。这样的婴儿还可能有其他危及生命的缺陷，如果在评估干预措施的效果之前，其中一种缺陷可能导致婴儿死亡，就难以说明疗效。这一事项与第三章提出的问题类似，第三章提出了偏倚的问题，高预期总死亡率对主要结局变量为发病率或特定原因死亡率研究的影响的问题。当存在相互竞争风险时，评估干预真正影响的能力必然会降低。在最坏的情况下，如果干预以某种方式对共存状态产生了有益或有害的影响，则可能会对主要问题得出有偏倚的结果。

5. 避免无意义的坚持者

通常，研究者倾向于只招募可能遵守研究方案的受试者。无论干预方案是什么，受试者都要接受指定的干预（通常是一种药物）并遵从医嘱的随访。在非盲研究中，受试者被要求接受随机分配，无论被分配到哪一组都要遵守协议。此外，在研究过程中，受试者不应该接受来自试验外部的研究干预。受试者也应该避免使用其他可能与研究干预相竞争的干预手段。如果受试者没有遵守，就会导致干预真正效果的观察机会减少。

让更有可能坚持研究干预的患者受益的一种方法是使用调试阶段的磨合，分为被动调试（所有患者都接受安慰剂治疗一段时间）、主动活跃调试（所有患者都接受积极治疗以确保他们可以忍受和坚持）以及组合使用这两种方式，大家都接受被动调试和主动活跃调试磨合。针对心力衰竭患者的PARADIGM-HF试验[24]就使用了这种方法。在这项试验中，10 521例患者进入调试阶段，其中2 079例患者在两个磨合阶段（包括依那普利治疗2周，4周剂量递增的LCZ696治疗）前终止治疗。尽管潜在的代价是不得不将研究结果应用于因早期不耐受而被排除在外的大量患者，但这样研究人群更有可能耐受并坚持治疗。有关调试的进一步讨论，见第十四章。

一般临床试验都会排除那些不太可能服用药物或不太可能遵守协议的人，"实效性"临床试验是个例外[25-26]。这些试验旨在模拟真实世界的实践，包括反映一般实践和不能始终坚持接受干预的受试者。为了弥补干预组和对照组之间较低的预期差异，这些试验需要相当大的样本量，并具有大型临床试验的其他特点。

三、药物遗传学

药物遗传学在临床试验中的作用也在迅速提升。药物遗传标志物已被用于确定干预特别有益或有害的患者亚组。这些观察很多是基于基线收集的储存样本中确定的标志物的事后分析。也有一些情况，这些标志物是预先知道并测量的，用于选择研究人群[27-28]或选择预先指定的亚组[29]。

药物监管机构，特别是FDA，在审查和分类中更加关注由药物遗传标志物定义的亚组。这些标志物包括特定的等位基因、缺陷基因产物、遗传性家族疾病和药物代谢模式，如超快速、正常、中等和不良代谢表型。因此，现在美国大量的药物标签都包含与这些标志物相关的信息。根据FDA的规定，药物标签可能会描述：

（1）药物暴露和临床结局变量；

（2）不良反应风险；

（3）基因型特异性给药；

（4）药物作用机制；

（5）多态药物靶点和处置基因。

FDA网站列出了大约140种标签与基因标志物相关的药物[30]。目前最流行的治疗领域是肿瘤学、精神病学、传染病学和心脏病学。药物基因组学和精神药物的经验已经被多次关注[31]。

目前，许多大型试验在基线时用生物样本库来收集遗传物质，并将其储存起来以备将来使用。我们建议研究者和赞助者考虑在基线时收集受试者的DNA样本。需要注意的是，在这样做时，知情同意应明确规定，允许对大型数据库中的这些数据进行全面分析和分享[32-33]。

四、普适性

受试者的研究样本通常是非随机从研究人群中选择的，研究人群由纳入标准定义（图4-1）。只要试验受试者是自愿入选的，就不能被视为真正代表研究人群。因此，研究人员面临的问题是从试验中的实际受试者推广到研究人群，然后推广到具有类似临床环境（外部有效性）的人群。人们常常忘记，受试者必须同意参加研究。什么样的人自愿参加研究？为什么有些人同意参加，而有些人不同意？要求研究受试者签署知情同意书或定期检查足以使某些人不愿意参与。有时原因并不明显。然而，已知的是，志愿者可能与非志愿者不同[34-35]。他们通常更健康，更有可能遵守研究方案。然而，反过来也可能是正确的。如果一个人有疾病症状，则其可能会更有动力。在不知道具体研究受试者动机的情况下，在分析中无法做出适当的补偿性调整。由于确定志愿者与其他人有何不同是困难的，因此研究者不能确定这些受试者代表的是研究人群还是一般人群（关于人们在参加或不参加试验时所关注因素的讨论见第十章）。

明确的医疗条件和可量化的或离散的变量，如年龄、性别或血糖升高值，可以清楚地表述和测量。对于这些特征，明确研究受试者和研究人群与有这种情况的人群有什么不同是比较容易的。因此，可以对归纳研究结果的适用性作出判断。研究受试者的其他因素则不那么容易描述。显然，研究者只研究那些可招募到的受试者。如果研究者住在佛罗里达州，将不会研究住在缅因州的人。即使在一个地理区域内，许多研究者也是在医院或大学工作。此外，许多医院是转诊中心。在这些机构中，只有某些类型的受试者会引起研究者的注意。当将这些因素推广到其他地理区域或患者医疗环境时，可能无法确定这些因素是否相关。多中心试验通常能增强泛化能力。然而，国际试验数量的增加引出了一个重要的问题，即临床医疗系统非常不同的地理区域的试验结果是否具有相关性。

现在许多试验的受试者都来自社区或以真实实践为基础的环境。这些"实效性"试验的结果可能更容易转化到更广泛的人群中。然而，即便如此，作为试验研究者，他们所见到的患者类型也可能与其他医疗从业者有所不同。

阿司匹林和其他抗血小板药物在心脏病发作患者中的许多试验表明，无论受试者是男性还是女性，这些药物都可以减少复发性心肌梗死和普遍死亡的发生[36]。20世纪80年代进行的内科医生健康研究得出结论，阿司匹林可以减少50岁以上没有心脏病史的男性心肌梗死发生率[37]。虽然预期女性心肌梗死发生率也可能会出现类似的减少，但尚未得到证实。重要的是，内科医生健康研究和其他研究[38]显示阿司匹林会增加出血性脑卒中风险。鉴于绝经前妇女患心脏病的风险较低，其不良反应和益处之间的权衡结果还远远不能确定。FDA批准阿司匹林用于男性的一级预防，但不包括女性。这项女性健康研究是在20世纪90年代到21世纪初进行的[39]。在内科医生健康研究中发现，使用较低剂量的阿司匹林只对65岁以上的女性心脏病患者有益。基于此，将内科医生健康研究结果推广到所有妇女的一级预防是不谨慎的。然而，随后的一项Meta分析表明，阿司匹林在初级预防中的作用在女性和男性中是相似的。2014年发表的一项试验发现，在日本人群中，低剂量使用阿司匹林没有总体益处[40]。在解释研究结果时，我们必须始终全方位地考虑新的信息[41]。

解决代表性问题的一个办法是采用日志或注册表，类似于筛选册，列出已确定但未进入登记的潜在受试者，以及排除他们的理由。该日志可以提供符合入选要求的潜在合格申请者的估计比例，还可以显示有多少本来合格的申请者拒绝入选。为了进一步评估代表性问题，还可对被排除者的结局变量进行监测。在一项关于噻吗洛尔的研究[42]中，由于研究药物的禁忌证或竞争风险而被排除在外的人，其死亡率是参与研究者的两倍。冠状动脉手术研究包括一项比较冠状动脉搭桥手术和药物治疗的随机试验，以及一组有资格参加试验但拒绝参加的人的注册登记[43]。入组人群和未入组人群在大多数可识别的方面是相同的。被随机分配到医疗护理组的受试者的存活率与接受医疗护理但不在试验中的人相同。对于那些正在接受手术的人，结果是相似的。因此，在这个特殊的案例中，试验受试者似乎代表了研究人群。

然而，随着越来越多的人关注隐私问题，可能不能评估那些不同意参加试验者的结果。有些人可能会允许随访，即使他们不参加，但很多人不会。因此，将试验结果与拒绝参加试验人的结果进行比较以表明试验可以普适化，可能会是困难的。

一组芬兰研究者进行了回顾性图表分析[44]，对400例诊断为胃溃疡的住院患者应用典型的胃溃疡患者临床试验纳入标准。只有29%的患者符合纳入标准，几乎所有的死亡和严重并发症（如胃出血、胃穿孔和狭窄）都发生在前5~7年不符合纳入标准的患者中。显然，针对研究人群的H_2受体阻滞剂或其他预防低风险患者胃溃疡长期并发症的化合物的研究结果不应该被推广到整个溃疡人群，因为外部有效性可能很低。

由于研究者只能在有限的范围内描述接受干预的受试者的类型，所以在将任何研究结果应用于有这种情况的人群时，都需要有信心。在这个"跳跃"中，必须总是在不合理的概括和过于保守的主张之间取得平衡。从临床的角度来看，一些推断是合理的，特别是根据随后的信息。

五、招募

在制定这些标准时，应考虑纳入标准对招募受试者的影响。为了获得一个同质样本而设置过多的限制会导致试验在获得足够的受试者方面出现极大的困难，并可能对试验结果的外推产生负面影响。年龄和性别是两个明显影响因素。脂质研究中心开展的冠状动脉一级预防试验评估了一种降脂药物在35~59岁重度高胆固醇血症男性患者中的疗效。研究[45]大约对35 000人进行了筛选，其中只有257人参与研究。所有的排除标准都是非常合理和科学的，再加上拒绝进入研究的人数，使总试验样本量不足筛选人数的1%。正如在第十章中所讨论的，在大多数临床试验中存在这种筛查超过预期数量以及接触潜在受试者时未预料到的问题。我们认为排除标准应该只包括那些有明确理由的人，这样限制的好处可能会超过对入组和外推的负面影响。

大型国际试验纳入中低收入国家患者的比例更高，其原因之一是增加入组的潜力，以利于临床试验的执行。回顾全球化的趋势，我们提出了如第二十二章所讨论的若干重要问题。为了使试验结果适用于所有国家和卫生保健系统，包容性招募很重要。但是，当这些疗法在那些不使用这些疗法的国家发展起来时，由于费用较高，就会出现伦理问题。在某些国家，登记的患者可能系统不同。TOPCAT试验登记了来自俄罗斯的心力衰竭患者，从B型钠尿肽水平来看，他们可能没有同样程度的心力衰竭，而螺内酯的治疗效果似乎不佳[46]。因此需要仔细考虑不同的卫生保健环境，进行利弊权衡。

纳入标准的制定非常重要，如果在一项研究开始时就正确地制定了纳入标准，应该没有必要改变这些标准，除非中期结果表明对特定的亚组有危害（见第十六章）。每一项标准都应在研究的规划阶段仔细审查。正如本章前面所讨论的，如果纳入标准包括了有很高可能显示出益处的受试者，而排除了那些可能因干预而受到伤害的、有竞争风险的、有条件却不太可能遵守研究方案的受试者，那么纳入标准就是适当的。如不然则应重新评估。每当研究者考虑改变标准时，他需要观察改变对受试者安全和研究设计的影响。因为研究者在打开"闸门"以容纳更多的受试者时，增加了所需的样本量，而被认可的受试者可能有较低的概率发生主要结局。因此，他可能会失去增加招募的好处。总之，招募受试者和有效地进行试验的能力在很大程度上取决于所设定的纳入标准。因此，在制定这些标准时应该慎重考虑。

参考文献

[1] Rothwell P M. External validity of randomised controlled trials: "to whom do the results of this trial apply?" [J]. Lancet, 2005, 365(9453): 82-93.

[2] CONSORT[EB/OL]. http://www.consort-statement.org

[3] Van Spall H G, Toren A, Kiss A, et al. Eligibility criteria of randomized controlled trials published in high-impact general medical journals: a systematic sampling review[J]. JAMA, 2007, 297(11): 1233-1240.

[4] Douglas P S. Gender, cardiology, and optimal medical care[J]. Circulation, 1986, 74(5): 917-919.

[5] Bennett J C. Inclusion of women in clinical trials--policies for population subgroups[J]. N Engl J Med, 1993, 329(4): 288-292.

[6] Freedman L S, Simon R, Foulkes M A, et al. Inclusion of women and minorities in clinical trials and the NIH Revitalization Act of 1993--the perspective of NIH clinical trialists[J]. Control Clin Trials, 1995, 16(5): 277-285.

[7] Lee P Y, Alexander K P, Hammill B G, et al. Representation of elderly persons and women in published randomized trials of acute coronary syndromes[J]. JAMA, 2001, 286(6): 708-713.

[8] NIH Policy and Guidelines on the Inclusion of Women and Minorities as Subjects in Clinical Research[EB/OL]. [2001-10]. http://grants.nih.gov/grants/funding/women_min/guidelines_amended_10_2001.htm

[9] Preliminary report on effects of photocoagulation therapy. The Diabetic Retinopathy Study Research Group[J]. Am J Ophthalmol, 1976, 81(4): 383-396.

[10] The Diabetic Retinopathy Study Research Group. Photocoagulation treatment of proliferative diabetic retinopathy: the second report of diabetic retinopathy study findings[J]. Ophthalmology, 1978, 85(1): 82-106.

[11] Wooster R, Neuhausen S L, Mangion J, et al. Localization of a breast cancer susceptibility gene, BRCA2, to chromosome 13q12-13[J]. Science, 1994, 265(5181): 2088-2090.

[12] Patel M R, Mahaffey K W, Garg J, et al. Rivaroxaban versus warfarin in nonvalvular atrial fibrillation[J]. N Engl J Med, 2011, 365(10): 883-891.

[13] Effects of treatment on morbidity in hypertension. Results in patients with diastolic blood pressures averaging 115 through 129 mm Hg[J]. JAMA, 1967, 202(11): 1028-1034.

[14] Effects of treatment on morbidity in hypertension. II. Results in patients with diastolic blood pressure averaging 90 through 114 mm Hg[J]. JAMA, 1970, 213(7): 1143-1152.

[15] Hypertension Detection and Follow-up Program Cooperative Group. Five-year findings of the hypertension detection and follow-up program. I. Reduction in mortality of persons with high blood pressure, including mild hypertension[J]. JAMA, 1979, 242(23): 2562-2571.

[16] CONSENSUS Trial Study Group. Effects of enalapril on mortality in severe congestive heart failure. Results of the Cooperative North Scandinavian Enalapril Survival Study (CONSENSUS)[J]. N Engl J Med, 1987, 316(23): 1429-1435.

[17] SOLVD Investigators, Yusuf S, Pitt B, et al. Effect of enalapril on survival in patients with reduced left ventricular ejection fractions and congestive heart failure[J]. N Engl J Med, 1991, 325(5): 293-302.

[18] SOLVD Investigators, Yusuf S, Pitt B, et al. Effect of enalapril on mortality and the development of heart failure in asymptomatic patients with reduced left ventricular ejection fractions[J]. N Engl J Med, 1992, 327(10): 685-691.

[19] Vollmer T. The natural history of relapses in multiple sclerosis[J]. J Neurol Sci, 2007, 256 (Suppl 1): S5-S13.

[20] Sondik E J, Brown B W Jr, Silvers A. High risk subjects and the cost of large field trials[J]. J Chronic Dis, 1974, 27(4): 177-187.

[21] Ridker P M, Danielson E, Fonseca F A, et al. Rosuvastatin to prevent vascular events in men and women with elevated C-reactive protein[J]. N Engl J Med, 2008, 359(21): 2195-2207.

[22] Enrichment Strategies for Clinical Trials to Support Approval of Human Drugs and Biological Products[EB/OL]. [2019-03-15]. http://www.fda.gov/downloads/drugs/guidancecomplianc eregulatoryinformation/guidances/ucm332181.pdf.

[23] Darrow J J, Avorn J, Kesselheim A S. New FDA breakthrough-drug category--implications for patients[J]. N Engl J Med, 2014, 370(13): 1252-1258.

[24] McMurray J J, Packer M, Desai A S, et al. Angiotensin-neprilysin inhibition versus enalapril in heart failure[J]. N Engl J Med, 2014, 371(11): 993-1004.

[25] Tunis S R, Stryer D B, Clancy C M. Practical clinical trials: increasing the value of clinical research for decision making in clinical and health policy[J]. JAMA, 2003, 290(12): 1624-1632.

[26] Thorpe K E, Zwarenstein M, Oxman A D, et al. A pragmatic-explanatory continuum indicator summary (PRECIS): a tool to help trial designers[J]. J Clin Epidemiol, 2009, 62(5): 464-475.

[27]　Ridker P M. Long-term, low-dose warfarin among venous thrombosis patients with and without factor V Leiden mutation: rationale and design for the Prevention of Recurrent Venous Thromboembolism (PREVENT) trial[J]. Vasc Med, 1998, 3(1): 67-73.

[28]　Mooney M M, Welch J, Abrams J S. Clinical trial design and master protocols in NCI clinical treatment trials[J]. Clin Cancer Res, 2014, 20(2 Suppl): Abstract IA08.

[29]　Hakonarson H, Thorvaldsson S, Helgadottir A, et al. Effects of a 5-lipoxygenase-activating protein inhibitor on biomarkers associated with risk of myocardial infarction: a randomized trial[J]. JAMA, 2005, 293(18): 2245-2256.

[30]　The U.S. Food and Drug Administration. Table of pharmacogenomics biomarkers in labeling[EB/OL]. [2021-08-20]. http://www.fda.gov/drugs/scienceresearch/researchareas/pharmacogenetics/ucm083378.htm.

[31]　Mrazek D A. Psychiatric pharmacogenomics[M]. New York: Oxford University Press, 2010.

[32]　Landrum M J, Lee J M, Riley G R, et al. ClinVar: public archive of relationships among sequence variation and human phenotype[J]. Nucleic Acids Res, 2014, 42(Database issue): D980-D985.

[33]　Mailman M D, Feolo M, Jin Y, et al. The NCBI dbGaP database of genotypes and phenotypes[J]. Nat Genet, 2007, 39(10): 1181-1186.

[34]　Wilhelmsen L, Ljungberg S, Wedel H, et al. A comparison between participants and non-participants in a primary preventive trial[J]. J Chronic Dis, 1976, 29(5): 331-339.

[35]　Smith P, Arnesen H. Mortality in non-consenters in a post-myocardial infarction trial[J]. J Intern Med, 1990, 228(3): 253-256.

[36]　Antithrombotic Trialists' Collaboration. Collaborative meta-analysis of randomised trials of antiplatelet therapy for prevention of death, myocardial infarction, and stroke in high risk patients[J]. BMJ, 2002, 324(7329): 71-86.

[37]　Steering Committee of the Physicians' Health Study Research Group. Final report on the aspirin component of the ongoing Physicians' Health Study[J]. N Engl J Med, 1989, 321(3): 129-135.

[38]　Peto R, Gray R, Collins R, et al. Randomised trial of prophylactic daily aspirin in British male doctors[J]. Br Med J (Clin Res Ed), 1988, 296(6618): 313-316.

[39]　Ridker P M, Cook N R, Lee I M, et al. A randomized trial of low-dose aspirin in the primary prevention of cardiovascular disease in women[J]. N Engl J Med, 2005, 352(13): 1293-1304.

[40]　Ikeda Y, Shimada K, Teramoto T, et al. Low-dose aspirin for primary prevention of cardiovascular events in Japanese patients 60 years or older with atherosclerotic risk factors: a randomized clinical trial[J]. JAMA, 2014, 312(23): 2510-2520.

[41]　Berger J S, Roncaglioni M C, Avanzini F, et al. Aspirin for the primary prevention of cardiovascular events in women and men: a sex-specific meta-analysis of randomized controlled trials[J]. JAMA, 2006, 295(3): 306-313.

[42]　Pedersen T R. The Norwegian Multicenter Study of Timolol after Myocardial Infarction[J]. Circulation, 1983, 67(6 Pt 2): I49-I53.

[43]　Coronary artery surgery study (CASS): a randomized trial of coronary artery bypass surgery. Comparability of entry characteristics and survival in randomized patients and nonrandomized patients meeting randomization criteria[J]. J Am Coll Cardiol, 1984, 3(1): 114-128.

[44] Kääriäinen I, Sipponen P, Siurala M. What fraction of hospital ulcer patients is eligible for prospective drug trials? [J]. Scand J Gastroenterol Suppl, 1991, 186: 73-76.

[45] Benedict GW. LRC Coronary Prevention Trial: Baltimore[J]. Clin Pharmacol Ther, 1979, 25(5 Pt 2): 685-687.

[46] Pitt B, Pfeffer M A, Assmann S F, et al. Spironolactone for heart failure with preserved ejection fraction[J]. N Engl J Med, 2014, 370(15): 1383-1392.

翻译：胡世军，中南大学湘雅二医院

审校：李博，北京中医药循证医学中心/首都医科大学附属北京中医医院/北京市中医药研究所循证医学中心

王天园，北京中医药循证医学中心/首都医科大学附属北京中医医院/北京市中医药研究所循证医学中心

廖星，中国中医科学院中医临床基础医学研究所

第五章 基本研究设计

对照试验设计的理论基础首先创建并应用于农业，在一些经典统计学教材里有详细描述[1-4]。基于这些经典理论，对照试验的基本研究设计方法逐渐发展起来。

纵观临床研究的发展史，尽管在发展初期设立对照组的必要性已经被意识到了[5-6]，但直至1950年后，设立对照组的做法才被广泛接受[7]。从前，当开始研究一种新的治疗措施时，一般仅会在少量人群中进行比较，对比相同情况下既往接受了不同治疗方式的结局。这种比较是非正式的，常常仅依赖于记忆。有时候，在有种被称为"准试验"的研究中，受试者预先接受评估，在干预措施被实施后再次接受评估，与初始状态对比产生的变化用于评估这种新的干预措施的成败。无从得知的是，受试者是否在没有任何干预条件的情况下产生了同样的治疗效应。时至今日，这种类型的观察性研究已经成为一种新的治疗措施应用的基础。

当然，某些极其显著的研究结果使得对照组的设立毫无必要，然而，这种程度的研究结果往往是罕见的。其中一个例子是盘尼西林治疗肺炎球菌性肺炎的有效性，另一个经典例子来源于1884年Pasteur[8]叙述的注射一系列疫苗用于预防狂犬病的研究。由于狂犬病有较长的潜伏期，Pasteur认为在被咬后快速免疫接种可预防这种致死性疾病。首例患者是一名9岁男孩，他曾被一只感染狂犬病的狗咬伤，3天后接种疫苗完全有效。疗效在另一名被咬6天后接种疫苗的男孩身上也得到了验证。在随后的数年中，数以百计的患者接种了狂犬病疫苗，只要在一定的时间内接种，狂犬病疫苗总是有效的。

在急性暴发性病毒性肝炎患者身上，Gocke[9]报道了类似的非对照性研究。他连续对9例患者进行观察，所有患者均死亡。接下来一名确诊患者是位有肝昏迷的年轻护士，在标准治疗之外她被给予了免疫治疗。这名患者与其他8例被给予抗血清治疗患者中的4例一样，存活下来了。Gocke起初认为，这项非对照研究的结果是确定性的，然而，在考虑了其他可能的解释后，他不能排除的一种解释是，这些结果可能是由于他较早地对这些患者进行了较为周密的治疗，从而使得预后更好。因此，他进行了一项随机双盲的临床试验，比较澳抗超敏球蛋白与普通人血清球蛋白对于严重急性肝炎患者的有效性。随机进入对照组的28例患者中有19例（67.9%）死亡，进入治疗组给予外源性抗体治疗的25例患者中有16例（64%）死亡，两相对比，结果不具有统计学差异[10]。

许多疾病持续时间短或只是偶发事件，如果没有对照性研究，很难对这些疾病的治疗进行评价。Snow及Kimmelman[11]回顾了许多关于梅尼埃综合征手术治疗的非对照研究，他们发现，75%接受手术的患者症状得到了缓解，然而这与不接受治疗的患者的症状缓解率（达70%）相似。

考虑到几乎所有疾病均具有纷繁多样的自然病史，以及个体对于同一种干预措施反应的多样性，绝大多数研究者都承认设立一个清晰的对照组或比较组的必要性。

一、基本要点

科学合理的临床研究几乎总是需要一个与新的干预手段进行比较的对照组。随机化是把受试者分配到干预组或对照组的首选方法。

二、概述

统计学和流行病学的教科书及论文[12-31]均详细地描述了各种类型的研究设计。Green和Byar[32]叙述了"考虑治疗有效性的证据强度的分级"，在此分级规则中，奇闻逸事类的个案报道的证据等级是最低的，而证据等级最高的是有确定结果的随机对照临床试验，位于其后的是各种观察性或回顾性研究。在本章节中，我们将对几种主要的临床试验设计类型进行深入讨论。

大部分临床试验使用的平行设计是指干预组和对照组自分配入组的那一刻起，同时接受随访观察。与同时随访有别的是历史对照研究，这种研究设计是对一组受试者施加一种新的干预手段，与之前的接受了对照治疗或标准治疗的一组受试者进行比较。交叉试验是平行设计的一种重要改良形式，每个受试者至少进入对照组一次，进入一个或多个干预组一次。另一种重要改良是撤退试验，所有受试者首先接受积极干预，而后一部分受试者继续接受积极干预，而余下的受试者不再接受干预。析因设计试验，如下文所述，根据两个或更多的因素分配受试者进入干预组或对照组。

无论试验是典型的平行设计还是其他类型，都必须选择对照组的类型以及受试者的分配方式。对照组可以使用安慰剂、不做任何治疗处理、只做常规或标准治疗或使用其他指定的治疗方法。随机对照和非随机同期对照研究都将受试者分配给干预组或对照组，但只有前者通过随机化分组进行分配。杂交设计可将随机对照与非随机对照相结合。与其他类型的试验相比，大型、简单试验或实效性试验通常具有更广泛、更简单的纳入标准，但与其他研究类型一样，可以使用任一指定的对照。即使是随机分配，也可以以不同方式分配干预组和对照组。随机化可以通过单个受试者或受试者组（小组或群体分配）进行。适应性设计是指可以根据受试者的特征或治疗结局来调整干预组或对照组的入组分配或样本量。

最后，还有优效性试验、等效性试验以及非劣效性试验。优效性试验多年来一直是临床试验的典型设计方式，它是指评估一种新的干预措施是否不同于对照组（优于或差于对照组）。等效性试验是指评估一种新的干预措施是否大致等同于对照组。非劣效性试验是指设定一定的界值（δ）来评估一种新的干预措施是否不劣于对照组。在后两种设计中，对照组一般为一种已被证明有效的治疗方式。

人们往往对如何设立对照组提出疑问，但以往的争议主要围绕在历史对照和随机对照的使用上[33-35]。关于药物评估的争议没有过去那么激烈，但关于新医疗器械或新术式评估的争议一直非常激烈[36-37]。尽管学术界公认随机对照可以提供最佳的临床证据，但对于那些较少使用的医疗器械的审批通过可能会基于历史对照的数据，然后通过上市后研究的结果进一步评估可能存在的不良反应。其中一个典型例子是先天性心脏病心脏缺损的封堵装置[38]。需要注意的是，在进入市场使用后，临床上报告了罕见但严重的不良反应[39]。没有任何研究设计是完美的或能回答所有问题的，每个设计都有优缺点，但是随机对照设计是评价其他研究设计的标准。关于序贯设计将在第十七章叙述及讨论，这是因为序贯设计涉及了期中分析。

对于以下每种设计类型，为简化讨论，我们假定正在评估一个简单的对照组和一个简单的干预组。这些设计可以扩展到一个以上的干预组和对照组。

三、随机对照试验

随机对照试验是对干预组和对照组的比较性研究，对受试者的分配入组由正式的随机化程序确定。随机化是一个过程，简单而言，是指所有受试者被分配给干预组或对照组的机会均等。关于随机化的要点和特征将在第六章中讨论。与其他研究设计比，随机化设计在对照组的选择上具有三个优点[35]。

第一，随机化消除了研究者将受试者分配给干预组或对照组的潜在偏倚。在非随机同期对照或历史对照研究中，这种选择偏倚很容易发生，甚至难以避免，因为研究者或受试者均可能会影响干预措施的选择。这种影响可能是有意识的或潜意识的，并可由多种因素引起，包括受试者的预后。分配偏倚的存在很容易使比较无效化。随机化的优点是假定分配过程是以有效方式执行的，且无法预测分配结果（见第六章）。

第二，与第一点有关联的是，随机化更倾向于产生可比较的群体，也就是说，平均意义上，在随机分组时，被测量的以及未知、无法测量的预后因素和其他受试者特征在干预组和对照组之间形成平衡状态。这并不意味着在任意单一试验中，所有这些特征（有时称为基线变量或协变量）都在两组之间达到完美平衡。然而，这确实意味着对于独立的协变量，无论各组之间存在什么已被检测的、抑或未被检测到的差异，差异总体大小及方向在两组之间都趋向于均衡。当然，许多协变量彼此之间紧密关联，因此，任何一个协变量的不均衡都有可能导致其他协变量的不均衡。正如第六章及第十八章所述，分层随机化和分层分析是用于防止和校正不平衡随机化（即偶然偏倚）的常用方法。

第三，随机设计可以保证显著性检验的有效性。正如文献所述[35]，"尽管在任何单一试验中，进行组间比较时，在重要的协变量上都无法做到完美均衡，但随机化过程可将这种概率分布归因于接受同样有效治疗的组别之间的结果差异，因此可为研究观察到的差异指定显著性水平"。显著性检验的有效性并不取决于随机分组之间预后因素的均衡。仅依据随机化就可以证明2×2四格表的卡方检验和比较两个均数的t检验的正确性，而无须进一步对基线变量的分布进行假设检验。如果不使用随机化，则在进行比较之前，必须对各组别的可比性和统计模型的适当性作出进一步的假设，而这些假设有效性的确立可能很困难。

1977年，Chalmers等[40]回顾了在急性心肌梗死患者中使用抗凝治疗的随机和非随机对照试验，并对研究结论进行了比较。在32项研究中，有18项使用了历史对照，总共包含900例患者；8项使用了非随机同期对照，总共包含3 000多例患者；还有6项随机对照试验，包含超过3 800例患者。Chalmers等报道，在18项历史对照试验中有15项、在8项非随机同期对照试验中有5项的结果存在统计学显著性差异，支持抗凝治疗。然而在6项随机对照试验中，只有一项研究的结果存在显著性差异，支持抗凝治疗。综合这6项随机对照试验的研究结果，最终得出了抗凝治疗能使总体死亡率降低20%且具有统计学意义的结论，证实了非随机研究的结果。而对非随机对照研究的结果进行汇总表明，干预组的总体死亡率降低了约50%，为随机试验汇总结果的两倍以上。Peto[41]认为，总体死亡率下降比例的差异是偏倚所致。他认为，由于非随机试验中的假定的偏倚与假定的真实效应在数量级上相同，因此即使治疗措施是无效的，非随机试验中也可能出现阳性的结果。当然，对几个研究的结果进行汇总可能具有较大风险。正如Goldman和Feinstein[42]指出，并非所有抗凝药物的随机试验都对相同类型的受试者进行研究、使用完全一致的干预措施或测定同样的结局指标。此外，当然也并不是所有的随机试验都能被很好地完成。关于汇总分析或Meta分析的原理将在第十八章中叙述。

在20世纪60年代，Grace、Muench和Chalmers[43]回顾分析了针对肝硬化门脉高压症患者行门腔分流手术的临床研究。在他们的综述中，47项非随机研究中有34项强烈支持分流手术，而4项随机对照试验中只有一项支持分流手术。作者得出的结论是，该手术不该被认可。

Sacks及合作者对上文提及的Chalmers等[40]的工作进行了扩展，纳入了5种其他干预措施[44]。他们得出结论，是选择偏倚导致了历史对照研究不恰当地偏向于新干预措施。此外，还需注意的是，许多随机对照试验的样本量并不够，因而无法得到阳性结果，但实际上阳性结果可能真实存在[45]。Chalmers等[46]还检查了145份关于心肌梗死后治疗的研究报告。在使用随机化时对干预组或对照组分配入组时适当设盲的57项研究中，14%的基线变量至少有一个明显分布不均（$P<0.05$），而所有变量中，3.4%在组别之间存在显著性差异。在这57项研究中，9%被发现组别之间的结局指标存在显著性差异。而在通过非随机化设立对照组的43项研究中，58%的基线变量存在差异，而所有变量中，34%存在组别间显著性差异。在非随机研究中，组别间的结果有58%存在显著性差异。在使用了随机化，但无法对对照组设盲的45项研究中，结果介于两者之间，28%的基线失衡，7%的基线变量存在显著性差异，24%存在显著的结果差异。

Ingelfinger[47]表示，对开展随机对照临床试验最常见的反对意见来源于"情感上和伦理学上的问题"。许多临床医生认为，无论临床证据的有效性是如何声称的，都不得剥夺受试者接受他们或他人认为有益的新疗法或干预措施的权利。随机化争论的焦点是典型的随机化试验剥夺了一半的受试者接受新的、假定疗效更好的干预措施的权利。关于随机化的伦理问题有大量文献借鉴，详见第二章讨论这个问题的相关内容。

随机对照并非适用于所有的临床研究。有时，某些疾病十分罕见，以致于无法轻易获得足够大的样本量，在这种情况下，仅可能进行病例对照研究。这类研究，根据本书的定义不属于临床试验，流行病学教科书中对此类研究有详细叙述[15-16,22,28]。

Zelen[48]提出了一个标准随机对照研究的修改方案。他认为，对于不知道将要被分配到哪一个小组的前瞻性试验的受试者，研究人员通常不愿意招募他们。忽视对患者最佳治疗方式的表达与告知将损害传统的医患关系。因此，Zelen建议先将符合纳入标准的受试者进行随机分组，而后再对受试者进行临床试验的知情告知。仅对分配入积极干预处理组的受试者询问是否愿意参加试验，而对于对照组的受试者，只需跟踪并监控其结果指标。显然，这样的设计是无法使用盲法的。对于这种存在争议的设计，另一个为人所诟病的是伦理学问题，即不告知对照组的受试者他们事实上已经参与了试验。评估这种设计的效能取决于同意遵照指定干预措施的受试者的比例[49]，而为弥补这种可能存在的低效能，需要增加样本量（详见第八章）。Zelen的改良方法曾取得不同程度的成功[50-51]，尽管在1979年就被提出，但它似乎并未得到广泛应用。

四、非随机同期对照研究

在这种类型的研究中，进入对照组的是不进行新的干预措施的受试者，他们在与干预组接受干预措施大致相同的时间内接受治疗。受试者被分配到两组之一，但是根据定义，这不是一个随机化过程。非随机同期对照研究的一个典型例子是比较在两个不同机构中接受不同方式治疗的患者的生存结果，其中一个机构使用一种新的外科手术方式，而另一机构使用传统的医疗手段。另一个例子是当为患者提供两种治疗方式中的一种时，患者选择了自己更倾向的一种。然后在两组之间进行比较，并对任何观察到的基线失衡进行校正。

对于一些研究者而言，与随机对照相比，非随机同期对照设计具有一些优势。有些研究者十分反对剥夺一个患者对治疗方式的选择机会，他们可能会支持这种设计。此外，研究人员有时难以说服潜在的受试者认可随机化的必要性。他们发现一个更容易的做法，即将某些受试者分配入干预组，其他的分配入对照组，以期望关键特征因素互相匹配。

非随机同期对照研究的主要潜在缺点是，干预组和对照组可能没有严格的可比性，或者说两组的可比性难以证实，这是因为研究者必须假定对照组已经包含了关于重要的预后因素的所有信息。通过匹配多个因素来选择对照组是不切实际的，因为对于多种其他特征的可比性仍需进行评估。对于某些小型研究，研究者不大可能发现那些在干预之前就已经真实存在的组间差异，因为在统计学上检测这些差异的敏感性较差。即使对于可检测到大多数具有实际临床意义差异的大型研究，未知或无法测量因素的不确定性仍须关注。

例如，是否存在一些未知且无法测量的过程，导致某种类型的受试者被更频繁地招募到这个组中而不是另一个组中？如果所有受试者均来自同一个机构，医生可能因为某些细微而无形的因素而将受试者选入某一组。此外，在将受试者分配到干预组或对照组中时，潜意识中有存在偏倚的可能性。一个组中的受试者可能来自与另一组不同的社会经济阶层，所有这些不确定性因素将降低非随机同期对照研究的可信度。非随机同期对照研究具有低成本、相对简单、研究人员与受试者接受度高等相对优势，但对于任何特定问题，在做出使用非随机同期对照研究的决策之前，必须对其相对性优势与潜在性偏倚的劣势进行仔细权衡。我们认为这种仔细的权衡在实践中很少被执行。

五、历史对照研究

在历史对照研究中，一项新的干预措施在一系列受试者中被使用，并将研究结果与既往一系列受试者的研究结果进行对比。因此，按照此定义，历史对照研究是非随机、非同期的。

（一）历史对照研究的优势

使用历史对照设计的论据是，所有新加入的受试者均可接受新的干预措施。正如Gehan和Freireich[33]所指出，许多临床医生认为，不应剥夺任何受试者接受新疗法或干预措施的可能性。某些临床医生可能仅需较少的支持性证据便会接受一项对临床有益处的新干预措施。如果一个研究人员已经认定这项新的干预措施在临床上是有益处的，那么他很可能会认为任何限制这项干预措施的手段都是不道德的，因此会更倾向于进行历史对照研究。此外，若确保受试者可接受某种特定的治疗或干预措施，他们可能会更愿意参加这项研究。最后，由于所有新加入的受试者都将接受新的干预措施，因此完成招募受试者参加临床试验所需的时间将缩短约一半。这使研究人员可以更快地获得结果，还可以利用给定的资料实施更多的研究；或者，干预组的样本量可以更大、效能更高。

Gehan[52]强调了历史对照研究在伦理学上的优势，并指出它们为医学知识作出了巨大贡献。Lasagna[53]认为，传统上，临床医生在做出治疗判断时依靠历史对照，他声称，尽管历史对照偶尔会出错，然而，这些判断往往正确且实用。

通常，历史对照研究的数据可以从两种来源获取。首先，对照组数据可存在于文献中。但这些数据通常不合要求，因为很难甚至不可能确定对照组和干预组的基线资料是否具有可比性。即使以相同的方式测定了这些指标，这部分信息也可能不会发表，并因此发生数据缺失。其次，有些数据可能尚未发表，但可能存在于计算机数据库文件或医学图表中。例如，用于对照组的数据可能存在于一个大型医疗中心的数个正在进行的临床研究中。当完成一项研究后，该研究的受试者数据可被用作以后某项研究的对照组。像癌症研究一样，进行连续性研究的中心通常会拥有一个数据系统，用于存储和检索过去研究的数据，以备将来使用。电子病历的出现也有助于从多个来源获得历史数据，尽管它并不能解决非标准化格式、变量的测量或丢失等问题。

（二）历史对照研究的局限性

尽管历史对照研究在成本、时间上及伦理上具有一定的优势，但必须牢记的是，它仍存在很多潜在的局限性，比如特别容易产生偏倚。Moertel[54]引用了许多癌症治疗研究的例子，这些例子在历史对照研究中被认为有益处。根据长达30年的数据，过去的许多治疗方法都被宣称为医学上的突破。Pocock[55]分析了19个在同一个机构的类似受试者身上使用同一干预措施的实例，这些受试者连续参加了两次试验。从理论上讲，两组使用相同的治疗方法，死亡率应相似，然而Pocock指出，这些组之间的死亡率差异范围在-46%至24%。相同干预措施的19个对照研究中有4个在5%的显著性水平上具有显著性差异。

某种疾病结局的改善可能归因于新的干预措施，而事实上，这种改善亦可能源于患者人群的变化或患者管理的改进。患者人群数量的变化可能是微妙的，甚至是无法被察觉的。美国退伍军人管理局泌尿外科研究小组（veterans administration urological research group，VAURG）的前列腺癌研究结果显示[56]，在7年的时间里将2 313人随机分为安慰剂组或雌激素治疗组，最后2~3年内入组的患者，安慰剂组和雌激素组之间没有发现差异；然而，最初2~3年入组安慰剂组的患者比最后2~3年入组雌激素治疗组的患者生存时间更短。最可能导致这种差异的原因是，最初随机入组的患者比最后入组的患者年龄更大，因此在随访期内死亡风险更高[35]。如果这是一项历史对照研究，且没有进行同期随机比较，那么研究结果可能会产生误导。

最近的一个例子包括两项评估心力衰竭患者使用钙拮抗剂氨氯地平潜在益处的临床试验。其中一项是PRAISE-1试验[57]，试验通过心力衰竭的缺血性或非缺血性病因进行分层，对使用氨氯地平或安慰剂的受试者进行随机分组。研究的主要结局指标是一个复合结局，即死亡率加上因心血管病住院治疗事件的发生率，其组间对比没有显著性差异（$P=0.31$），但单独考虑死亡率这一结局，其降低程度几乎达到了显著性差异（$P=0.07$）。考虑到与病因之间的交互作用，在非缺血性病因这一分层中，氨氯地平的所有益处在主要结局指标和死亡率中均可观察到。另一项是PRAISE-2试验[58]，仅在非缺血性病因引起的心力衰竭患者中进行。PRAISE-1中提到的令人印象深刻的亚组分析结果未被重复。与此相关的是，PRAISE-2中安慰剂组的心血管事件发生率显著低于第一次试验中非缺血性病因安慰剂组的（图5-1）。

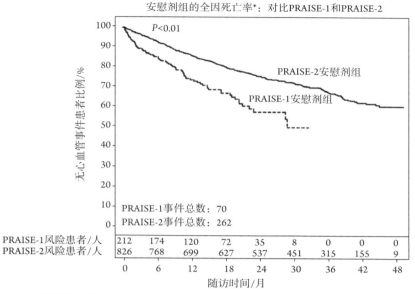

PRAISE-2的信息来源于1999年12月19日研究者发送给SDAC的ENDPT数据集。PRAISE-1的结果仅适用于非缺血性病因亚组。*在PRAISE-1中，患者在接受器官移植时已删失，器官移植在此研究分析中不被视为心血管疾病事件。在PRAISE-2中，器官移植患者的存活情况在接受器官移植后被密切随访。

图5-1　PRAISE-1和PRAISE-2安慰剂组主要结局对比

即便是相同的研究者使用了相同的研究方案进行了两次试验，但参加第二次临床试验的受试者的类型与首次试验往往截然不同。协变量分析也无法解释结局的差异。

出于已知或未知原因，在更广的范围内，许多国家不同疾病的患病率存在随时间而发生改变的趋势[59]。因此，基于这些情况，任何涉及使用历史对照的关于长期治疗的临床试验都需要将治疗效应与时间趋势分开，但这几乎是不可能完成的任务。

图5-2阐释了在美国不同性别特定死因死亡率随时间的变化趋势[60]。一些死因有非常大的变化。图5-3阐释了美国不同类型肝炎的发病率变化趋势[61]。发病率的巨大改变使历史对照试验的解释变得困难。

对某项特定研究而言，选择受试者的方法可能会对他们与之前的受试者群体或一般人群的可比性产生重大影响。冠心病药物研究项目[62]始于20世纪60年代的心肌梗死幸存者研究，对照组的年总死亡率预计是6%，这是基于未选定的心肌梗死患者群体的比率。而实际上，对照组的死亡率约为4%，干预组和对照组之间的死亡率对比没有显著性差异。使用历史对照，可以得出药物治疗使死亡率降低33%的结论。预期死亡率与研究中观察到的死亡率之间存在差异的一种解释是，纳入标准中排除了那些病情最严重的心肌梗死患者。

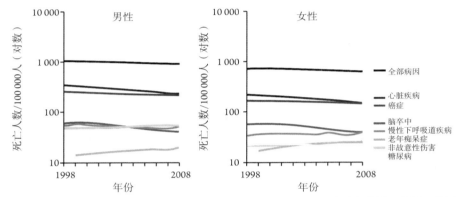

死亡率已经过年龄校正。数据自1998年起，根据ICD-10代码的死因来进行分析。来源：美国疾病预防控制中心/国家卫生统计中心，联邦健康，2011[60]。数据获取自美国国家人口统计系统。

图5-2　美国1998~2008年不同性别全年龄段特定死因的死亡率变化趋势

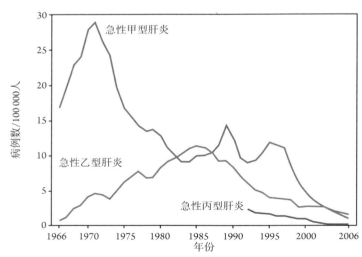

来源：美国疾病预防控制中心/国家卫生统计中心，联邦健康，2008，图9。数据获取自美国国家法定传染病监测系统。

图5-3　美国不同类型肝炎的发病率变化趋势[61]

由于技术的进步，某种特定疾病的诊断标准可随之发生变化，可能导致该特定疾病被发现并被记录的频率以及预后发生重大变化。血清肌钙蛋白的升高有时可用于排除急性心肌梗死，它可以对心肌梗死的其他特征（例如症状或心电图变化）进行鉴别、排除，显然，这种方法的使用可明显提高心肌梗死的诊断率。肌钙蛋白测定类别的改变以及肌钙蛋白用于心肌梗死再定义的改变也会进一步影响心肌梗死的发病率。相反，提升应用经皮冠状动脉介入或溶栓治疗来阻遏进展中的心肌梗死的能力可以减少心肌梗死确诊患者的数量。

1993年，美国疾病预防控制中心（Centers for Disease Control and Prevention，CDC）对HIV感染实行修订后的分类，并扩充了艾滋病监测病例的定义。这项举措影响了报告的病例数[63-64]，如图5-4所示。

国际编码系统和疾病的名称会定期修改，而除非人们意识到这种修改，否则在某些特定疾病的患病率可能会突然发生急剧变化。例如，1968年《国际疾病分类》第八次修订版出台时，缺血性心脏病的死亡人数比第七次修订版中确定的死亡人数增加了近15%[65]。当第九次修订版在1979年出台时，以相近的幅度往下做了一定程度的修正[66]。过渡到第十次修订版时，也将产生死因分布的相应变化[67]。关于历史对照设计的一个共同关注点是对照组数据收集的准确性和完整性。除了许多正在进行的临床研究的中心以外，数据往往都是由不计其数的人员以非统一的方式收集的。缺乏统一的收集方法很容易导致记录的不完整与错误。因为从病历中收集到的数据具有很大的局限性，所以从包含了数项临床研究并具有计算机化数据管理系统的医学中心提取的历史对照数据可能最为可靠。

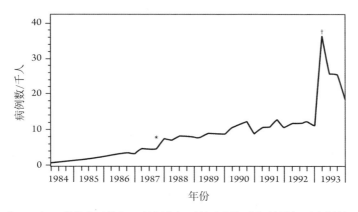

*疾病定义在1987年10月作出过修订，根据修订后的诊断标准额外增加了病例数。†疾病定义于1993年作出过修订，增加了CD4阳性的标准及三种疾病（肺结核、复发性肺炎和侵袭性宫颈癌）。

图5-4 美国1984—1993年的艾滋病患者病例数（按季度记录）[64]

（三）历史对照研究的定位

尽管历史对照研究具有一定的局限性，它仍然在科学研究中占有一席之地。作为获得新疗法初始印象的一种快速、廉价的方法，这样的研究非常重要，特别是当研究人员了解潜在偏倚并且在偏倚导致了研究结果错误以后愿意放弃有效新疗法的时候。Bailar等[68]确立了能加强历史对照研究结论可靠性的几个要点，其中包括提前确立合理的假设和分析计划。

在一些特殊情况下，比如疾病的诊断标准很明确、疾病的预后很清楚或者疾病高度致命，历史对照可能是唯一合理的研究设计。比如，与既往的研究结果相比，青霉素治疗肺炎球菌性肺炎的效果是如此显著，以至于进一步的证据显得毫无必要。同样，与以往未经治疗的恶性高血压患者相比，进行治疗的益处显而易见[69-71]。

使用前瞻性注册数据来描述患者特征并评估治疗效果值得提倡[72-74]。支持者认为，系统性的数据收集和随访方法可提供当地患者人群的相关信息，并有助于临床决策。他们认为加入临床试验中的群体可能无法代表医生的实际临床患者。Moon等[75]描述了使用从临床试验中获得的数据库来评估治疗效果的方法。他们强调，通过这些来源获得的高质量数据，可以减少典型历史对照研究的局限性。许多医院和其他大型医疗保健系统都有电子健康记录，其他临床护理机构也正缓慢地将传统记录转变为电子化记录系统。至少在某种程度上，由于这些系统的存在以及访问庞大的电子化医学数据库更加便捷，在治疗结局的研究中数据库应用迅猛发展[76]。这种类型的临床数据分析比进行临床试验更快捷和低廉。数据库也可用于识别不良事件，例如比较不同的降压药对脑卒中的风险[77]和COX-2抑制剂对冠心病的风险[78]。此外，数据库代表的人群可能比典型的临床试验要广泛得多，因此可对临床试验的结果进行适当的补充。但我们需要时刻记住，药物的使用者和非使用者是截然不同的，因此他们具有不同的特征。

有部分学者[32,79-81]强调了临床注册研究的局限性，例如治疗分配中的潜在偏倚、多重比较，收集和数据报告缺乏标准化以及数据丢失等。前瞻性数据库注册研究的另一个缺点是它们严重依赖于分析数据使用的统计学模型的有效性[82]。

Lauer和D'Agostino[83]注意到临床试验的高昂费用，并认为大型数据库可能可以替代那些因经费不足而无法继续进行的临床试验。他们还指出，现有的注册数据库和电子健康记录可以协助临床试验的进行，TASTE试验就具有详尽的电子健康记录[84]。

毫无疑问，大型数据库的分析结果可以提供疾病发生和结局的重要信息，及某些治疗方法是否更可取的建议。如上所述，历史对照研究可以用于帮助揭示在选定人群中进行的临床试验结果是否适用于更广泛的人群。然而，考虑到这一研究方法存在固有偏倚的可能性，在评估一种干预手段是否真正优于另一种时，历史对照研究不能替代临床随机试验。

六、交叉设计

交叉设计是随机对照试验的特例，对医学研究人员具有一定的吸引力。交叉设计允许每个受试者充当自身的对照。最简单的情况被称为二阶段交叉设计，每个受试者在第一阶段接受干预或进入对照组（A或B），而在随后的第二阶段中相互交换。将A和B分配给每个受试者的顺序是随机的。因此，大约一半的受试者接受顺序为AB的干预，而另一半接受顺序为BA的干预。这样一来，从第一阶段到第二阶段的任何倾向性都可在计算组间差异的过程中消除。交叉设计也可以更加复杂，不一定只设计两个组，也不一定只设计两个阶段[85-86]。两个阶段之间可能有一个洗脱期，这取决于干预措施的预期持续时间（例如药物半衰期）。

对于两阶段交叉设计的优缺点，很多文献均有叙述[19,21,86-89]。交叉设计吸引研究人员的原因在于，它可以评估每个受试者同时接受A干预和B干预的反应。由于试验中每个受试者都接受了两次干预，因此很大程度上减少了变异性，而干预措施的治疗效应等同于单个受试者对于干预措施及对照效应的差异。这种变异性的减少使研究人员可以使用较小的样本量来检测特定治疗效应的差异。James等[90]阐述了关于止痛药的59项交叉试验，他们得出的结论是，如果这些试验使用平行设计或非交叉设计，需要的样本量将是交叉设计的2.4倍。Carriere[85]指出，三阶段交叉设计甚至比两阶段交叉设计更有效。

然而，为了使用交叉设计，必须作出相当严格的假设，第一阶段的干预效应不得延续到第二阶段。该假设不应取决于第一阶段分配到哪一种干预措施，也不应取决于受试者的反应。在许多临床试验中，这种假设显然是不合适的，即便插入了洗脱期。例如，在第一阶段中干预措施治愈了该疾病，那么受试者显然就无法返回到初始阶段。在其他临床试验中，交叉设计显得更加合理，如果一种药物的作用是降低血压或心率，且受试者停止使用药物治疗后无残留效应，则可以考虑使用该药物对比安慰剂的交叉设计。显然，致死性事件和许多疾病并发症不能作为交叉试验中的主要结局变量。

Mills等[91]回顾了116份交叉试验的报告，其中包含了127项独立的临床试验。主要设计和实施的要点变异性较大，因此很难确定它们是否遵循了最佳设计。

如"国际医药法规协调大会文件E9：临床试验的统计原理"[92]所示，交叉试验应限于那些受试者极少流失的情况。例如，一项典型且可接受的交叉试验可能会比较同一药物的两种制剂，以评估健康受试者的生物等效性；类似地，也可使用不同药物剂量来评估其药理特性。然而，当临床试验中纳入不健康的受试者或者受试者患有容易发生变化的疾病时，交叉试验具有上述提及的局限性。

我们可对是否存在阶段治疗之间交互作用的假设进行检验，Grizzle[93]描述了具体的统计方法，但该检验的效能并不理想。使检验效能降低的原因是将AB组的平均效应与BA组的平均效应进行比较。然而，在这种比较中引入了受试者的变异，增加了统计检验中的误差。因此，除非样本量很大，否则这种检验对于检测有无阶段干预交互作用的能力是不够灵敏的。交叉设计的基本吸引点在于，在评估干预效应时避免了受试者之间的个体差异，因此只需较小的样本量。然而，客观评价一项交叉设计的效力仍取决于其残余效应的检验，其中包括受试者之间的变异，这一点弱化了交叉设计的合理性，而由于这种不敏感性，交叉设计不如最初时那么具有吸引力。Fleiss等[94]提出，如果在第二阶段开始时没有足够的时间让受试者恢复到基线状态，即使对基线变量进行校正也是不够的。Brown[19,21]、Hills和Armitage[95]原则上不鼓励使用交叉设计，仅当有充分的证据表明该疗法没有残留效应，并且科学界对此证据深信不疑时，才可考虑采用交叉设计。

七、撤退试验

很多研究的开展是针对慢性病的特定治疗，目的是为了研究与评估受试者治疗停止或剂量减少后的效应。这种设计可以有效地评估一种已知有用的干预措施的持续时间。例如，"高血压检测和随访计划"[96]证实了治疗轻、中度高血压的有益作用后，几名研究人员对一部分血压控制良好的受试者撤除了抗高血压治疗[97]。受试者被随机分配到继续用药、停止用药并控制饮食以及停止用药而不控制饮食三个组。4年后，在没有控制饮食的情况下，撤除了降压药物治疗的患者中仅有5%血压正常且不需要恢复用药。相比之下，撤除了药物但实施减肥、限盐的受试者，血压正常者比例达39%。患有严重慢性阻塞性肺疾病的患者联合使用噻托溴铵、沙美特罗、吸入性糖皮质激素和丙酸氟替卡松治疗6周[98]。由于长期使用糖皮质激素的不良反应，研究人员在随后的12周内撤除了丙酸氟替卡松治疗，尽管患者肺功能有所下降，但病情并未恶化。

如果一项干预措施的远期效果尚未被最终证实是有益的，撤退研究设计也可用来评估这种干预措施的有效性。早期的例子如"60岁以上人群再梗死的研究"[99]，受试者在发生心肌梗死后规律服用抗凝药（平均6年），然后他们被纳入研究并被随机分配入继续抗凝药物治疗组或安慰剂组，结果显示抗凝治疗组效果良好，那些维持抗凝药物干预的患者死亡率较低（差异不具有统计学意义），非致命性再梗死事件明显减少。在一项针对肾移植患者使用泼尼松和环孢素的撤退试验（包括一些比较两种药物撤退的试验）进行的Meta分析中，以移植器官衰败或排斥反应作为结局变量[100]，这项Meta分析结果发现，停用泼尼松与急性排斥反应和移植器官衰败的风险密切相关。停用环孢素可导致急性排斥反应风险增加，但对移植器官衰败无影响。FLEX试验[101]评估了治疗5年后持续使用阿仑膦酸盐的益处，随机分配入终止阿仑膦酸盐治疗组的受试者的椎体骨折发生率有所增加，但非椎体骨折发生率无增加。

这类研究的一个严重局限性是研究对象的高选择性。只有那些医生认为可从干预措施中受益的受试者才有可能参加数月或数年的研究。任何对该药物有重大不良反应的人群都会被排除，这部分人不符合撤退试验的纳入标准。因此，这种设计可能会高估获益而低估毒性。撤退试验的另一个缺点是受试者和疾病状态均可随时间发生变化。

如果进行撤退试验，应遵循与其他研究设计中使用的相同标准。随机化、盲法（可行的时候）、无偏倚测量和恰当的数据统计分析与其他研究设计一样重要。

八、析因设计

简单而言，析因设计旨在对两项干预措施与对照组的比较进行评估，并在同一项试验中进行[2-4,102]，如表5-1所示。

表5-1　2×2析因设计

	干预措施X	对照	界值
干预措施Y	a	b	a+b
对照	c	d	c+d
界值	a+c	b+d	
单元格	干预措施		
a	X+Y		
b	Y+对照		
c	X+对照		
d	对照+对照		
干预措施X的效应	a+c对比b+d		
干预措施Y的效应	a+b对比c+d		

考虑到招募受试者和开展临床试验的成本和精力，一次性完成两项（或更多）的试验是极具吸引力的。析因设计的典型例子有加拿大短暂性脑缺血发作研究，这项研究进行了阿司匹林和磺胺吡酮单独或联合使用以及和安慰剂治疗的比较[103]；还有ISIS-3试验，这项研究进行了链激酶、组织纤溶酶原激活物、复合纤溶酶链激酶+阿司匹林+肝素与单独使用阿司匹林的比较[104]；此外还有阿司匹林和β-胡萝卜素的医生健康研究[105]以及WHI试验（激素替代治疗、饮食控制和维生素D加钙治疗的比较）[106]。一项关于析因设计试验的分析和报告的综述[107]包括29项关于心肌梗死的临床试验和15项其他试验。有些研究使用比2×2更为复杂的设计，使用了第三层甚至第四层的设计。也可以将某些单元格留空，即不完整的析因设计[108]。如ACCORD试验，该试验着眼于强化血糖控制与不强化血糖控制加上强化血压控制或降血脂治疗的对比[109]。如果对每种可能的治疗组合进行试验是不合适、不可行或不符合伦理的，则可以采用析因设计，此外，析因设计也可用于交叉设计的研究中[110]。

析因设计的吸引力表明，可能确实存在"免费的午餐"。然而，每种设计都有优点和缺点。析因设计值得关注的一个问题是干预措施之间可能存在交互作用，并且存在对样本量的影响。交互作用是指干预措施X的效果根据干预措施Y的存在与否而有所不同，反之亦然。如预知两种药物具有相关的作用机制时，更可能发生交互作用。

在确定干预措施之间无交互作用，并适度增加样本量的情况下，可以让两个试验合并在一个试验中进行。相同设计原则下，开展一项试验比开展两次独立试验所需的样本量要小得多。但是，如果交互作用无法排除，则应从统计学上检测其存在。与交叉设计一样，统计学上检测交互作用的效能要小于检测干预措施的主效应的效能（单元格a+c对比b+d或单元格a+b对比c+d）。因此，当对干预措施的交互作用进行检测时，为了达到满意的检验效能，必须增加总样本量。样本量增加的幅度取决于交互作用的程度，可能直至试验结束才知道。交互作用越大，检测它所需样本量增加的幅度便越小，如果检测到交互作用或仅仅提示存在交互作用，那么干预措施Y及其对照（单元格a与b以及单元格c与d）必须分别与干预措施X进行比较，这些比较的效能显然小于a+c与b+d的比较效能。

如前所述，各种干预措施要么对相同的结局变量起作用，要么可能通过相同或相似的作用机制起作用，如加拿大短暂性脑缺血发作研究中两种药物对血小板的可能作用[103]，其交互作用或许值得关注。此外，可合理预期的结局变量的降低可能是有限的，在某种程度上限制了干预措施的联合效应。

如在医生健康研究[105]等试验中，阿司匹林和β-胡萝卜素这两种干预措施有望对两种独立的结局（心血管疾病和癌症）起作用，因此，两者发生交互作用的可能性要小得多。但β-胡萝卜素是一种抗氧化剂，因此可能同时影响癌症和心脏疾病，然而事实证明，它对任何一种结局都没有影响。同样，在WHI试验[106]中，饮食控制和激素干预可能会对多种疾病的发生产生影响。在这项试验中，饮食对癌症和心脏病影响不大，但是激素治疗会对心脏病、脑卒中和癌症等疾病产生影响[111-112]。

当遇到两种相互独立的结局，如心脏病和癌症，但其中一种干预措施可能对两者都有影响时，数据监查可能会变得很复杂。如果在监查结局变量的过程中，确定某项干预措施对析因设计研究中的一种结局产生了显著或重要影响，从伦理学上讲，继续进行这项试验以全面评价这项干预措施对其他结局指标的影响是困难的，甚至是不可能的。第十七章将对数据监查的相关内容作更详细的介绍。

析因设计具有一些独特的优势。如果确定两种干预措施的交互作用很重要或发生交互作用的概率很小，那么具有适当样本量的析因设计是非常有用且有效的。然而，研究者必须考虑复杂性的增加、对受试者招募和依从性的影响以及"多种药物作用"的潜在不良反应。Brittain和Wittes[113]对析因设计可能有用或无效的许多设定条件进行了讨论，并提出了一些警示。除交互问题外，他们还指出，对干预的依从性不好会使析因设计试验中存在的问题进一步恶化。

九、整群分配设计

在群组或整群分配设计中，一组人、一个诊所或社区被随机分配到某种特定的干预措施或对照组[114-118]。这种设计的理由是，该干预措施应用于整个群体最合适或者更可行（例如，干预措施包括广泛的媒体宣传活动）。如果担心临床试验的沾染问题，也就是说，当一个个体的行为可轻易影响到其他受试者的行为时，应用整群分配设计可能更好。在CATCH试验[119]中，学校被随机分配到不同的干预措施中；在印度开展的一项对比维生素A与安慰剂对儿童发病率和死亡率影响的试验中，研究人员对村庄进行随机分组[120]；在REACT试验中，涉及了十对城市分配入组，在每对城市中，其中一个城市被随机分配到社区教育活动组，旨在缩短人们从出现心肌梗死症状到抵达医院接受治疗的时间[121]，结果显示，尽管进行了18个月的社区教育，与对照组城市相比，社区教育活动组到达医院的延迟时间无明显差异。社区之间的比较已经在其他试验中进行[122-123]。这些设计已用于癌症的临床试验中，当研究者难以将随机化的想法与患者沟通时，整群分配设计尤为合适。这种设计在传染病防控中的使用相当普遍，比如在结核病和艾滋病等高患病率的疾病上[124]。应当注意，这个例子既是整群分配设计，又是析因设计。整群分配设计的变异形式包括交叉设计和修正交叉设计，例如阶梯设计，其中这些群体是依次交叉，而不是全部一次性交叉，这些设计均已有应用[125-126]。在整群分配设计中，基本抽样单位和统计分析单位是群体，而不是单个受试者，这意味着整群分配设计中的有效样本量明显小于受试者总数。第八章和第十八章将进一步讨论整群分配设计如何确定样本量和统计分析的相关问题。

十、杂交设计

Pocock[127]认为，如果可以从历史对照中获得大量数据，则可以考虑采用杂交或组合设计。有别于等比例分配受试者的方法，这种设计随机分配一小部分受试者进入对照组，从而将大多数受试者分配给新的干预组。为了使历史对照和随机对照有机结合，必须遵循一些标准。这些包括相同的入组标准和评估因素，以及应由同一诊所或研究人员招募受试者。来自历史对照受试者的数据也必须是较新的，如果可行，此方法所需的样本量相对更少。然而，Machin[128]告诫称，如果引入非随机试验受试者（历史对照）造成的偏倚很大，与相对应的完全随机试验相比，可能需要纳入更多的受试者来抵消偏倚所造成的影响。

十一、大型、简单试验和实效性试验

大型、简单临床试验（译者注：指大样本的、设计相对简单的临床试验）的拥护者认为，对于常见的疾病，重要的是发现一种干预措施的益处，即使这个益处是有限的，尤其是易于在大量人群中实施的短期干预措施。他们还认为，一种干预措施对不同类型的受试者（如亚组）不太可能产生截然不同的效应，因此，没有必要在受试者入组前和试验中期对结局变量进行仔细的检测，这会增加本已经相当高昂的临床试验费用。评估一项研究有效性的重要标准是无偏性（如随机化），即没有偏倚地将受试者分配入干预组或对照组，以及没有偏倚地对结局指标进行评估。足够多的样本量比数据质量的有限提高更为重要，简化研究设计和管理有利于研究人员以合理的成本开展足够大的临床试验。已成功完成的大型、简单临床试验的案例包括ISIS-3试验[104]、GISSI试验[129]、GUSTO试验[130]、一项洋地黄的临床研究[131]、OASIS-5试验[132]和TASTE试验[84]。应当指出，除那项关于洋地黄的试验外，这些研究均是相对短期的。这些试验不仅仅回答了"哪种治疗效果更好"这样的问题，还可能解决"提供治疗的最佳方案是什么"这样的问题。可以将在学术研究中所获得的成果转化应用于典型的社区医疗实践中吗？一些人主张开展实用性或实效性临床试验。如第三章所述，这类试验开展于临床实践中，通常距离医学学术研究中心较远，它们试图解决与具体临床实践相关的问题[133-136]。相对于那些仅在大型医疗机构进行的临床试验，由于医务人员的广泛参与，这种实效性临床试验的研究结果可能会得到更为广泛的应用。

因此，这些实效性临床试验的研究人员可能会提出一个普遍性的批评意见，他们认为基于医学学术中心开展的临床试验招募的受试者类型与典型临床实践中看到的实际患者差别很大。

如前所述，这些模式依赖于相对容易实施的干预措施和相对容易确定的结局指标。若干预措施很复杂，需要特殊专业知识或费时费力，特别是必须长期依从研究方案，那么这类研究不太可能取得成功。类似地，如果结局变量是发病率的估算，需要训练有素的研究人员进行精细的测量，那么大型、简单试验或实效性临床试验也不可行。

近年来，有效性比较研究的理念变得流行起来。尽管将一种药物与另一种药物进行比较的临床试验已经进行了多年，但是有效性比较研究的某些要点仍值得重视。除了临床试验之外，干预措施的比较还包括其他来源（如前述使用非随机对照研究的数据库资料）。在临床试验领域，许多有效性比较研究都强调与临床实践进行协作（如大型、简单临床试验），它们比较了两种或两种以上常用的干预措施，这些干预措施涉及与医务工作者或受试者相关的结局指标，例如成本[137]。

基线资料的特征在亚组分析中可能十分有用，在第十八章中将全面讨论亚组分析的相关问题。总的来说，尽管干预措施对各亚组的效应在性质上可能是相同的，但例外依旧可能存在。此外，重要的定量差异可能存在。当这些差异可能存在时，则需要对基线资料变量进行适当的测量，如年龄、性别、特定疾病既往史或当前正在使用的药物等均可在一项简单试验中进行评估。另一方面，如果在测量基线资料时便需要进行侵入性实验室检查，或需要特定人员经特殊培训才可实施检查，则应用简单或实效性临床试验是不可行的。

研究人员还需要考虑到临床试验的研究结果必须具有说服力。如果其他研究者或临床医生由于受试者信息不全或临床试验质控措施不严而严重质疑该试验的有效性，则该项研究未达到目的。

毫无疑问，许多临床试验的花费过于高昂以及步骤过于繁琐，尤其是多中心临床试验。大型、简单试验或实效性临床试验的问世，是许多有意义的医学问题能够被有效回答的重要一步。但是在其他情况下，临床试验样本量的增大可能也无法抵消数据收集和质量控制上的缺失。所要回答的主要问题总是决定了临床试验的最佳设计方案。

随着人们对遗传因素影响的理解日益加深，"干预措施在所有受试者中或至少在大多数受试者中发挥相似的作用"这种观念可能不再成立。例如，针对HER2阳性乳腺癌的干预措施，不同的患者具有不同的治疗效果[138]。"个体化医学"的理念与大型、简单临床试验的理念是相抵触的，有些研究者根据生物标志物设计了一系列临床试验[139]。然而，对于大多数常见疾病，我们对实施"个体化医学"所需的理解尚有欠缺，大型、简单的临床试验在一定时间内仍然很重要。

十二、等效性试验和非劣效性试验

许多临床试验旨在证明一种新的干预措施好于或优于对照组，但是，并非所有临床试验都以此为目标。有些新的干预措施对比现有的治疗方法没有显著性优势，甚至没有优势，但是，只要没有使病情出现实质性恶化，它们可能仍会引起人们的关注，因为它们的毒性较小、创伤较小、费用较低、需要的治疗剂量更小、可以改善生活质量或对患者有一些其他价值。在这种情况下，实施临床试验的目的是证明在主要结局变量上，在一些预设界值下，新的干预措施不比标准干预措施差。

等效性试验的目标是检测一种新的干预措施是否等同于现存的干预措施，而非劣效性试验则是检测一种新的干预措施是否不劣于或至少与某些现存的干预措施一样好。这些类型临床试验的样本量计算等问题将在第八章中进行讨论。还应指出的是，尽管余下讨论中已假定一种新的干预措施和一种现存的干预措施（对照组），但是没有理由不能实施涉及多个干预措施、更复杂的研究设计。比如CATT试验[140]就是一项非劣效性试验，共有四组（一种标准疗法——每月在玻璃体内注射雷珠单抗，三种未经证实的疗法——按需注射雷珠单抗、每月注射贝伐珠单抗以及按需注射贝伐珠单抗）进行比较[140]。

在等效性试验和非劣效性试验中，几项设计要点值得注意[141-148]。首先，必须预先证实对照或标准治疗是有效的，也就是说，比安慰剂或不治疗效果更好。其次，阳性对照的设定应是有效的，如受试者、伴随疗法和治疗剂量的相似性，应合理地与预定试验计划接近。最后，这些要求还意味着，用于证实该标准有效的临床试验应该是近期的，并应遵循合理的设计、实施、分析和报告。

框5-1展示了这类试验的主要研究假设。第一，所选择的阳性对照必须符合适应证的既定标准，而不劣于其他已知的治疗手段，此外，必须使用被证明有效的剂量和剂型。第二，证明对照治疗措施与安慰剂或不治疗相比有益处的研究必须足够新，从而确保没有遗漏重要的医学进展或没有其他重大变化发生，并且所纳入的受试者与新的临床试验计划相似。第三，证实对照治疗措施有益处的循证医学证据必须可以获取，以便估算对照组的事件发生率。第四，新的临床试验中使用的结局变量必须对干预措施和对照组设定的效应较为敏感。计划中的临床试验必须显示出"试验灵敏度"，即揭示确实存在差异的能力。正如第八章所强调的，研究者必须清晰地说明等效性的定义。

统计学上并不能证明两种治疗措施是完全相同的，因为这需要无穷大的样本量。因此，若按照合理设定的界限确定一项干预措施足够接近于标准治疗，则该干预措施在等效性试验中可被称为与标准治疗"相同"，或者在非劣效性试验中被认为不劣于标准治疗。对于研究者来说，选择无差异或非劣效的界值δ是一个巨大的挑战。理想情况下，与对照组相比，新干预措施的相对风险应尽可能接近于1，然而出于实际原因，相对风险通常设置在1.2~1.4的范围内，这意味着，在最坏的情况下，新干预措施可能比标准治疗差20%~40%，但仍被认为是非劣效或等效的。一些人甚至建议，对比安慰剂组，如果新干预措施能保留至少50%的效应，则可以认为这项新的干预措施不劣于标准对照干预，从而被相关管理机构批准。此外，还有关于50%（或40%和20%）含义的选择问题。例如，可以从对照组和安慰剂组的比较中选择点估计值，也可以从该比较中选择置信区间的下限估计值。同样，必须对度量标准和范围进行选择，例如相对风险、风险比或绝对风险差。当然，对于绝对风险差而言，假如对照组的事件发生率较高似乎更为合理，而实际中对照组的事件发生率比预期的要低得多，那似乎就不太合理了。这种现象发生在一项对比华法林与新型抗凝药物的临床试验中，研究者观察到的对照组事件发生率低于预期发生率。因此，对于一项预定绝对风险差为度量标准的非劣效性研究，非劣效的相对界值比试验设计时的预期要大[149]。

如果新的干预措施显示出疗效比安慰剂或标准疗法好20%或25%，那么通常认为干预措施是成功的。相反，声称"以40%或50%作为界值认为任何干预措施等同于或不劣于标准疗法"似乎是有悖逻辑的。但是，试图证明一种新的干预措施比标准治疗方法最多差了20%，而非40%，对样本量的影响却是相当大的。如第八章所述，如果其他参数维持不变，样本量将不只是增加两倍，而是增加四倍。因此，所有临床试验设计的注意事项都必须仔细考虑。

和优效性试验相比，非劣效性试验的质量、规模和效能以及执行情况（包括受试者对指定疗法的依从性）可能更加重要。样本量小或对临床试验方案的依从性差，会导致统计效能的低下，因此导致的显著性差异的缺失并不意味着等效性的存在。

为说明非劣效性设计的理念，请参照图5-5所示的一系列试验，其中具体描述了各试验干预效应及其95%置信区间的估算值。

框5-1　非劣效性设计的研究假设

❖ 合适的对照组

❖ 时间和受试者的一致性

❖ 对照组既往研究数据的可获得性

❖ 揭示真实差异的试验灵敏度

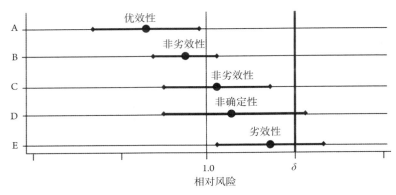

图5-5　非劣效性试验的可能结果

　　垂直粗线（标记为δ）表示可容忍的劣效性界值，这是干预措施与标准对照治疗相互对比得到的差值；而垂直的细线表示差异为零（相对风险为1）。A试验展示一种优于标准对照治疗的新干预措施（即置信区间的上限不包含1）。B试验结果提示干预措施的预计效应是有益的，但置信区间的上限不排除1，然而，它小于设定的劣效性界值，因此符合非劣效性的标准。C试验也属于非劣效性试验，然而，其效应的点估计值提示稍微偏向于标准对照治疗。D试验未能最终显示优效性或劣效性，可能是因为D试验样本量太小或其他因素导致的效能低下。E试验提示新干预措施的劣效性。

　　如前所述，研究人员在设计等效性试验或非劣效性试验时必须考虑几个问题。首先，"对照治疗对比安慰剂的效应不随时间变化"的固定假设通常是不正确的。例如本章"历史对照研究"内容中讨论过的PRAISE-1和PRAISE-2试验，这是试验方案和受试者基本相同、设计类型一致的两项"背靠背"临床试验[57-58]。PRAISE-1试验根据病因，即缺血性和非缺血性心力衰竭进行了分层，与研究人员的预期相反，药物治疗有助于降低死亡率的效应大多出现在非缺血性心力衰竭亚组。为了验证该亚组分析结果，使用完全相同的设计对非缺血性心力衰竭患者进行了PRAISE-2试验，而在这项试验中，未观察到氨氯地平的益处。PRAISE-1和PRAISE-2试验安慰剂组的比较（如图5-1）表明，尽管入组时间很近，且纳入标准及受试者相同，但两组非缺血性心力衰竭患者的风险却大不相同。协变量分析也无法解释这种风险差异。因此，纳入的受试者人群本身就不是恒定的，使得固定性假设受到质疑。

　　此外，当背景治疗的手段改变时，对照组或安慰剂组的效应也可随之发生改变。当有了更多的治疗选择时，单独使用一种药物或干预措施的效应可能就不再像以安慰剂作为背景治疗时那么大。临床实践和转诊的模式也会发生改变。

即便可以从选定对照的既往临床试验中获取数据，阳性对照与安慰剂对比的估算值也可能不精确。与所有临床试验一样，治疗效应至少部分取决于确定并自愿参加临床试验的受试者，试验中观察到的效应不太可能完全等同于其他人群中的效应。另外，获得对照治疗效应的临床试验的质量也可能不太好，当然，这种偶然性也会对观察到的益处造成影响。

在非劣效性或等效性试验的设计中，关于阳性对照组事件发生率的许多假设不太可能成立。在试验结束时，研究人员获得的界值以及估算的"有效性"似乎更为精确，而事实上，这些研究结果是基于具有很大不确定性的统计学模型，因此在阐释研究结果时必须格外谨慎。

如果I是新的干预措施，C是对照或标准治疗，P是安慰剂或不治疗，对于典型的优效性试验，其目标是为了说明这项新的干预措施优于安慰剂或无治疗措施，或新干预措施加上对照治疗优于单独使用标准对照治疗。

$I > P$

$I > C$

$I + C > C$

对于非劣效性试验，指定无差异界值δ，其中$I\text{-}C < \delta$。有效性的计算需要估计新干预措施相对于标准对照治疗的相对风险即RR（I/C），以及标准对照治疗相对于安慰剂或无治疗措施的相对风险，即RR（C/P）。因此，与安慰剂相比，新干预措施的相对风险为：

RR（I/P）=RR（I/C）×RR（C/P）

除了上述基于假设的模型，其他方法也可以考虑。第一个目标是选择最佳对照。最佳对照可以是根据既往试验结果，选择可能最有效的一种方法，也可以是学术界所公认的标准处理方案、指南中推荐的一种治疗，或者是临床实践中最常用的一种治疗方法，如何选择取决于在新开展的临床试验中所提出的问题类型。最佳对照可能有数种，它们都是相似的，例如几种β受体阻滞剂或他汀类药物，其选择还可能受监管机构的影响。非劣效性的界值可应用既往阳性对照的临床试验数据来获取一些估计值，以进行初步的讨论，但不应将它们按精确值直接使用。一旦获得估计值，研究者应在其他人员（包括适当的情况下监管机构的人员）的共同参与下，运用他们的临床经验进行判断，最终确定支持应用新干预措施的非劣效性界值。决策制定取决于很多因素，例如所研究疾病的严重性、标准或对照干预措施的已知风险、新干预措施界值含义的取舍（无论是50%、20%，还是其他相对风险或绝对风险差），以及获得估计样本量的可行性。界值设定后，必须竭力实施最佳的临床试验，保证受试者的高度依从性和完整的临床随访。非劣效性试验结束后，应对临床试验结果进行阐释，同时要牢记，整项研究是围绕新干预措施和阳性对照进行的，需深入探讨研究结果与特定临床实践的相关性（见第十八和二十章）。

十三、适应性设计

研究者对称为适应性的设计具有浓厚的兴趣，但是适应性设计多种多样，并且适应性也具有不同的含义。临床试验已使用适应性设计多年，如第一章所述，早期的研究设计允许对获得的数据进行修正，许多后期的临床试验都是适应性设计，研究协议中允许对干预措施进行一定的修改，以实现某个目标，通常会使用一个中期指标。例如，以脑卒中或心脏病为主要结局变量的抗高血压药物治疗的临床试验，该试验允许甚至鼓励调整药物剂量，允许增加或更换药物，以期达到特定的血压水平。在一项抑郁症临床试验的中期评估中，研究者根据患者的抑郁症调查表判断治疗成功与否，并适当调整抗抑郁药物的使用[150]。部分学者提议将所有受试者或对首种药物无治疗反应的受试者重新随机分配给其他药物[151-152]。

如果总体事件发生率低于预期，变异度高于预期或依从性比预期差，某些临床试验设计会适当调整样本量大小，以保持所需要的效能，在这种情况下，可以根据更新后的信息重新计算样本量（见第八章）。事件驱动的适应性设计根据预设干预效应进行累积，直至达到显著性统计学差异所需的事件数量为止。在事件发生的时间为结局指标的临床试验中，可能需要适当增加随访时间和/或增加样本量，以便获得预期数量的结局事件。在其他适应性设计中，随机比可适当修改，以使干预组和对照组能在一定的风险评分下保持总体平衡（见第六章）。

很多设计可称为基于效应的适应性设计。传统上，如果干预措施效应不如预期，或其他因素使其效能低下，该研究要么继续进行但最后不能给出明确的答案，要么因徒劳无功而提前终止（见第十七章）。一些研究，尤其是结局相对较快出现的那些研究，允许根据受试者的最新效应或所有受试者的累计效应来调整干预组和对照组之间的随机化比率。

出于研究设计无效性的担忧，目前已开发了数种基于趋势的适应性设计方法。在试验开始时，研究者可能对结局变量的发生率缺少足够的信息，且无法对干预效应进行真实的估计。与其继续进行效能不足的临床试验或过早终止一项具有良好设计的研究，研究人员可能希望对样本量进行调整。当试验正在进行并获得更可靠的研究数据时，基于趋势的适应性设计可根据观察到的主要结局指标趋势来调整样本量大小，以保证试验达到所需的效能。基于趋势的适应性设计需要对统计学分析进行适当调整，以合理评估统计学检验的显著性。这类设计有一点为人们所诟病，因为它们在调整过程中会引入偏倚。现在一些新的设计方法可根据观察到的趋势调整样本量大小[153-154]。但是，它们也可提供充足的信息量，使研究者可以在无法得知累计数据的情况下对趋势作出合理的猜测。这些方法将在第十八章中进一步讨论。

整群序贯设计已应用多年，也被认为属于基于效应的适应性设计，因为当获得令人信服的有益或有害证据时，这一设计方法有利于及早终止试验。基于效应的适应性设计和趋势自适应设计将在第十七章和第十八章中详细阐述。

参考文献

[1]　Fisher R A. Statistical Methods for Research Workers[M]. Edinburgh：Oliver and Boyd, 1925.

[2]　Fisher R A. The Design of Experiments[M]. Edinburgh：Oliver and Boyd, 1935.

[3]　Cochran W G，Cox G M. Experimental Designs[M]. 2nd ed. New York：John Wiley and Sons, 1957.

[4]　Cox D R. Planning of Experiments[M]. New York：John Wiley and Sons, 1958.

[5]　BULL J P. The historical development of clinical therapeutic trials[J]. J Chronic Dis, 1959, 10：218-248.

[6]　Eliot M M. The control of rickets：preliminary discussion of the demonstration in New Haven[J]. JAMA, 1925, 85：656-663.

[7]　HILL A B. Observation and experiment[J]. N Engl J Med, 1953, 248(24)：995-1001.

[8]　Macfarlane G. Howard Florey：The Making of a Great Scientist[M]. Oxford：Oxford University Press, 1979.

[9]　Gocke D J. Fulminant hepatitis treated with serum containing antibody to Australia antigen[J]. N Engl J Med, 1971, 284(15)：919.

[10]　Failure of specific immunotherapy in fulminant type B hepatitis[J]. Ann Intern Med, 1977, 86(3)：272-277.

[11]　Snow J B Jr，Kimmelman C P. Assessment of surgical procedures for Ménière's disease[J]. Laryngoscope, 1979, 89(5 Pt 1)：737-747.

[12]　Armitage P，Berry G，Matthews J N S. Statistical Methods in Medical Research[M]. 4th ed. Malden, MA：Blackwell Publishing, 2002.

[13]　Brown B W，Hollander M. Statistics：A Biomedical Introduction[M]. New York：John Wiley and Sons, 1977.

[14]　Feinstein A R. Clinical Biostatistics[M]. St Louis：The C.V. Mosby Company, 1977.

[15]　MacMahon B，Trichopoulos D. Epidemiology：Principles and Methods[M]. 2nd ed. Boston：Lippincott Williams & Wilkins, 1996.

[16]　Lilienfeld D E，Stolley P D. Foundations of Epidemiology[M]. 3rd ed. New York：Oxford University Press, 1994.

[17]　Srivastava J N. A Survey of Statistical Design and Linear Models[M]. Amsterdam：North-Hollard, 1975.

[18]　Peto R，Pike M C，Armitage P，et al. Design and analysis of randomized clinical trials requiring prolonged observation of each patient. I. Introduction and design[J]. Br J Cancer, 1976, 34(6)：585-612.

[19] Brown B W Jr. Statistical controversies in the design of clinical trials—some personal views[J]. Control Clin Trials, 1980, 1: 13-27.

[20] Pocock S J. Allocation of patients to treatment in clinical trials[J]. Biometrics, 1979, 35(1): 183-197.

[21] Brown B W Jr. The crossover experiment for clinical trials[J]. Biometrics, 1980, 36(1): 69-79.

[22] Hennekens C H, Buring J C. Epidemiology in Medicine[M]. Boston: Little, Brown, 1987.

[23] Byar D P. Some statistical considerations for design of cancer prevention trials[J]. Prev Med, 1989, 18(5): 688-699.

[24] Geller N L. Advances in Clinical Trial Biostatistics[M]. New York: Marcel Dekker, 2003.

[25] Piantadosi S. Clinical Trials: A Methodologic Perspective[M]. 2nd ed. New York: John Wiley and Sons, 2005.

[26] Machin D, Day S, Green S. Textbook of Clinical Trials[M]. 2nd ed. West Sussex: John Wiley and Sons, 2006.

[27] Green S, Benedetti J, Crowley J. Clinical Trials in Oncology[M]. 3rd ed. Boca Raton: CRC Press, 2012.

[28] Hulley S B, Cummings S R, Browner W S, et al. Designing Clinical Research[M]. 4th ed. New York: Wolters Kluwer/Lippincott Williams & Wilkins, 2013.

[29] Meinert C L. Clinical Trials: Design, Conduct, and Analysis[M]. 2nd ed. New York: Oxford University Press, 2012.

[30] Cook T D, DeMets D L. Introduction to Statistical Methods for Clinical Trials[M]. Boca Raton: Chapman & Hall/CRC, Taylor & Francis Group, LLC, 2008.

[31] Chow S-C, Shao J. Statistics in Drug Research: Methodologies and Recent Developments[M]. New York: Marcel Dekker, 2002.

[32] Green S B, Byar D P. Using observational data from registries to compare treatments: the fallacy of omnimetrics[J]. Stat Med, 1984, 3(4): 361-373.

[33] Gehan E A, Freireich E J. Non-randomized controls in cancer clinical trials[J]. N Engl J Med, 1974, 290(4): 198-203.

[34] Weinstein M C. Allocation of subjects in medical experiments[J]. N Engl J Med, 1974, 291(24): 1278-1285.

[35] Byar D P, Simon R M, Friedewald W T, et al. Randomized clinical trials. Perspectives on some recent ideas[J]. N Engl J Med, 1976, 295(2): 74-80.

[36] Sapirstein W, Alpert S, Callahan T J. The role of clinical trials in the Food and Drug Administration approval process for cardiovascular devices[J]. Circulation, 1994, 89(4): 1900-1902.

[37] Hlatky M A. Evidence-based use of cardiac procedures and devices[J]. N Engl J Med, 2004, 350(21): 2126-2128.

[38] AMPLATZER® Septal Occluder[EB/OL]. http://www.fda.gov/MedicalDevices/ProductsandMedical Procedures/DeviceApprovalsandClearances/Recently-ApprovedDevices/ucm083978.htm

[39] St. Jude Amplatzer Atrial Septal Occluder (ASO): Safety communication— reports of tissue erosion[EB/OL]. http://www.fda.gov/safety/medwatch/safetyinformation/safetyalertsforhumanmedical products/ucm371202.htm

[40] Chalmers T C, Matta R J, Smith H Jr, et al. Evidence favoring the use of anticoagulants in the hospital phase of acute myocardial infarction[J]. N Engl J Med, 1977, 297(20): 1091-1096.

[41] Peto R. Clinical trial methodology[J]. Biomedicine, 1978, 28 Spec No: 24-36.

[42] Goldman L, Feinstein A R. Anticoagulants and myocardial infarction. The problems of pooling, drowning, and floating[J]. Ann Intern Med, 1979, 90(1): 92-94.

[43] Grace N D, Muench H, Chalmers T C. The present status of shunts for portal hypertension in cirrhosis[J]. Gastroenterology, 1966, 50(5): 684-691.

[44] Sacks H, Chalmers T C, Smith H Jr. Randomized versus historical controls for clinical trials[J]. Am J Med, 1982, 72(2): 233-240.

[45] Sacks H S, Chalmers T C, Smith H Jr. Sensitivity and specificity of clinical trials. Randomized v historical controls[J]. Arch Intern Med, 1983, 143(4): 753-755.

[46] Chalmers T C, Celano P, Sacks H S, et al. Bias in treatment assignment in controlled clinical trials[J]. N Engl J Med, 1983, 309(22): 1358-1361.

[47] Ingelfinger F J. The randomized clinical trial[J]. N Engl J Med, 1972, 287(2): 100-101.

[48] Zelen M. A new design for randomized clinical trials[J]. N Engl J Med, 1979, 300(22): 1242-1245.

[49] Anbar D. The relative efficiency of Zelen's prerandomization design for clinical trials[J]. Biometrics, 1983, 39(3): 711-718.

[50] Ellenberg S S. Randomization designs in comparative clinical trials[J]. N Engl J Med, 1984, 310(21): 1404-1408.

[51] Zelen M. Randomized consent designs for clinical trials: an update[J]. Stat Med, 1990, 9(6): 645-656.

[52] Gehan E A. The evaluation of therapies: historical control studies[J]. Stat Med, 1984, 3(4): 315-324.

[53] Lasagna L. Sounding Boards. Historical controls: the practitioner's clinical trials[J]. N Engl J Med, 1982, 307(21): 1339-1340.

[54] Moertel C G. Improving the efficiency of clinical trials: a medical perspective[J]. Stat Med, 1984, 3(4): 455-468.

[55] Pocock S J. Letter to the editor[J]. Br Med J, 1977, 1: 1661.

[56] Treatment and survival of patients with cancer of the prostate. The Veterans Administration Co-operative Urological Research Group[J]. Surg Gynecol Obstet, 1967, 124(5): 1011-1017.

[57] Packer M, O'Connor C M, Ghali J K, et al. Effect of amlodipine on morbidity and mortality in severe chronic heart failure. Prospective Randomized Amlodipine Survival Evaluation Study Group[J]. N Engl J Med, 1996, 335(15): 1107-1114.

[58] Packer M, Carson P, Elkayam U, et al. Effect of amlodipine on the survival of patients with severe chronic heart failure due to a nonischemic cardiomyopathy: results of the PRAISE-2 study (prospective randomized amlodipine survival evaluation 2)[J]. JACC Heart Fail, 2013, 1(4): 308-314.

[59] Havlik R J, Feinleib M. Proceedings of the Conference on the Decline in Coronary Heart Disease Mortality[M]. Washington, D.C.: NIH Publication No. 79-1610, 1979.

[60] Health, United States, 2011, With Special Feature on Socioeconomic Status and Health. U.S. Department of Health and Human Services, Centers for Disease Control and Prevention,

National Center for Health Statistics[EB/OL]. http://www.cdc.gov/nchs/data/hus/hus11. pdf, page 32, figure 3.

[61] Health, United States, 2008, With Special Feature on the Health of Young Adults. U.S. Department of Health and Human Services, Centers for Disease Control and Prevention, National Center for Health Statistics[EB/OL]. http://www.cdc.gov/nchs/data/hus/hus08. pdf, page 37, figure 9.

[62] Clofibrate and niacin in coronary heart disease[J]. JAMA, 1975, 231(4): 360-381.

[63] 1993 revised classification system for HIV infection and expanded surveillance case definition for AIDS among adolescents and adults[J]. MMWR Recomm Rep, 1992, 41(RR-17): 1-19.

[64] Centers for Disease Control and Prevention (CDC). Update: trends in AIDS diagnosis and reporting under the expanded surveillance definition for adolescents and adults--United States, 1993[J]. MMWR Morb Mortal Wkly Rep, 1994, 43(45): 826-831.

[65] Rosenberg H M, Klebba A J. Trends in cardiovascular mortality with a focus on ischemic heart disease: United States, 1950-1976[M]//Havlik R, Feinleib M (eds). Proceedings of the Conference on the Decline in Coronary Heart Disease Mortality. Washington, D.C.: NIH Publication, 1979: 79-1610.

[66] National Heart, Lung and Blood Institute. Morbidity and Mortality Chartbook on Cardiovascular, Lung and Blood Diseases[M]. Rockville: National Institutes of Health, 1994.

[67] Centers for Disease Control and Prevention. International Classification of Diseases, (ICD-10-CM/PCS) Transition[EB/OL]. [2015-11-6]. http://www.cdc.gov/nchs/icd/icd10cm_pcs_impact.htm.

[68] Bailar J C Ⅲ, Louis T A, Lavori P W, et al. Studies without internal controls[J]. N Engl J Med, 1984, 311(3): 156-162.

[69] DUSTAN H P, SCHNECKLOTH R E, CORCORAN A C, et al. The effectiveness of long-term treatment of malignant hypertension[J]. Circulation, 1958, 18(4 Part 1): 644-651.

[70] BJORK S, SANNERSTEDT R, ANGERVALL G, et al. Treatment and prognosis in malignant hypertension: clinical follow-up study of 93 patients on modern medical treatment[J]. Acta Med Scand, 1960, 166: 175-187.

[71] Bjork S, Sannerstedt R, Falkheden T, et al. The effect of active drug treatment in severe hypertensive disease: an analysis of survival rates in 381 cases on combined treatment with various hypotensive agents[J]. Acta Med Scand, 1961, 169: 673-689.

[72] Starmer C F, Lee K L, Harrell F E, et al. On the complexity of investigating chronic illness[J]. Biometrics, 1980, 36(2): 333-335.

[73] Hlatky M A, Lee K L, Harrell F E Jr, et al. Tying clinical research to patient care by use of an observational database[J]. Stat Med, 1984, 3(4): 375-387.

[74] Hlatky M A, Califf R M, Harrell F E Jr, et al. Clinical judgment and therapeutic decision making[J]. J Am Coll Cardiol, 1990, 15(1): 1-14.

[75] Moon T E, Jones S E, Bonadonna G, et al. Using a database of protocol studies to evaluate therapy: a breast cancer example[J]. Stat Med, 1984, 3(4): 333-339.

[76] Anderson C. Measuring what works in health care[J]. Science, 1994, 263(5150): 1080, 1082.

[77] Klungel O H, Heckbert S R, Longstreth W T Jr, et al. Antihypertensive drug therapies and the risk of ischemic stroke[J]. Arch Intern Med, 2001, 161(1): 37-43.

[78] Graham D J, Campen D, Hui R, et al. Risk of acute myocardial infarction and sudden cardiac death in patients treated with cyclo-oxygenase 2 selective and non-selective non-steroidal anti-inflammatory drugs: nested case-control study[J]. Lancet, 2005, 365(9458): 475-481.

[79] Byar D P. Why data bases should not replace randomized clinical trials[J]. Biometrics, 1980, 36(2): 337-342.

[80] Dambrosia J M, Ellenberg J H. Statistical considerations for a medical data base[J]. Biometrics, 1980, 36(2): 323-332.

[81] Sheldon T A. Please bypass the PORT[J]. BMJ, 1994, 309(6948): 142-143.

[82] Mantel N. Cautions on the use of medical databases[J]. Stat Med, 1983, 2(3): 355-362.

[83] Lauer M S, D'Agostino R B Sr. The randomized registry trial—the next disruptive technology in clinical research?[J]. N Engl J Med, 2013, 369(17): 1579-1581.

[84] Fröbert O, Lagerqvist B, Olivecrona G K, et al. Thrombus aspiration during ST-segment elevation myocardial infarction[J]. N Engl J Med, 2013, 369(17): 1587-1597.

[85] Carriere K C. Crossover designs for clinical trials[J]. Stat Med, 1994, 13(10): 1063-1069.

[86] Koch G G, Amara I A, Brown B W Jr, et al. A two-period crossover design for the comparison of two active treatments and placebo[J]. Stat Med, 1989, 8(4): 487-504.

[87] Fleiss J L. A critique of recent research on the two-treatment crossover design[J]. Control Clin Trials, 1989, 10(3): 237-243.

[88] Woods J R, Williams J G, Tavel M. The two-period crossover design in medical research[J]. Ann Intern Med, 1989, 110(7): 560-566.

[89] Louis T A, Lavori P W, Bailar J C III, et al. Crossover and self-controlled designs in clinical research[J]. N Engl J Med, 1984, 310(1): 24-31.

[90] James K E, Forrest W H Jr, Rose R L. Crossover and noncrossover designs in four-point parallel line analgesic assays[J]. Clin Pharmacol Ther, 1985, 37(3): 242-252.

[91] Mills E J, Chan A W, Wu P, et al. Design, analysis, and presentation of crossover trials[J]. Trials, 2009, 10: 27.

[92] International Conference on Harmonisation: E9 Statistical principles for clinical trials[EB/OL]. http://www.fda.gov/downloads/RegulatoryInformation/Guidances/UCM129505.pdf.

[93] GRIZZLE J E. THE TWO-PERIOD CHANGE-OVER DESIGN AN ITS USE IN CLINICAL TRIALS[J]. Biometrics, 1965, 21: 467-480.

[94] Fleiss J L, Wallenstein S, Rosenfeld R. Adjusting for baseline measurements in the two-period crossover study: a cautionary note[J]. Control Clin Trials, 1985, 6(3): 192-197.

[95] Hills M, Armitage P. The two-period cross-over clinical trial[J]. Br J Clin Pharmacol, 1979, 8(1): 7-20.

[96] Five-year findings of the hypertension detection and follow-up program. I. Reduction in mortality of persons with high blood pressure, including mild hypertension. Hypertension Detection and Follow-up Program Cooperative Group[J]. JAMA, 1979, 242(23): 2562-2571.

[97] Stamler R, Stamler J, Grimm R, et al. Nutritional therapy for high blood pressure. Final report of a four-year randomized controlled trial--the Hypertension Control Program[J]. JAMA, 1987, 257(11): 1484-1491.

[98] Magnussen H, Disse B, Rodriguez-Roisin R, et al. Withdrawal of inhaled glucocorticoids and exacerbations of COPD[J]. N Engl J Med, 2014, 371(14): 1285-1294.

[99] A double-blind trial to assess long-term oral anticoagulant therapy in elderly patients after myocardial infarction. Report of the Sixty Plus Reinfarction Study Research Group[J]. Lancet, 1980,2(8202): 989-994.

[100] Kasiske B L, Chakkera H A, Louis T A, et al. A meta-analysis of immunosuppression withdrawal trials in renal transplantation[J]. J Am Soc Nephrol,2000,11(10): 1910-1917.

[101] Black D M, Schwartz A V, Ensrud K E, et al. Effects of continuing or stopping alendronate after 5 years of treatment: the Fracture Intervention Trial Long-term Extension (FLEX): a randomized trial[J]. JAMA,2006,296(24): 2927-2938.

[102] Montgomery A A, Peters T J, Little P. Design, analysis and presentation of factorial randomised controlled trials[J]. BMC Med Res Methodol,2003,3: 26.

[103] Canadian Cooperative Study Group. A randomized trial of aspirin and sulfinpyrazone in threatened stroke[J]. N Engl J Med,1978,299(2): 53-59.

[104] ISIS-3 (Third International Study of Infarct Survival) Collaborative Group. ISIS-3: a randomised comparison of streptokinase vs tissue plasminogen activator vs anistreplase and of aspirin plus heparin vs aspirin alone among 41,299 cases of suspected acute myocardial infarction[J]. Lancet,1992,339(8796): 753-770.

[105] Stampfer M J, Buring J E, Willett W, et al. The 2×2 factorial design: its application to a randomized trial of aspirin and carotene in U.S. physicians[J]. Stat Med,1985,4(2): 111-116.

[106] Design of the Women's Health Initiative clinical trial and observational study. The Women's Health Initiative Study Group[J]. Control Clin Trials,1998,19(1): 61-109.

[107] McAlister F A, Straus S E, Sackett D L, et al. Analysis and reporting of factorial trials: a systematic review[J]. JAMA,2003,289(19): 2545-2553.

[108] Byar D P, Herzberg A M, Tan W Y. Incomplete factorial designs for randomized clinical trials[J]. Stat Med,1993,12(17): 1629-1641.

[109] Action to Control Cardiovascular Risk in Diabetes Study Group, Gerstein H C, Miller M E, et al. Effects of intensive glucose lowering in type 2 diabetes[J]. N Engl J Med,2008,358(24): 2545-2559.

[110] Fletcher D J, Lewis S M, Matthews J N. Factorial designs for crossover clinical trials[J]. Stat Med,1990,9(10): 1121-1129.

[111] Rossouw J E, Anderson G L, Prentice R L, et al. Risks and benefits of estrogen plus progestin in healthy postmenopausal women: principal results From the Women's Health Initiative randomized controlled trial[J]. JAMA,2002,288(3): 321-333.

[112] Anderson G L, Limacher M, Assaf A R, et al. Effects of conjugated equine estrogen in postmenopausal women with hysterectomy: the Women's Health Initiative randomized controlled trial[J]. JAMA,2004,291(14): 1701-1712.

[113] Brittain E, Wittes J. Factorial designs in clinical trials: the effects of non-compliance and subadditivity[J]. Stat Med,1989,8(2): 161-171.

[114] Hayes R J, Moulton L H. Cluster Randomized Trials: A Practical Approach[M]. Boca Raton: Chapman & Hall/ CRC,2009.

[115] Donner A, Birkett N, Buck C. Randomization by cluster. Sample size requirements and analysis[J]. Am J Epidemiol,1981,114(6): 906-914.

[116] Armitage P. The role of randomization in clinical trials[J]. Stat Med,1982,1(4): 345-352.

[117] Simon R. Composite randomization designs for clinical trials[J]. Biometrics, 1981, 37(4): 723-731.

[118] Cornfield J. Randomization by group: a formal analysis[J]. Am J Epidemiol, 1978, 108(2): 100-102.

[119] Zucker D M, Lakatos E, Webber L S, et al. Statistical design of the Child and Adolescent Trial for Cardiovascular Health (CATCH): implications of cluster randomization[J]. Control Clin Trials, 1995, 16(2): 96-118.

[120] Vijayaraghavan K, Radhaiah G, Prakasam B S, et al. Effect of massive dose vitamin A on morbidity and mortality in Indian children[J]. Lancet, 1990, 336(8727): 1342-1345.

[121] Luepker R V, Raczynski J M, Osganian S, et al. Effect of a community intervention on patient delay and emergency medical service use in acute coronary heart disease: The Rapid Early Action for Coronary Treatment (REACT) Trial[J]. JAMA, 2000, 284(1): 60-67.

[122] Farquhar J W, Fortmann S P, Flora J A, et al. Effects of communitywide education on cardiovascular disease risk factors. The Stanford Five-City Project[J]. JAMA, 1990, 264(3): 359-365.

[123] Gail M H, Byar D P, Pechacek T F, et al. Aspects of statistical design for the Community Intervention Trial for Smoking Cessation (COMMIT)[J]. Control Clin Trials, 1992, 13(1): 6-21.

[124] Sismanidis C, Moulton L H, Ayles H, et al. Restricted randomization of ZAMSTAR: a 2 × 2 factorial cluster randomized trial[J]. Clin Trials, 2008, 5(4): 316-327.

[125] Hussey M A, Hughes J P. Design and analysis of stepped wedge cluster randomized trials[J]. Contemp Clin Trials, 2007, 28(2): 182-191.

[126] Woertman W, de Hoop E, Moerbeek M, et al. Stepped wedge designs could reduce the required sample size in cluster randomized trials[J]. J Clin Epidemiol, 2013, 66(7): 752-758.

[127] Pocock S J. The combination of randomized and historical controls in clinical trials[J]. J Chronic Dis, 1976, 29(3): 175-188.

[128] Machin D. On the possibility of incorporating patients from non-randomising centres into a randomised clinical trial[J]. J Chronic Dis, 1979, 32(5): 347-353.

[129] Effectiveness of intravenous thrombolytic treatment in acute myocardial infarction. Gruppo Italiano per lo Studio della Streptochinasi nell'Infarto Miocardico (GISSI)[J]. Lancet, 1986, 1(8478): 397-402.

[130] GUSTO investigators. An international randomized trial comparing four thrombolytic strategies for acute myocardial infarction[J]. N Engl J Med, 1993, 329(10): 673-682.

[131] Rationale, design, implementation, and baseline characteristics of patients in the DIG trial: a large, simple, long-term trial to evaluate the effect of digitalis on mortality in heart failure[J]. Control Clin Trials, 1996, 17(1): 77-97.

[132] MICHELANGELO OASIS 5 Steering Committee, Mehta S R, Yusuf S, et al. Design and rationale of the MICHELANGELO Organization to Assess Strategies in Acute Ischemic Syndromes (OASIS)-5 trial program evaluating fondaparinux, a synthetic factor Xa inhibitor, in patients with non-ST-segment elevation acute coronary syndromes[J]. Am Heart J, 2005, 150(6): 1107.

[133] Tunis S R, Stryer D B, Clancy C M. Practical clinical trials: increasing the value of clinical

research for decision making in clinical and health policy[J]. JAMA, 2003, 290(12): 1624-1632.

[134] March J S, Silva S G, Compton S, et al. The case for practical clinical trials in psychiatry[J]. Am J Psychiatry, 2005, 162(5): 836-846.

[135] Thorpe K E, Zwarenstein M, Oxman A D, et al. A pragmatic-explanatory continuum indicator summary (PRECIS): a tool to help trial designers[J]. J Clin Epidemiol, 2009, 62(5): 464-475.

[136] Johnson K E, Tachibana C, Coronado G D, et al. A guide to research partnerships for pragmatic clinical trials[J]. BMJ, 2014, 349: g6826.

[137] Mailankody S, Prasad V. Comparative effectiveness questions in oncology[J]. N Engl J Med, 2014, 370(16): 1478-1481.

[138] Ross J S, Slodkowska E A, Symmans W F, et al. The HER-2 receptor and breast cancer: ten years of targeted anti-HER-2 therapy and personalized medicine[J]. Oncologist, 2009, 14(4): 320-368.

[139] Lai T L, Lavori P W, Shih M C, et al. Clinical trial designs for testing biomarker-based personalized therapies[J]. Clin Trials, 2012, 9(2): 141-154.

[140] CATT Research Group, Martin D F, Maguire M G, et al. Ranibizumab and bevacizumab for neovascular age-related macular degeneration[J]. N Engl J Med, 2011, 364(20): 1897-1908.

[141] Blackwelder W C. "Proving the null hypothesis" in clinical trials[J]. Control Clin Trials, 1982, 3(4): 345-353.

[142] James Hung H M, Wang S J, Tsong Y, et al. Some fundamental issues with non-inferiority testing in active controlled trials[J]. Stat Med, 2003, 22(2): 213-225.

[143] Fleming T R. Current issues in non-inferiority trials[J]. Stat Med, 2008, 27(3): 317-332.

[144] D'Agostino R B Sr, Massaro J M, Sullivan L M. Non-inferiority trials: design concepts and issues-the encounters of academic consultants in statistics[J]. Stat Med, 2003, 22(2): 169-186.

[145] Kaul S, Diamond G A. Making sense of noninferiority: a clinical and statistical perspective on its application to cardiovascular clinical trials[J]. Prog Cardiovasc Dis, 2007, 49(4): 284-299.

[146] Mulla S M, Scott I A, Jackevicius C A, et al. How to use a noninferiority trial: users' guides to the medical literature[J]. JAMA, 2012, 308(24): 2605-2611.

[147] Schumi J, Wittes J T. Through the looking glass: understanding non-inferiority[J]. Trials, 2011, 12: 106.

[148] DeMets D L, Friedman L. Some thoughts on challenges for noninferiority study designs[J]. Therapeutic Innovation & Regulatory Science, 2012, 46: 420-427.

[149] Albers G W, Diener H C, Frison L, et al. Ximelagatran vs warfarin for stroke prevention in patients with nonvalvular atrial fibrillation: a randomized trial[J]. JAMA, 2005, 293(6): 690-698.

[150] Trivedi M H, Rush A J, Wisniewski S R, et al. Evaluation of outcomes with citalopram for depression using measurement-based care in STAR*D: implications for clinical practice[J]. Am J Psychiatry, 2006, 163(1): 28-40.

[151] Murphy S A, Oslin D W, Rush A J, et al. Methodological challenges in constructing effective treatment sequences for chronic psychiatric disorders[J]. Neuropsychopharmacology, 2007, 32(2): 257-262.

[152] Lavori P W, Dawson R. Improving the efficiency of estimation in randomized trials of adaptive treatment strategies[J]. Clin Trials, 2007, 4(4): 297-308.

[153] Levin G P, Emerson S C, Emerson S S. Adaptive clinical trial designs with pre-specified rules

for modifying the sample size: understanding efficient types of adaptation[J]. Stat Med, 2013,32(8): 1259-1275.

[154] Mehta C R. Adaptive clinical trial designs with pre-specified rules for modifying the sample size: a different perspective[J]. Stat Med,2013,32(8): 1276-1279.

翻译：李冠华，中山大学孙逸仙纪念医院
审校：陈凌霄，山东大学齐鲁医院

第六章　随机化过程

随机对照临床试验是所有临床试验的基准。最简单的随机化过程是使得每一位入组临床试验的受试者有相同的概率被分配到干预组或者对照组。掷硬币法就属于这类方法，正面指示受试者进入干预组，背面则进入对照组。即使在相对复杂的随机策略中，概率也是入组对象分配的基础。当然，在试验对象决定参加此项试验之前，他们和研究者都不应该知道他们将被分配到哪个组中。否则，随机的价值就丧失了。随机化在临床试验中的重要性在本书第五章和既往的文献中[1-12]已经讨论过了。尽管并非所有人都认为随机化是必不可少的[10-11]，但大多数人认为这是实现研究组间可比性的最佳方法，也是统计推断的最佳基础[1,3]。

一、基本原理

随机化过程是基于已知的和未知的危险因素，试图产生具有可比性的组别，在对试验对象分组过程中消除研究者导致的偏倚，使检验能有效地控制假阳性错误出现的概率。

对研究对象进行随机分配的方法有很多[6,9,12-14]。本章将展示其中最常见的几种，并探讨他们的优势和不足。除非另有说明，否则就假定随机策略是将研究对象分为干预组和对照组两组。尽管如此，本章中介绍的许多方法同样适用于超过两组的分组方法。

有两种形式的试验偏倚需要特别关注。第一种是选择偏倚，发生在分配过程可以预知的情况下[5,15-18]。在这种情况下，决定纳入某个研究对象的时候可能会受到预先期望分配到治疗组的影响。只要对某一特定类型的研究对象应该接受的治疗存在偏倚，那么选择偏倚就可能会出现。在随机化过程中，避免选择偏倚的方法全都是使受试者的分组不可预知。第二种是偶然偏倚，如果随机化过程中组间在危险因素或预后协变量上没有达到平衡，就会出现。本章介绍的一些分组方法，特别是在样本规模较小的研究中，更容易出现偶然偏倚。然而，对于大规模的研究，偶然偏倚可以忽略不计[5]。

不管运用哪种随机化方法，研究报告都应该对所用的方法进行简明扼要的介绍。在20世纪80年代，在Altman和Doré[15]对4种医学期刊所做的一项调查研究中发现，30%已经发表的随机试验都没有清晰地报告随机方法。这些所谓的"随机"试验中至少有10%实际上根本没有使用随机分配。而其中60%没有介绍所用的随机方法。另一项20世纪90年代的回顾性分析[18]指出，只有20%~30%的研究提供了至少可接受的描述，这取决于研究的规模和研究是单中心还是多中心。在《临床试验报告的统一标准》（*Consolidated Standards of Reporting Trials*，*CONSORT*）[19]提出以后，一项对发表在5个主要医学期刊上的253项试验的回顾性分析研究发现，对随机方法的描述和以前相比没有明显的改善[20]。对随机方法的介绍无须冗长，只需要清晰地说明采用的是哪种方法，另外说明具体是如何进行的。

二、固定分配随机化

固定分配程序是以一个预先设定好的概率分配试验对象到干预组和对照组，通常是以均等的概率，而且在研究进行过程中概率保持不变。有许多不同的方法可实现固定分配[14,21-25]，我们将回顾其中的3种方法——简单随机、区组随机和分层随机。

我们认为，如果没有特殊原因，干预组和对照组的分配应该平均。Peto等[7]提出了一种干预组和对照组之间非平均的分配比率，例如2∶1。这样分配虽然可能使研究的敏感性稍稍降低，但可获得更多的干预组的作用信息，例如毒性和不良反应。有的情况下，有关对照组的信息需求很少，因而对照组只需要较少的受试者。如果干预措施被证明是有效的，与平均分组的方法相比，会有更多的研究受试者从中获益。然而，试验组中新的干预措施也可能是有害的，这种情况下也可能会有更多的受试者暴露在危害之中。虽然分配比率为1/2～2/3时，其敏感性和效力的减弱可能小于5%[8,21]，但是平均分组仍然是最有力的设计方式而被广为推荐。我们也相信平均分组方法在分配试验对象过程中更符合试验设计的公正性原则（见第二章）。非平均的分组可能会提示试验受试者和研究者：其中一组的干预措施优于另一组。在少数情况下，其中一组的治疗成本可能比另外一组高许多，以2∶1或3∶1这样非平均的分组方式可能有助于在不严重降低效力的情况下控制经费。因此，需要考虑其中的平衡。总之，在接下来的讨论中，除非另有说明，都假定是以平均的方式进行随机分组。

（一）简单随机

随机最基本的形式被称为简单随机或者完全随机，对此有几个最好的例子[9,12]。一个简单的方法是通过掷硬币来决定每一个合格受试者的分组。例如，如果硬币正面朝上，受试者被分配到A组；如果反面朝上，就分到B组。按照这个步骤，大约一半的受试者将在A组，一半在B组。实际上，在小样本的研究中，通常使用一个随机数字表来完成简单的随机化，而非掷硬币法，在这个随机数字表上，数字0到9以相等的概率按行和列排列。通过随机方法选择某一行（列）并观察该行（列）数字的顺序。例如，可以将下一位对应数字为偶数的受试者分到A组，将下一位数字对应为奇数的受试者分到B组。这个过程中产生了一系列随机排序的分配，每个受试者都有均等的机会被分配到A或B。

对于大样本量的研究，一个更简便的随机分配方法是用计算机系统生成的随机算法。简单随机程序可能会以P的概率将受试者分到A组，而以$1-P$的概率将受试者分到B组。计算机进行简单随机化的过程是使用统一的随机数算法产生0.0到1.0之间的随机数。使用统一的随机数生成器，可以为每个受试者产生相应的随机数。如果随机数在$0 \sim P$之间，受试者就被分配到A组；否则被分到B组。如果是均等分配，概率临界点P是1/2（即$P=0.50$）。如果不希望A和B均等分配（$P \neq 1/2$），可以在算法中设定P为所需的比例，这样平均而言，受试者分到A组的概率就会是所需比例的P。

这一随机程序可以很容易地适用于两组以上的人。例如，假设需要将试验对象随机分为三组，A组、B组和C组，使每一个受试者有1/4的概率被分到A组，1/4的概率被分到B组，1/2的概率被分到C组。可将0到1分成3个长度区间，分别为1/4、1/4和1/2，再生成随机数，受试者落入每个子区间的概率就会分别是1/4、1/4和1/2。具体地说，这些区间应该是$A<0.25$、$0.25 \leqslant B<0.50$以及$C \geqslant 0.50$。这样随机数小于0.25的受试者被分配到A组，随机数在0.25到0.50之间的受试者被分配到B组，其他被分配到C组。如果是要平均分配，区间间隔可以进行三等分，并相应地进行分配。

这种简单随机化方法的优点是易于实现，最主要的缺点是，尽管从长远来看，每组受试者的数量将与预期的比例一致，但在随机入组的过程中，包括完成入组以后，都可能出现严重的不平衡[23]。尤其是当样本量较小的时候。例如，如果20例受试者以相同的概率随机被分配到两个治疗组，最终出现12∶8（即60% A，40% B）或更不平衡的概率约为50%；而如果有100例受试者，出现相同比例（60%A，40%B）或更不平衡的概率只有5%。虽然这种不平衡不会导致统计检验无效，但会降低检验两组之间真正差异的能力。此外，特别是对不熟悉统计理论的人来说，这种看起来似乎有些不妥的不平衡可能会降低试验的可信度。也主要因为这个原因，即使是大样本的研究，简单随机也并不常用。此外，在累积数据进行中期分析时，对于样本量较小的试验来说，由于每组受试者的数量严重失衡，数据可能难以解释。

一些研究者错误地认为将受试者交替地分到干预组和对照组（如，ABABAB）也是一种随机的形式。然而，或许除了第一个入组的受试者，这种形式的分配没有任何随机的成分在内。对此方法的主要质疑是在单盲或非盲研究中，研究者知道下一个受试者的分组，这可能会导致在选择受试者时产生偏倚。即使是在双盲研究中，也会发生只要有一个受试者揭盲了，整个分配的顺序都将会变成已知的情况。因此，应避免这种类型的分配方式。

（二）区组随机

区组随机，有时被称为排列区组随机，1951年由Hill提出[4]。它避免了可能发生在简单随机的过程中的各组受试者数量分配严重不平衡的情况。更重要的是，区组随机保证了在随机化过程中各组受试者数量相等，不存在太大的组间失衡[9,12,26]。这样可以防止在入组期间的时间趋势，对于入组时间较长的大规模试验来说，这常常是一个需要关注的问题。

如果受试者以均等的概率被随机分配到A组或B组，那么对于每个大小相同的区组（例如4、6或8），一半受试者将被分配到A组，另一半被分配到B组。干预措施在每个区组内部的分配顺序是随机的，这个过程不断被重复，直到所有的受试者都被随机分组完毕。例如，研究者可能想要确保每4例受试者被随机分组之后，各组的受试者人数是相等的。可以选用一个大小为4的区组，每连续4例受试者进入一个区组，随机分配2例到A组，另外2例到B组。写下所有可能的排列组合，然后随机选择这些组合。在区组大小为4的情况下，一共有6种不同的分组组合：AABB、ABAB、BAAB、BABA、BBAA和ABBA。随机选择其中一种分配方式，并相应地分配4例受试者。这个步骤可以根据需要多次重复。

也可以使用另一种区组随机的方法。这种方法在大小为b的区组内部随机分配受试者的次序，每一个待分配的受试者（一半将被分入A组，另一半将被分入B组）对应产生一个0到1之间的随机数字。表6-1解释了区组大小为4的随机化情况（2个入A组，2个入B组）。

表6-1　区组大小为4的随机化情况

分组	随机数	排名
A	0.069	1
A	0.734	3
B	0.867	4
B	0.312	2

　　然后根据随机数字的大小进行分配排序。这就引出了ABAB的分配顺序。对另一区组的4例受试者重复这个过程，直到所有受试者都被随机化入组。

　　区组随机的的优势是能够在随机分组的过程中保证各个组的受试者数量的平衡。如果b是区组的大小，那么组间的入组数的差异不会大于b/2。这一点之所以重要，至少有两种原因。首先，如果研究招募的受试者类型在入组过程中发生了变化，区组随机能够保证更多的具有可比性的受试者。例如，研究者可以依次让不同来源的潜在受试者入组。这些不同来源的受试者可能在疾病的严重程度或其他关键方面有所不同。一个主要由病情较重的受试者组成的群体可能在试验早期入组，而另外一个主要由健康受试者组成的群体则可能在试验后期入组[3]。如果随机分组没有被区组化，在试验早期就可能有更多的重病受试者被随机分配到一组。因为后来的受试者病情没有那么严重，就无法纠正早期的不平衡。其次，如果试验在入组完成之前就终止了，此时随机分配到每组的受试者人数也能够保持平衡。

　　对于区组随机来说，一个潜在的，但是也可以解决的问题是，如果区组大小对研究者来说是已知的，且试验设计非双盲的情况下，每一个区组块入组的最后一个受试者的分组信息可以被研究者猜到。例如，如果区组大小是4，而前3个分配是ABB，那么下一个分配的受试者组别就一定是A。这当然可能会造成对每4个受试者中的最后一个产生选择偏倚。显而易见的，没有理由让人知道区组的大小。然而，在非双盲的研究中，只要稍稍开动脑筋，研究人员就能很快算出区组的大小。也正是这个原因，大小为2的重复区组设计不应该被使用。在少数情况下，可能是作为一项"智力挑战"，研究者或他们的团队成员会尝试破解随机化的方案[27]。这种好奇心是人类的天性，但是也可能会造成一些选择偏倚。在非双盲的试验中，为了避免这种偏倚的出现，区组大小可以在招募受试者的过程中发生变化。实际上，当每个区组完成的时候，下一个区组的大小可以以一定的概率随机地调整为2、4、6和8。在选择的区组大小可以在满足总概率之和等于1的前提下任意设定。例如，可以设定区组大小2、4、6、8出现的概率分别为1/6、1/6、1/3和1/3。随机选择的区组大小让研究者很难判定每个区组何时开始，何时结束，因此无法猜出受试者的分配组别。

　　理论上来讲，相比简单随机化，区组随机化的一个缺点是使得数据分析变得更加复杂。这其中可能会出现错误，因为通常情况下都假定所使用的随机化方法是简单随机，除非在研究的数据分析中反映了实际使用的其他随机化方法[26,28-30]。在数据分析的时候，大多数研究者都容易忽视所使用的随机化方法是区组随机的事实。Matts和Lachin[26]研究了这个问题之后提出，如果忽略了区组随机，统计分析中对变异性的测量是不准确的。通常情况下忽略区组随机得到的结论是偏保守的，尽管它可能是反保守的，特别是当区组很小的时候（例如区组大小为2）。也就是说，相对于正确的分析方法，忽略区组随机的分析可能会降低一些效力值，并且低估了"真正的"显著性水平。由于区组化保证了两组之间的平衡，因而增加了研究的效力，所以有适当分析的区组随机化设计比完全没有区组化设计或在分析中忽略区组化设计的把握度更高[26]。区组随机的另一个不足是很难扩展到更复杂的分析中。使用单一、直接的分析方法处理协变量、亚组和其他二次分析能够简化对整个试验结果的解读。对于自适应随机来说，进行正确的分析解读更加困难，下一节将对此进行讨论。

（三）分层随机

分配受试者的目标之一是实现组间某些特征的可比性，这些特征称为预后或危险因素[12,31-44]。这些是与受试者随后的治疗反应或结果相关的基线因素。研究者们可能会担心在干预组和对照组之间预后相关因素分布不均匀。正如前面提到的，随机化正是要使组间能大体上在已知的、未知的或不可测量的入组特征方面有相似性。这个概念可能适用于大规模的研究或者许多小规模研究的平均状态。对任何单一的研究来说，尤其是小规模的研究，是无法保证组间全部的基线资料都能够处于类似的状态。在一项纳入了4 254例受试者的关于阿司匹林和心肌梗死的多中心研究中[45]，CDP试验中确定的与死亡率相关的前20个心血管预后因素在干预组和对照组间并没有明显的差异（Furberg C D，未发表的数据）。然而，平均纳入150例受试者的个别研究中心却能够显示出组间许多变量明显的不平衡。预后因素的不平衡既可以在数据分析阶段使用分层分析的方法来处理（第十八章），也可以使用分层随机的方法来预防。分层随机是有助于实现这些因素的组间可比性的方法。

分层随机要求在随机化之前或在随机化时衡量预后因素。如果是单一的因素，则分为两个或两个以上的亚组或层次（例如30~34岁，35~39岁，40~44岁）。如果是多个因素，就通过为他们中的每一个亚组来形成分层。层次的总数是每个因素的水平数的乘积。分层随机化过程包括衡量每一个受试者在所选定的因素中的水平，确定他属于哪个层次，并在该层次内进行随机化。

在每一层中，随机化进程本身可以是简单随机，但在实践中大多数临床试验都使用区组随机化的方法。因为在简单随机化过程中，很容易发生层次内部各组数量的不平衡，从而无法达到分层的目的。如前面所讲，区组随机化是一种特殊的分层。然而，本书将减少使用"区组分层随机"一词，而使用分层随机来代指对除时间因素以外的其他因素的分层。这可能会出现一些误解，因为早期的文献使用区组作为术语来命名，而本书则使用分层。然而，在本书里的定义是与目前临床试验的使用相一致的。

举一个区组大小为4的分层随机化的例子，假设研究者想根据受试者的年龄、性别和吸烟史进行分层。一个可能的划分方法是以10岁为间隔设置3个年龄段，并根据吸烟状况将吸烟史划分为三层，见表6-2。

表6-2 根据受试者的年龄、性别、吸烟史进行分层

年龄/岁	性别	吸烟史
40~49	男性	现吸烟
50~59	女性	已戒烟
60~69		不吸烟

因此，这个研究设计就有了3×2×3=18个层次。对这个例子的随机化见表6-3。

年龄在40~49岁，目前吸烟的男性受试者，也就是层次1的受试者，将以ABBA、BABA……的次序被分配到A组或B组。同样的其他层次也按相应的随机序列来分组。

表6-3 区组大小为4的分层随机

分层	年龄	性别	吸烟史	分组
1	40~49	男性	现吸烟	ABBA、BABA……
2	40~49	男性	已戒烟	BABA、BBAA……
3	40~49	男性	不吸烟	……
4	40~49	女性	现吸烟	
5	40~49	女性	已戒烟	
6	40~49	女性	不吸烟	
7	50~59	男性	现吸烟	
8	50~59	男性	已戒烟	
9	50~59	男性	不吸烟	
10	50~59	女性	现吸烟	
11	50~59	女性	已戒烟	
12	50~59	女性	不吸烟	
……				

　　小样本量的研究可能更需要分层随机化分组，因为在大规模的研究中，大样本量本身增加了组间的可比性。在上面的例子中，第一个因素（年龄）有3个水平，第二个因素（性别）有2个水平，第三个因素（吸烟史）有3个水平，总共产生了18个层次。随着因子的增加和因子内水平的细分，分层的数量会迅速增加。假定上述有18个分层的例子中一共有100例受试者被随机分组，如果受试者均匀地分布在各个层次，那么每个层次预期只有5~6例受试者。由于各层次间受试者人数很可能不是均匀分布的，一些层次实际上可能只有不到5例受试者。如果继续增加分层的数量，每个层次的受试者会更少。Pocock和Simon[41]的研究表明，在小样本研究中增加分层可能会适得其反，会造成每个层次的样本量过少。因此，只有重要的因子才应该被选中作为分层依据，而且要把分层总数控制到最小。

　　除了使研究的两个群组在特定因素方面具有可比性之外，还可以通过在分析中把分层也考虑在内来增加研究的效力。分层随机化，在某种意义上来说，把试验分解成了许多小样本的试验。每一项"小样本试验"的受试者都属于同一层次。在分析中纳入分层，能降低组间的变异性。变异性的减少使给定样本规模的研究能够检测组间更小的响应变量的差异，或者检测到一定的响应变量的差异所需的入组人数会更少[22,26]。

　　有时，那些最初被认为最有预后特性的变量在被用于分层随机之后，变得不那么重要了。而在特定研究中，有些因素则会被识别出来且被认为是很重要的因素。如果在没有分层的情况下进行随机，分析时可以考虑那些研究者感兴趣的因素，而不会被在随机时认为重要的因素复杂化。有人认为，通常不需要在随机时进行分层，因为分析时进行分层也能达到相似的预期效果[7]。随机前后进行分层的问题已被广泛讨论[35-38,42]。一项大型研究显示，随机后分层和随机前分层的效能几乎一样[39-40]。然而，对于样本量≤100例的研究来说，通过2~3种预后因素进行分层随机，可获得更大的效能，尽管这种效能增加不会太大。

　　分层随机并不能完全解决基线失衡的所有潜在问题。另一种针对具有多预后因素小样本研究的策略将在适应性随机化一节中讨论。

　　在多中心临床试验中，各中心根据随机受试者的类型以及随访期间给予受试者的护理质量和类型不同而有所不同。因此，中心可能是和受试者结果相关的一个重要因素，随机化过程中应对其进行相应的分层[33]。从某种意义上说，每个中心代表了该研究的可重复性，尽管一个中心的受试者数量不足以回答主要问题，但可以比较各个中心的结果，看看趋势是否与总体结果一致。按照中心分层的另外一个原因是，即使一个中心必须脱离研究，其他中心的预后因素的平衡也不会受到影响。

　　还有一点可能需要考虑。如果在分层随机中，每个层级都有一个特定的比例或配额，那么合格受试者的招募可能不会以相同的速度进行。也就是说，一个层级可能比其他层级的病例招募要先达到目标数。如果设定了一个目标比例，那么就需要制订计划，停止这一层级的招募，以便完成其他层级的招募。

三、适应性随机程序

前面所述关于固定分配比率的随机化过程是非适应性的随机方法。相比之下，适应性随机分配的概率会随着入组的进展而发生变化。在本节中，首先，我们将讨论根据受试者数量或两组之间的基线特征的不平衡来调整分配概率的适应性随机程序。其次，我们将简要回顾根据受试者对所分配的干预措施的反应来调整分配概率的适应性随机程序。

（一）基线适应性随机程序

为了使每个研究小组的受试者数量相等或接近相等，两种常见的适应性随机程序是偏硬币随机和瓮随机。两者都只根据每一组的受试者数量进行调整，但也可以按照区组随机化的方式进行分层内分配，并随时间的推移通过改变分配概率调整入组。

偏硬币随机程序是Efron最先提出的[46]，它试图基于之前的分组情况，平衡每个治疗组的受试者人数，但并没有考虑受试者的治疗反应情况。这种方法的几种变体也已经被讨论过了[47-63]。这个算法的目的主要是将受试者以相等的概率随机分配到A组和B组中，使每一组的受试者数量相等或者近似相等。如果之前的分配出现了失衡，某一组的受试者分配率超过了初始设定的某个参数，分配概率（P）就会被相应调整，以使得之前分配受试者较少的组能够有较高的P值。研究者可以决定P的大小。P值越大，平衡就能越快被校正，而P值越接近0.5，平衡校正就越慢。Efron建议在校正时可设定P为2/3。由于大多数时间P都大于1/2，所以这个程序被称为"偏置硬币"方法。举一个简单的例子，假设n_A和n_B分别代表受试者被分配到A组和B组的人数。如果n_A大于n_B，差距超过了预设值D，那么我们就以$P=2/3$的概率将下一位受试者分配到B组。如果n_A等于n_B，就将P设定为0.5。这个程序也可以进一步修改，可以把将受试者连续分配进入同一组的次数限制和程序运行的间隔长度也考虑在内。接下来讨论的一些随机程序的分配概率也取决于受试者基线特征的差异，它们有时也被称为"偏置硬币"设计。

另一种类似的自适应随机化方法被称为瓮随机，它是基于Wei等[64-67]的工作而来的。这种方法也是试图使随机分配到各个组的受试者数量随着试验的进行能保持合理的平衡。瓮随机这个概念指的是随机化的过程。想象一个瓮里装满了m个红球和m个黑球。如果随机抽取一个红球，则将受试者分配到A组，此时放回红球，并在瓮中加入一个（或多个）黑球。如果抽取的是一个黑球，则把受试者分配到B组，也是把黑球还放回去，然后在瓮中加入一个（或多个）红球。这一过程会使每一组的受试者数量保持合理的接近，就和偏硬币程序的原理一样，它调高了参与数较小的组的分配概率。随着时间的推移，组间不平衡的程度取决于m的大小和每次平局后加入的球数。

由于偏硬币随机和瓮随机比区组随机的限制性更小，因而它们可能相对更不容易受到选择偏倚的影响，但出于同样的原因，它们也不能像区组随机那样紧密地保持组间的平衡。如果在入组过程中出现了受试者的短期趋势，随之而来的失衡就会给后续研究造成困难。这个问题曾经发生在SANDS试验中，它通过观察密切控制血压和胆固醇的干预组和仅做一般干预的对照组来进行[68-69]。这项研究采用的是瓮随机的方法，但在试验进行到一半的时候，干预组出现了不平衡，与此同时，新的、更积极的关于冠心病患者降脂治疗指南也出台了。SANDS中符合这些指南推荐的受试者不能再继续接受低强度的干预，而既往合并有心血管疾病的受试者也不能再入组到研究中。不仅研究组之间可能出现失衡，纳入的样本量也必须重新考虑，因为受试者的平均风险水平降低了。

理论上，随机试验最正确的分析方法是基于排列分布对随机程序进行建模。对于适应性随机程序来说，这要求通过考虑所有可能的分配序列决定检验统计量的显著性水平，假设没有组间差异的情况下，这些分配序列可以在重复试验中使用相同的分配规则。总体上，对于适应性随机而言，群体模型在多大程度上接近排列分布还没有得到很好的理解[6,14,70]。Efron[46]认为很可能没有必要在分析的时候把偏硬币随机设计的因素考虑在内，尤其是在样本量很大的时候。Mehta和同事们[71]对比了把偏硬币随机和瓮随机因素考虑在内的研究和未把它们考虑在内的研究，结论是不能忽略排列分布因素。Smythe、Wei和Lachin[30,46,66]的研究说明瓮随机设计的检验统计量是渐近正态分布的状况，并指出如果使用这种随机化方法，但在分析的时候将其忽略，得出的P值将略微保守，换句话说，该值比经过严格正确的分析得出的P值要稍大一些。在这一点上，使用偏硬币随机、瓮随机和前述的区组随机设计存在的问题相似。分析时忽略随机的过程会导致相对保守的结果，虽然并没有过于保守。和区组随机设计不同的是，入组人群明显的短时趋势会给适应性随机设计带来很多问题，因而基于排列分布的分析对它就更为重要。尽管偏硬币随机似乎并没有被广泛地使用，分层瓮随机设计却已经被成功地使用，如一项多中心控制糖尿病和并发症的研究[72-73]。

（二）最小化随机程序

在执行未成年人饮酒法（Enforcing Underage Drinking Laws，EUDL）的随机社区试验中，来自5个州的68个社区被选入干预组或对照组。两组间根据社区特征，包括人口规模，家庭收入中位数，接受大学教育的人口百分比，黑人、西班牙裔和说西班牙语各人口所占百分比，进行组间两两配对。所选中的配对组合是通过从所有可能的配对中选择具有最小马氏距离的配对来确定。每一个配对中随机选取一个社区进入干预组[74]。这种情况下，所有要入组的社区和相关的协变量都是事先知道的。治疗组和对照组保证了良好的平衡，而随机化为以后使用标准的群体模型进行统计推断打下了基础。这种事先匹配的随机方法是群组随机试验的一个常见特征[75]。

可惜的是，这在临床试验中几乎是不可能的，因为在临床工作中，患者通常都是一个一个来的，而且都是立刻需要开始治疗。为了适应受试者顺次入组的特征，必须在控制组间预后相关协变量的平衡和减少对治疗分配的限制中间做出一定的妥协。分层区组设计可以平衡少量预先选定的协变量，而随机化则试图平衡所有未选择的协变量和未知的协变量，但是，如果是在小样本量的试验中，平衡大量的预后协变量的效果并不好。对于这种情况，已经开发出了为平衡预后协变量而调整受试者分配的程序。

偏硬币随机程序和瓮随机程序使每个组的数量达到平衡。对受试者的干预分配是根据之前的受试者的基线协变量分布情况进行随机分配的函数，类似的分层随机方法也是适应性的。这个概念是由Efron[46]提出，Pocock和Simon[41]，还有其他人[47-48,51-52,59,63,76-77]也做了进一步的讨论，它是偏硬币随机方法的延伸。有一个简单的例子，如果年龄是一个预后因素，而其中一个研究组中的高龄受试者多于另一组，在这种分配方案下，接下来的高龄受试者就很可能会被分配到另一组中。有许多不同的方法可以检测预后因素的不平衡。大体上，适应性分层随机在对组间平衡与否进行"全面评估"时，纳入了多种预后因素。这样，后面的受试者们的分组，将倾向于纠正已入组的受试者在预后因素方面的不平衡或把不平衡控制到最小。Proschan和同事[70]区分了最小化随机中确定性随机的类型[59,68]，并将其定义为"严格最小化"，而"最小化随机"一词指的是Pocock和Simon[41]所描述的更普遍的程序。这一策略适用于两个以上的分组。这些方法的发展一定程度上是为了解决前述的非适应性分层随机在小样本研究中存在的问题。适应性随机的分组不会让某一层次出现空层或接近空层，因为尽管纳入了预测因素，但并非只在单一层次内部进行随机化。最小化随机对治疗效果做出了无偏倚的估计，相对于分层随机，也稍稍增加了统计效力[68]。这种方法现在更多被用在需要平衡一些预测因素的肿瘤临床试验中，通常样本量在100~200例之间。

这种随机方法的主要优点是防止分组的基线资料中重要的预后因素出现

严重失衡。使干预组中大量的预后相关因素能够保持临界的平衡水平。这种最小化随机方法的一个缺点是操作起来有点困难，尤其是有大量的预后因素需要考虑的时候。虽然从一开始White和Freedman[63]就设计了一套索引卡指引的简化版本，但现如今，任何一个小型可编程的计算机都可以很容易地进行计算。然而，不同于区组随机、偏硬币随机和瓮随机，最小化随机不能预先计算。另外，就像其他适应性随机方法一样，入组的群体在整个试验招募过程中需要保持稳定。例如，如果疾病的治疗指南在长时间的招募期间发生了变化，而需要改变纳入或排除标准，适应性随机就可能无法纠正先前形成的不平衡，正如前面提到的SANDS试验。

对最小化随机来说，假定受试者的入组顺序是随机的，而且这种分配算法或者分配顺序是应用到所有的入组排序中，这个可以作为一种统计零假设[14,70]。为此需要做大量的编程和计算，相比之下生物统计学家更喜欢使用传统的测试和临界值来确定显著性水平。可惜的是，对于最小化随机而言，虽然针对某些具体情况有一些模拟的结果[78]，但如何使用传统的分析方法得到近似于它的结果，目前还没有统一的理论[6,14,70]。

一般情况下的建议是在对区组随机化和最小随机化的分析中纳入排列分布作为基线变量的协变量[51,79]。这样似乎可以在大多数使用分层区组随机化的试验和大多数最小随机化试验中产生可靠的结果，尽管使用最小化随机的试验很少这样做。然而，Proschan等[70]报道了一项应用了最小随机化的研究，相比于纳入了排列分布的分析方式，传统的分析方法明显夸大了干预的统计学意义。它使用的不均衡分配方式导致了这种差异的产生，Proschan等建议在所有使用了最小化随机的试验中使用排列分布检测，以控制I类错误。一些监管指南也提出了类似的建议[80-83]。

尽管有一些改善预后相关协变量平衡的呼吁，大多数生物统计学家在使用最小随机化和其他动态分配方式时还是抱着非常谨慎的态度。由于各个试验的具体情况差别很大，最佳的分配方法也很可能各不相同，最重要的是避免选用不适当的方法。

（三）基于效果反应的适应性随机程序

基于效果反应的适应性随机是在试验入组分配过程中利用受试者对干预的反应来决定下一个受试者的分组。play the winner模型[84]和two-armed bandit[85]模型是应用这种随机方法的例子。这些模型假设研究者是随机把受试者分配到两种干预手段不同的群组，而且主要效应变量值相对于研究总时长来说能够很快地得到。Bailar[86]和Simon[87]回顾分析了这种分配方法。而且这种方法的其他修改版本也被开发了出来[88-94]。

play the winner模型可以通过掷硬币的方法决定第一个受试者的分组。然后如果这名受试者的治疗反应是成功的，那么下一个受试者就继续分到同一组；否则，就分到另外一组中去。也就是说，这个过程要求一直与成功一方在一起，直到出现失败的时候才进行切换。表6-4举例说明一个可能的随机方案，S代表干预成功，F代表干预失败。

表6-4 可能的随机方案

分组	受试者								
	1	2	3	4	5	6	7	8	……
A组	S	F				S	F		……
B组			S	S	F			S	……

另一种基于效应反应的适应性随机程序是two-armed bandit，每个受试者的结果得到以后，会不断更新成功的概率。这些信息被用来调整随机分组的概率，以使每一个接下来的受试者都能够入组到当时"更好的"或"更成功的"干预措施所在的组。

上述两种基于效应反应的适应性随机程序都是试图将更多的受试者分到干预效果更好的分组中去。开发它们是为了回应一些研究者对随机化过程带来的伦理问题的担忧。尽管这些方法确实可以使相对"优越"的干预措施组的受试者数量最大化，但它引起的组间失衡几乎肯定会导致一些统计效力的丧失，相比于相同分配概率的随机分组设计，势必对样本量有更大的要求[92]。还有一个主要的制约是许多临床试验都没有可以立即得到的效应变量。他们也可能有多个感兴趣的效应变量，而难以确定把其中的哪一个作为效应反应随机化的基础。此外，这种随机方法是假设受试者的基本情况随着试验的推进能够保持稳定。如果纳入人群的特征发生了变化，而在分析中忽略了这一点，分析的结果就可能会出现严重的偏差[93]。和前面讲述的几种适应性随机一样，对应用了这种随机方法的研究进行数据分析的时候应该把随机化过程考虑在内，对效应反应适应性随机来说，这样的分析更为复杂。由于这些缺点，效应反应适应性随机方法并不常用。

在评估体外膜肺氧合（extracorporeal membrane oxygenation，ECMO）在呼吸功能不全的新生儿患者中应用的研究中可以看到这种统计方法的应用[95-99]。ECMO是一种可以代偿肺功能丧失或不全的动脉氧合设备。在这项试验中，第一个婴儿被随机分配到了对照组，结果是失败的。接下来的一个婴儿接受了ECMO治疗获得了成功。而后的10个婴儿被连续地分配到了ECMO组，而且都获得了治疗的成功。然后这个试验终止了。然而，第一个婴儿的基线状态要比后面接受ECMO治疗的婴儿差许多。争议随之而来，导致ECMO的益处仍不清楚。这个试验的经验并不能够鼓励人们使用这种适应性随机方法。

四、随机化的运作

选用的随机方法的具体实施是非常重要的[100]。如果这一方面没有得到足够的重视，所选随机方法的优势会大打折扣。为了完成一个有效的随机化，建议有一个独立的单位专门负责整个随机化过程的设计和受试者的分配[27,101]。对单中心研究来说，这个独立的单位可以是一名生物统计学家或者一名没有参与入组患者治疗的医生。在多中心试验中，随机化过程通常由数据协调中心处理。然而，随机化的完整进行最终还是要取决于研究者。

Chalmers等[102]回顾了102项临床研究的随机化过程，在其中的57项中，研究者并不知道随机化是如何进行的，另外45项研究的研究者则知道。作者报道在前述57项研究中，至少有14%的研究在两组之间存在一个以上的预后相关变量的失衡。在研究者知晓随机化方法的45项研究中，这种失衡概率升高了一倍，达到了26.7%。而在非随机化研究中，这种失衡概率提高到了58%。作者强调招募和入组临床试验的受试者时不应当知道下一个受试者的干预措施。

在许多以固定比率进行随机化分配的临床试验中，随机化方案是在试验开始前定好的[103-107]。研究者们可以打电话给分配中心，分配中心查询既定方案后告知下一个受试者的分组[103]。另一种方案在过去经常使用，而且现在也用在一些急性疾病的研究中，它是利用有顺序的、密封的信封，内含分组信息[106]。相比之下，信封系统更易出现错误和被篡改[27,101]。一种情况是研究中心的工作人员私自打开信封，按照自己的偏好实施分组，安排自己的朋友和亲戚参加试验。在另一种情况下，有的信封无意中掉到信封盒子里，改变了它们原本的顺序。许多研究都倾向于使用网络系统或电话系统来避免这些问题的发生。另外还有一种方法已经用在了一些双盲的药物研究中，在装药物的瓶子上贴上可以撕去的标签，标签包含了瓶内的药物信息[105]。然后将瓶子依次分发给受试者。在分发给受试者之前标签被撕下来交给数据中心。除非有一个独立的人负责分配，否则这个系统也容易被滥用。许多使用固定比例随机分配的临床试验要求研究者在分配受试者之前先网络查询或者电话咨询研究中心，以验证受试者参加试验的资格。这样可以提高随机分配的试验受试者的合格率。

对于许多临床试验来说，尤其是多中心的或国际多中心的研究，需要一个中心随机化的组织和实施流程。现在，网络在试验的随机化控制以及其他方面都占据了主导地位[108]。某些情况下，研究单位可以通过向中央计算机拨号并通过语音应答的方式输入信息完成受试者的注册。这些系统被称为交互式语音响应系统（interactive voice response systems，IVRS）或交互式网络响应系统（interactive web response systems，IWRS），它们效率很高，不仅可以用于受试者的分配，而且还可以捕获基本的资格信息。在分配受试者之前，可以先检查基线数据以确定受试者是否合格。这种方法已被用在儿童肿瘤联合临床试验[109]和一些大型的多中心研究中[110-111]。

无论选择何种系统使研究者或研究中心完成交互性的干预分配，随机分配应尽可能在研究者和受试者真正准备开始干预时进行。如果随机化是在受试者首次确认参加试验时就开始，而受试者在干预真正开始前退出或死亡，那么将有一些受试者在接受试验干预之前就被随机化分组了。这样的例子曾发生在阿普洛尔在急性心肌梗死幸存者中应用的非盲试验[112]中。在该试验中，393例疑似心肌梗死的受试者在他们进入冠状动脉护理病房时就被纳入了试验，进行了随机分组。直到2周后，才开始使用干预措施，也就是阿普洛尔或安慰剂。随后，有231例受试者因为各种原因被排除了，包括未出现心肌梗死的、治疗开始前死亡的以及有各种治疗相关禁忌证的。在剩下的162例受试者中，阿普洛尔组69例，安慰剂组93例。组间的不平衡以及大量的排除人数使两组的可比性削弱、可能存在偏倚。如果把随机分组的时间推迟到治疗开始的时候，这些提前退出的问题就可以避免了。

具体的实施过程也会影响随机化的完整性。Downs等[101]总结了既往出错的经验，将它们归为编程的错误、分层变量数据不完整或缺失以及其他相关的问题。他们也建议在试验开始前对提出的随机方案进行测试，同时在随机分配开始之后进行监查。

五、推荐

对于涉及数百例受试者的大规模研究，应选用区组随机。如果进行大型多中心试验，应按中心进行分层随机化。通常情况下，根据其他因素进行分层随机化是不必要的，因为在大样本研究中，随机化往往已经使各组间的所有危险因素具备了相当的可比性。当然，在数据收集完毕以后，研究者仍然可以对受试者进行分层分析。

对于小样本量的研究，也应该应用区组随机，如果属于多中心研究，则应按中心分层。由于样本量较小，可以定义几个重要的危险因素，以确保至少在这些因素上达到平衡。对于更多的预后因素，应考虑分层适应性随机方法并进行恰当的分析。和大样本的研究一样，即使没有进行分层随机化，也可以进行分层分析，多数情况下可以得到满意的结果。

附：适应性随机化算法

适应性随机化可以用于有两个以上干预组的研究，简单起见，这里使用两个分组。为了更详细地描述这个过程，我们把需要定义的符号控制到最少。

首先，定义x_{ik}=已经分配到k (k=1，2)干预组的具有相同预后因素i (i=1，2，……，f)的受试者人数。

然后，定义

$$x_{ik}^t = x_{ik} \ (t \neq k)$$

$$= x_{ik} + 1 \ (t = k)$$

x_{ik}^t代表新的受试者被分配到干预组t之后给分组平衡带来的变化。

最后，定义

$B(t)$=x_{ik}^t的功能，它测量当下一个受试者被分配到干预组t时，所有预后因素"失去的平衡"。

$B(t)$有许多可能的定义。举例说明，

$$B(t) = \sum_{i=1}^{f} w_i \ 范围 \ (x_{i1}^t, \ x_{i2}^t)$$

其中w_i指的是因子i相对于其他因子的重要性，范围为x_{i1}^t，x_{i2}^t的最大值和最小值的绝对差值。

每个参与对象的干预(t=1和t=2)的$B(t)$值都是确定的。首选$B(t)$较小的干预，因为将受试者分配到该干预组导致的不平衡最小。受试者被分配到$B(1)$或$B(2)$得分较小的干预组，概率为$P>1/2$。而受试者被分配到得分较大的干预组的概率是$1-P$。这些概率将随机成分引入了分配方案。要注意的是如果$P=1$，那么$1-P=0$，分配就会变成确定性的（没有随机成分），这个在前面最小化随机部分提到过[51,59]。

举一个简单的适应性分层随机的例子，假设两组中有两个预后因子需要控制。第一个因子有两个水平，第二个有三个水平。假设有50例受试者被随机分组，表6-5归纳了分组情况。

表6-5 50例随机分组的受试者和因子水平（x_{ik}^t）[a]

分组	因子/水平					合计
	1		2			
	1	2	1	2	3	
1	16	10	13	9	4	26
2	14	10	12	6	6	24
合计	30	20	25	15	10	50

[a] 经过 Pocock-Simon 法[41]。

此外，采用上述定义的函数$B(t)$，以x_{ik}'的范围作为不平衡的度量，其中$w_1=3$，$w_2=2$；针对预测因子的重要性来说，第一个因子是第二个因子的1.5倍。最后，假设$P=2/3$，$1-P=1/3$。

如果下一个被随机化的受试者具有第一个因子的第一个水平和第二个因子的第三个水平，那么它对应表6-5中的第二列和第六列。可以为该受试者确定$B(1)$（表6-6、表6-7）和$B(2)$（表6-8、表6-9）的值。

1. 确定$B(1)$的值

表6-6　因子1，水平1

k	x_{1k}	x_{1k}^1	范围（x_{11}^1，x_{12}^1）
1	16	17	$\|17-14\|=3$
2	14	14	

表6-7　因子2，水平3

k	x_{2k}	x_{2k}^1	范围（x_{21}^1，x_{22}^1）
1	4	5	$\|5-6\|=1$
2	6	6	

使用前述的公式，$B(1)=3\times3+2\times1=11$。

2. 确定$B(2)$的值

表6-8　因子1，水平1

k	x_{1k}	x_{1k}^2	范围（x_{11}^2，x_{12}^2）
1	16	16	$\|16-15\|=1$
2	14	15	

表6-9　因子2，水平3

k	x_{2k}	x_{2k}^2	范围（x_{21}^2，x_{22}^2）
1	4	4	$\|4-7\|=3$
2	6	7	

$B(2)=3\times1+2\times3=9$。

3. 现在把B(1)和B(2)按从小到大排列，以概率P分配到B(t)较小的组（表6-10）。

表6-10 分配示意

t	B(t)	分配 t 的概率
2	B(2)=9	P=2/3
1	B(1)=11	1-P=1/3

因此，该受试者被随机分配到第2组的概率为2/3，分配到第一组的概率是1/3。注意，如果使用了最小化随机（P=1），那么受试者将被分配到第2组。

参考文献

[1] Armitage P. The role of randomization in clinical trials[J]. Stat Med, 1982, 1(4): 345-352.

[2] Brown B W. Statistical Controversies in the Design of Clinical-Trials— Some Personal Views[J]. Control Clin Trials, 1980, 1: 13-27.

[3] Byar D P, Simon R M, Friedewald W T, et al. Randomized clinical trials. Perspectives on some recent ideas[J]. N Engl J Med, 1976, 295(2): 74-80.

[4] HILL A B. The clinical trial[J]. Br Med Bull, 1951, 7(4): 278-282.

[5] Lachin J M. Statistical properties of randomization in clinical trials[J]. Control Clin Trials, 1988, 9(4): 289-311.

[6] Lachin J M, Matts J P, Wei L J. Randomization in clinical trials: conclusions and recommendations[J]. Control Clin Trials, 1988, 9(4): 365-374.

[7] Peto R. Clinical trial methodology[J]. Biomedicine, 1978, 28 Spec No: 24-36.

[8] Peto R, Pike M C, Armitage P, et al. Design and analysis of randomized clinical trials requiring prolonged observation of each patient. I. Introduction and design[J]. Br J Cancer, 1976, 34(6): 585-612.

[9] Pocock S J. Allocation of patients to treatment in clinical trials[J]. Biometrics, 1979, 35(1): 183-197.

[10] Royall R M, Bartlett R H, Cornell R G, et al. Ethics and statistics in randomized clinical trials[J]. Stat Sci, 1991, 6(1): 52-88.

[11] Weinstein M C. Allocation of subjects in medical experiments[J]. N Engl J Med, 1974, 291(24): 1278-1285.

[12] Zelen M. The randomization and stratification of patients to clinical trials[J]. J Chronic Dis, 1974, 27(7-8): 365-375.

[13] Bather J A. On the allocation of treatments in sequential medical trials[J]. International Statistical Review/Revue Internationale de Statistique, 1985, 53: 1-13.

[14] Kalish L A, Begg C B. Treatment allocation methods in clinical trials: a review[J]. Stat Med, 1985,4(2): 129-144.

[15] Altman D G, Doré C J. Randomisation and baseline comparisons in clinical trials[J]. Lancet, 1990,335(8682): 149-153.

[16] Stigler S M. The use of random allocation for the control of selection bias[J]. Biometrika, 1969,56: 553-560.

[17] Wei L J. On the Random Allocation Design for the Control of Selection Bias in Sequential Experiments[J]. Biometrika, 1978,65: 79-84.

[18] Williams D H, Davis C E. Reporting of assignment methods in clinical trials[J]. Control Clin Trials, 1994,15(4): 294-298.

[19] Moher D, Schulz K F, Altman D G. The CONSORT statement: revised recommendations for improving the quality of reports of parallel-group randomised trials[J]. Lancet, 2001, 357(9263): 1191-1194.

[20] Mills E J, Wu P, Gagnier J, et al. The quality of randomized trial reporting in leading medical journals since the revised CONSORT statement[J]. Contemp Clin Trials, 2005, 26(4): 480-487.

[21] Brittain E, Schlesselman J J. Optimal allocation for the comparison of proportions[J]. Biometrics, 1982,38(4): 1003-1009.

[22] Kalish L A, Harrington D P. Efficiency of balanced treatment allocation for survival analysis[J]. Biometrics, 1988,44(3): 815-821.

[23] Lachin J M. Properties of simple randomization in clinical trials[J]. Control Clin Trials, 1988, 9(4): 312-326.

[24] Louis T A. Optimal allocation in sequential tests comparing the means of two Gaussian populations[J]. Biometrika, 1975,62: 359-369.

[25] Louis T A. Sequential allocation in clinical trials comparing two exponential survival curves[J]. Biometrics, 1977,33(4): 627-634.

[26] Matts J P, Lachin J M. Properties of permuted-block randomization in clinical trials[J]. Control Clin Trials, 1988,9(4): 327-344.

[27] Schulz K F, Grimes D A. Allocation concealment in randomised trials: defending against deciphering[J]. Lancet, 2002,359(9306): 614-618.

[28] Kalish L A, Begg C B. The impact of treatment allocation procedures on nominal significance levels and bias[J]. Control Clin Trials, 1987,8(2): 121-135.

[29] Matts J P, McHugh R B. Analysis of accrual randomized clinical trials with balanced groups in strata[J]. J Chronic Dis, 1978,31(12): 725-740.

[30] Smythe R T, Wei L J. Significance tests with Restricted Randomization Design[J]. Biometrika, 1983,70: 496-500.

[31] Boissel J P, Klimt C R. Multi-Center Controlled Trials, Principles and Problems[M]. Paris: Institut National de la Sante et de la Recherche Medicale, 1979.

[32] Feinstein A R, Landis J R. The role of prognostic stratification in preventing the bias permitted by random allocation of treatment[J]. J Chronic Dis, 1976,29(4): 277-284.

[33] Fleiss J L. Multicentre clinical trials: Bradford Hill's contributions and some subsequent developments[J]. Stat Med, 1982,1(4): 353-359.

[34]　Green S B, Byar D P. The effect of stratified randomization on size and power of statistical tests in clinical trials[J]. J Chronic Dis, 1978, 31(6-7): 445-454.

[35]　Grizzle J E. A note on stratifying versus complete random assignment in clinical trials[J]. Control Clin Trials, 1982, 3(4): 365-368.

[36]　Mantel N, McHugh R, Matts J. Pre-Stratification or Post-Stratification[J]. Biometrics, 1984, 40: 256-258.

[37]　McHugh R, Matts J. Post-stratification in the randomized clinical trial[J]. Biometrics, 1983, 39(1): 217-225.

[38]　Meier P. Stratification in the design of a clinical trial[J]. Control Clin Trials, 1981, 1(4): 355-361.

[39]　Palta M, Amini S B. Consideration of covariates and stratification in sample size determination for survival time studies[J]. J Chronic Dis, 1985, 38(9): 801-809.

[40]　Palta M, Amini S B. Magnitude and likelihood of loss resulting from non-stratified randomization[J]. Stat Med, 1982, 1(3): 267-275.

[41]　Pocock S J, Simon R. Sequential treatment assignment with balancing for prognostic factors in the controlled clinical trial[J]. Biometrics, 1975, 31(1): 103-115.

[42]　Simon R. Restricted randomization designs in clinical trials[J]. Biometrics, 1979, 35(2): 503-512.

[43]　Factors influencing long-term prognosis after recovery from myocardial infarction--three-year findings of the coronary drug project[J]. J Chronic Dis, 1974, 27(6): 267-285.

[44]　Zelen M. Aspects of the planning and analysis of clinical trials in cancer: A Survey of Statistical Design and Linear Models[M]. Amsterdam: North-Holland, 1975.

[45]　A randomized, controlled trial of aspirin in persons recovered from myocardial infarction[J]. JAMA, 1980, 243(7): 661-669.

[46]　Efron B. Forcing a Sequential Experiment to be Balanced[J]. Biometrika, 1971, 58: 403-417.

[47]　Atkinson A C. Optimum biased coin designs for sequential clinical trials with prognostic factors[J]. Biometrika, 1982, 69: 61-67.

[48]　Begg C B, Iglewicz B. A treatment allocation procedure for sequential clinical trials[J]. Biometrics, 1980, 36(1): 81-90.

[49]　Begg C B. On Inferences from Wei's Biased Coin Design for Clinical Trials[J]. Biometrika, 1990, 77: 467-478.

[50]　Efron B. Randomizing and balancing a complicated sequential experiment[J]. Biostatistics Casebook, 1980: 19-30.

[51]　Forsythe A B, Stitt F W. Randomization or minimization in the treatment assignment of patient trials: validity and power of tests[M]. Health Sciences Computing Facility, University of California, 1977.

[52]　Freedman L S, White S J. On the use of Pocock and Simon's method for balancing treatment numbers over prognostic factors in the controlled clinical trial[J]. Biometrics, 1976, 32(3): 691-694.

[53]　Halpern J, Brown B W Jr. Sequential treatment allocation procedures in clinical trials--with particular attention to the analysis of results for the biased coin design[J]. Stat Med, 1986, 5(3): 211-229.

[54] Hannigan J F, Brown B W. Adaptive Randomization Biased Coin-Design: Experience in a Cooperative Group Clinical Trial. 74. 1982. Department of Statistics, Stanford University.

[55] Klotz J H. Maximum entropy constrained balance randomization for clinical trials[J]. Biometrics, 1978, 34(2): 283-287.

[56] Raghavarao D. Use of distance function in sequential treatment assignment for prognostic factors in the controlled clinical trial[J]. Calcu a Statist Assoc Bull, 1980, 29: 99-102.

[57] Smith R L. Sequential Treatment Allocation Using Biased Coin Designs[J]. J R Stat Soc Series B Stat Methodol, 1984, 46: 519-543.

[58] Soares J F, Jeff Wu C F. Some restricted randomization rules in sequential designs[J]. Commun Stat Theory Methods, 1983, 12: 2017-2034.

[59] Taves D R. Minimization: a new method of assigning patients to treatment and control groups[J]. Clin Pharmacol Ther, 1974, 15(5): 443-453.

[60] Wei L J. A class of treatment assignment rules for sequential experiments[J]. Commun Stat Theory Methods, 1978, 7: 285-295.

[61] Wei L J. The Adaptive Biased Coin Design for Sequential Experiments[J]. Ann Stat, 978, 6: 92-100.

[62] Wei L J. A class of designs for sequential clinical trials[J]. J Am Stat Assoc, 1977, 72: 382-386.

[63] White S J, Freedman L S. Allocation of patients to treatment groups in a controlled clinical study[J]. Br J Cancer, 1978, 37(5): 849-857.

[64] Wei L J. An application of an urn model to the design of sequential controlled clinical trials[J]. J Am Stat Assoc, 1978, 73: 559-563.

[65] Wei L J, Smythe R T, Smith R L. K-treatment comparisons with restricted randomization rules in clinical trials[J]. Ann Stat, 1986: 265-274.

[66] Wei L J, Lachin J M. Properties of the urn randomization in clinical trials[J]. Control Clin Trials, 1988, 9(4): 345-364.

[67] Wei L J, Smythe R T, Lin D Y, et al. Statistical inference with data-dependent treatment allocation rules[J]. J Am Stat Assoc, 1990, 85: 156-162.

[68] Birkett N J. Adaptive allocation in randomized controlled trials[J]. Control Clin Trials, 1985, 6(2): 146-155.

[69] Russell M, Fleg J L, Galloway W J, et al. Examination of lower targets for low-density lipoprotein cholesterol and blood pressure in diabetes--the Stop Atherosclerosis in Native Diabetics Study (SANDS)[J]. Am Heart J, 2006, 152(5): 867-875.

[70] Proschan M, Brittain E, Kammerman L. Minimize the use of minimization with unequal allocation[J]. Biometrics, 2011, 67(3): 1135-1141.

[71] Mehta C R, Patel N R, Wei L J. Constructing Exact Significance Tests with Restricted Randomization Rules[J]. Biometrika, 1988, 75: 295-302.

[72] The Diabetes Control and Complications Trial (DCCT). Design and methodologic considerations for the feasibility phase. The DCCT Research Group[J]. Diabetes, 1986, 35(5): 530-545.

[73] Diabetes Control and Complications Trial (DCCT): results of feasibility study. The DCCT Research Group[J]. Diabetes Care, 1987, 10(1): 1-19.

[74] Reboussin B A, Preisser J S, Song E Y, et al. Sample size estimation for alternating logistic regressions analysis of multilevel randomized community trials of under-age drinking[J]. J R Stat Soc Ser A Stat Soc, 2012.

[75] Murray D M. Design and Analysis of Group-randomized Trials[M]. New York: Oxford University Press, 1998.

[76] Gail M H, Wieand S, Piantadosi S. Biased Estimates of Treatment Effect in Randomized Experiments with Nonlinear Regressions and Omitted Covariates[J]. Biometrika, 1984, 71: 431-444.

[77] Begg C B, Kalish L A. Treatment allocation for nonlinear models in clinical trials: the logistic model[J]. Biometrics, 1984, 40(2): 409-420.

[78] Aickin M. A simulation study of the validity and efficiency of design-adaptive allocation to two groups in the regression situation[J]. Int J Biostat, 2009, 5(1): Article 19.

[79] Kahan B C, Morris T P. Improper analysis of trials randomised using stratified blocks or minimisation[J]. Stat Med, 2012, 31(4): 328-340.

[80] Committee for Proprietary Medicinal Products (CPMP). Committee for Proprietary Medicinal Products (CPMP): points to consider on adjustment for baseline covariates[J]. Stat Med, 2004, 23(5): 701-709.

[81] International Conference on Harmonization. Efficacy Guidelines: Statistical principles for clinical trials[EB/OL]. 1998. https://www.ich.org/page/efficacy-guidelines

[82] Food and Drug Administration. Guidance for industry: Adaptive design clinical trials for drugs and biologics [M]. Washington DC: Food and Drug Administration, 2010.

[83] Green H, McEntegart D J, Byrom B, et al. Minimization in crossover trials with non-prognostic strata: theory and practical application[J]. J Clin Pharm Ther, 2001, 26(2): 121-128.

[84] Zelen M. Play the Winner Rule and the Controlled Clinical Trial[J]. J Am Stat Assoc, 1969, 64: 131-146.

[85] Robbins H. Some aspects of the sequential design of experiments[J]. Bulletin of the American Mathematical Society, 1952, 58: 527-535.

[86] Bailar J C. Patient assignment algorithms: an overview[C]//Proceedings of the 9th International Biometric Conference. Boston: Biometric Society, 1976.

[87] Simon R. Adaptive treatment assignment methods and clinical trials[J]. Biometrics, 1977, 33(4): 743-749.

[88] Armitage P. The search for optimality in clinical trials[J]. International Statistical Review/Revue Internationale de Statistique, 1985: 15-24.

[89] Bather J A. Randomized Allocation of Treatments in Sequential Experiments[J]. J R Stat Soc Series B Stat Methodol, 1981, 43: 265-292.

[90] Berry D A. Modified Two-Armed Bandit Strategies for Certain Clinical Trials[J]. J Am Stat Assoc, 1978, 73: 339-345.

[91] Nordbrock E. An Improved Play-the-Winner Sampling Procedure for Selecting the Better of Two Binomial Populations[J]. J Am Stat Assoc, 1976, 71: 137-139.

[92] Simon R, Weiss G H, Hoel D G. Sequential Analysis of Binomial Clinical Trials[J]. Biometrika, 1975, 62: 195-200.

[93] Simon R, Hoel D G, Weiss G H. The use of covariate information in the sequential analysis of dichotomous response experiments[J]. Commun Stat Theory Methods, 1977, 6: 777-788.

[94] Wei L J. Exact two-sample permutation tests based on the randomized play-the-winner rule[J]. Biometrika, 1988, 75: 603-606.

[95] Bartlett R H, Roloff D W, Cornell R G, et al. Extracorporeal circulation in neonatal respiratory failure: a prospective randomized study[J]. Pediatrics, 1985, 76(4): 479-487.

[96] O'Rourke P P, Crone R K, Vacanti J P, et al. Extracorporeal membrane oxygenation and conventional medical therapy in neonates with persistent pulmonary hypertension of the newborn: a prospective randomized study[J]. Pediatrics, 1989, 84(6): 957-963.

[97] Paneth N, Wallenstein S. Extracorporeal membrane oxygenation and the play the winner rule[J]. Pediatrics, 1985, 76(4): 622-623.

[98] Ware J H, Epstein M F. Extracorporeal circulation in neonatal respiratory failure: a prospective randomized study[J]. Pediatrics, 1985, 76(5): 849-851.

[99] Ware J H. Investigating Therapies of Potentially Great Benefit: ECMO[J]. Stat Sci, 1989, 4: 298-306.

[100] Pocock S J, Lagakos S W. Practical experience of randomization in cancer trials: an international survey[J]. Br J Cancer, 1982, 46(3): 368-375.

[101] Downs M, Tucker K, Christ-Schmidt H, et al. Some practical problems in implementing randomization[J]. Clin Trials, 2010, 7(3): 235-245.

[102] Chalmers T C, Celano P, Sacks H S, et al. Bias in treatment assignment in controlled clinical trials[J]. N Engl J Med, 1983, 309(22): 1358-1361.

[103] A randomized trial of propranolol in patients with acute myocardial infarction. I. Mortality results[J]. JAMA, 1982, 247(12): 1707-1714.

[104] Coronary artery surgery study (CASS): a randomized trial of coronary artery bypass surgery. Survival data[J]. Circulation, 1983, 68(5): 939-950.

[105] Effect of antenatal dexamethasone administration on the prevention of respiratory distress syndrome[J]. Am J Obstet Gynecol, 1981, 141(3): 276-287.

[106] Five-year findings of the hypertension detection and follow-up program. I. Reduction in mortality of persons with high blood pressure, including mild hypertension. Hypertension Detection and Follow-up Program Cooperative Group[J]. JAMA, 1979, 242(23): 2562-2571.

[107] Multiple risk factor intervention trial. Risk factor changes and mortality results. Multiple Risk Factor Intervention Trial Research Group[J]. JAMA, 1982, 248(12): 1465-1477.

[108] Reboussin D, Espeland M A. The science of web-based clinical trial management[J]. Clin Trials, 2005, 2(1): 1-2.

[109] Krischer J P, Hurley C, Pillalamarri M, et al. An automated patient registration and treatment randomization system for multicenter clinical trials[J]. Control Clin Trials, 1991, 12(3): 367-377.

[110] Kjekshus J, Apetrei E, Barrios V, et al. Rosuvastatin in older patients with systolic heart failure[J]. N Engl J Med, 2007, 357(22): 2248-2261.

[111] Albers G W, Diener H C, Frison L, et al. Ximelagatran vs warfarin for stroke prevention in patients with nonvalvular atrial fibrillation: a randomized trial[J]. JAMA, 2005, 293(6):

690-698.

[112] Ahlmark G，Saetre H. Long-term treatment with beta-blockers after myocardial infarction[J].
Eur J Clin Pharmacol，1976，10(2)：77-83.

翻译：张洪斌，荣昌生物制药（烟台）股份有限公司
　　　李峰，郑州大学第一附属医院
审校：王天园，北京中医药循证医学中心/首都医科大学附属北京中医医
　　　院/北京市中医药研究所循证医学中心
　　　廖星，中国中医科学院中医临床基础医学研究所
　　　李博，北京中医药循证医学中心/首都医科大学附属北京中医医院/
　　　北京市中医药研究所循证医学中心

第七章　盲法

　　在任何临床试验中，偏倚都是治疗措施疗效评价的主要影响因素之一。偏倚也被称为系统误差，或定义为"真实值与实际获得值之间的差异"，这种差异是由除抽样误差之外的其他原因造成的[1]。偏倚可能是由意识因素、潜意识因素引起，或两者兼而有之。临床试验过程中的多个环节均可能出现偏倚，如从最初的研究设计到数据分析、解释和结果报告等。解决偏倚问题的常见办法是使受试者和研究者对指定干预的分配保持盲法或隐匿状态。研究者也可以隐匿试验中的其他信息，如对所测结局指标的评估、分类和评价时对信息的隐匿。需要注意的是，增大样本量并不能减少研究中的偏倚。

　　医学研究中的盲法评估可追溯到200多年前[2]。其最简单的形式是，研究人员使用眼罩或窗帘，使受试者不知道干预措施的特征或时间，而模拟干预在一开始也被应用于研究中。第一个系列的盲法评估针对的是催眠术，当时的催眠术采取的是被称为"动物磁性感应"的一种新型干预疗法，即"动物磁液"。一组女性受试者第一次参与蒙眼试验，研究发现，在允许受试女性看见实施过程时，她会把感觉精确地放在实施的部位；当她们看不见实施过程时，则会把感觉放在远离磁性物体的部位。在另一种类试验中，受试女性被告知她们被隔壁房间的人通过门上的纸帘子进行催眠，干预的信息让受试者产生了睡眠的感觉。当他们接受催眠治疗，但没有被告知他们正被催眠时，结果受试者没有产生睡眠的感觉。该研究表明盲法的实施导致催眠效果的消失，假催眠和真催眠取得了相同的效果（译者注：通磁术现如今看起来并无实际疗效，但它却催生了现代临床试验中"双盲"方法与随机安慰剂对照方法）。

　　1931年，Amberson等[3]发表了近现代首次应用盲法原理的临床试验研究。该试验也可能是第一次将受试者随机分配到研究组中的试验。

一、基本要点

理想情况下，临床试验应采用双盲设计，减少数据收集和结果评估过程中潜在的偏倚。在不可能采用双盲研究设计时，可采取其他措施来减少潜在的偏倚。

二、对谁实施盲法？

至今，研究者还没有完全理解盲法这个专业术语。2001年对加拿大91名内科医生的调查显示[4]，75%的人知道单盲的定义，大约40%的人知晓双盲的正确定义。最近的一项调查显示，研究人员对盲法专业术语的理解并没有显著的改善[5]。在66项单盲试验中，询问研究者对谁实施了盲法，26人回答是患者，22人回答是结果评估人员，16人回答是数据分析人员。Viergever和Ghersi[5]还回顾了临床试验注册记录中盲法信息所涉及的范围与程度。他们发现在试验报告或论文中经常未提供盲法信息或者提供的质量很差，他们认为尽管"双盲"的确切含义未被阐述清楚，但却被广泛地应用在研究报告中。

最近的出版物均已提到了双盲术语的含义。对来自Cochrane临床试验注册数据库中的200个实施盲法的随机对照试验的研究人员进行调查，询问实施盲法操作的意义[6]。调查对象被问及以下6类试验关键人员中哪一类是需要被实施盲法的：①患者；②卫生保健服务提供者；③数据收集者；④结果评估者（包括数据监查委员会）；⑤数据分析人员；⑥论文撰写者。该研究中对"双盲"共给出了15个不同的答案。选择较多的答案包括患者（97%）、卫生保健服务提供者（89%）、数据收集者（90%）和结果评估者（69%）。

在非药物干预的试验中，单盲和双盲的术语使用尤其不一致[7]。

三、盲法的类型

（一）未实施盲法

在一个非盲法或开放标签的试验中，受试者和所有研究者都知道受试者接受何种干预措施。有些试验主要以这种非盲法的方式进行，包括大多数手术治疗、不同设备和医学治疗的比较、生活方式的改变（如饮食习惯、锻炼、吸烟）或技能训练等。

使用非盲法研究主要有两个原因：首先，研究人员可能更容易调整试验，比如，如果他们知道受试者的身份信息，将更容易做出是否继续采用指定药物治疗受试者的决定。其次，在控制其他研究条件相同的情况下，非盲法研究通常比其他研究更容易执行。如果非盲法试验不会导致偏倚的产生，那么这种药物试验可能更容易设计和实施，成本也更低。此外，有人认为非盲法研究能更准确地反映临床实际[8]。然而，非盲法试验并不简单。例如，同时研究改变生活方式和实施药物干预效果的试验可能就很复杂。一个实例来自妇女健康倡议研究[9]，该研究有关注三种不同的干预措施：激素替代疗法、钙和维生素D补充剂以及非盲法的饮食干预。

非盲法试验的主要缺点是可能产生偏倚。受试者报告症状和不良反应以及"补偿"治疗和联合治疗时容易产生偏倚。研究者收集和评估有偏倚的数据的相关问题载于第十一章。由于受试者在进入试验时对试验的效果抱有较大的期望，如果他们知道所在分组不是新药或试验干预组，大量的受试者可能会对接受的干预不满意并退出试验。在短期干预试验中（如纤维蛋白溶解剂治疗急性心肌梗死的试验），将不太可能产生组间有差异的退出，且结果（如全死因死亡率）不受是否实施盲法的影响。因此，在这种情况下，盲法的优点还有待讨论。然而，即使在这些试验中，盲法的实施也可避免在评估药物不良事件时产生偏倚。

一项关于抗坏血酸（维生素C）对普通感冒可能具有疗效的试验被设计为双盲研究[10-11]。然而，分组情况很快就被受试者发现。主要原因为大多数受试者都是医务人员，他们可以通过品尝识别自己服用的是抗坏血酸还是安慰剂。当更多的受试者知晓他们的分组情况后，安慰剂组的退出率显著增加。由于对感冒的严重程度和持续时间的评估依赖于受试者对其症状的报告，因此是否揭盲对结果的评估非常重要。在那些在试验结束时不知道分组情况的受试者中，抗坏血酸没有显示出比安慰剂更好的效果。相比之下，在那些知晓或已猜到自己服用何种药物的受试者中，抗坏血酸比安慰剂效果更好。因此，受试者对治疗效果先入为主的观念，加之带有主观判断的所测结局指标，将产生有偏倚的结果报告。这一实例中研究者与我们分享的经验很好地阐明了保持盲法的重要性。

在一项冠状动脉搭桥手术和药物治疗的试验中[12]，在基线时，两个试验组中吸烟的受试者人数相等。在随访的早期，手术组的吸烟者明显少于药物治疗组。产生这种区别的主要原因为未实施盲法的外科医生给那些随机分配接受手术治疗的受试者更多的戒烟建议。吸烟造成的组间差异将严重影响对试验结果的评估。

（二）单盲

单盲研究设计的定义是，只有受试者不知道他们接受的是哪种干预方式。这种设计的优点与非盲研究相似，它通常比双盲研究更容易执行，并且有助于对干预知晓的研究者在治疗或干预过程中做出最好的判断。实际中，有些研究者不愿意参与他们不知道受试者分组情况的研究。他们虽然意识到，对受试者保持盲法可以减少部分偏倚的产生，但他们更会认为，在非盲法试验中受试者的健康和安全才能得到最大的保障。

尽管单盲研究设计的缺点不像非盲法设计那样显著，但两者的缺点较为相似。研究者避免了受试者有偏倚的报告结果，但研究者自身会影响非研究目的治疗的管理、数据收集和数据评估。例如，一项单盲研究报告了锌对一组味觉障碍患者的疗效[13]。由于该研究使用了较为主观且难以测量的结局指标作为味觉的测量指标，研究结果很可能存在偏倚，所以该研究进行了重新设计，并采用一种交叉双盲设计[14]。第二次研究表明，锌与安慰剂相比，并不能缓解干预组的味觉障碍。两个研究中受试者的盲法程度没有变化，因此，可以推测，研究者知晓药物分组对研究结果的影响非常重要。交叉设计干预的结果同样具有启示意义。在单盲研究中，第一次服用安慰剂没有改善的受试者，服用锌后"改善"了。然而，在所有的四种双盲交叉设计治疗中（安慰剂加锌，安慰剂加安慰剂，锌加锌，锌加安慰剂），在接受第一种治疗中没有改善的受试者，在服用第二种药物时却表现出了"改善"。因此，对第一种药物没有反应的受试者对第二次治疗被给予阳性药物的期望，可能已经足够产生积极的治疗反应。

另一个例子来自两个非劣效性试验，比较一种新的口服凝血酶抑制剂西米拉坦与华法林预防非瓣膜性心房颤动患者血栓栓塞事件的发生[15]。第一个试验为SPORTIF Ⅲ，该研究采用单盲的结局事件评估；而第二个试验为SPORTIF Ⅴ，采用的是双盲设计。评估的主要结局是所有的脑卒中和系统性栓塞事件。单盲的SPORTIF Ⅲ试验观察到的风险比为0.71（95%CI，0.48~1.07），双盲的SPORTIF Ⅴ试验观察到的风险比为1.38（95%CI，0.91~2.10），两个研究结果相悖。我们不能确定有多少偏倚影响了研究结果，但是，总的来说，应该更加相信双盲设计试验的结果。最近的一个例子是对顽固性高血压患者进行肾动脉去神经治疗的开放标签试验，该试验报告的显著性治疗效果在随后的安慰剂对照盲法试验中并没有得到验证[16]。

非盲法试验和单盲试验都容易受到另外一种研究者引入的潜在偏倚影响。这种偏倚在补充其他治疗和联合治疗中存在组间差异。研究者可能会觉得对照组没有得到与干预组相同的治疗机会，因此研究者可能会给对照组受试者给予额外"补偿"，"补偿"的形式可能是建议或治疗。例如，有几项研究试图将降低血压作为唯一的效果指标，或作为较多效果指标的其中一个。一般来说，研究人员会努力说服干预组的受试者服用他们分配的研究药物。为了成功地说服受试者，研究人员自己必须相信该药物具有降低血压的效果。当他们看到被分配到对照组的受试者时，这种积极治疗患者的信念很难被抑制。因此，对照组的受试者将有可能已经接受了研究人员采取的非药物或其他预防性的降压治疗措施的指导。"补偿"治疗的结果是，减少了干预组和"未治疗"组之间降压效果的差异或与高血压相关的其他结果。这种情况很有可能已在一项心力衰竭试验中出现了，该研究采用决奈达隆（一种抗心律失常的药物）治疗心力衰竭，研究结果却表明干预组死亡率高于对照组[17]。研究结果发现使用决奈达隆药物组的受试者中使用血管紧张素转换酶（angiotensin-converting enzyme，ACE）抑制剂的比例低于对照组，ACE抑制剂为一种已知的可以降低心力衰竭病死率的药物。

至此，事实表明研究者通常更倾向于研究得出阳性结论。研究结果发表在有影响力的期刊上，作者将接收到更多的邀请，让他们在科学会议和学术研讨会上展示这些发现，还可能得到学术推广的支持。因此，研究人员在与受试者交流、收集数据、评估和解释结果时，可能会下意识地倾向于干预组，尽管这种现象在多中心试验中可能不会导致较大的偏倚。

联合治疗是指在试验期间给予受试者的任何非研究性治疗。如果这种治疗会影响结局变量，在确定样本量时需要考虑联合治疗对结果的影响。令人担忧的是，如果对两组患者同时使用的联合治疗方法不同，可能会导致偏倚的引入。联合治疗导致研究结果产生偏倚的前提条件为联合治疗必须是有效的，并且必须有高比例的受试者使用。在这种情况下，将有可能产生偏倚，并且可能发生在任何一组中，这主要取决于联合治疗是倾向于在对照组中使用，还是倾向于在干预组中使用。通常不可能预先确定这种偏倚的方向和程度，也不可能在其发生后确定其影响。

（三）双盲

在双盲研究中，无论是受试者还是研究者，或者更具体地说，负责追踪研究对象、收集数据和评估结果的整个研究团队都不应该知道研究中受试者接受的干预类型。双盲研究设计通常应用于药物或生物制剂的研究。在理论上，设计一项比较两种外科手术或植入两种器械的双盲研究在操作上也是可以实现的，在这种研究中执行手术的外科医生知晓手术或器械的类型，但研究者和受试者都不知道实施了何种治疗方案。同样，我们也可以设计一项比较两种饮食的双盲研究，使两种食物从视觉上看似一样。然而，该类试验并不常见。

实施双盲研究的主要优势是减少了产生偏倚的风险。研究者先入为主的想法不会对结果产生重要的影响，因为他们不知道某个特定的受试者真正接受的是何种干预措施。因此，从理论上讲，研究者实施的行为产生的任何影响都会在干预组和对照组中同等发生。正如后面所讨论的，偏倚永远不会完全消除。然而，精心设计和正确实施的双盲研究可以减少研究中的偏倚。正如锌和味觉损伤试验的研究结果，双盲研究有时得出的结果与非盲法或单盲研究的结论不同。这些实例说明了临床试验中偏倚对研究结果产生的影响。

在开放或单盲研究中，某些可以由研究者完成的工作，在双盲试验中为了保持盲法的状态，这些研究工作将由其他人替代完成。被替代完成的研究内容包括受试者护理（知晓患者所接受的干预措施将对研究结果产生重要的影响），收集可能会揭示干预措施的有效性和安全性的数据，以及评估和监测治疗结果。在研究干预期较长的试验研究中，通常情况下需要第三方机构监测试验的毒性和疗效数据。第十七章更详细地讨论了数据监查方法。受试者干预措施的分配需由研究人员以外的人负责完成。在需要持续调整治疗剂量的研究中很难实现双盲，但采取特殊的措施后也可以实现，如华法林的研究。在一项有关华法林的试验中[18]，由一名未施盲的药剂师或医生根据维持国际标准化比（international normalized ratio，INR，一种衡量抗凝剂效果的指标）的算法，在预先指定的范围内调整华法林的剂量，随机调整了安慰剂的剂量。作者得出的结论为华法林安慰剂剂量调整时间表可以更加充分地保护受试者和研究人员的盲态，并建议在将来的华法林试验中使用这种方法。采用香豆素、阿司匹林治疗再梗死研究中采用了类似的研究方法以保持双盲[19]，由一个INR控制中心调整了三个治疗组的剂量，使INR保持在预先规定的安全限度以下。在另一项试验中，使用了护理点设备对真正接受INR算法的华法林治疗的受试者与接受安慰剂的受试者的研究结果进行加密[20]。在研究过程中，INR用于药物剂量的调整。这个系统在研究过程中能较好地保持盲态。

双盲设计并不能防止组间联合用药情况导致的失衡。例如在一项研究吸入长效抗胆碱能药物治疗慢性阻塞性肺疾病的随机安慰剂对照试验中，允许受试者使用任何其他可治疗该疾病的药物，包括吸入短效抗胆碱能药物治疗慢性阻塞性肺疾病急性加重期[21]。在药物治疗组和安慰剂组之间，这种联合用药干预的程度在组间可能存在差异，但研究结果并没有报告组间联合用药的结果与差异。此外，疾病症候与疾病的不良事件均会影响结果的评价，使长效抗胆碱能吸入器的真实效果很难评价。在为期四年的试验研究中，即使没有报告联合用药干预的频率和强度，报告在研究过程中接受联合药物治疗在试验组与对照组中的比例也将有助于结果的解释。

在较多的单盲和双盲药物试验中，对照组会实施与干预组相匹配的安慰剂干预措施。而安慰剂使用的主要的争论在于其伦理道德问题，该问题已在第二章进行了详细地讨论。

（四）三盲

三盲研究是双盲研究设计的延伸，在双盲的基础上增加了结局指标监查委员会。委员会不知晓受试者所接受的干预措施，只知晓A组和B组的数据。三盲研究在理论上具有一定的优势，如该方法可以使监查委员会对研究结果做出更加客观的评价。如果数据监查委员会知道受试者接受的干预措施，则在评价疗效、不良事件以及判断一些特殊要求的分析结果时就可能产生偏倚。然而，在盲法试验中，监查委员会负有保护受试者安全的伦理道德责任，但盲法的研究设计可能会与伦理相违背。监查需要根据研究实际的发展趋势及其方向进行判断，当安全监测的作用受到阻碍时，监查委员会将无法履行减少干预措施对受试者产生损害的责任。此外，即使在被盲过程中，委员会成员也能充分履行其职责，但许多研究者会对参与这种盲法研究感到不安。尽管在大多数情况下，监查委员会只查看研究数据，很少对受试者个体做出知情的判断，但研究人员仍然依赖委员会来保护受试者。该方法可能不是一种完全合理的方法，因为大多数情况下当监查委员会收到数据时，医疗紧急情况往往早已被处理。然而，当数据监查委员会对研究分组也保持盲态时，许多研究者对参与双盲研究的不适感将进一步加重。

最后，人们往往只接受在统计上有显著差异的结果。然而，研究者很少会为了在不利方向上获得这种结果（干预组疗效明显比对照组更糟糕）而继续研究。因此，大多数监查委员会要求知道每个研究组实施的干预措施。

三盲研究是否在伦理上可行，可根据监查委员会每次在会上提出他们观察到的趋势的方向是否重要进行判断。如果没有关系，那么三盲至少在目前是可以维持的。这说明监查委员会可以在任何时间要求解除盲法。在RALES试验中，数据监查委员会和安全监测委员会进行了分离，其中的一些成员反对实施盲法[22]。该研究最初采用的是三盲设计。对于大多数的结局变量，治疗分组被标记为A和B。由于螺内酯可能引起女性乳房肥大和高钾血症，使得A组和B组盲态被破坏，所以将不良事件标记为X和Y。对不良事件采用不同的标签进行标记，可以防止因研究中其他研究结果的差异导致盲态被破坏。

在部分研究中可以采用三盲法研究设计，但如果重要的临床研究结果出现某种趋势或不良反应出现组间不平衡时，则三盲研究设计不再适用。

四、保护双盲研究设计

与开放试验及单盲试验比较，双盲试验更难以实施。必须确保研究小组人员的盲态，研究过程中，要避免研究人员接触可能导致盲态被破坏的研究数据。双盲研究必须建立有效的数据监查方案与在紧急情况下的揭盲程序。这些要求也会带来一些问题，并且可能增加研究的成本。Page和Persch[23]的研究中讨论了对医疗保健提供者和数据收集者实施盲法的策略。数据收集者不应由为受试者提供医疗服务的医务人员担当。

以一个早期报告的有关阿司匹林治疗心肌梗死的研究为例[24]，该研究是一项应用阿司匹林治疗冠心病患者的双盲试验，研究人员的主要目的是监测阿司匹林对血小板聚集的作用。该研究的主要假设为阿司匹林对减少血小板的聚集性有效。因此，测量血小板的聚集性将基于阿司匹林治疗组是否服用了足够剂量的药物，及受试者是否具有较好的依从性。然而，测量血小板凝聚的试验需要在采血后较短的时间内进行。通常的检测方法是让实验室技术人员将样本放入凝集计中，加入肾上腺素（在没有加入阿司匹林的情况下，肾上腺素会导致血小板聚集）等物质，然后分析打印在纸条上的曲线。为了保持盲法，该研究需要采用一种方法来防止技术人员看到曲线记录的结果。因此，该研究采用盒式磁带记录器替代了通常的纸质记录带，并盖上了记录器的指示针。为了满足盲法的要求，需要对凝集计进行改装。由于参与该研究的30个诊所都需要这种设备，所以研究成本大幅增加。但确保了研究过程中盲法的保护。

在药物治疗以外的临床试验中双盲设计将是一个特殊的问题。Boutron等[25]系统地回顾了123例非药物干预试验报告中盲法的应用。主要包括三类：手术或技术操作、参与式的干预和设备。大多数研究报告了使用某种形式的虚拟对照。对于外科干预，通过模拟干预实施虚拟手术形成对照。参与式的干预研究中，对照组要么采用注意力控制行为干预，要么以不同的方式给予安慰剂治疗。设备试验一般使用假体、看似相同的设备和模拟设备。少数非药物干预试验对受试者实施盲法。三分之一的试验采用的重要措施是对主要研究结果的收集实施盲法、集中评估。

在阳性对照临床试验中（即比较阳性干预的试验），维持好双盲也是一个特殊的问题，被比较药物的不良反应特征若存在明显差异，盲态可能会被破坏。例如比较5-羟色胺受体抑制剂与三环抗抑郁药效果的研究，三环抗抑郁药具有抗胆碱作用，常引起口干、视力模糊和心动过速。这些不良反应致使20个阳性对照临床试验中的很大一部分受试者盲态被破坏[26]。

当然，受试者希望接受更好的干预措施。在药物试验中，更好的干预通常被认为是新药；在安慰剂对照试验中，阳性对照药通常被认为是更好的。研究者也可能对药物的成分感到好奇。出于各种有意或无意的原因，受试者和研究者都试图对药物揭盲。他们可能会采取多种方式揭盲，如对药物进行分析，无意中打开胶囊，将药片放在光线下仔细观察，或者其他方式。例如在之前讨论的维生素C干预研究中，几乎无法保证绝对的盲法。在研究中无论采取何种预防措施，对盲法好奇的受试者和研究者均可通过很多种方法来揭开试验的盲法。但无目的性的揭盲可能更常见。

我们强烈建议对试验结果的评估应做到尽可能的客观。这就要求对结局评估者实施盲法。结果的评估有时也可以通过专设的评估中心来完成。

（一）药物的匹配

药物研究尤为倾向使用双盲设计。药物研究中最无法直接实施盲法的情况就是药物具有不同的外观。当研究人员知道其中任何一名受试者的治疗分组时，整个试验的盲态就被破坏。因此，药物的匹配是必要条件。

　　文献中很少报道匹配是否恰当。一个典型的例子就是维生素C的研究[10-11]，该研究在整个试验过程中均没有保持双盲。研究者给出的一个可能的原因是，在匆忙开始研究的过程中，生产胶囊的内容物没有被仔细地评估。该研究受试者很快就发现了分组情况，因为他们很容易从味道上区分出乳糖安慰剂和抗坏血酸。早期的一份报告也发现了类似的问题[27]。作者指出，在被调查的22项研究中，只有5项对所研究的药物进行了较好的匹配。正确的匹配必须考虑一系列匹配特征。一项对191个有关内科学和精神病学的随机安慰剂对照试验的综述发现，81个（42%）试验报告了对药物特征进行了匹配[28]。只有19个（10%）研究阐明了一个及以上的匹配特征，对药物外观的描述是目前为止最常见的匹配特征。因此，大多数药物研究的报告并没有指出片剂或胶囊之间的相似程度，也没有指出药物之间的不完全匹配将造成多大的偏倚问题。

　　在交叉设计研究中，每个受试者均同时使用两种药物，因此在匹配时需要格外严谨。视觉差异可能出现在大小、形状、颜色和纹理上。确保这些特征在两种药物间相同并不简单。就药片而言，染料或涂层对活性成分的附着与对安慰剂的附着不同，这种不同会导致颜色或光泽将有所不同。药剂的气味也可能不同。阳性药物的味道和舌头上的局部反应可能与安慰剂不同。例如，普萘洛尔是一种局部麻醉剂，如果放在嘴里会引起舌部麻木。Farr和Gwaltney[29]报道了紫锥根含片（锌锭）与安慰剂对照存在不匹配的问题。因为锌片很难实施盲法，所以作者质疑用锌预防普通感冒的研究是否真的有效。他们的研究表明，如果安慰剂匹配不当，锌对人体产生的不良反应可能会减轻人体对感冒症状的感知。

　　药物制剂在条件允许的情况下应进行预先测试。一种方法是找一组未参与研究的观察者来比较药物的一致性。完美的匹配几乎是不可能做到的，但部分差异的产生是可以预料的。为草药试验制备安慰剂将是一项具有挑战性的工作。一种方法是采用恰当匹配的安慰剂胶囊，该方法已经被成功应用[30]。然而，除了发现差异之外，更重要的是参与评估的观察者是否能真正识别出这些制剂的分组。只要无法识别分组，略有不完美的匹配也是可以采用的。研究者需要明白，除了交叉设计研究以外，受试者只接受一种药物干预，因此同一受试者不能进行两种药物的比较。另一方面，受试者可能会在等候室会面和交谈，或者以其他方式比较记录或药片。当然，研究人员也有机会比较不同的试验准备工作，并破坏研究过程的完整性。

　　由于药物活性成分的降解，试验药物间的差异可能在一段时间之后才变得较为明显。如新鲜制备的阿司匹林没有异味，但放置一段时间后，会有明显的醋酸气味。银杏有一种独特的味道，在针对银杏的一项试验中，研究人员使用包衣片剂从味觉和嗅觉上掩盖这种味道[31]，并将这些药片放在吸塑包装中，以减少串味的风险。又如将奎宁添加到安慰剂片中，使安慰剂和阳性药物具有一样的苦味。这种方法防止了任何已知的有关药物匹配问题导致的盲态破坏。

如前面提到的银杏试验，采用其他物质来掩盖试验药品的特殊味道或颜色是临床试验中经常采取的措施。在药片外部添加香草可以掩盖气味，添加染料可以掩盖不同的颜色。如奎宁或苦木素等物质可以给药物添加苦味。这些化学物质不仅会掩盖药物间味道的差异，而且还能有效地防止受试者多次服用试验药品。然而，必须考虑长期使用这些制剂后可能产生的毒性反应，甚至导致小部分受试者出现过敏反应的情况。通常在试验药物中添加额外的物质需要非常谨慎，除非是防止研究被揭盲必须采取的措施。

当药片的重量或比重不同时，药物间的差异不太明显。将药物间所有的差异进行匹配是不可能完成的。然而，如果大量的精力和经费均用在了试验上，确保组间药物的匹配成功具有重要的研究意义。研究者还需要确保装药物的容器是相同的。装药的大瓶和分装的小瓶除了使用密码才能识别的代码以外应该没有其他任何标志。

当比较两种或两种以上的阳性药物时，最理想的设盲方法是通过适当的配方或将它们包裹在相同的胶囊中，使药物看起来相似。采用适当的配方做安慰剂可能不容易实现，将药物包裹于胶囊中可能价格昂贵或需要太大的胶囊而不能实施。此外，将片剂包在胶囊中可能会改变药物吸收的速度和治疗反应的时间。在一项治疗急性偏头痛的试验中，一家药商将竞争对手的FDA已批准的药片封装在胶囊剂中，最后得出研究药物有效的结论[32]。更好、更简单和更常见的选择是采用两组双模拟。每一种阳性药物都设置一种与之相同的安慰剂，每个受试者都将服用两种药物。当两种药物每日使用的剂量不同时，采用双模拟是一种很好的维持盲法的方法。例如，在比较一天使用一次与一天使用两次的药物治疗效果时，"双模拟"能较好地保护盲法。但药品赞助商有时可能难以为竞争对手的产品找到与之匹配的安慰剂。

如果将两种或两种以上的活性药物与安慰剂进行比较，并使所有药物看起来均相同，有时很难实现。只要每种阳性药物不与另一种阳性药物进行比较，而只是与安慰剂进行比较，实现双盲的一种选择就是为每种阳性药物制作一种安慰剂或所谓的双模拟；另一种选择是限制安慰剂组中接受不同安慰剂对象的数量。例如，假设试验分组由阳性药物A、B、C和安慰剂4组组成。如果每组的样本量相同，在安慰剂组中1/3受试者接受A药的安慰剂治疗，1/3受试者接受B药的安慰剂治疗，剩余1/3的对象接受C药的安慰剂治疗。该研究设计至少已在一个研究中成功地实施[33]。

（二）药品编码

药品编码是指给单个药瓶或分装小瓶贴标签，使药品的真实种类不被披露。编码通常是通过给阳性药物分配一组随机数字和给对照药物分配一组不同的数字来完成的。每个受试者都应该被分配一个独特的、唯一的药物编码，并且这个编码在试验期间保持不变并一直使用。如果每个试验组只使用一种编码，那么对单个受试者揭盲就会对所有受试者揭盲。此外，很多药物具有特殊的不良反应。一例受试者的一个不良反应可能不会归因于药物，但服用同一编码药物的几例受试者均出现了多个不良反应就可能揭开整个研究的盲法。

在大样本研究中，可以通过使用计算机程序生成成百上千个不同的编码来配制和储存药品。现在通常以药瓶上加上条形码的方式实施。这种编码对唯一编码的数量没有操作限制，这令研究者可以更简单地掌握所有研究药物准确且最新的库存，并有助于确保每个受试者都被分配了指定接受的研究药物。

（三）正式揭盲

应开发一种可以实现临床试验迅速揭盲的程序，在揭盲对受试者最有利的情况之下，该程序可以在任何时候揭盲任何受试者。这类系统包括在医院药房或其他可访问的地点将标签存档，或实施一天24小时值班的方式，以便能够及时解码分组信息。为了避免分组信息被不必要地解码，除研究者以外的第三方人员可以持有一份列有每种药物编码识别信息的清单。或者，每个研究药瓶标签上设置一个密封的可撕下的部分，该处可记录归档的药房或受试者的信息。在紧急情况下，撕掉封条就可以揭示药物的分组信息。在一项研究中，贴在药瓶上的密封标签在强光照射下是透明的。因此，实施该方法应注意确保密封部分的颜色和厚度，以防止研究人员及受试者阅读密封条上的信息。

正式揭盲是有必要的，尤其是在较长期的研究中。比如研究用的药物需要逐渐减少剂量，或孩子们可能会拿到研究的药丸并吞下药物。在紧急情况下，了解受试者是否服用了阳性药物将有利于做出是否有必要减少剂量的决定。通常情况下，大多数紧急情况都可以采取收回药物的措施来解决，而不是采取揭盲的方法。当实施治疗的医生与研究者不是同一人时，可通过第三方从药房或中心数据库获知盲法信息，并将其与治疗医生的信息联系起来。这样，就不需要对受试者和研究者揭盲。对研究干预措施的了解，很少会影响对受试者实施急救护理。知晓该影响对于实施治疗的医生来说非常重要，因为这样可以帮助减少治疗过程中不必要的揭盲。如果确实实施了揭盲，研究者应在论文结果中进行阐述并报告导致揭盲的原因。

　　总之，双盲试验需要仔细计划和持续监测，以确保盲法的保持和受试者的健康安全不受到危害。

（四）非正式揭盲

　　"真正的双盲研究"的术语在早期被使用过。虽然许多研究被设计为双盲或单盲，但不清楚有多少研究是真正完全地实施了盲法。有些药物具有非常明显的不良反应。如已知某些药物的不良反应是致盲，吸入短效的β受体激动剂会在几分钟内引起震颤和心动过速，即使是活性剂中的盐也会有致盲的不良反应。例如，在一项比较常用的盐酸雷尼替丁与新配方的枸橼酸铋雷尼替丁的临床试验中，因为枸橼酸铋雷尼替丁这种含有铋的化合物把受试者的舌头染成了黑色[34]，导致该研究中盲法设计被揭露。再如治疗肺结核的利福平，受试者服用之后会导致尿液变色。这些不良反应是否存在并不一定能影响对药物分配的揭盲，因为并非所有服用药物的人都会出现不良反应，同时也会有一些服用安慰剂的人会出现可被误认为是药物不良反应的事件。在华法林和口服抗凝剂的试验中，实施治疗的医务人员经常在受试者发生显著出血时检查INR，因为华法林使INR升高，这就可能会导致揭盲。众所周知，阿司匹林与肠胃问题显著相关。在一项妇女健康研究中[35]，低剂量阿司匹林组中2.7%的受试者出现了消化性溃疡，而2.1%的安慰剂组受试者出现了同样的症状。虽然组间差异具有统计学意义（$P<0.001$），但是对于一个患有溃疡的受试者，溃疡并不是一个揭盲的因素。

　　偶尔会出现意外的揭盲。在一些研究中，一个负责特定配送的中心会将药物贴上标签并分发到受试者接受治疗的诊所。显然，从制药公司发送到这个配送中心的每一箱药品都必须包含一份识别药品的装箱单。配送中心在每个瓶子上贴上编码标签，并在把药品送到研究者手中之前取下装箱单。如果某一次，一个纸箱误装了两张装箱单，配送中心未发现该问题，仅取出来第一张装箱单，并将纸箱连同第二张装箱单一起寄给了研究者，这就导致了研究的非正式揭盲。

　　实验室的错误也可能导致揭盲。为了防止试验过程中的揭盲，存在仅将部分试验结果提供给研究人员的情况。有时研究者会收到完整的实验室结果，这种情况通常发生在研究的初期，或者试验"漏洞"还没有解决之前，或者当实验室雇佣了不熟悉试验程序的新人员时。如果由商业实验室负责试验检测，试验将在实验室的特定区域进行，并采取保障措施防止试验结果与常规工作混在一起。在对患者进行常规临床护理期间获得的常规实验室检查结果也可能包含导致研究揭盲的试验结果。如在一项大规模、长期的降脂药物试验中，劝导研究者不要测定冠状动脉患者的血清胆固醇。但是很难知道有多少研究者依从了该要求。

此外，监测受试者在其他医疗机构购买他们正在参与的研究中使用的药物的情况也很重要。任何组间差异的出现都可能是实施盲法尚存在缺陷的证据。判断双盲设计是否成功的另一种方法是监测研究药物的特殊中间效应。如在阿司匹林治疗心肌梗死研究中检测血小板聚集就是一个例子。因在安慰剂组中，大多数受试者的血小板不聚集，该现象的出现就可怀疑盲法是否已被揭开。

（五）评估与报告盲法

在临床试验中，盲法在避免偏倚产生中的重要性已得到了充分的证实。然而，盲法的评估和报告并没有引起足够的重视。读者在阅读试验报告时，经常都不能获取完整的盲法信息。盲法是临床试验中的一个潜在的问题，因为未充分实施盲法的随机试验一般会比适当实施盲法试验的研究显示出更好的治疗效果[36]。

Boutron等[25]通过对819篇评估药物治疗效果的随机对照盲法试验进行系统综述，提出实施盲法需要考虑三个要素：①对受试者和研究者的初始盲法；②研究过程中对盲法的维持；③试验结果评估的盲法。结果显示，只有472份（58%）实施盲法的报告描述了盲法，13%的报告提供了部分信息，29%的报告没有提供任何盲法信息。41%的报告指出了建立盲法的方法，包括不同类型的配对、使用"双模拟"过程、安慰剂干预和掩盖药物的特定味道等。14%的报告描述了盲法评估的方法。在无法建立盲法的试验中，可以对研究结果采用盲法评估。结果的盲法评估是由同样被设盲的分类委员会对研究的主要结果进行集中评估。

在对1998年至2001年发表的191个安慰剂对照双盲试验的调查中[28]，作者评估了报告中盲法实施成功的频率。只有15个（8%）试验报告了盲法实施成功的证据，而在这15个试验中，尚有9个试验盲法的实施是不完美的。一项研究对2001年的1599项随机对照盲法试验做了类似的调查，结果显示只有2%的试验报告了盲法测试成功的内容[37]。有趣的是，许多研究人员在试验中进行了盲法的测试，但在结果报道中未阐述。一份关于2005年至2009年肿瘤内科领域的随机临床试验报告质量的研究显示，根据2001年《临床试验报告的统一标准》（CONSORT），很多研究仍未报告盲法。在347项试验中，只有41%的试验清楚地报告了是否使用盲法以及怎样使用盲法[38]。一份对精神病学领域442个试验的类似文献综述表明，在CONSORT发表后，关于盲法是如何完成和评估的报告减少了[39]。

尽管盲法的成功实施非常重要，但并不容易实施，并且很少有试验研究的论文提供这方面的信息。如果实施盲法，对于是否评估及何时评估盲法均存在不同的观点，如是在随机化之后试验开始的早期，是在整个试验中，还是在结束时[40]。在双盲试验的早期进行盲法评估将是盲法初步成功的衡量标准。但重复对受试者提问可能会激发他们对研究的好奇心。在试验结束时进行评估就可能将"盲法的失败"与"在试验前对疗效预测的成功"相混淆[41]。如果受试者在治疗过程中效果良好，研究者就会倾向于推断该组受试者接受了阳性药物的治疗；反之，如果受试者发生了不良事件或者症状未得到改善，研究者将会推断该组可能是安慰剂治疗组。同样地，Sackett[42]等研究表明研究者对疗效的预测也会受到他们最开始对疗效期望值的影响。他的结论是"我们既不能也不需要在试验期间和完成之后测试盲法"。在CONSORT 2010版声明中就取消了2001年版中推荐评估盲法是否成功的建议[43]。

CONSORT 2010版[43]和《干预性试验计划书的标准条目与推荐》（SPIRIT）2013版[44]都有一份建议纳入试验方案的条目清单，两者有一个相似的盲法试验条目，该条目询问在干预措施分配后应对哪些人实施盲法（例如受试者、治疗提供者、结果评估者与数据分析师）及盲法如何实施。CONSORT 2010版指南的第二个条目："如果实施盲法，要求对不同干预措施的相似性进行描述"。SPIRIT 2013版的第二个条目要求提供以下描述："如果实施盲法，需要描述在什么情况下允许揭盲？试验中对受试者所接受的干预措施的揭盲程序。"

五、告知受试者

通常，被随机分配到盲法试验中的受试者在整个试验过程中均不知晓接受的治疗措施[39]。研究者给出了各种不告知受试者分组的原因。从最近的大型随机临床试验中得出的较强的和一致的证据表明，受试者更乐意被告知他们所接受的治疗措施。研究者是否有提供反馈信息给受试者的道德义务或其他义务尚存争议。目前还没有关于告知受试者他们所接受治疗分组的指南。然而，我们强调应该分享这种对临床有用的发现。

对安慰剂分配情况的告知将会产生更多的问题。告知受试者分配于安慰剂组将存在3个理论问题：第一，从安慰剂治疗中受益的受试者在知晓分组时可能会导致病情加重或复发；第二，可能会使受试者产生不信任感，并损害将来的医患关系；第三，可能会对受试者产生负面影响。然而，大家对以上的理论问题尚存不一致的意见[45]。

一项对14个有关帕金森病的随机临床试验的受试者进行调查的报告显示，54%的人对接受的治疗分组感到惊讶或震惊，28%的受试者感到失望[46]。然而，参与调查的受试者总体上都表现得非常积极，并且表示愿意参加将来的试验。

我们支持研究者在试验结束时亲自告知受试者有关试验结果及其治疗分

组情况。这应该是试验结束后医疗照护转移的一部分内容（见第二十章结尾部分）。

参考文献

[1]   Mausner J S, Bahn A K. Epidemiology: An Introductory Text[M]. Philadelphia: W.B. Saunders, 1974.

[2]   Kaptchuk T J. Intentional ignorance: a history of blind assessment and placebo controls in medicine[J]. Bull Hist Med, 1998, 72(3): 389-433.

[3]   Amberson J B, Jr, McMahon B T, Pinner M. A clinical trial of sanocrysin in pulmonary tuberculosis[J]. Am Rev Tuberc, 1931, 24: 401-435.

[4]   Devereaux P J, Manns B J, Ghali W A, et al. Physician interpretations and textbook definitions of blinding terminology in randomized controlled trials[J]. JAMA, 2001, 285(15): 2000-2003.

[5]   Viergever R F, Ghersi D. Information on blinding in registered records of clinical trials[J]. Trials, 2012, 13: 210.

[6]   Haahr M T, Hróbjartsson A. Who is blinded in randomized clinical trials? A study of 200 trials and a survey of authors[J]. Clin Trials, 2006, 3(4): 360-365.

[7]   Park J, White A R, Stevinson C, et al. Who are we blinding? A systematic review of blinded clinical trials[J]. Perfusion, 2001, 14: 296-304.

[8]   Hansson L, Hedner T, Dahlöf B. Prospective randomized open blinded end-point (PROBE) study. A novel design for intervention trials. Prospective Randomized Open Blinded End-Point[J]. Blood Press, 1992, 1(2): 113-119.

[9]   Design of the Women's Health Initiative clinical trial and observational study. The Women's Health Initiative Study Group[J]. Control Clin Trials, 1998, 19(1): 61-109.

[10]   Karlowski T R, Chalmers T C, Frenkel L D, et al. Ascorbic acid for the common cold. A prophylactic and therapeutic trial[J]. JAMA, 1975, 231(10): 1038-1042.

[11]   Lewis T L, Karlowski T R, Kapikian A Z, et al. A controlled clinical trial of ascorbic acid for the common cold[J]. Ann N Y Acad Sci, 1975, 258: 505-512.

[12]   Coronary-artery bypass surgery in stable angina pectoris: Survival at two years. European Coronary Surgery Study Group[J]. Lancet, 1979, 1(8122): 889-893.

[13]   Schechter P J, Friedewald W T, Bronzert D A, et al. Idiopathic hypogeusia: a description of the syndrome and a single-blind study with zinc sulfate[J]. Int Rev Neurobiol, 1972, (suppl 1): 125-140.

[14]   Henkin R I, Schecter P J, Friedewald W T, et al. A double blind study of the effects of zinc sulfate on taste and smell dysfunction[J]. Am J Med Sci, 1976, 272(3): 285-299.

[15]   Halperin J L, Executive Steering Committee, SPORTIF III and V Study Investigators. Ximelagatran compared with warfarin for prevention of thromboembolism in patients with nonvalvular atrial fibrillation: Rationale, objectives, and design of a pair of clinical studies and baseline patient characteristics (SPORTIF III and V)[J]. Am Heart J, 2003, 146(3): 431-438.

[16]   Bhatt D L, Kandzari D E, O'Neill W W, et al. A controlled trial of renal denervation for resistant hypertension[J]. N Engl J Med, 2014, 370(15): 1393-1401.

[17] Køber L, Torp-Pedersen C, McMurray J J, et al. Increased mortality after dronedarone therapy for severe heart failure[J]. N Engl J Med, 2008, 358(25): 2678-2687.

[18] Hertzberg V, Chimowitz M, Lynn M, et al. Use of dose modification schedules is effective for blinding trials of warfarin: evidence from the WASID study[J]. Clin Trials, 2008, 5(1): 23-30.

[19] Randomised double-blind trial of fixed low-dose warfarin with aspirin after myocardial infarction. Coumadin Aspirin Reinfarction Study (CARS) Investigators[J]. Lancet, 1997, 350(9075): 389-396.

[20] Albers G W, Diener H C, Frison L, et al. Ximelagatran vs warfarin for stroke prevention in patients with nonvalvular atrial fibrillation: a randomized trial[J]. JAMA, 2005, 293(6): 690-698.

[21] Tashkin D P, Celli B, Senn S, et al. A 4-year trial of tiotropium in chronic obstructive pulmonary disease[J]. N Engl J Med, 2008, 359(15): 1543-1554.

[22] Wittes J, Boissel J-P, Furberg C D, et al. Stopping the Randomized Aldactone Evaluation Study early for e cacy. In DeMets D L, Furberg C D, Friedman L M, (eds.). Data Managing in Clinical Trials. A Case Study Approach[M]. New York: Springer, 2006: 148-157.

[23] Page S J, Persch A C. Recruitment, retention, and blinding in clinical trials[J]. Am J Occup Ther, 2013, 67(2): 154-161.

[24] A randomized, controlled trial of aspirin in persons recovered from myocardial infarction[J]. JAMA, 1980, 243(7): 661-669.

[25] Boutron I, Guittet L, Estellat C, et al. Reporting methods of blinding in randomized trials assessing nonpharmacological treatments[J]. PLoS Med, 2007, 4(2): e61.

[26] von Wolff A, Hölzel L P, Westphal A, et al. Selective serotonin reuptake inhibitors and tricyclic antidepressants in the acute treatment of chronic depression and dysthymia: a systematic review and meta-analysis[J]. J Affect Disord, 2013, 144(1-2): 7-15.

[27] Hill L E, Nunn A J, Fox W. Matching quality of agents employed in "double-blind" controlled clinical trials[J]. Lancet, 1976, 1(7955): 352-356.

[28] Fergusson D, Glass K C, Waring D, et al. Turning a blind eye: the success of blinding reported in a random sample of randomised, placebo controlled trials[J]. BMJ, 2004, 328(7437): 432.

[29] Farr B M, Gwaltney J M Jr. The problems of taste in placebo matching: an evaluation of zinc gluconate for the common cold[J]. J Chronic Dis, 1987, 40(9): 875-879.

[30] Fai C K, Qi G D, Wei D A, et al. Placebo preparation for the proper clinical trial of herbal medicine--requirements, verification and quality control[J]. Recent Pat Inflamm Allergy Drug Discov, 2011, 5(2): 169-174.

[31] DeKosky S T, Williamson J D, Fitzpatrick A L, et al. Ginkgo biloba for prevention of dementia: a randomized controlled trial[J]. JAMA, 2008, 300(19): 2253-2262.

[32] Mathew N T, Schoenen J, Winner P, et al. Comparative efficacy of eletriptan 40 mg versus sumatriptan 100 mg[J]. Headache, 2003, 43(3): 214-222.

[33] The Cardiac Arrhythmia Pilot Study. The CAPS investigators[J]. Am J Cardiol, 1986, 57(1): 91-95.

[34] Pacifico L, Osborn J F, Anania C, et al. Review article: bismuth-based therapy for Helicobacter pylori eradication in children[J]. Aliment Pharmacol Ther, 2012, 35(9): 1010-1026.

[35] Ridker P M, Cook N R, Lee I M, et al. A randomized trial of low-dose aspirin in the primary prevention of cardiovascular disease in women[J]. N Engl J Med, 2005, 352(13): 1293-1304.

[36] Schulz K F, Chalmers I, Hayes R J, et al. Empirical evidence of bias. Dimensions of methodological quality associated with estimates of treatment effects in controlled trials[J]. JAMA, 1995, 273(5): 408-412.

[37] Hróbjartsson A, Forfang E, Haahr M T, et al. Blinded trials taken to the test: an analysis of randomized clinical trials that report tests for the success of blinding[J]. Int J Epidemiol, 2007, 36(3): 654-663.

[38] Péron J, Pond G R, Gan H K, et al. Quality of reporting of modern randomized controlled trials in medical oncology: a systematic review[J]. J Natl Cancer Inst, 2012, 104(13): 982-989.

[39] Han C, Kwak K P, Marks D M, et al. The impact of the CONSORT statement on reporting of randomized clinical trials in psychiatry[J]. Contemp Clin Trials, 2009, 30(2): 116-122.

[40] Boutron I, Estellat C, Ravaud P. A review of blinding in randomized controlled trials found results inconsistent and questionable[J]. J Clin Epidemiol, 2005, 58(12): 1220-1226.

[41] Sackett D L. Turning a blind eye: why we don't test for blindness at the end of our trials[J]. BMJ, 2004, 328(7448): 1136.

[42] Sackett D L. Commentary: Measuring the success of blinding in RCTs: don't, must, can't or needn't?[J]. Int J Epidemiol, 2007, 36(3): 664-665.

[43] Schulz K F, Altman D G, Moher D, et al. CONSORT 2010 statement: updated guidelines for reporting parallel group randomised trials[J]. BMJ, 2010, 340: c332.

[44] Chan A W, Tetzlaff J M, Gøtzsche P C, et al. SPIRIT 2013 explanation and elaboration: guidance for protocols of clinical trials[J]. BMJ, 2013, 346: e7586.

[45] Bishop F L, Jacobson E E, Shaw J, et al. Participants' experiences of being debriefed to placebo allocation in a clinical trial[J]. Qual Health Res, 2012, 22(8): 1138-1149.

[46] Goetz C G, Janko K, Blasucci L, et al. Impact of placebo assignment in clinical trials of Parkinson's disease[J]. Mov Disord, 2003, 18(10): 1146-1149.

翻译：梁小华，重庆医科大学附属儿童医院

审校：廖星，中国中医科学院中医临床基础医学研究所

李博，北京中医药循证医学中心/首都医科大学附属北京中医医院/北京市中医药研究所循证医学中心

第八章　样本量

样本量的大小应在研究设计阶段的早期就加以考虑。一些临床试验甚至没有对样本量大小进行规范的估计。研究人员在一段时期内可获得的受试者数量决定了研究样本的大小。许多没有认真进行样本量估计的临床试验缺乏检验出具有临床重要性干预效应的统计效能或统计检验能力。1978年，Freiman和同事[1]回顾了71项已发表的随机对照临床试验的统计效能，这些试验未能发现各组之间的统计学差异。"因统计效能不足，其中67项试验有超过10%的风险低估25%的真实治疗获益；其中50项试验有超过10%的风险低估50%的真实治疗获益。"这种情况在1994年并没有太大改善。当时一项类似的调查发现，只有16%的阴性试验对25%的效应统计效能达到了0.8，36%的阴性试验对50%的效应统计效能达到了0.8[2]。在其他情况下，样本量估计可能采取不切实际的过大的干预效应。因此，更实际的干预效应下，统计效能将会很低或低于预期。在统计效能较低的临床研究中，存在的风险在于，在没有充分测试的情况下，有益的干预措施可能被丢弃并永远不会再被考虑。当然，许多研究确实包含恰当的样本量估计，但过去多年的评价发现，这样的研究数量仍然太少[3-4]。本章对样本量估计进行了概述，并提供了一些详细信息。关于样本量的一些综合性讨论可以在其他地方找到[5-21]。例如，Lachin[11]和Donner[9]各自写了一篇关于样本量估计的更专业的讨论。本章样本量估计的重点是针对个体进行随机化的临床试验。在某些部分中，提出了将个体或个体内器官整群随机化时如何进行样本量估计的概念。

一、基本要点

临床试验应该有足够的统计效能来区分具有临床重要性的各组别之间的差异。因此，估计样本量，并提供足够的显著性水平和检验效能是研究设计的重要部分。必须强调的是，在讨论样本量估计和统计效能之前，由于某些原因，样本量估计仅仅提供的是试验所需受试者数量的估计值[6]。第一，样本量估计中使用的参数是估计值，因此具有不确定性。通常，这些估计值都是基于小规模的研究。第二，干预组相对于对照组的有效性估计以及其他估计可能是基于与预期研究人群不同的人群。第三，有效性经常被高估，因为已发表的前期研究可能是经过高度挑选的，研究人员往往过于乐观。第四，在试验的最后设计阶段，纳入和排除标准的修订可能会影响参加试验的受试者的类型，从而改变之前在样本量估计时使用的假设。而评估这种因纳入排除标准变化和筛选效果所造成的影响通常是相当困难的。第五，一些试验经验表明，登记到对照组的受试者通常比从受试者中抽出的人群表现更好。原因尚不清楚。一个可能的因素是试验筛选过程排除了那些对发生结局事件风险较高的人群。在涉及慢性病的试验中，由于研究方案的原因，受试者可能会得到比正常情况下更多的护理和关注，或者因为他们参与了研究而改变了他们的行为，从而改善他们的预后，这种现象有时被称为霍桑效应或试验效应[22]。此外，医疗改善的长期趋势可能会导致过去研究的估计危险度高于在当前患者群体中发现的危险度[23]。因此，分配到对照组的受试者可能比根本没有参加过试验的人群情况要好。最后，样本量估计基于数学模型，该数学模型可能仅仅近似于结局指标的真实但未知的分布。由于样本量估计的近似性，研究人员应尽可能合理地进行保守估计，同时样本量估计过程中使用的参数应切合实际。如果样本量被严重高估，试验可能被判定为不可行。如果样本量被低估，则该试验很有可能无法证明研究各组之间的差异，或者面临增加样本量或扩大随访时间的需要[24-26]。一般来说，只要估计出的样本量是实际可得的，最好是对样本量高估一点，并尽可能提前终止试验（第十六章），而不是修改正在进行的试验设计，或者更糟糕的是得出不正确的结论。

二、统计概念

理解假设检验、显著性水平和检验效能的基本统计学概念是讨论样本量估计的关键。下面简要回顾一下这些概念。在许多基础医学统计学教科书[27-37]以及关于样本量估计的教科书[17-21]中可以找到进一步的讨论。那些以前没有接触过这些基本统计概念的人员可能会发现这些资源很有帮助。

除特殊情况外，我们讨论的都是一个干预组和一个对照组的试验。通过一些调整，可以对两组以上的研究进行样本量估计[8]。例如，在CDP试验中，将五个干预组与一个对照组进行比较[38]。ALLHAT试验比较了四种干预药物：三种新药和一种旧药作为高血压的一线治疗[39]。两项试验都使用了Dunnett[40]的方法，其中对照组中的受试者数量等于分配给每个干预组的数量乘以干预组数量的平方根。确定CDP中对照组的最佳样本量为每个干预组样本量大小的2.24倍[38]。实际上，为了使变异达到最小，CDP使用2.5的系数。其他方法是使用Bonferroni法调整α值[41]；也就是说，将总的α值除以比较的次数，然后在样本量估计中使用调整后的α值。在估计样本量之前，必须确定用于判断干预效果的主要结局指标（见第三章）。本章将介绍三种结局指标类型的样本量估计：①二分类变量，如成功和失败；②连续变量，如血压水平或血压变化；③终点事件（或临床事件的发生）。对于二分类变量，比较干预组（p_I）和对照组（p_C）的事件发生率。对于连续变量，将干预组中真实但未知的平均水平（μ_I）与对照组中的平均水平（μ_C）进行比较。对于生存数据，经常将两个研究组的危险率λ进行比较，或者至少将其用于样本量估计。当结局指标类型不完全符合这三个类型中的任何一个时，通常是选取近似其中之一进行样本量估计。

对于主要结局指标，将干预组（p_I）和对照组（p_C）进行比较，或者将μ_I与μ_C进行比较。这样的讨论仅使用事件发生率p_I和p_C，如果恰当地替换为μ_I和μ_C，也是同样的原则。当然，研究人员不知道事件发生率的真实值。临床试验仅提供干预组（p_I）和对照组（p_C）事件发生率的估计值。通常，研究人员会检验两组受试者的事件发生率之间是否存在真正的差异。检验这一点的传统方式是用一个零假设，即H_0，表示真实事件发生率之间不存在差异（$H_0: p_C - p_I = 0$）。目的是检验H_0并决定是否拒绝它。也就是说，除非另有证明，否则零假设被认为是正确的。因为仅获得真实事件发生率的估计值，即使零假设为真（$p_C - p_I = 0$），观察到的事件发生率也可能会有所不同。如果观察到的事件率差异仅仅是偶然的，研究者可能会错误地拒绝无效假设。这种假阳性结果或I类错误应尽可能少地出现。这种I类误差的概率称为显著性水平，用α表示。在H_0为真的情况下，观察到的差异与实际观察到的差异一样大或更大的概率称为"P值"，表示为P。如果$P \leq \alpha$，则拒绝H_0。虽然所选的α水平有些随意，但传统上使用和接受的α值为0.01、0.025或最常见的0.05。如后文所示，当α设得更小时，所需的样本量估计值也相应增加。

如果无效假设事实上不是真的，那么另一个被称为备择假设的假设（用H_A表示）一定是真的。也就是说，事件发生率p_C和p_I之间的真正差异是某个值δ，其中δ≠0。即使备择假设成立，观察到的差异$\widehat{p_C} - \widehat{p_I}$也可能很小。因此，即使观察值不正确，研究人员也可能会基于观察到的微小差异而无法拒绝H_0。这称为Ⅱ类错误或假阴性结果。Ⅱ类错误的概率用β表示。β值取决于δ的具体值，即两组之间真实但未知的事件发生率差异，以及样本量和α。正确拒绝H_0的概率表示为1-β，称为研究的效能。效能量化了研究发现各种值δ的真实差异的潜力。由于β是α、样本量和δ的函数，因此1-β也是这些参数的函数。对于给定的样本量，1-β与δ的曲线称为效能曲线，如图8-1所示。在水平轴上，将δ值从0绘制到较高的值δ_A（此图中为0.25）。在垂直轴上，显示

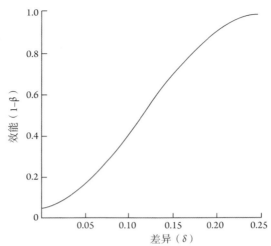

图8-1　在单侧显著性水平为0.05，总样本量（2N）为200的情况下，对照组率为0.5，干预组率之间的差值增大的幂函数曲线

了对于给定的显著性水平和样本量检测到真实差异δ的概率或效能。在构建该特定效能曲线时，假设每组样本量为100，单侧显著性水平为0.05，对照组事件发生率为0.5（50%）。注意，随着δ的增加，检测δ的能力也会增加。例如，如果$\delta=0.10$，则效能约为0.40。当$\delta=0.20$时，效能增加到约0.90。通常，研究人员希望在进行研究时至少具有0.80的效能（$1-\beta$），但通常约为0.90或0.95；假设实际存在差异δ，则有80%、90%或95%的机会找到事件发生率之间的统计学显著差异。

由于显著性水平a应该很小，例如0.05或0.01，而效能（$1-\beta$）应该很大，例如0.90或0.95，因此剩下的唯一变化的量就是δ，所测试差异的大小以及样本总量。在设计临床试验时，研究人员希望检测到指定大小的δ或更大的差异。选择δ的一个因素是被认为具有临床重要性的各组之间的最小差异。

此外，之前的研究可能会提供δ的估计值。这是第三章所讨论问题的一部分。这里考虑给定a、$1-\beta$和δ的样本量估计的确切性质。可以假设随机策略将为每个组分配相等数量（N）的受试者，因为两组结局指标的变异性大致相同；组间均等分配比不均等分配的统计效能更强。为了使分配不均等但产生较大统计效能的可能性增加，各组之间的变异性必须有很大的不同[42]。由于均等分配通常更容易实现，因此是更常用的策略，简单起见，这里我们都假定是均等分配。

在估计样本量之前，经典统计理论认为，研究者必须决定他是否只对一个方向的差异感兴趣（单侧检验），例如干预组的效果优于对照组，还是对另一个方向的差异也感兴趣（双侧检验）。后一种情况将代表检验以下假设：新干预措施比对照组更好或更差。通常，除非有很充分的理由认为仅存在一个方向的差异，否则应使用双侧检验。研究人员应始终牢记，任何新的干预措施都有利有弊。然而，正如第十六章所讨论的，一些研究者可能不愿意证明干预是不可取的，如果结局提示干预存在弊端，他们会终止研究。CAST试验[43]提供了此问题的经典示例。该试验最初被设计为一项0.025显著性水平的单侧假设检验，该检验表明抗心律失常药物疗法可减少心源性猝死的发生。由于这些药物已经上市，所以没有预料到有害影响。尽管设计中存在单侧假设检验，但监测过程采用了双侧0.05显著性水平的检测方法。在这方面，无论是单侧0.025显著性水平设计还是双侧0.05显著性水平设计，受益证据水平都是相同的。结果发现，由于干预组死亡率增加，试验提前终止（见第十六章和第十七章）。

如果选择了单侧假设检验，则在大多数情况下，显著性水平应为研究人员进行双侧检验的一半。例如通常使用的双侧检验显著性水平为0.05，则单侧检验显著性水平为0.025。正如在CAST试验中所做的，这需要相同程度的证据或科学文献来证明治疗有效，而不管是单侧还是双侧问题。在这种情况下，也可以在0.025的水平上进行阴性或不良效果的检验。实际上，这为总的0.05显著性水平提供了两个单方向的0.025假设检验。

如上所述，总样本量2N（每组N个）是要检验的显著性水平（α）、效能（$1-\beta$）和结局指标差异大小（δ）的函数。改变α、$1-\beta$或δ都将导致2N的变化。随着差异δ的减小，样本量必须更大，以确保检验出该差异的概率更高。如果计算出的样本量大于实际可获得的样本量，则可能需要重新考虑设计中的一个或多个参数。由于显著性水平通常固定为0.05、0.025或0.01，因此研究者通常应重新考虑δ的取值，提高δ，或者在δ保持不变的情况下，降低研究检验效能，如果这些选择都不令人满意，应认真考虑放弃该试验。

Rothman[44]认为期刊应鼓励使用置信区间报告临床试验结果，而不是显著性水平。几位研究者[44-46]讨论了这种方法的样本量估计公式。通过计算观察到的事件发生率的差异，然后相加并减去一个常数乘以该差异的标准误差来得到置信区间。这提供了从试验中获得的估计差异的区间。确定该常数以使置信区间具有包括真实值但差异未知的正确概率。该常数与用于评估检验统计量的临界值直接相关。试验通常使用双侧α水平检验（例如$\alpha=0.05$）和相应的（$1-\alpha$）置信区间（例如95%）。如果$1-\alpha$置信区间不包含零或无差异，我们可以认为干预措施是有效果的。如果置信区间包含零，则没有干预效果。但是，即使重要性差异存在，也可能会由于样本量太小而无法检测到或没有统计学差异。为了检验没有治疗效果的零假设，假设检验和置信区间可以给出相同的结论。但是，置信区间可提供有关可能存在的差异范围的更多信息。样本量估计必须指定所需的置信区间宽度。例如，可以通过两个事件发生率之间的最小差异来确定，这在临床上是有意义的并且很重要。在没有治疗效果的零假设下，所需置信区间宽度的一半等于备择假设中规定的差值。这里介绍的样本量估计方法并不排除以置信区间表示结果，实际上，研究者也应该这样做。但是，除非对这两种方法之间的关系有所了解，正如McHugh和Le[46]指出的那样，置信区间方法可能仅产生50%的效能来检验指定的差异。这一点可以在以后率的比较样本量估计中看到。因此，在使用这种方法时需要注意。

到目前为止，我们假定的是在试验结束时仅对数据进行一次分析。但是，如第十六章和第十七章所述，可以在研究过程中定期检查结局指标数据。因此，仅靠偶然因素发现重大差异的可能性就增加了[47]。这意味着可能需要调整显著性水平α，以补偿 I 类错误概率的增加。为了便于讨论，我们假设α的取值通常为0.05、0.025或0.01。样本量的估计还应使用将在数据分析中使用的统计数据。因此，有许多估计样本量的公式。已证明有用的方法将在下文中讨论。

三、二分类结局指标

对于二分类结局指标，即是或否，成功或失败，存在或不存在，我们将考虑两种情况，第一种情况假设两个独立的组或样本[48-59]，第二种情况是个体内的二分类变量或配对变量[60-64]。

（一）两独立样本

假设主要结局指标是某个固定时间段内事件的发生。样本量的估计应基于将用于比较结果的特定检验统计量。将零假设H_0（$p_C - p_I = 0$）与替代假设H_A（$p_C - p_I \neq 0$）进行比较。p_I和p_C的估计值是$\widehat{p_C} - \widehat{p_I}$，其中$\widehat{p_I} = r_I/N_I$、$\widehat{p_C} = r_C/N_C$，其中$r_I$和$r_C$是干预组和对照组的事件数，$N_I$和$N_C$是每组受试者的数量。比较这种二分法或二项式变量的通常检验统计量为：

$$Z = \left(\widehat{p_C} - \widehat{p_I}\right) / \sqrt{\overline{p}\left(1 - \overline{p}\right)\left(1/N_C + 1/N_I\right)}$$

$\overline{p} = (r_I + r_C)/(N_I + N_C)$。Z值的平方在代数上等同于经常使用的卡方统计量。对于较大的N_I和N_C值，Z值近似均值为0且方差为1的正态分布。如果Z的绝对值大于常数Z_a，则研究人员将拒绝双侧检验中的H_0。

常数Z_a通常称为临界值。标准正态随机变量的绝对值大于Z_a的概率为a。对于单侧检验，选择常数Z_a使得Z大于（或小于）Z_a的概率为a。对于给定的a，双侧检验的Z_a大于单侧检验的Z_a（表8-1）。$a=0.10$的双侧检验的Z_a与

$a=0.05$的单侧检验的Z_a值相同。尽管与在相同a水平下的双侧检验相比,单侧检验可以实现更小的样本量,但我们通常不建议使用前面讨论的这种方法。

设计具有显著性水平a和$1-\beta$的效能以检验事件发生率p_1和p_C之间最小δ的真实差异所需的样本量可以由公式[11]表示:

$$2N = 2\left\{Z_\alpha\sqrt{\bar{p}\left(1-\bar{p}\right)}+Z_\beta\sqrt{\bar{p_C}\left(1-\bar{p_C}\right)+\bar{p_1}\left(1-\bar{p_1}\right)}\right\}^2 \bigg/ \left(p_C-p_1\right)^2$$

其中$2N=$总样本量(N例受试者/组),$\bar{p}=(p_C+p_1)/2$;Z_a是与显著性水平a相对应的临界值;Z_β是概率不超过β的值。Z_β对应于$1-\beta$(例如,如果$1-\beta=0.90$,则$Z_\beta=1.282$)。表8-1和表8-2中给出了a和$1-\beta$取不同值时的Z_a和Z_β值。在大多数入门教科书[27-29,31,33-37,51]和样本量估计教科书[17-21,65]中,或使用软件包和在线资源[66-73],都可以找到更完整的表格。

注意,当$N_1=N_C$时,先前给出的$\bar{p}$定义等同于此处给出的$\bar{p}$定义。也就是说,两个研究组的人数相等。上述公式的替代方案为:

表8-1 不同a值的样本量公式的Z_a

a	Z_a	
	单侧检验	双侧检验
0.10	1.282	1.645
0.05	1.645	1.960
0.025	1.960	2.240
0.01	2.326	2.576

表8-2 Z_β用于各种效能($1-\beta$)的样本量公式

$1-\beta$	Z_β
0.5	0.00
0.6	0.25
0.7	0.53
0.8	0.84
0.85	1.036
0.9	1.282
0.95	1.645
0.975	1.960
0.99	2.326

$$2N = 4\left(Z_\alpha + Z_\beta\right)^2 \overline{p}\left(1-\overline{p}\right)\big/\left(p_C - p_1\right)^2$$

这两个公式给出的答案大致相同，其中任何一个都可以用于典型的临床试验。

示例：假设对照组的年事件发生率预计为20%。研究人员希望干预措施可以将发病率降低到15%。该研究计划对每位受试者进行为期2年的随访。如果假设是正确的，则对照组中约40%的受试者和干预组中30%的受试者会发生此事件。因此，研究者设定$p_C=0.40$，$p_1=0.30$，$\overline{p}=(0.4+0.3)/2=0.35$。该研究被设计为具有5%显著性水平和90%效能的双侧检验。根据表8-1和表8-2，双侧0.05的Z_α临界值为1.96，Z_β的值为1.282。将这些值代入第一个总样本量公式，得出2N为：

$$2\left\{1.96\sqrt{2\times0.35\times0.65}+1.282\sqrt{0.4\times0.6+0.3\times0.7}\right\}^2\Big/(0.4-0.3)^2$$

对此表达式求值时，$2N=952.3$。使用第二个总样本量公式，$2N=4(1.96+1.282)^2\times0.35\times0.65/(0.4-0.3)^2$得出$2N=956$。因此，四舍五入到十位数后，公式计算出的总样本量是960，或每组480。

表8-3给出了使用第一个总样本量公式估计的数值，适用于不同的p_1和p_C值，适用于双侧检验，以及适用于$\alpha=0.01$、0.025或0.05，$1-\beta=0.80$或0.90。对于刚刚列举的示例，使用$\alpha=0.05$（双侧）、$1-\beta=0.9$、$p_C=0.4$和$p_1=0.3$，则使用表8-3的总样本量为960。此表显示，随着组间发生率差异的增加，样本量减少。

干预组中的事件率可以写为$p_1=(1-\kappa)p_C$，其中κ表示预期通过干预降低对照组事件率的比例。图8-2显示了使用$\alpha=0.05$和$1-\beta=0.9$进行双侧检验时，几个p_C值的总样本量为2N与κ的关系。在$p_C=0.4$和$p_1=0.3$的示例中，预计干预将使对照组事件率降低25%或$\kappa=0.25$。在图8-2中，在水平轴上定位$\kappa=0.25$，然后垂直向上移动，直到找到标记为$p_C=0.4$的曲线。该曲线上的点对应的2N大约是960。请注意，随着对照组事件发生率p_C的降低，检测相同事件率降低所需的样本量也会增加。除非干预措施具有显著效果，否则事件发生率小（例如$p_C=0.1$）的试验需要大的样本量。

为了使用样本量估计公式或表，有必要了解一些关于p_C和κ的知识。p_C的估计值通常是从以前类似的研究中获得的。此外，研究人员必须根据干预的潜在有效性的初步证据来选择κ，或者指定他想检测的最小差异或减少量。在许多情况下，获取这些信息是困难的。通常，这种估计可能是基于少量数据。在这种情况下，基于估计范围估计的几个样本量有助于评估样本量对p_C、κ或两者不确定估计的敏感度有多高。研究人员可能基于保守的考虑，采用最大或几乎最大的样本量估计，以确保他的研究有足够的效能。通过检查

表8-3　总样本量

α/效能		双侧检验					
		0.01		0.025		0.05	
P_C	P_1	0.90	0.80	0.90	0.80	0.90	0.80
0.6	0.5	1 470	1 160	1 230	940	1 040	780
	0.4	370	290	310	240	260	200
	0.3	160	130	140	110	120	90
	0.20	90	70	80	60	60	50
0.5	0.40	1 470	1 160	1 230	940	1 040	780
	0.30	360	280	300	230	250	190
	0.25	220	180	190	140	160	120
	0.20	150	120	130	100	110	80
0.4	0.30	1 360	1 060	1 130	870	960	720
	0.25	580	460	490	370	410	310
	0.20	310	250	260	200	220	170
0.3	0.20	1 120	880	930	710	790	590
	0.15	460	360	390	300	330	250
	0.10	240	190	200	150	170	130
0.2	0.15	3 440	2 700	2 870	2 200	2 430	1 810
	0.10	760	600	630	490	540	400
	0.05	290	230	240	190	200	150
0.1	0.05	1 650	1 300	1 380	1 060	1 170	870

如图8-1所示的效能曲线，可以看出试验对于检验各种概率差异δ的效能。如果效能很高，比如0.80或更大，对于δ的可接受范围，样本量可能就足够了。如果可用受试者的数量相对固定并且研究人员希望评估试验可以检验出各种事件发生率降低情况中的任何一种，则效能曲线可能特别有用。

研究人员经常高估了可以登记参加试验的合格受试者的数量。实际注册人数可能达不到目标。为了检验较小样本量对试验效能的影响，研究者可能会发现将效能作为不同样本量的函数来绘制是有用的。如果获得的样本量的效能远远低于0.80，研究者可以扩大招募力度、期盼干预效果比最初假设的更大、接受效能降低及其后果或者放弃试验。

为了确定效能，本节中的第二个样本量公式针对Z_β进行求解：

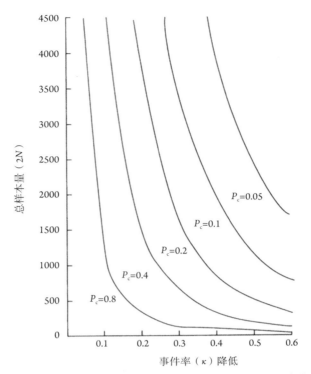

图8-2　几个对照组事件率（p_C）的总样本量（$2N$）与事件率（κ）降低之间的关系，双侧显著性水平为0.05，效能为0.90

$$Z_\beta = \left\{ -Z_\alpha \sqrt{2\overline{p}\left(1-\overline{p}\right)} + \sqrt{N}\left(p_C - p_1\right) \right\} \Big/ \sqrt{p_C\left(1-p_C\right) + p_1\left(1-p_1\right)}$$

其中$\overline{p}$如前所述为$(p_C+p_1)/2$。通过使用表8-2，可以将Z_β项转换为$1-\beta$的效能。例如，设$p_C=0.4$和$p_1=0.3$。对于假设的双侧检验显著性水平为0.05，Z_a为1.96。在前面的示例中，显示出要获得0.90的效能，必须有大约960例受试者或每组480例受试者的总样本。代入$Z_a=1.96$，$N=480$，$p_C=0.4$和$p_1=0.3$，可得出$Z_\beta=1.295$的值。表8-2中Z_β的最接近值为1.282，对应于0.90的效能。（如果使用确切的$N=476$值，则Z_β的值为1.282）假设研究者认为他每组只能得到350例受试者，而不是估计的480例。那么$Z_\beta=0.818$意味着$1-\beta$的效能在某种程度上小于0.80。如果Z_β的值为负，则效能小于0.50。有关效能计算的更多详细信息，应参考生物统计学的教材[27-29,31,33-37,51]或样本量估算教材[17-21,65]。

对于给定的$2N$、α、$1-\beta$和p_C，还可以计算出可以检测到的事件发生率的降低。该函数是非线性的，因此这里不再赘述。可以通过浏览表8-3，使用几个p_1的值计算，直到样本量接近计划数量来获得近似结果，或者使用绘制样本量的图形来获得近似结果。在图8-2中，a为0.05，$1-\beta$为0.90。如果样本量选择为1000，且p_C=0.4，则κ被确定大约为0.25。这意味着预期p_1将为0.3。如表8-3所示，这些假设的实际样本量为960。

　　上述方法得出的估计随着样本量的增加而更加准确。目前已经开发了对小规模研究的修改[49,51-55,58-59,74]，这些修改提高了公式的准确性。但是，计算机软件可以执行精确的计算[66-73]，减少了对小样本近似值的需求。另外，由于对干预效果和事件发生率的假设，样本量估计有些不精确，因此所提出的公式可能适合大多数临床试验。

　　设计一个使用置信区间方法比较事件率的试验，我们还需要做出一系列假设[6,42,52]。用于治疗比较θ值的100（$1-\alpha$）%置信区间将用$\hat{\theta}\pm Z_a \text{SE}(\hat{\theta})$，其中$\hat{\theta}$是$\theta$的估计值，$\text{SE}(\hat{\theta})$是$\hat{\theta}$的标准误差。在这种情况下，具体形式为：

$$\text{SE}\left(\hat{\theta}\right)=\widehat{p_C}-\widehat{p_1}\pm Z_\alpha\sqrt{\overline{p}\left(1-\overline{p}\right)\left(1/N_1+1/N_C\right)}$$

　　如果我们希望置信区间（CI）的宽度不超过W_{CI}，其中W_{CI}是置信区间上限和下限之间的差，那么如果$N=N_1=N_C$，则宽度W_{CI}可以简单表示为：

$$W_{CI}=2Z_\alpha\sqrt{\overline{p}\left(1-\overline{p}\right)\left(N/2\right)}$$

或在计算这个方程的N之后，

$$N=8Z_\alpha^2\overline{p}\left(1-\overline{p}\right)/W_{CI}^2$$

　　因此，如果在95%的置信区间a为0.05，则p_C=0.4和p_1=0.3或0.35，$N=(8\times1.96^2\times0.35\times0.65)/W_{CI}^2$。如果我们希望置信区间的上限不大于估计值的0.10或宽度等于估计值的两倍，则W_{CI}=0.20和N=175或$2N$=350。请注意，即使我们实质上是在寻找p_C中的差异，但样本量要小一些，因为它与我们之前的计算相同。如果我们让$p_C-p_1=W_{CI}/2$代入前面的样本量公式，我们得到：

$$2N=2\left(Z_\alpha+Z_\beta\right)^2\overline{p}\left(1-\overline{p}\right)/\left(W_{CI}/2\right)^2$$
$$=8\left(Z_\alpha+Z_\beta\right)^2\overline{p}\left(1-\overline{p}\right)/W_{CI}^2$$

　　这个公式非常接近两个比例的置信区间公式。如果我们选择50%的效能，β是0.5，Z_β是0，这将产生置信区间公式。因此，置信区间方法提供50%的效能来检测$W_{CI}/2$的差异。根据情况，这可能是不够的。通常，我们倾向于指定更大的效能（例如80%~90%）并使用前面的方法。

　　使用类似置信区间方法的样本量估计可用于比较均值、危险率或回归斜率。我们不提供这些细节，因为我们倾向使用效能更大的方法。

（二）配对二分类结局指标

对于配对设计试验结局指标是二分类的，样本量估计基于McNemar检验[60-64]。我们想要比较个体在干预组中和在对照组（即p_I–p_C）中成功频次的差异，可采用McNemar检验比较个体在干预组和对照组之间p_I–p_C的差异。

在这种情况下，成对观测的数量N_p可以通过以下公式来估计：

$$N_p = \left(Z_\alpha \sqrt{f} + Z_\beta \sqrt{f - d^2} \right)^2 \Big/ d^2$$

其中d是成功率的差异（$d = p_I - p_C$），f是受试者不一致的比例。N_p的替代近似公式为：

$$N_p = \left(Z_\alpha + Z_\beta \right)^2 f \Big/ d^2$$

示例：设计一项眼科研究，其中一只眼睛用新的激光程序治疗视力下降，另一只眼睛采用标准疗法治疗。对照组的失败率p_C估计为0.40，新程序将使失败率降低到0.20。假设不一致率f为0.50。使用后面的样本量估计公式来计算双侧5%的显著性水平和90%的效能，配对N_p的数量估计为132。如果不一致率是0.8，那么将需要210双眼睛。

（三）根据不依从性调整样本量大小

在临床试验过程中，受试者不会总是遵守规定的干预时间表。原因往往是受试者无法忍受方案中规定的药物剂量或干预程度。然后，研究者或受试者可以决定以较小的强度遵循试验方案。在进行试验的任何时候，受试者的利益都必须放在首位，而满足这些需求可能会不遵循试验方案的某些方面。临床试验的设计者必须认识到这种可能性，并试图在他们的设计中考虑到这一点。在几个临床试验[75-82]中可以找到将不依从性调整为二分类结果的例子。

在干预组中，不遵守干预计划的受试者通常被称为"脱落"。终止干预方案的受试者将失去干预可能提供的任何潜在好处。类似地，对照组的受试者可能在某个时间开始使用正在评估的干预组措施。这个受试者被称为"插入"。临床试验中可能会存在临时插入的情况，例如，在手术与医疗护理的临床试验中，被分配到医疗护理组的受试者需要进行手术[77]。给对照组中的受试者实施干预组的方案将获得干预可能带来的任何潜在好处或伤害。因此，必须承认脱落病例和插入病例，因为他们往往会缩小干预措施可能在两组之间产生的任何差异。这种简单的模型没有考虑将干预的一个水平与另一水平进行比较的情况。可以开发用于不依从性调整的更复杂的模型。无论采用哪种模型，都必须强调，对照组和干预组中假定的事件发生率的改变是由不遵守研究方案的受试者引起的。

未完成试验的人群应该留在所分配到的研究组中，并纳入分析。其理由在第十八章中讨论。这里要说明的基本要点是，从分析中排除受试者或将受试者转移到另一组中可能会使研究结果产生偏倚。但是，由于不依从性，观察到的δ可能小于预计值，因此对临床试验的效果产生了影响。δ减小当然意味着必须增加样本量，否则研究的效能将小于预期。Lachin[11]提出了一个简单的公式来粗略地调整样本量，以降低R_O的比例。也可以将其概括为调整下降率R_I。未调整的样本量N应乘以因子$\{1/(1-R_O-R_I)\}^2$，以获得每组调整后的样本量N^*。因此，如果$R_O=0.20$和$R_I=0.05$，则原始计算的样本应乘以$1/(0.75)^2$或$16/9$，并增加78%。该公式给出了不依从样本对样本量大小影响的一些定量概念：

$$N^* = N/(1-R_O-R_I)^2$$

但是，已经开发出了更精确的模型来调整样本量大小，以适应干预组到对照组的脱落[83-89]，以及从对照组到干预组的插入[83]。它们针对p_I和p_C的最终变化进行调整，调整后的比率表示为p_I^*和p_C^*。这些模型还考虑了另一个重要因素，即干预达到最大效力所需的时间。例如，抗血小板药物可能会立即起效；相反，即使降胆固醇药物迅速降低血清水平，也可能需要数年才能对冠心病病死率产生最大影响。

例如，一项针对心肌梗死后患者的药物试验[76]说明了脱落和插入对样本量的影响。在这项试验中，3年随访期的总死亡率是主要结局指标。对照组的死亡率估计为18%（$p_C=0.18$）干预措施被认为有可能使p_C降低28%（$\kappa=0.28$），产生的$p_I=0.1296$。这些p_C和κ的估计值来自于以前的研究。这些研究还表明，3年内脱落率可能高达26%；第一年为12%，第二年为8%，第三年为6%。对照组的插入率估计为每年7%，总插入率为21%。

使用这些模型进行调整，$p_C^*=0.1746$和$p_I^*=0.1375$。因此，相对于δ是0.0504（0.18-0.1296），调整后的δ^*为0.0371（0.1746-0.1375）。对于使用$\alpha=0.05$和$1-\beta=0.90$进行的双侧检验，调整后的样本量为4 020例受试者，而未经调整的样本量为2 160。在本示例中，由于有预期脱落和插入的经验，以及将受试者保留在最初分配的研究组中的建议，调整后的样本量几乎翻了一倍。由于脱落和插入导致的样本量显著增加，这有力地证明了在试验过程中应尽最大努力将不依从性保持在最低限度。

四、连续性结局指标的样本量估计

类似于二分类变量，我们考虑两种连续性变量的样本量计算情况[9,11,90]。第一种情况是两独立样本，另一种情况是配对数据。

（一）两独立样本

对于具有连续性变量结局指标的临床试验，前面的讨论在概念上是类似的，但不能直接应用于实际计算。可以评估诸如住院时间、血压、肺活量测量、神经心理评分和血清成分水平等连续变量。这些测量值的分布通常可以用正态分布来近似。当情况并非如此时，值的变换（例如取其对数）通常可以使正态假设近似正确。

假设表示为 x 的主要结局指标变量是连续的，将 N_1 和 N_C 例受试者分别随机分为干预组和对照组。假设变量 x 服从正态分布，均值为 μ，方差为 σ^2。干预组和对照组的 μ_1 和 μ_C 的真实水平未知，但假设 σ^2 已知（实际上，σ^2 是未知的，必须根据一些数据进行估算。如果使用的数据集相当大，则可以使用 σ^2 的估计值来代替真实的 σ^2。如果 σ^2 的估计值基于较小的数据集，则在解释样本量计算时必须谨慎）。

零假设为 H_0：$\delta=\mu_C-\mu_1=0$，而双侧备择假设是 H_A：$\delta=\mu_C-\mu_1\neq0$。如果方差已知，则检验统计量为：

$$Z = \left(\bar{x}_C - \bar{x}_1\right)\Big/ \sigma\sqrt{\left(1/N_C + 1/N_1\right)}$$

其中 $\bar{x}_1$ 和 $\bar{x}_C$ 分别表示在干预组和对照组中观察到的平均水平。对于足够的样本量（例如每组50例受试者），该统计数据具有近似的标准正态分布。前面讨论的假设检验概念适用于上述统计。如果 $Z>Z_a$，那么研究者会在 a 水平上拒绝 H_0。通过使用上述方法检验统计量，可以通过以下公式确定需要多大的总样本 $2N$ 来检测其效能（$1-\beta$）和显著性水平 a 的 μ_1 和 μ_C 之间的真实差异 δ：

$$2N = 4\left(Z_\alpha + Z_\beta\right)^2 \sigma^2 \Big/ \delta^2$$

例如，假设一名研究人员希望检测出在饮食干预组中胆固醇水平与对照组相比有 10 mg/dL 差异，估计所需的样本量。来自其他数据的方差估计为（50 mg/dL）^{2}。对于双侧5%显著性水平，$Z_a=1.96$；对于90%的效能，$Z_\beta=1.282$。将这些值代入上述公式中，$2N=4(1.96+1.282)^2(50)^2/10^2$ 或约 1 050 例受试者。随着 δ 的减小，$2N$ 的值增加，并且随着 σ^2 的增加，$2N$ 的值增加。这意味着研究者感兴趣的干预效果的差异越小，方差越大，研究所需的样本量就越大。与二分类变量的情况一样，设置较小的 a 和较大的 $1-\beta$ 也会增加样本量。图8-3中显示了总样本量 $2N$ 作为 δ/σ 的函数，如果 $\delta=10$ 和 $\sigma=50$，则 $\delta/\sigma=0.2$，$1-\beta=0.9$ 的样本量 $2N$ 约为 1 050。

（二）配对数据

在一些临床试验中，配对的结果数据可能会增加检验出差异的能力，因为个体或受试者内部的变异减少了。试验受试者可能会在基线和随访结束

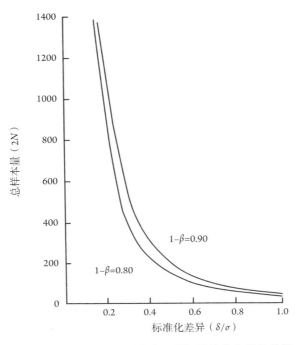

图8-3　检测对照组平均值和干预组平均值之间的差值（δ）所需的总样本量（2N）作为标准化差异（δ/σ）的函数，其中σ是两组标准差，双侧显著性水平为0.05，效能（1-β）为0.80和0.90

时接受评估。例如，对平均水平变化感兴趣的研究者可能想要测试与对照组相比，饮食干预组的血清胆固醇水平是否降低了。这基本上与之前在两个独立样本案例中提出的问题相同，但每个受试者的初始胆固醇水平都被考虑在内。由于降低了变异的可能性，如果正确提出问题，这种类型的设计可以采用较小的样本量。假设Δ_C和Δ_I分别代表对照组和干预组从基线到以后某个时间点真实但未知的变化水平。Δ_C和Δ_I的估计值将是$\overline{d}_C = \overline{x}_{C_1} - \overline{x}_{C_2}$以及$\overline{d}_I = \overline{x}_{I_1} - \overline{x}_{I_2}$。这些表示每组结局指标在两个点平均水平的差异。研究者测试$H_0(\Delta_C - \Delta_I = 0)$与$H_A(\Delta_C - \Delta_I = \delta \neq 0)$。在这种情况下，方差$\sigma^2$反映了从基线到随访的变化，这里假设对照组和干预组的变化是相同的。这个方差可能小于单次测量的变异性。如果第一次和第二次测量之间的相关性大于0.5，情况就是这样。使用以这种方式定义的δ和σ_Δ^2，之前针对两个独立样本的样本量估计公式和图都是适用的。也就是说，总样本量2N可以被估计为：

$$2N = 4\left(Z_\alpha + Z_\beta\right)^2 \sigma_\Delta^2 / \delta^2$$

另一种表示方式为：

$$2N = 8\left(Z_\alpha + Z_\beta\right)^2 (1-\rho)\sigma^2 \big/ \delta^2$$

其中 $\sigma_\Delta^2 = 2\sigma^2(1-\rho)$，以及 σ^2 是单个时间点的测量方差，假设两个时间点（即在基线和随访时）的变异性相同，并且 ρ 为第一次和第二次测量之间的相关系数。如前所述，如果相关系数大于0.5，则与仅比较随访时的平均值相比，比较配对的差异将导致较小的样本量。

例如，假设一名研究人员仍对检测两组间胆固醇水平10 mg/dL的差异感兴趣，但是胆固醇变化的方差现在是（20 mg/dL）^{2}。根据 δ 提出的问题大致相同，是因为随机化应该产生几乎均衡的各组的基线水平。变化差异的比较本质上是对第二次测量时平均胆固醇水平差异的比较。使用图8–3，其中 $\delta/\sigma_\Delta = 10/20 = 0.5$，样本量为170。样本量从1 050显著减少是由于方差从（50 mg/dL）^{2} 减少到（20 mg/dL）^{2}。

另一种类型的配对发生在疾病影响双侧器官（如肺、肾脏和眼睛）时。例如，在眼科方面，已经进行了试验，其中一只眼睛随机接受干预治疗，另一只眼睛作为对照[61-64]。统计分析和样本量估计都需要考虑这种特殊的类型。对于连续性变量，治疗眼组和对照组之间结果的平均差异将衡量治疗效果，并可以使用配对 t 检验[9,11]进行比较，$Z = \overline{d}/S_d \sqrt{1/N}$，其中 $\overline{d}$ 是反应变量的平均差异，S_d 是差异的标准差。平均差 μ_d 等于治疗眼组的平均变化，例如减去对照组的平均变化，即 $\mu_d = \mu_I - \mu_C$。在零假设下，μ_d 等于 δ_d。δ_d、$\overline{d}$ 的估计值可以通过对平均差的估计值或通过计算 $\overline{x}_I - \overline{x}_C$ 得到。通过 S_d^2 估计成对的差异 σ_d^2 的方差。因此，个体内配对连续结果的公式是对两个独立样本中均值比较公式的轻微修改。为了计算配对数据的样本量 N_d，我们用：

$$N_d = \left(Z_\alpha + Z_\beta\right)^2 \sigma_d^2 \big/ \delta_d^2$$

如前所述，临床试验的受试者并不总是完全遵守正在试验的干预措施。一些干预组的受试者（R_O）退出干预组，一些对照组的受试者（R_I）加入干预组。如果我们假设这些退出干预组的受试者的疗效就如同他们在对照组，而那些加入干预组的受试者的疗效就像他们在干预组，那么样本量的调整与比例的情况是一样的。也就是说，对于具有完全依从性的受试者的研究，调整后的样本量 N^* 是脱落率、插入率和样本量 N 的函数：

$$N^* = N \big/ \left(1 - R_O - R_I\right)^2$$

因此，如果脱落率为0.20，插入率为0.05，则原始样本量 N 必须增加16/9或1.78；也就是说，样本量增加78%。

五、重复测量资料的样本量估计

上一节简要介绍了仅使用两个点（在基线和随访时）来确定干预效果，并且这两个点对所有研究受试者都是相同的试验样本量估计方法。通常，在每次随访中都要测量一个连续性变量。仅考虑第一个和最后一个值将给出一个变化估计，但无法利用所有可用数据。目前有许多用于分析重复测量数据的模型，样本量估计的公式[13,91-97]以及计算机软件[66,67,69-73]。在某些情况下，结局指标类型可能是分类的。我们提出了一种用于连续性资料重复测量的较简单模型。虽然其他模型超出了本书的范围，但在考虑需要多少受试者、每个受试者有多少测量值以及应该何时进行测量时，所介绍的基本概念仍然有用。在这种情况下，一种可能的方法是假设反应变量的变化近似为时间的线性函数，以便可以通过斜率来概括变化率。该模型通过标准最小二乘法拟合每个受试者的数据，并用估计的斜率来总结受试者的经验。在计划此类研究时，研究者必须关注测量的频率和观察期的持续时间。正如Fitzmaurice等[98]所讨论的，观察到的测量值x可以表示为$x=a+bt+\text{error}$，其中$a=$截距，$b=$斜率，$t=$时间，error表示观测值与回归线的偏差。这种误差可能是由于测量变异性、生物变异性或真实的潜在关系的非线性造成的。平均而言，预计该误差平均分布在0左右，并有一个可变性，表示为σ_{error}^2。虽然这不是必要的，但它简化了计算，假设每个受试者的σ_{error}^2大致相同。

研究人员通过将一组的平均斜率与另一组的平均斜率进行比较来评估干预效果。显然，同一组中的受试者不会具有相同的斜率，但是斜率将在某个平均值附近变化，这反映了干预组或对照组的有效性。受试者的斜率变化量表示为σ_b^2。如果D代表每个受试者的总持续时间，P代表等间距测量的数量，σ_b^2可以表示为：

$$\sigma_b^2 = \sigma_B^2 + \left[12(P-1)\sigma_{\text{error}}^2 / D^2 P(P+1)\right]$$

式中，σ_B^2是由于受试者斜率的差异引起的方差分量，而不是测量误差和缺乏线性拟合。检测两组平均变化率之间差异δ所需的样本量为：

$$2N = \left[4(Z_\alpha + Z_\beta)^2 / \delta^2\right]\left\{\sigma_B^2 + \left[12(P-1)\sigma_{\text{error}}^2 / D^2 P(P+1)\right]\right\}$$

与前面的公式一样，当δ减小时，$2N$增加。右边的因子将D和P与方差成分σ_B^2和σ_{error}^2相关。显然，随着σ_B^2和σ_{error}^2增加，总样本量也会增加。但是，通过增加P和D，研究人员可以减少σ_{error}^2的贡献。P和D的确切选择将取决于研究者跟踪受试者的时间、能负担受试者去诊所的次数以及其他因素。通过控制P和D，研究人员可以设计对自己的具体情况而言最具成本效益的研究。

例如，在设计临床试验时，可以假定对照组的结局指标以80单位/年的速度下降。假设干预组预计减少25%。也就是说，干预组的变化率将是

60单位/年。其他研究估计σ_{error}为150单位。另外，假设每3个月随访一次，共随访1年的人群研究数据（$D=1$和$P=5$），得出的斜率标准偏差为$\sigma_b=200$。则$\sigma_B=$的计算值为63单位。因此，对于5%的显著性水平和90%的效能（$Z_a=1.96$和$Z_\beta=1.282$），对于为期3年、每年进行4次随访的研究，总样本量约为630（$D=3$，$P=13$）。将随访时间增加到4年，同样每年进行4次测量，将减少变异性，由此得出的样本量估计值约为510。样本量的减少可以用来决定是否规划4年或3年的研究。

六、"失败时间"的样本量估计

对于许多临床试验，主要的结局指标是事件的发生，因此可以比较每个组中事件发生的比例。在这些情况下，前面所述的样本量估计方法是合适的。在其他试验中，事件发生的时间可能特别有意义。例如，如果出现死亡或非致命事件的时间可以往后推移，那么即使在某些时刻每个组中事件发生的比例相似，干预也可能是有用的。分析这种类型结局指标的方法通常称为寿命表或生存分析方法（见第十五章）。在这种情况下，其他样本量估计方法比二分类结局指标更合适[99-118]。在本节的最后，我们还将讨论如何估计达到期望效能所需的事件数。

基本方法是比较各组的生存曲线。生存曲线可以被认为是在任何给定时间点之前存活或不发生事件的概率图。现在广泛使用的分析方法都是非参数的，也就是说，没有假设关于生存曲线形状的数学模型。然而，为了估计样本量，一些假设通常是有用的。通常的模型假设生存曲线$S(t)$服从指数分布$S(t)=e^{-\lambda t}=\exp(-\lambda t)$，其中λ被称为危险率或死亡率。利用该模型，生存曲线完全由λ刻画。因此，对照组和干预组的生存曲线可以通过检验$H_0(\lambda_C=\lambda_I)$进行比较，得到λ的估计值作为平均生存时间的倒数。在中位生存期T_M已知的情况下，危险率λ也可估计为$-\ln(0.5)/T_M$。几个研究人员已经考虑过样本量函数[103,112,119]。下面给出了一个简单的公式：

$$2N = 4\left(Z_\alpha + Z_\beta\right)^2 \Big/ \left[\ln\left(\lambda_C/\lambda_1\right)\right]^2$$

其中，N是每组样本的大小，Z_a和Z_β的定义如前。举例来说，假设一个人在对照组中的死亡率为0.30，在所测试的干预组中死亡率为0.20。即，$\lambda_C/\lambda_1=1.5$。如果为$a=0.05$（双侧）和$1-\beta=0.90$，则$N=128$或$2N=256$。5年随访的相应死亡率分别为0.7769和0.6321。使用两个比例的比较，总样本量将为412。因此，失败时间方法可以提供更有效的设计，需要更少的受试者。

刚刚描述的方法假定将跟踪所有受试者。除极少数外，具有生存结果的临床试验在所有受试者发生事件之前在时间T终止。对于那些仍然没有发生事件的人，到事件的时间被认为在时间T被截尾。对于这种情况，Lachin[11]给出了近似公式：

$$2N = 2\left(Z_\alpha + Z_\beta\right)^2 \left[\varphi(\lambda_c) + \varphi(\lambda_1)\right] \Big/ \left(\lambda_1 - \lambda_c\right)^2$$

其中 $\varphi(\lambda) = \lambda^2 \big/ \left(1 - e^{-\lambda T}\right)$，$\varphi(\lambda_c)$ 或 $\varphi(\lambda_1)$ 分别通过将 λ 替换为 λ_c 或 λ_1 来定义。如果计划进行5年研究（$T=5$），设计原则与上述相同，则样本量为 $2N$ 等于376。因此，由于截尾造成的信息损失必须通过增加样本量来补偿。如果要在试验的5年内连续招募受试者，则Lachin给出的公式相同，但 $\varphi(\lambda) = \lambda^3 T \big/ \left(\lambda T - 1 + e^{-\lambda T}\right)$。使用相同的研究设计假设，我们得到 $2N=620$，表明不是所有受试者在开始时都需要额外增加样本量。

更典型的情况是，受试者是在一段时间 T_{00} 内统一招募的，试验总共持续了 T 年（$T>T_0$）。在这种情况下，可以像以前一样使用以下方法估计样本量：

$$\phi(\lambda) = \lambda^2 \Big/ \left[1 - \left(e^{-\lambda(T-T_0)} - e^{-\lambda T}\right) \big/ \left(\lambda T_0\right)\right]$$

在这里，466的样本量（$2N$）介于前两个例子之间，这表明最好尽快招募受试者以获得更多的随访或接触时间。

用于比较生存曲线的方法之一是比例风险模型或Cox回归模型，将在第十五章中简要讨论。对于这种方法，已经公布了样本量估计[101,115]。事实证明，尽管从不同的角度出发，Schoenfeld对于Cox模型[115]的公式与上面针对简单指数情况给出的公式相同。Lachin[11]给出了进一步的模型。

以上所有方法均假定在试验过程中危险率保持恒定，事实并非如此。Beta-Blocker心脏病发作试验[76]比较了两组受试者在急性心肌梗死1~3周后开始计算的3年生存率。死亡的风险最初很高，然后稳步下降，然后变得相对稳定。

对于事件发生率相对较小且临床试验截尾数较多的情况，大多数统计信息将包含在事件数量中。因此，使用简单比例的样本量估计就足够了。在Beta-Blocker心脏病发作试验中，假定在这3年对照组的事件发生率为0.18。对于干预组，事件发生率假定为0.13。在 $\phi(\lambda) = \lambda^2 \left(1 - e^{-\lambda T}\right)$ 的情况下，在对估计的不依从性进行调整之前，获得了样本量 $2N=2\,208$。相反，使用简单比例的未调整样本量为 $2\,160$。同样，应该强调的是，所有这些方法仅是近似值，估计值应视为近似值。

正如前面的例子所表明的，生存分析的能力仍然是事件数量的函数。事件的预期数量 $E(D)$ 是样本量、危险率、招募率和截尾分布的函数[11,106]。具体地说，对照组中的预期事件数量可以估计为：

$$E(D) = N\lambda_c^2 \big/ \phi(\lambda_c)$$

公式中，$\phi(\lambda_c)$ 如前所述，取决于招募和后续策略。如果我们假设在区间（0，T_0）上统一招募，并在区间（0，T）上跟进，那么 $E(D)$ 可以用最一般的形式来表示：

$$E(D) = N\left[1 - \left(e^{-\lambda(T-T_0)} - e^{-\lambda T}\right)\Big/(\lambda T_0)\right]$$

这种对事件数量的估计可以用来预测试验期间（包括随访结束）不同时间点的事件数。这个预测可以与对照组中观察到的事件数进行比较，以确定是否需要对研究设计进行调整。也就是说，如果试验早期的事件数量比预期的要多，试验可能比设计的更有效能，或者可能比计划的T年随访时间提前停止（见第十六章）。然而，更令人担忧的是，当观察到的事件数少于预期的数量，并且需要维持足够的效能。根据这一早期信息，可以通过增加样本量，在同一时间段内扩大招募力度、增加随访或两者结合的方式，对研究设计进行修改，以获得足够的事件数。

这种方法可以根据充血性心力衰竭的安慰剂对照试验加以说明[82]。严重或晚期充血性心力衰竭预计1年事件率为40%，其中事件为全因死亡率和非致死性心肌梗死。一种新药被用来测试降低25%的事件发生率，使用双侧5%的显著性水平和90%的效能。如果在一项为期2年的研究（$T=2$）中招募超过1.5年（$T_0=1.5$）的受试者，并且假设危险率恒定，则总样本量（$2N$）估计为820例充血性心力衰竭患者。公式$E(D)$可用于计算对照组中必须观察到大约190个事件（死亡加上非致死性心肌梗死）才能达到90%的效能。如果第一年的事件发生率低于40%，那么在2年内观察到的事件数将比要求的190个少。表8-4显示了在试验开始后6个月和1年时对照组的预期事件数，年事件率分别为40%、35%、30%和25%。2年的时间也用来说明研究完成时的预计事件数量。这些数字是通过计算6个月（400人的33%）和1年（400人的66%）登记的受试者人数，再乘以$E(D)$方程右侧括号内的项得到的。如果假设的年事件率40%是正确的，则在1年内应观察到60例对照组事件。

但是，如果在1年仅观察到44个事件，则年事件发生率可能接近30%（即$\lambda=0.357$），并且应考虑进行一些设计修改以确保实现所需的190个对照组事件。仅根据对照组的事件，1年才是做出此明智决定的时间，因为招募工作仍在进行中。例如，如果招募工作可以在1.5年内扩大到1 220例受试者，那么通过2年的随访，将观察到安慰剂组中的190个事件并保持90%的效能。如果要继续以统一的速度（$T_0=2$年）再进行6个月的招募工作，将再招募135例受试者。在这种情况下，$E(D)$是545×0.285≈155个事件，如果没有一些其他后续措施，这是不够的。如果招募和随访持续了27个月（即$T_0=T=2.25$），则需招募605例对照组受试者，$E(D)$为187，从而产生所需的效能。

七、用于检验等效或非劣效于有效干预措施的样本量

在某些情况下，已经建立了有效的干预措施，并将其视为标准。而新的

表8-4　在对照组中给定不同事件率的每个期中分析中的预期事件数（在对照组中）

对照组的年事件率	预期事件数			
	研究的日历时间			
	6个月	1年	1.5年	2年
	N=138/组	N=275/组	N=412/组	N=412/组
40%	16	60	124	189
35%	14	51	108	167
30%	12	44	94	146
25%	10	36	78	123

假设：
1. 事件时间呈指数分布
2. 1.5年以上一律进入研究
3. 总期限为2年

干预措施可能是更优的，因为它们更便宜，不良反应更少，或者对个人总体生活质量的不利影响更小。这个问题在制药行业中很常见，如一个公司开发的产品可能会与另一公司已经证实有效的干预措施进行对比研究。这类研究有时被称为阳性对照试验或非劣效性试验（见第三章和第五章）。

鉴于一些试验表明某些β受体阻滞剂能有效降低心肌梗死后受试者的死亡率[76,120-121]，这样，很可能任何新开发的β受体阻滞剂都将与已证实有效的药物进行对比测试。夜间氧疗试验[122]测试了慢性阻塞性肺疾病受试者的每日供氧时间是否可以从24小时减少到12小时，而不会损害氧合。间歇性正压呼吸试验[80]测试了通过一种简单而便宜的方法将支气管扩张剂输送到肺部是否与使用昂贵的设备一样有效。一项乳腺癌试验比较了接受标准药物已烯雌酚治疗和接受新药三苯氧胺治疗的受试者之间的肿瘤消退率[123]。

设计非劣效性试验的问题在于没有统计方法可以证明两种干预措施是完全等效的。也就是说，无法证明$\delta=0$。不能否定零假设不足以证明两种干预措施效果相同，仅仅是证据不足以证明它们不同[124]。假设在使用前面描述的公式时两种措施没有差异，则会产生无限大的样本量。

虽然证明完全等效是一项不可能完成的任务，但对于非劣效性试验设计，已经讨论了一种可能的方法[125-128]，即通过指定一些值（比如δ），差异小于这个值的干预可以被认为是等效或非劣效（关于非劣效性试验设计的讨论见第五章）。规范δ可能很困难，但这是设计的必要因素。零假设表明$p_C>p_I+\delta$，而另一种假设为$p_C<p_I+\delta$。所制定的方法要求，如果两种干预措施确实等效或非劣效，则干预差异的置信区间的上限$100（1-a）\%$不得超过δ，概

率为$1-\beta$。另一种方法是从假设检验的角度来处理这一问题，证明两种干预措施差异小于δ的原假设。

对于具有二分类变量的研究，可以假设两种干预措施的事件率等于p（$p=p_C=p_I$）。将前面的样本量公式简化为：

$$2N = 4p(1-p)(Z_\alpha + Z_\beta)^2 / \delta^2$$

其中，N、Z_a和Z_β的定义如前。Makuch和Simon[127]针对这种情况推荐$a=0.10$和$\beta=0.20$。但是，在许多情况下，β或Ⅱ类错误需要小于等于0.10，以确保新疗法等同于旧标准。我们希望采用$a=0.05$，但这是一个须视情况而定的问题（由于假设的表达方式不同，因此该公式与之前介绍的类似公式略有不同）。连续变量的公式为：

$$2N = 4(Z_\alpha + Z_\beta)^2 / (\delta/\sigma)^2$$

连续变量的公式与前面讨论的确定样本量的公式相同。Blackwelder和Chang[126]给出了用于样本量估计以进行等效性试验的图形方法。

如上文和第五章所述，指定δ是所有等效性和非劣效性试验设计和样本量估计的关键部分。试验样本量应该足够大，有足够的效能，以恰当地解决所提出的关于等效性或非劣效性的问题。

八、整群随机的样本量估计

到目前为止，已经为针对个体进行随机化的试验提供了样本量估计。对于某些预防试验或健康护理研究，可能无法对个体进行随机化。例如，通过随机分配学校，可以容易地实施针对青少年的预防吸烟策略的试验，一些学校可以采用新的预防策略，而其他学校则仍采用标准方法。但有个别学生在不同的学校内分组或聚集。如Donner等[129]指出："由于无法将此类人群视为统计上独立的，因此标准的样本量估计公式低估了该试验所需的受试者总数。"几位研究者[129-133]建议在通常的样本量估计中加入一个膨胀系数，以考虑整群随机。也就是说，将根据先前公式计算的每个干预组的样本量N调整为N^*，以说明N_m个整群的随机化，每个整群有m个个体。

在这些整群中，对每个个体的连续性变量进行测量。整群内个体的差异以及整群之间个体的差异导致了变量的整体可变性。我们可以将整群间差异σ_b^2和整群内差异σ_w^2分开。估计值分别表示为S_b^2和S_w^2，并且可以通过方差的标准分析来计算。这些分量之间关系的一种度量是组内相关系数。组内相关系数$\rho = \sigma_b^2 / (\sigma_b^2 + \sigma_w^2)$，其中$0 \leqslant \rho \leqslant 1$。如果$\rho=0$，则所有整群的响应相同，所有可变性都在一个聚类内。如果$\rho=1$，则整群中的所有个体都响应都相同，集群内没有变异性。ρ的估计值由$r = S_b^2 / (S_b^2 + S_w^2)$计算得出。在传统的临床试验中，组内相关性可能在0.1到0.4之间。如果我们估计样本量的计算假设没有聚类，每个试验组的样本量将是每个治疗组的N个受试者。现在，我们要对N_m个整群进行随机化，而不是对N个个体进行随机化，每个整群中有m个个体，总计$N^*=N_m \times m$。膨胀系数[133]为$[1+(m-1)r]$，因此，N^*的计算公式为：

$$N^* = N_m \times m = N\left[1+(m-1)\rho\right]$$

注意，膨胀系数是整群大小m和组内相关性的函数。如果组内相关性（$\rho=0$），则一个整群中的每个个体都像另一个整群中的任何个体一样做出响应，并且膨胀系数是统一的（$N^*=N$）。也就是说，不需要为整群随机的便利性付出代价。在另一种极端情况下，如果整群中的所有个体都做出相同的响应（$\rho=1$），则每个整群中都没有添加的信息，因此每个整群仅需要一个个体，且膨胀系数为m。也就是说，我们的调整样本$N^*=N \times m$，而且我们为这种类型的整群随机付出了沉重的代价。但是，ρ不太可能是0或1，如前所示，在临床研究中ρ更有可能在0.1~0.4的范围内。

例如，Donner等[129]提供了一个示例，该试验将家庭随机分配至低钠饮食组以降低血压。先前的研究估计组内相关系数为0.2，即$\rho = r = S_b^2 / (S_b^2 + S_w^2) = 0.2$。平均家庭规模估计为3.5（m=3.5）。每组N的样本量必须调整为$1+(m-1)\rho=1+(3.5-1) \times 0.2=1.5$。因此，必须将正常样本量增加50%，以说明此类随机化现象，表明整群之间的变异性很小。如果$\rho=0.1$，则因子为$1+(3.5-1) \times 0.1$或1.25。如果$\rho=0.4$，表明整群之间的差异较大，则膨胀系数为2.0或加倍。

对于二分类变量，可以推导出用于调整标准样本量的类似表达式。在此设置中，将使用受试者响应中整群相关性或一致性的程度来代替组内相关。常用的相关性是kappa系数，用κ表示，可以看作是二分类变量的组内相关系数，类似于ρ代表连续性变量。具有$\kappa=1$的一致性整群是指整群中的所有响应都相同，所有成功或失败的整群，整群的贡献不超过单个个体。提供一个简单的κ估计公式[129]：

$$\kappa = p^*\left[p_C^m + (1-p_C)^m\right] \Big/ \left\{1 - \left[p_C^m + (1-p_C)^m\right]\right\}$$

在此，p^*是具有一致性整群的对照组的比例，而p_C是对照组的潜在成功率。然后作者表明，膨胀系数为$[1+(m-1)\kappa]$，或者每个治疗组的常规样本量N必须乘以该因子，以达到调整的样本量N^*：

$$N^* = N\left[1+(m-1)\kappa\right]$$

例如，Donner等[129]继续以低钠饮食研究为例，受试者中的夫妇（m=2）被随机分配到低钠饮食组或正常饮食组中。终点是高血压发生率。其他数据表明，已婚夫妇之间的高血压状况一致性为0.85（$p^*=0.85$）。对照组高血压率为0.15（$p_C=0.15$）。在这种情况下，为$\kappa=0.41$，因此膨胀系数为1+

$(2-1)\times0.41=1.41$。也就是说，必须将常规样本数量增加41%，以调整作为整群随机单位的夫妇。如果对照组完全一致，则$p^*=1$和$\kappa=1$，在这种情况下为$N^*=2N$。

Cornfield提出了另一种调整方法[130]。考虑一种将C个整群进行随机化的试验，每个整群的大小为$m_i(i=1，2，\cdots\cdots，C)$，每个整群的成功率分别为$p_i(i=1，2，\cdots\cdots，C)$。将平均群集大小$\overline{m}=\sum m_i/C$和$\overline{p}=\sum m_i p_i/\sum m_i$定义为整群大小加权的总体成功率。总体成功率的方差为$\sigma_p^2=\sum m_i(p_i-\overline{p})^2/C\overline{m}^2$。在这种情况下，从简单随机化到整群随机化的效率为$E=\overline{p}(1-\overline{p})^2\overline{m}\sigma_p^2$。该设计的膨胀系数$IF=1/E=\overline{m}\sigma_p^2/1-\overline{p}$。注意，如果响应率在各个整群之间有所不同，则必须增加样本量。

虽然逻辑上可能需要进行整群随机化，但是使整群成为随机化单元的过程会严重影响样本量。在设计阶段忽略此影响是不明智的。样本量的调整很容易达到1.5或更高。对于是学校或城市的整群，群内相关性可能很小。但是，群内相关性会与整群大小相乘，其影响可能仍然很重要。如果适当地进行分析（考虑到整群效应），不进行此调整将大大降低研究效能。在大多数情况下，忽略整群效应的分析会对结果有较大影响，因此不建议这样做。

九、多个结局指标

我们已经强调了只有一个主要目标和一个主要结局指标的优点，但临床试验偶尔会有两个以上的目标或结局指标。研究人员可能会提出不止一个目标，因为他们无法就哪个结局指标最重要达成一致。例如，一项涉及慢性阻塞性肺疾病受试者的两种给氧方案的临床试验除了比较死亡率外，还有三个主要问题[122]，即评估患者的肺功能、神经心理状态和生活质量。对于受试者来说，这三个因素都很重要。

有时，多个主要结局指标可用于评估单个主要问题。这可能反映出研究人员对如何回答问题的不确定性。一项涉及肺栓塞受试者的临床试验[134]采用了三种方法来确定药物治疗栓塞的能力，它们分别是肺部扫描、动脉造影和血液动力学研究。另一个试验涉及使用药物限制心肌梗死的范围[135]。心前区心电图定位、放射性核素研究和酶水平均被用于评估药物的有效性。有研究已经描述了设计和分析多个终点临床试验的几种方法[136-139]。

对这类临床试验进行样本量估计并不容易。可以尝试为多个结局指标定义一个单一模型，并使用前面讨论过的公式。这种方法需要对模型及其参数进行多个假设，并且可能需要不同方法之间的相关性信息，然而这种信息很少有。一个更合理的方法是对每个单独的结局指标进行样本量估计。如果结果为所有结局指标提供了相同的样本量，则该问题已解决。但是，更常见的是，可以获得一定范围的样本量。最保守的策略是使用计算出的最大样本量。然后，其他结局指标将有更大的效能来检验预期的减少或差异（因为它们需要较小的样本量）。不幸的是，此方法最昂贵且最难执行。当然，也可以选择计算出的最小样本量，这可能是不可取的，因为其他结局指标的效能将比通常所需的效能小，或者仅可检测到比预期大的差异。可以选择一个中等大小的样本量，但是不能保证这将是适当的。另一种方法是查看最大和最小样本量之间的差异。如果差异很大，则应重新检查样本量估计中的假设，并应尽力解决差异。

正如在第十八章中讨论的那样，当进行多重比较时，在其中一个比较中发现显著差异的机会（实际上，各组之间不存在真正的差异）大于所述的显著性水平。为了在整个研究过程中保持适当的显著性水平α，应该调整每个拒绝H_0检验所需的显著性水平[41]。单个检验中拒绝（α'）所需的显著性水平可以近似为α/κ，其中κ是多个结局指标的数量。对于多个结局指标，可以使α'相当小（例如，κ=5表示κ个结局指标中的每一个α'=0.01，总体为α=0.05）。如果已知结局指标之间的相关性，则可以更精确地进行调整[140-141]。在任何情况下，样本量都会比忽略多个结局指标的情况大得多，因此大多数研究并未严格遵守修改显著性水平的解决方案。然而，一些研究者试图在结果分析中保持保守[142]。为了减少对零假设的错误拒绝，可以降低多少α'有一个合理的限制。一些研究者选择了α'=0.01，与检验的数量无关。归根结底，没有简单的解决方案。需要设置一个比较保守的α'值，并且研究人员需要意识到在分析过程中多重检验的问题。

十、样本量估计的参数

如前述方法所示，样本量估计很大程度上取决于对照组反应变量的可变性、变量反应水平的假设以及临床上预期或判断的差异[16,143-148]。获取对变异性或变量反应水平的可靠估计可能具有挑战性，因为这些信息通常基于小样本的研究或与正在设计的试验不完全相关的研究。尝试应用贝叶斯方法（Bayesian）来明确地纳入这些估计参数的不确定性[149]。有时，可能会进行预试验或可行性研究以获得这些数据。这就有了"外部预试验"一词[148]。

在某些情况下，在开始试验之前可能不存在这些信息，比如艾滋病早期试验的情况，也就是说，在一个不断演变的流行病中，没有发病率。即使在有数据的情况下，其他因素也会影响试验中观察到的反应变量的可变性水平。通常，在计划试验中观察到的变异性大于预期或反应变量水平低于假设。这种经验的例子不胜枚举。一个案例是由医生健康研究提供的[143]。在这项试验中，22 000名美国男性医生被随机分入2×2析因设计[150]。一个因素是阿司匹林与安慰剂在降低心血管疾病病死率方面的比较，另一个因素是β-

胡萝卜素与安慰剂在降低癌症发病率方面的比较。阿司匹林试验提前终止，部分原因是死亡率大大低于预期。在设计中，心血管疾病病死率假定为美国年龄调整后男性死亡率的50%。然而，经过5年的随访，该比率约为美国男性的10%。这种实质性的差异大大降低了试验效能。为了弥补极低的事件发生率，试验不得不再延长10年，以获得必要数量的事件[150]。人们推测事件发生率低是导致这一结果的原因之一，此外，对潜在受试者的筛选也起了一定作用。也就是说，受试者必须完成洗脱期，并且能够耐受阿司匹林。那些有其他竞争事件风险的人也被排除在外。这种效应被称为筛选效应。如果出现心血管症状，医生可能比不是医生的人更早得到治疗。一般来说，参加试验的志愿者往往比一般人群更健康，这种现象通常被称为健康志愿者效应。

另一种获得最终样本量估计值的方法是设计所谓的内部预试验研究[148]。在这种方法中，一个小的研究是基于最佳可用的信息。研究者可能会提出整个研究的样本量目标，但预试验的目的是根据筛选情况和对健康志愿者的影响来完善样本量估计。试验性研究将使用非常接近的方案，而不是完全相同的方案，因此参数估计将反映这些效果。如果试验方案和主要研究基本上相同，那么小的预试验就可以成为内部预试验。也就是说，来自内部预试验的数据成为整体研究数据的一部分。该方法已成功应用于糖尿病控制并发症的试验[151]。如果来自内部预试验的数据仅用于改进变异性或估计对照组反应率，而不改变治疗效果，那么这种两步方法对显著性水平的影响可以忽略不计。然而，这种设计的好处是，与来自外部预试验和其他来源的数据相比，这种设计更有可能获得所需的效能[147]。必须强调的是，不论是外部或内部预试验，都不能被视为提供了干预效果的可靠估计[152]。由于预试验中的效能太小，无法确保不存在任何影响，因此微小或没有差异可能被错误地视为不继续进行研究的理由。一个阳性的趋势也可以被视为证据，提示一个大样本的研究是不必要的或临床均势不再存在。

我们的经验表明，外部和内部的预试验都有帮助。当筛选和健康志愿者效应可能会引起重大设计问题时，应尽可能在预试验中使用内部预试验研究。基于内部预试验修改研究设计比因不恰当的样本量而产生误导性结果更为明智。

一种方法是根据效能指定所需的事件数水平。要获得指定数量的事件，需要在一段时间内跟踪多个个体。在试验的早期阶段或在内部预试验研究中，可以调整受试者数量和随访期的时间，但目标事件数量不变。这一点在第十六章和第十七章中也有更详细的讨论。

另一种方法是使用适应性设计，根据趋势修改样本量，称为趋势自适应设计（见第五章和第十七章）。在这里，可以使用本章所述的方法调整样本量，以更新治疗效果δ的估计值。然而，调整必须在分析阶段进行，这可能需要比标准值大得多的临界值，以保持预先规定的α水平。

参考文献

[1] Freiman J A, Chalmers T C, Smith H Jr, et al. The importance of beta, the type II error and sample size in the design and interpretation of the randomized control trial. Survey of 71 "negative" trials[J]. N Engl J Med, 1978, 299(13): 690-694.

[2] Moher D, Dulberg C S, Wells G A. Statistical power, sample size, and their reporting in randomized controlled trials[J]. JAMA, 1994, 272(2): 122-124.

[3] Chan A W, Altman D G. Epidemiology and reporting of randomised trials published in PubMed journals[J]. Lancet, 2005, 365(9465): 1159-1162.

[4] Halpern S D, Karlawish J H, Berlin J A. The continuing unethical conduct of underpowered clinical trials[J]. JAMA, 2002, 288(3): 358-362.

[5] Altman D G. Statistics and ethics in medical research: III How large a sample?[J]. Br Med J, 1980, 281(6251): 1336-1338.

[6] Brown B W. Statistical Controversies in the Design of Clinical-Trials - Some Personal Views[J]. Control Clin Trials, 1980, 1: 13-27.

[7] Campbell M J, Julious S A, Altman D G. Estimating sample sizes for binary, ordered categorical, and continuous outcomes in two group comparisons[J]. BMJ, 1995, 311(7013): 1145-1148.

[8] Day S J, Graham D F. Sample size estimation for comparing two or more treatment groups in clinical trials[J]. Stat Med, 1991, 10(1): 33-43.

[9] Donner A. Approaches to sample size estimation in the design of clinical trials--a review[J]. Stat Med, 1984, 3(3): 199-214.

[10] Gore S M. Statistics in question. Assessing clinical trials--trial size[J]. Br Med J (Clin Res Ed), 1981, 282(6277): 1687-1689.

[11] Lachin J M. Introduction to sample size determination and power analysis for clinical trials[J]. Control Clin Trials, 1981, 2(2): 93-113.

[12] Phillips A N, Pocock S J. Sample size requirements for prospective studies, with examples for coronary heart disease[J]. J Clin Epidemiol, 1989, 42(7): 639-648.

[13] Schlesselman J J. Planning a longitudinal study. I. Sample size determination[J]. J Chronic Dis, 1973, 26(9): 553-560.

[14] Schouten H J. Planning group sizes in clinical trials with a continuous outcome and repeated measures[J]. Stat Med, 1999, 18(3): 255-264.

[15] Streiner D L. Sample size and power in psychiatric research[J]. Can J Psychiatry, 1990, 35(7): 616-620.

[16] Whitehead J. Sample sizes for phase II and phase III clinical trials: an integrated approach[J]. Stat Med, 1986, 5(5): 459-464.

[17] Chow S C, Shao J, Wang H. Sample size calculations in clinical research[M]. 2nd ed. Boca Raton: Taylor & Francis, 2008.

[18] Desu M M, Raghavarao D. Sample Size Methodology[M]. Boston: Academic Press, 1990.

[19] Julious S A. Sample Sizes for Clinical Trials[M]. New York: Chapman and Hall, 2009.

[20] Machin D, Campbell M J, Tan S-B, et al. Sample Size Tables for Clinical Studies[M]. 3rd ed. New Jersey: Wiley-Blackwell, 2008.

[21] Odeh R E, Fox M. Sample Size Choice: Charts for Experiments with Linear Models[M]. 2nd ed. New York: Marcel Dekker, 1991.

[22] Braunholtz D A, Edwards S J, Lilford R J. Are randomized clinical trials good for us (in the short term)? Evidence for a "trial effect"[J]. J Clin Epidemiol, 2001, 54(3): 217-224.

[23] Paynter N P, Sharrett A R, Louis T A, et al. Paired comparison of observed and expected coronary heart disease rates over 12 years from the Atherosclerosis Risk in Communities Study[J]. Ann Epidemiol, 2010, 20(9): 683-690.

[24] Brancati F L, Evans M, Furberg C D, et al. Midcourse correction to a clinical trial when the event rate is underestimated: the Look AHEAD (Action for Health in Diabetes) Study[J]. Clin Trials, 2012, 9(1): 113-124.

[25] McClure L A, Szychowski J M, Benavente O, et al. Sample size re-estimation in an on-going NIH-sponsored clinical trial: the secondary prevention of small subcortical strokes experience[J]. Contemp Clin Trials, 2012, 33(5): 1088-1093.

[26] Wittes J. On changing a long-term clinical trial midstream[J]. Stat Med, 2002, 21(19): 2789-2795.

[27] Armitage P, Berry G, Mathews J. Statistical Methods in Medical Research[M]. 4th ed. Malden MA: Blackwell Publishing, 2002.

[28] Brown B W, Hollander M. Statistics - A Biomedical Introduction[M]. New York: John Wiley and Sons, 1977.

[29] Dixon W J, Massey F J Jr. Introduction to Statistical Analysis[M]. 3rd ed. New York: McGraw-Hill, 1969.

[30] Fisher L, Van Belle G. Biostatistics - A Methodology for the Health Sciences[M]. New York: John Wiley and Sons, 1993.

[31] Fisher L, Van Belle G, Heagerty P L, et al. Biostatistics - A Methodology for the Health Sciences[M]. New York: John Wiley and Sons, 2004.

[32] Fleiss J L, Levin B, Paik M C. Statistical Methods for Rates and Proportions[M]. 3rd ed. New York: John Wiley & Sons, Inc., 2003.

[33] Remington R D, Schork M A. Statistics With Applications to the Biological and Health Sciences[M]. Englewood Cliffs: Prentice-Hall, 1970.

[34] Rosner B. Fundamentals of Biostatistics[M]. 3rd ed. Boston: PWS-Kent, 1990.

[35] Schork M A, Remington RD. Statistics With Applications to the Biological and Health Sciences[M]. 3rd ed. Englewood Cliffs: Prentice-Hall, 2000.

[36] Snedecor G W, Cochran W G. Statistical Methods[M]. 8th ed. Ames: Iowa State University Press, 1989.

[37] Woolson R F, Clarke W R. Statistical Methods for the Analysis of Biomedical Data[M]. New Jersey: Wiley, 2011.

[38] Canner P L, Klimt C R. The Coronary Drug Project. Experimental design features[J]. Control Clin Trials, 1983, 4(4): 313-332.

[39] Davis B R, Cutler J A, Gordon D J, et al. Rationale and design for the Antihypertensive and Lipid Lowering Treatment to Prevent Heart Attack Trial (ALLHAT). ALLHAT Research

Group[J]. Am J Hypertens, 1996, 9(4 Pt 1): 342-360.

[40] Dunnett C W. A multiple comparison procedure for comparing several treatments with a control[J]. J Am Statist Assoc, 1955, 50: 1096-1121.

[41] Costigan T. Bonferroni inequalities and intervals; in Armitage P, Colton T (eds): Encyclopedia of Biostatistics[M]. New York: John Wiley and Sons, 2007.

[42] Brittain E, Schlesselman J J. Optimal allocation for the comparison of proportions[J]. Biometrics, 1982, 38(4): 1003-1009.

[43] Cardiac Arrhythmia Suppression Trial (CAST) Investigators. Preliminary report: effect of encainide and flecainide on mortality in a randomized trial of arrhythmia suppression after myocardial infarction[J]. N Engl J Med, 1989, 321(6): 406-412.

[44] Rothman K J. A show of confidence[J]. N Engl J Med, 1978, 299(24): 1362-1363.

[45] Brown B W, Hollander M. Statistics: A Biomedical Introduction[M]. New Jersey: Wiley, 2009.

[46] McHugh R B, Le C T. Confidence estimation and the size of a clinical trial[J]. Control Clin Trials, 1984, 5(2): 157-163.

[47] Armitage P, McPherson C K, Rowe B C. Repeated Significance Tests on Accumulating Data[J]. J R Stat Soc Ser A, 1969, 132: 235-244.

[48] Bristol D R. Sample sizes for constructing confidence intervals and testing hypotheses[J]. Stat Med, 1989, 8(7): 803-811.

[49] Casagrande J T, Pike M C. An improved approximate formula for calculating sample sizes for comparing two binomial distributions[J]. Biometrics, 1978, 34(3): 483-486.

[50] Day S J. Optimal placebo response rates for comparing two binomial proportions[J]. Stat Med, 1988, 7(11): 1187-1194.

[51] Fleiss J L, Tytun A, Ury H K. A simple approximation for calculating sample sizes for comparing independent proportions[J]. Biometrics, 1980, 36(2): 343-346.

[52] Fu Y X, Arnold J. A Table of Exact Sample Sizes for Use with Fisher's Exact Test for 2×2 Tables[J]. Biometrics, 1992, 48: 1103-1112.

[53] Gail M, Gart J J. The determination of sample sizes for use with the exact conditional test in 2×2 comparative trials[J]. Biometrics, 1973, 29(3): 441-448.

[54] Gail M. The determination of sample sizes for trials involving several independent 2×2 tables[J]. J Chronic Dis, 1973, 26(10): 669-673.

[55] Haseman J K. Exact Sample Sizes for Use with the Fisher-Irwin Test for 2×2 Tables[J]. Biometrics, 1978, 34: 106-109.

[56] Lachenbruch PA. A note on sample size computation for testing interactions[J]. Stat Med, 1988, 7(4): 467-469.

[57] McMahon R P, Proschan M, Geller N L, et al. Sample size calculation for clinical trials in which entry criteria and outcomes are counts of events. ACIP Investigators. Asymptomatic Cardiac Ischemia Pilot[J]. Stat Med, 1994, 13(8): 859-870.

[58] Ury H K, Fleiss J L. On approximate sample sizes for comparing two independent proportions with the use of Yates' correction[J]. Biometrics, 1980, 36(2): 347-351.

[59] Wacholder S, Weinberg C R. Paired versus two-sample design for a clinical trial of treatments with dichotomous outcome: power considerations[J]. Biometrics, 1982, 38(3): 801-812.

[60] Connor R J. Sample size for testing differences in proportions for the paired-sample design[J]. Biometrics, 1987, 43(1): 207-211.

[61] Donner A. Statistical methods in ophthalmology: an adjusted chi-square approach[J]. Biometrics, 1989, 45(2): 605-611.

[62] Gauderman W J, Barlow W E. Sample size calculations for ophthalmologic studies[J]. Arch Ophthalmol, 1992, 110(5): 690-692.

[63] Rosner B. Statistical methods in ophthalmology: an adjustment for the intraclass correlation between eyes[J]. Biometrics, 1982, 38(1): 105-114.

[64] Rosner B, Milton R C. Significance testing for correlated binary outcome data[J]. Biometrics, 1988, 44(2): 505-512.

[65] Hayes R L, Moulton L H. Cluster Randomised Trials[M]. New York: Chapman and Hall, 2009.

[66] Cytel: SiZ[M]. Cambridge: Cytel Software Corporation, 2011.

[67] Elashoff J D. nQuery Advisor Version 7.0 User's Guide[M]. Cork: Statistical Solutions, 2007.

[68] Pezzullo J C. Web Pages that Perform Statistical Calculations[Z]. Computer Program, 2014.

[69] R Core Team. R: A Language and Environment for Statistical Computing[M]. Vienna: R Foundation for Statistical Computing, 2013.

[70] SAS Institute: Getting Started with the SAS Power and Sample Size Application[M]. Cary: SAS Institute Inc., 2004.

[71] Shiboski S. Power and Sample Size Programs[Z]. Department of Epidemiology and Biostatistics, University of California San Francisco. Computer Program, 2006.

[72] Stata: Release 13[Z]. College Station, Texas: StataCorp, 2013.

[73] TIBCO Software I: SPLUS[Z]. TIBCO Softward Inc., 2008.

[74] Feigl P. A graphical aid for determining sample size when comparing two independent proportions[J]. Biometrics, 1978, 34(1): 111-122.

[75] A randomized, controlled trial of aspirin in persons recovered from myocardial infarction[J]. JAMA, 1980, 243(7): 661-669.

[76] A randomized trial of propranolol in patients with acute myocardial infarction. I. Mortality results[J]. JAMA, 1982, 247(12): 1707-1714.

[77] Coronary artery surgery study (CASS): a randomized trial of coronary artery bypass surgery. Survival data[J]. Circulation, 1983, 68(5): 939-950.

[78] The coronary drug project. Design, methods, and baseline results[J]. Circulation, 1973, 47(3 Suppl): I1-I50.

[79] Five-year findings of the hypertension detection and follow-up program. I. Reduction in mortality of persons with high blood pressure, including mild hypertension. Hypertension Detection and Follow-up Program Cooperative Group[J]. JAMA, 1979, 242(23): 2562-2571.

[80] Intermittent positive pressure breathing therapy of chronic obstructive pulmonary disease. A clinical trial[J]. Ann Intern Med, 1983, 99(5): 612-620.

[81] Multiple risk factor intervention trial. Risk factor changes and mortality results. Multiple Risk Factor Intervention Trial Research Group[J]. JAMA, 1982, 248(12): 1465-1477.

[82] Packer M, Carver J R, Rodeheffer R J, et al. Effect of oral milrinone on mortality in severe chronic heart failure. The PROMISE Study Research Group[J]. N Engl J Med, 1991, 325(21):

1468-1475.

[83] Barlow W, Azen S. The effect of therapeutic treatment crossovers on the power of clinical trials. The Silicone Study Group[J]. Control Clin Trials, 1990, 11(5): 314-326.

[84] Halperin M, Rogot E, Gurian J, et al. Sample izes for medical trials with special reference to long-term therapy[J]. J Chronic Dis, 1968, 21(1): 13-24.

[85] Lakatos E. Sample size determination in clinical trials with time-dependent rates of losses and noncompliance[J]. Control Clin Trials, 1986, 7(3): 189-199.

[86] Lavori P. Statistical issues: sample size and dropout[J]. Psychopharmacol Ser, 1990, 8: 91-104.

[87] Newcombe R G. Explanatory and pragmatic estimates of the treatment effect when deviations from allocated treatment occur[J]. Stat Med, 1988, 7(11): 1179-1186.

[88] Schork M A, Remington R D. The determination of sample size in treatment-control comparisons for chronic disease studies in which drop-out or non-adherence is a problem[J]. J Chronic Dis, 1967, 20(4): 233-239.

[89] Wu M, Fisher M, DeMets D. Sample sizes for long-term medical trial with time-dependent dropout and event rates[J]. Control Clin Trials, 1980, 1(2): 111-123.

[90] Pentico D W. On the Determination and Use of Optimal Sample Sizes for Estimating the Difference in Means[J]. Am Stat, 1981, 35: 40-42.

[91] Dawson J D, Lagakos S W. Size and power of two-sample tests of repeated measures data[J]. Biometrics, 1993, 49(4): 1022-1032.

[92] Kirby A J, Galai N, Muñoz A. Sample size estimation using repeated measurements on biomarkers as outcomes[J]. Control Clin Trials, 1994, 15(3): 165-172.

[93] Laird N M, Wang F. Estimating rates of change in randomized clinical trials[J]. Control Clin Trials, 1990, 11(6): 405-419.

[94] Lipsitz S R, Fitzmaurice G M. Sample size for repeated measures studies with binary responses[J]. Stat Med, 1994, 13(12): 1233-1239.

[95] Nam J M. A simple approximation for calculating sample sizes for detecting linear trend in proportions[J]. Biometrics, 1987, 43(3): 701-705.

[96] Overall J E, Doyle S R. Estimating sample sizes for repeated measurement designs[J]. Control Clin Trials, 1994, 15(2): 100-123.

[97] Rochon J. Sample Size Calculations for Two-Group Repeated-Measures Experiments[J]. Biometrics, 1991, 47: 1383-1398.

[98] Fitzmaurice G M, Laird N M, Ware J H. Applied longitudinal analysis[M]. 2nd ed. New York: John Wiley & Sons, 2011.

[99] Cantor A B. Power estimation for rank tests using censored data: conditional and unconditional[J]. Control Clin Trials, 1991, 12(4): 462-473.

[100] Emrich L J. Required duration and power determinations for historically controlled studies of survival times[J]. Stat Med, 1989, 8(2): 153-160.

[101] Freedman L S. Tables of the number of patients required in clinical trials using the logrank test[J]. Stat Med, 1982, 1(2): 121-129.

[102] Gail M H. Applicability of sample size calculations based on a comparison of proportions for use with the logrank test[J]. Control Clin Trials, 1985, 6(2): 112-119.

[103] George S L, Desu M M. Planning the size and duration of a clinical trial studying the time to some critical event[J]. J Chronic Dis, 1974, 27(1): 15-24.

[104] Halperin M, Johnson N J. Design and Sensitivity Evaluation of Follow-Up Studies for Risk Factor Assessment[J]. Biometrics, 1981, 37: 805-810.

[105] Hsieh F Y. Sample size tables for logistic regression[J]. Stat Med, 1989, 8(7): 795-802.

[106] Lachin J M, Foulkes M A. Evaluation of sample size and power for analyses of survival with allowance for nonuniform patient entry, losses to follow-up, noncompliance, and stratification[J]. Biometrics, 1986, 42(3): 507-519.

[107] Lachin J M. Biostatistical Methods: The Assessment of Relative Risks[M]. 2nd ed. New York: John Wiley & Sons, Inc., 2010.

[108] Lakatos E. Sample sizes based on the log-rank statistic in complex clinical trials[J]. Biometrics, 1988, 44(1): 229-241.

[109] Lui K J. Sample size determination under an exponential model in the presence of a confounder and type I censoring[J]. Control Clin Trials, 1992, 13(6): 446-458.

[110] Morgan T M. Nonparametric estimation of duration of accrual and total study length for clinical trials[J]. Biometrics, 1987, 43(4): 903-912.

[111] Palta M, Amini S B. Consideration of covariates and stratification in sample size determination for survival time studies[J]. J Chronic Dis, 1985, 38(9): 801-809.

[112] Pasternack B S, Gilbert H S. Planning the duration of long-term survival time studies designed for accrual by cohorts[J]. J Chronic Dis, 1971, 24(11): 681-700.

[113] Rubinstein L V, Gail M H, Santner T J. Planning the duration of a comparative clinical trial with loss to follow-up and a period of continued observation[J]. J Chronic Dis, 1981, 34(9-10): 469-479.

[114] Schoenfeld D A, Richter J R. Nomograms for calculating the number of patients needed for a clinical trial with survival as an endpoint[J]. Biometrics, 1982, 38(1): 163-170.

[115] Schoenfeld D A. Sample-size formula for the proportional-hazards regression model[J]. Biometrics, 1983, 39(2): 499-503.

[116] Taulbee J D, Symons M J. Sample size and duration for cohort studies of survival time with covariables[J]. Biometrics, 1983, 39(2): 351-360.

[117] Wu M C. Sample size for comparison of changes in the presence of right censoring caused by death, withdrawal, and staggered entry[J]. Control Clin Trials, 1988, 9(1): 32-46.

[118] Zhen B, Murphy J R. Sample size determination for an exponential survival model with an unrestricted covariate[J]. Stat Med, 1994, 13(4): 391-397.

[119] Pasternack B S. Sample sizes for clinical trials designed for patient accrual by cohorts[J]. J Chronic Dis, 1972, 25(12): 673-681.

[120] Hjalmarson A, Elmfeldt D, Herlitz J, et al. Effect on mortality of metoprolol in acute myocardial infarction. A double-blind randomised trial[J]. Lancet, 1981, 2(8251): 823-827.

[121] Norwegian Multicenter Study Group. Timolol-induced reduction in mortality and reinfarction in patients surviving acute myocardial infarction[J]. N Engl J Med, 1981, 304(14): 801-807.

[122] Nocturnal Oxygen Therapy Trial Group. Continuous or Nocturnal Oxygen Therapy in Hypoxemic Chronic Obstructive Lung Disease A Clinical Trial[J]. Ann Intern Med, 1980, 93: 391-398.

[123] Ingle J N, Ahmann D L, Green S J, et al. Randomized clinical trial of diethylstilbestrol versus tamoxifen in postmenopausal women with advanced breast cancer[J]. N Engl J Med, 1981, 304(1): 16-21.

[124] Spriet A, Beiler D. When can 'non significantly different' treatments be considered as 'equivalent'?[J]. Br J Clin Pharmacol, 1979, 7(6): 623-624.

[125] Blackwelder W C. "Proving the null hypothesis" in clinical trials[J]. Control Clin Trials, 1982, 3(4): 345-353.

[126] Blackwelder W C, Chang M A. Sample size graphs for "proving the null hypothesis"[J]. Control Clin Trials, 1984, 5(2): 97-105.

[127] Makuch R, Simon R. Sample size requirements for evaluating a conservative therapy[J]. Cancer Treat Rep, 1978, 62(7): 1037-1040.

[128] Rothmann M D, Wiens B L, Chan I S F. Design and Analysis of Non-Inferiority Trials[M]. Abingdon: Taylor & Francis, 2011.

[129] Donner A, Birkett N, Buck C. Randomization by cluster. Sample size requirements and analysis[J]. Am J Epidemiol, 1981, 114(6): 906-914.

[130] Cornfield J. Randomization by group: a formal analysis[J]. Am J Epidemiol, 1978, 108(2): 100-102.

[131] Hsieh F Y. Sample size formulae for intervention studies with the cluster as unit of randomization[J]. Stat Med, 1988, 7(11): 1195-1201.

[132] Lee E W, Dubin N. Estimation and sample size considerations for clustered binary responses[J]. Stat Med, 1994, 13(12): 1241-1252.

[133] Murray D M. Design and Analysis of Group-randomized Trials[M]. New York: Oxford University Press, 1998.

[134] Urokinase-streptokinase embolism trial. Phase 2 results. A cooperative study[J]. JAMA, 1974, 229(12): 1606-1613.

[135] Roberts R, Croft C, Gold H K, et al. Effect of propranolol on myocardial-infarct size in a randomized blinded multicenter trial[J]. N Engl J Med, 1984, 311(4): 218-225.

[136] Follmann D. A Simple Multivariate Test for One-Sided Alternatives[J]. J Am Stat Assoc, 1996, 91: 854-861.

[137] O'Brien P C. Procedures for comparing samples with multiple endpoints[J]. Biometrics, 1984, 40(4): 1079-1087.

[138] Tang D I, Gnecco C, Geller N L. Design of Group Sequential Clinical Trials with Multiple Endpoints[J]. J Am Stat Assoc, 1989, 84: 776-779.

[139] Tang D I, Geller N L, Pocock S J. On the design and analysis of randomized clinical trials with multiple endpoints[J]. Biometrics, 1993, 49(1): 23-30.

[140] Hsu J. Multiple Comparisons: Theory and Methods[M]. Abingdon: Taylor & Francis, 1996.

[141] Miller R G. Simultaneous Statistical Inference[M]. 2nd ed. New York: Springer, 2011.

[142] Clofibrate and niacin in coronary heart disease[J]. JAMA, 1975, 231(4): 360-381.

[143] Church T R, Ederer F, Mandel J S, et al. Estimating the duration of ongoing prevention trials[J]. Am J Epidemiol, 1993, 137(7): 797-810.

[144] Ederer F, Church T R, Mandel J S. Sample sizes for prevention trials have been too small[J]. Am J Epidemiol, 1993, 137(7): 787-796.

[145] Neaton J D, Bartsch G E. Impact of measurement error and temporal variability on the estimation of event probabilities for risk factor intervention trials[J]. Stat Med, 1992, 11(13): 1719-1729.

[146] Patterson B H. The impact of screening and eliminating preexisting cases on sample size requirements for cancer prevention trials[J]. Control Clin Trials, 1987, 8(2): 87-95.

[147] Shih W J. Sample size reestimation in clinical trials; in Peace KE (ed): Biopharmaceutical Sequential Statistical Applications[M]. Boca Raton: Taylor & Francis, 1992: 285-301.

[148] Wittes J, Brittain E. The role of internal pilot studies in increasing the efficiency of clinical trials[J]. Stat Med, 1990, 9(1-2): 65-71.

[149] Ambrosius W T, Polonsky T S, Greenland P, et al. Design of the value of imaging in enhancing the wellness of your heart (VIEW) trial and the impact of uncertainty on power[J]. Clin Trials, 2012, 9(2): 232-246.

[150] Steering Committee of the Physicians' Health Study Research Group. Final report on the aspirin component of the ongoing Physicians' Health Study[J]. N Engl J Med, 1989, 321(3): 129-135.

[151] Diabetes Control and Complications Trial Research Group, Nathan D M, Genuth S, et al. The effect of intensive treatment of diabetes on the development and progression of long-term complications in insulin-dependent diabetes mellitus[J]. N Engl J Med, 1993, 329(14): 977-986.

[152] Davis B R, Wittes J, Pressel S, et al. Statistical considerations in monitoring the Systolic Hypertension in the Elderly Program (SHEP)[J]. Control Clin Trials, 1993, 14(5): 350-361.

翻译：李俊威，深圳市人民医院

审校：胡晶，北京中医药循证医学中心/首都医科大学附属北京中医医院/北京市中医药研究所循证医学中心

第九章　基线评估

在临床试验中，基线指的是受试者在接受治疗之前的状态。基线资料可以通过访问、问卷调查、体格检查、实验室检查和开展治疗获取。基线资料并非只能是计量资料，也可以是根据受试者特征归类而产生的分类资料。

基线资料有多种用途。第一，对临床试验的受试者进行描述有助于研究报告的读者确定试验结果的适用人群。第二，从方法学角度，展示研究各组的基线资料有助于评估组间的可比性，并回答了随机分配是否让不同组间均衡可比的问题。第三，在统计学分析中，基线资料可用来控制基线特征的不均衡。第四，基线资料构成了对试验结果进行亚组分析的基础。本章内容与基线资料的用途相关。

一、基本要点

基线资料应在所有试验受试者接受治疗措施之前获取。

二、基线资料的用途

（一）受试者的描述

严格来说，任何一项临床试验的研究结果只适用于本次试验的受试者，因此尽可能准确而完整地描述受试者的信息很有必要，这部分内容通常会以表格的形式展示。对协变量基线特征的描述可以指导将试验结果谨慎外推到其他具有相似医疗条件的人群中[1]。然而，那些被排除的受试者的特征很少被报告，这是一个普遍存在的研究局限性。对于读者来说，了解被排除的患者在研究人群中所占的比例也是有帮助的。换句话说，告知读者研究人群的入选标准是如何制定的，报告被排除的受试者以及排除原因也是很有意义的。根据发表的试验结果，临床医生需要知道这些研究发现可以直接适用于哪类患者身上。他们还需要了解被排除的受试者的特征，以便判断试验结果是否可以被合理地推广。

需要收集的基线数据量取决于试验的本质以及研究目的。一些临床试验的研究设计相对简单，这意味着许多基线变量不需要被详细记录，只有少数几个关键的人口统计学和医学的变量需要被确定。如果是大规模的临床试验，可以合理地预期不同研究组别之间是均衡可比的。因为这些试验的研究目标仅限于回答一个主要科学问题或两个次要的科学问题，所以可能没有必要将基线数据用于其他用途。

（二）基线可比性

基线资料可以让研究者在实施干预措施前评估研究各组之间是否具有可比性。可比性评估通常包括人口统计学和社会经济学特征、风险或预后因素、药物治疗史和既往病史。这种评估在随机和非随机临床试验中都是有必要的。在评估试验的可比性时，研究者只关注了他们熟悉的或能被测量的研究因素。显然，那些未知的研究因素是无法被比较的。任何一项随机临床试验都应当将各个研究组的基线特征作为主要研究结果进行汇报。应特别注意那些可能影响干预措施效果以及可预测不良反应的研究因素。不是每一项临床试验都关注了基线特征的可比性。一项对206个外科临床试验的统计研究显示，只有73%的临床试验报告了基线数据[2]。此外，超过1/4的临床试验纳入的基线因素少于5个。Altman和Dore对80个已发表的随机临床试验研究后指出，基线特征报告的质量存在较大差异[3]。一半的试验在报告连续性协变量时，没有采用适当的衡量变异性的测量方法。

虽然随机分组会平衡研究各组之间的差异，但它也无法保证每个临床试验或任何特定基线资料都达到均衡。显然，组间基线资料的不均衡在小规模的临床试验中更为常见，并且它们可能会影响试验结果的有效性。比如，一项纳入了39例Ⅵ型黏多糖贮积症患者的双盲、安慰剂对照临床试验报告显示，研究中的干预措施可以显著提升运动耐受性[4]。然而，在入组时进行的12分钟步行试验结果显示，干预组和对照组的步行距离分别为227 m和381 m，提示了严重的基线不均衡。一项纳入341例阿尔茨海默病患者的双盲、安慰剂对照试验评估了三种治疗方案的疗效——维生素E、选择性单胺氧化酶抑制剂及联合使用[5]。在检查基线情况时，对照组的简易精神状态量表（mini-mental state examination，MMSE）评分明显高于其他两组，表明安慰剂组患者的风险较低。在大型研究中也可能存在基线资料的不均衡。在一项纳入了4 500多例受试者的阿司匹林预防心肌梗死的研究中[6]，检查预后因素的基线特征后提示试验组的总体风险略高于安慰剂组。

基线数据可比性的评估对于所有随机对照临床试验都很重要。在非随机临床研究中，评估基线资料的可比性存在更多困难。已知的基线因素并非总是能够被准确地测量。此外，还有其他很多因素没有被测量，甚至不被研究者知晓。与随机试验相比，非随机试验无法假设未测量协变量的均衡性。

研究者可以用几种方式分析基线变量。最简单的方法是逐一比较每个变量，以确保其在每个研究组中合理地均衡分布。均数、中位数和数值范围都是简易的衡量指标。研究者还可以结合多个变量，给每个变量一个适当的权重或系数，但是这样做就预先假设了变量在预测预后方面的相对重要性。这种假设的依据只能来自其他拥有相似研究人群的试验或者来自于在本次研究完成后的对照组。加权方法的优势在于考虑到了组间许多细微的差异。如果大多数变量的不均衡方向相同，那么即使单个变量之间的差异很小，整体的不均衡也会变得很大。

在一项基于30个研究中心的纳入超过4 500例受试者的阿司匹林预防心肌梗死的研究中，每个中心都可以被认为是一个仅纳入大约150例受试者的小规模研究[6]。当检查每个研究中心基线资料的可比性时，几乎一半的研究中心提供的基线资料被发现存在较大差异。一些差异对干预组有利（Furberg，CD，未发表数据），而一些则对对照组有利。在利用CDP试验模型预测这30个中心的3年死亡率时，其中的5家中心的干预组和对照组死亡率差异超过20%。该分析表明在小规模的研究中，已知的基线因素存在较大的不均衡性是十分常见的，并且它们可能会影响试验结果。在大规模的临床试验中，这些研究组间的差异是均衡可比的，未经调整的主要研究结果也是相对可靠的。在二次分析中，可以使用纳入基线协变量的回归方法进行调整，另一种方法是使用结合了个体协变量的倾向评分法（见第十八章）。

研究中基线不均衡不会使随机临床试验的结果完全无效，但这些可能会使对研究结果的解释更加复杂。一项在北美开展的镀银气管插管试验中，更多的慢性阻塞性肺病患者被随机分到了无涂层气管插管组[7]。随后针对此试验的评论[8]指出这种基线数据不均衡是导致研究结果缺乏稳健性的因素之一，这会影响呼吸机相关性肺炎的真实发生率。慢性阻塞性肺病是导致呼吸机相关性肺炎的公认危险因素之一。

明确哪些基线因素可能会影响试验结果，确定这些因素是否失衡以及失衡趋势偏向哪一组是非常重要的。需要考虑的关键基线因素应该在试验方案中预先设定。统计学检验是一种常用的检验基线均衡性的方法[2]。但常由于统计学检验的数量庞大，理解和解释观察到的差异是一项挑战（无论是否具有统计学差异）。即便研究组在有无出血性脑卒中史方面的基线无统计学差异，但这仍可能影响溶栓试验的治疗效果[9]。

对基线均衡性的统计检验在以往的研究中普遍存在。如今，相关共识已经发生了改变，目前的观点是应该避免进行这样的检验[10-12]。比较基线因素时，不同研究组之间永远不会是完全一致的。只能证明组间没有"显著"的统计学差异。一项针对发表在4本顶级期刊上的80项试验的综合分析报道显示，在这些试验中，有46项试验进行了基线可比性的假设检验。在这600次检验中，只有24次（占4%）的检验结果显示基线特征在5%的水平上有显著差异[3]，这可被视为偶然发生。

我们同意不应该进行基线均衡性的检验。但是，在学术论文的主要研究结果部分，我们建议除了对研究人群进行描述外，还应特别关注那些显著影响预后的因素。

（三）控制分析中的不均衡

如果担心出现一个或两个关键的预后因子在随机化分组过程中无法"达到均衡"，从而导致研究小组基线资料的不均衡，研究者可以在这些因素的基础上进行协变量调整。在上述有关阿尔茨海默病的试验中，如果不进行协变量的调整，各研究组之间没有明显差异。在调整了基线MMSE评分这个不均衡因素后，试验组在延缓疾病进程方面比对照组更好。第十八章回顾了协变量调整的优缺点。这里的重点是，为了进行这种调整，必须了解和测量受试者的相关基线特征。一项对50个随机对照试验的调查显示，大多数试验（50个试验中的38个）强调未经调整的比较[13]，并且其中28项试验将调整协变量后的结果作为一项支持证据。在剩下的12项试验中，有6项没有给出未经调整的结果。我们建议在论文中展示未调整（主要）和调整（次要）的研究结果。

（四）亚组

通常，研究者不仅对整个研究组的干预反应感兴趣，对其中一个或多个亚组的干预反应也感兴趣。特别是，在存在总体干预效果的研究中，通过适当的亚组对结果进行分析可能有助于确定最有可能从干预中受益或受害的特定人群。分组也可以帮助阐明干预的作用机制。定义亚组应仅依赖基线数据，而不应依赖干预开始后测得的数据（除年龄或性别等无法通过干预改变的因素以外）。一项加拿大合作研究小组对脑或视网膜缺血性发作的患者应用阿司匹林和磺吡酮的试验[14]说明了事后分组的潜在问题。在注意到阿司匹林在减少持续性缺血发作或卒中方面的总体益处后，作者观察并报道了该益处仅限于男性。基于加拿大合作研究小组这一结果，美国食品药品监督管理局（FDA）批准了阿司匹林用于男性短暂性脑缺血发作。随后，一项针对心血管疾病二级预防研究中血小板活性药物试验进行的Meta分析显示，阿司匹林的这一效应在男性和女性间相似[15]。但是，后来一项针对女性患者的低剂量阿司匹林（隔日

100 mg）的安慰剂对照的一级预防试验报告，阿司匹林具有降低女性脑卒中风险的作用，但并未在整体上降低心肌梗死和心血管死亡的风险，或许65岁以上的人群可获益[16]。因此，该示例说明，从研究方案未明确陈述的亚组假设中所得结论的可信度低于从先验陈述中所得结论的可信度。回顾性亚组分析应主要为后续检验提供新的假设（见第十八章）。

在一项罗格列酮治疗2型糖尿病患者的大型现行疗法对照试验中，与二甲双胍或格列本脲相比，罗格列酮显著增加了患者的骨折风险，但这种风险仅限于女性[17]。在随后的吡格列酮试验中这一事后观察到的现象也被重复观察到，该试验显示出吡格列酮较安慰剂出现类似性别特异性的风险增加[18]。此外，一项Meta分析证实，这类降血糖药可使女性骨折的风险增加一倍，而男性却没有任何风险增加的证据[19]。上述问题说明，初步结果的确证在科学中很重要。

Assmann等[13]回顾了来自4大主要医学杂志的50项临床试验报告，他们注意到亚组分析结果的表现存在很大差异。35项研究报告了亚组分析，其中有17项研究将基线因素的数量限制为1个，有5项研究包括7个或更多因素。35项研究中有18项研究的亚组分析包含了1个以上的结局，有6项研究的亚组分析包含了6个或更多结局。超过一半的亚组报告未使用统计检验进行交互作用研究。而这种检验至关重要，因为其直接决定观察到的治疗结果差异是否取决于受试者的亚组。此外，通常很难明确这些亚组分析是预先设定的还是事后分析的。

在一项含72项外科随机对照试验的类似调查中，有27项试验进行了54次亚组分析[20]，其中大多数是事后分析。研究者在出版物摘要和结论中阐述了54个亚组分析中有31个存在这些结局差异。

药物遗传学是医学领域中一个迅速发展的领域，它有望更好地识别可能从治疗中获益更大或更可能产生严重不良反应的患者[21]。截至目前，由于基因分型方法的费用高昂，药物遗传学的焦点仍集中在有限的候选基因上，但是随着技术的进步，人们的注意力已转移到对数十万或数百万个单核苷酸多态性（single-nucleotide polymorphism，SNP）的全基因组关联（genome-wide association，GWA）研究[22]。这种性价比高的全基因组测序技术，可以检测整个基因组，而不受先前关于影响某一特定性状的基因组结构或功能的假设的限制[23]。这导致了大量基因型和表型关系被发现[24]。在大型长期临床试验中，收集的基线生物样品是此类药物遗传学研究的丰富资源。但是，由于要检测的变异型非常多，因此对这些样品的分析是一项统计挑战，通常需要设定非常小的P值。使用严格的Bonferroni校正，将$P<0.05$除以分析的一百万或更多个遗传变异，得出的显著性阈值为5×10^{-8}，这反过来又需要非常大的样本量才能达到相似的可重复的样本[25]。解释通过测序检测到的稀有变异

型更具挑战性，因为即使在大型研究中，大多数此类变异型也仅存在于一个受试者中。在这种情况下，变异型对基因及其产物的影响的功能信息以及其他形式的试验证据可用于补充测序数据[26]。

越来越多的研究关注对治疗效应有益的遗传因素，尤其在癌症中。3种抗癌药物甲磺酸伊马替尼、曲妥珠单抗和吉非替尼的疗效在具有特定遗传变异（尤其是肿瘤基因组变异）的患者亚组中已被证实，而另外两种药物伊立替康和6-巯基嘌呤在标准剂量下对亚组中其他遗传特征的患者可能有毒性作用[22]。临床检测这些变异型后，可将治疗仅推荐给可能获益的人群，使治疗具有成本效益且更有效。普通变异型可以影响风险的强度是没有变异型的几倍到1000倍[27]。研究结果的重复对于这类研究尤其重要。

与严重不良反应相关的新遗传变异的鉴定也是研究的关键领域，其目的是通过基因检测在治疗开始之前识别高危患者。全基因组关联研究确定了第12号染色体SLCO1B1基因内的SNP与他汀引起的剂量依赖性肌病有关[28]。在所有诊断出的肌病病例中，超过60%的病例与SNP rs4149056的C等位基因相关，后者存在于15%的人口中。在开始治疗之前鉴定C等位基因携带者可以减少肌病的发生，同时给目标人群更低剂量的药物或更频繁地监测肌肉相关酶的水平，从而保留治疗益处。

监管机构越来越依赖药物遗传标志物的亚组分析。特定等位基因，基因产物缺失，家族遗传性疾病和药物反应模式的存在可以提供重要的疗效和安全性信息。截至2014年，FDA已在标签中纳入了约140种不同药物的此类亚组数据[29]。样本量要求，多重性分析问题（推算后，全基因组样本可能有超过250万个SNP）以及重复的必要性将在第十八章中讨论。

三、什么构成了真正的基线资料测量过程？

（一）受试者的筛选

为了准确地描述受试者，基线资料应当合理地展示出他们的真实病情。某些患者信息可以在最初的访谈和检查时通过测量或评估的方式被准确地获取。然而，对于许多变量而言，准确地反映受试者的真实病情是困难的，因为仅仅依赖试验招募过程中获取的信息、随机波动或基线检查本身都会改变一次测量的结果。例如，仅通过一次测量是否能够获取患者真实的血压基线值？如果对患者血压进行了多次测量，将哪一次测量值作为他们的基线值？将在一段长期的时间跨度内反复测量的血压平均值作为基线值是否更为合适？受试者是否需要停用所有治疗药物或避免任何可能干扰真实基线水平的因素的影响？

在解决这些疑问的时候，研究者还必须考虑到研究人群筛选标准的制定、筛选过程中耗费的时间和产生的经济支出以及基线资料的具体用途等因素。

在每一项临床试验中，对潜在的试验受试者进行筛选都是有必要的。筛选过程可能需要对患者进行多次访问。通过筛选排除了不符合纳入标准的受试者。纳入受试者的一个先决条件是受试者是否愿意遵守漫长而艰苦的临床试验协议。获得受试者对遵守试验协议的承诺以及对其是否具备入选标准的评估都将耗费不少精力与时间，这也意味着分配干预措施的时间通常晚于研究者首次接触受试者的时间。除此之外，还有一个值得关注的问题就是研究者与患者谈及试验内容或邀请他们参加某项临床试验都有可能会改变他的健康状况。例如，受邀参加降脂药物的试验并在初始检查时发现血清低密度脂蛋白（LDL）胆固醇基线水平升高的患者会因为加入这项研究而自发地改变饮食习惯。因此，他们的血清LDL胆固醇基线值可能比初始筛选一个月后的正常值略低。许多潜在受试者的病情可能会有所改善，并可能影响用于样本量估计的假设的有效性。由于受试者行为的改变，留给干预措施发挥效能的空间会更小。如果研究要求采用特殊的饮食方案，那么在把LDL胆固醇水平降低到新的水平方面可能效果不佳。显然，这些变化不仅发生在试验组中，也会发生在对照组中。

虽然我们无法完全避免潜在受试者改变其自身行为的事件发生，但通常可以在研究设计的时候对这些可以预料的变化进行适当调整。在与受试者讨论试验时要特别小心，避免让他们对此项研究过分敏感。尽量缩短从邀请受试者参加研究至评估基线资料之间的时间。从初步筛选到基线资料测定期间，明显改变饮食习惯的受试者可以被排除。否则纳入这部分受试者的同时，需增加样本量。

（二）均值回归

有时候临床试验的入选标准取决于某些连续性变量，比如血糖或胆固醇水平。当入选标准设定的数值过高或过低时，则会导致均值回归这种现象发生[30]。均值回归是由于变量不具有恒定值而处在变化之中所导致的。因此，患者的某个变量的测量值有时候处于其变化范围内的高值，而其他时间则处于低值。由于这种可变性，尽管群体某个变量的平均值相对恒定，但是某些个体变量的测量值会发生波动。因此，如果对群体内的个体进行两次测量，则当第一次测量值显著大于或小于群体的平均值时，第二次测量值可能会低于或高于第一次测量值。

因此，无论何时基于某个变量测取的截断值从总体中筛选出受试者，后续测量的平均值将比第一次测量的平均值更接近群体的平均值。此外，设定的初始筛选标准越极端（即离总体平均值越远），在下一次测量时，回归均值就越大。Schor[31]列举了"地板和天花板效应"的例子来帮助理解这个概念。在一个密闭房间内，如果我们一开始就观察那些在天花板附近飞行的苍蝇，那么在后续时间内苍蝇将在低于初始高度的位置飞行。同样，如果苍蝇在观察开始时靠近地面飞行，那么在随后的时间它们越有可能在高于它们初始高度的位置飞行。

Cutter[32]举出了一些均值回归的非生物学方面的例子。他介绍了一个连续三次投掷两个骰子的例子。将第一次投掷和第二次投掷的平均值与第二次投掷和第三次投掷的平均值进行比较。如果不设置一个截断值标准，从长远来看，前两次投掷的平均值将接近后两次投掷的平均值。但是，如果限制在第一次投掷和第二次投掷的平均值为9或更大值的情况下进行第三次投掷，则会发生均值回归现象。此情况下，第二次投掷和第三次投掷的平均值将小于该组第一次投掷和第二次投掷的平均值。

与受试者在筛选和基线测量之间改变饮食习惯的例子一样，这种向均值回归的现象可能使得对干预措施的评估更加复杂。另一种情况是研究者希望评估某降压药物的治疗效果，研究者测量了一次受试者的血压基线值，并将收缩压超过150 mmHg的患者纳入该项研究。然后，他们给予受试者拟研究的降压药，并在重新检查时发现大多数受试者的血压有所降低。但是，当研究者重新检查对照组患者血压时，他们发现其中大多数人的血压也降低了。均值回归可以用来解释在对照组中观察到的平均血压显著降低的这个现象。在这种情况下，设置对照组的重要性是显而易见的。研究者不能简单地比较试验组干预前和干预后的研究指标变化，而应该将试验组干预后的测量值与对照组在同时期的测量值进行比较。

这种均值回归现象也可能导致一个前文讨论过的问题出现。由于这种回归现象，基线数据的真实值往往不如研究者预想的那么极端，导致干预措施发挥效能的空间减小。在血压这个例子中，随机化分配之后，许多受试者的收缩压可能只有140 mmHg甚至更低，而不是高于150 mmHg。例如，相比于血压更高的患者，收缩压在130 mmHg患者可能不愿意使用降压药物，当然，研究者就可能会失去证明该药物疗效的机会。

某些临床试验由于需要测量一些具有较大变异性的变量（例如血压和一些生化指标），因此使用了两种方法减少均值回归对测量结果的影响。一种方法是在患者最初被筛选时使用比原来的入选标准更为极端的数值。另一种方法是在一次或者多次筛选中进行多次测量取平均值以获取更稳定的测量结果。在收缩压临界值为140 mmHg的高血压试验中，只有第二次和第三次测量平均值为150 mmHg或更高的患者才会在第一次筛查时被邀请到诊所进行进一步评估。第二次访问时，两次记录的平均值将构成与后续测定值进行比较的基线值。

（三）过渡期事件

当基线资料在实施干预措施之前被过早地测量时，某些研究事件可能在此期间发生。在研究分组和真正实施干预措施之间发生的研究事件将影响试验结果并可能让研究者错过发现差异的机会。在一项欧洲开展的与冠状动脉手术有关的研究中，冠状动脉搭桥手术本应在研究分组后3个月内开展[33]。然而，从随机化分组到开展手术的平均间隔时间长达3.9个月。因此，2年内手术组发生的21例死亡事件中，有6例发生在手术之前。如果诸如死亡之类结局事件出现在基线资料评估和开始实施干预措施之间，则随后发生的结局事件数量将减少。因此，研究者需要警惕任何发生在基线资料评估后和干预措施开始前的事件。当这种事件发生在随机分组之前，研究者可以将相关受试者排除。当这样的事件发生在随机分组之后，但在实施干预措施之前，受试者应该被保留在研究中，并将事件计入后续统计分析中。从研究中删除这部分受试者可能会使研究结果产生偏差。出于这个原因，欧洲冠状动脉手术研究小组将这些受试者保留在试验中用于研究分析。第十八章更加全面地讨论了从数据分析中排除这些受试者的不合理性。

（四）确定性诊断标准的不确定性

对于关节炎、糖尿病和高血压等疾病的研究来说，一个日趋严重的问题就是寻找在随机化分组之前未接受竞争性治疗的潜在受试者。研究者经常在所谓的洗脱期来确定受试者"真实"基线值。

某些研究的开展是相当困难的，因为基线因素可能直到干预措施开始实施后才能完全确定。为使疑似急性心肌梗死患者最大程度在溶栓治疗中获益，必须在数小时内开始溶栓。这意味着没有时间让研究者根据心电图上的Q波异常和血清心肌酶水平的显著升高来确诊。在对闭塞冠状动脉使用链激酶和组织型纤溶酶原激活物（tissue-type plasminogen activator，t-PA）的全球性研究中，治疗措施必须在6小时内给予[34]。为了确定诊断，研究人员确定了两个非最佳的诊断标准——胸痛持续至少20分钟以及心电图ST段抬高。

美国神经疾病和卒中研究机构开展的有关t-PA治疗卒中的试验面临的挑战是获得脑部成像并在卒中发作的180分钟内给予患者治疗。这很难做到，因此受试者招募过程就变得非常滞后。但由于参加试验的医院开展了全面改进计划，患者入院至开始治疗之间的时间大幅减少。几乎一半的卒中患者可在125分钟内被收入院[35]。

即使研究者可以在实施干预措施之前获得患者基线信息，他们也可能需要做出妥协。例如，作为重要的预后因素之一，血清胆固醇在大多数心脏病相关的研究需要被测量。然而，血清胆固醇水平在心肌梗死的急性期会出现暂时性降低，另外大量受试者可能正在接受降血脂治疗。因此，在纳入新发的心肌梗死患者的试验中，血清胆固醇基线值与他们平时测取的值差异较大。只有当研究者在受试者发生心肌梗死之前或在受试者开始接受降脂治疗之前测量数据，才能获得患者真实的基线值。另一方面，因为研究者没有理由期望一组胆固醇水平在基线时比另一组降低得更多，所以这样的水平可以帮助他们判断研究组是否具有可比性。

（五）干预措施的影响

对于许多研究慢性疾病的临床试验来说，很难发现并招募新确诊的患者。为了完成设定的入组目标，研究者经常从可用的患者库中选择受试者。为了让这些患者达到入选标准，他们通常会暂停部分患者的治疗计划。停止治疗的优点是可以获得真实的基线资料。然而，停止有效的治疗措施对于患者而言存在伦理问题（见第二章）。

另一种方法是降低患者的入选标准。在抗高血压和降脂治疗预防心脏病发作试验中，一些高血压患者即使他们筛查的血压低于治疗目标也被纳入了研究中[36]。假定这些人确实是高血压患者，同时在服用降压药之前血压升高。这种方法的缺点是无法测得真正的未接受治疗患者的血压基线值。

受试者正在服用的药物也可能会造成对基线数据解释的复杂化，限制了这些基线数据的其他用途。根据基线检查时患者空腹血糖或糖化血红蛋白（hemoglobin A1c，HbA1c）水平来确定临床试验中糖尿病患者的比例将低估真实的患病率。口服降糖药或胰岛素治疗的患者可能将这两项指标控制得很好。因此，糖尿病患者的真正患病率是由血糖或HbA1c升高的受试者和那些正在接受糖尿病治疗的受试者决定的。同样，更准确地估计高血压患病率将基于基线时未经治疗的高血压受试者的数量加上这些接受降压治疗患者的数量。

在筛选患者之前停止当前治疗可能会带来其他潜在问题。受试者可能会在试验期间使用那些剩下来的药物，从而干扰研究结果。如果他们使用了针对研究中的疾病开出的其他药物，无论研究方案是否允许使用这些药物，他们都可能会采取这些措施，导致各研究组的用药情况不一致。在试验期间评估和调整伴随药物的使用可能很复杂。需要考虑是否使用和使用频率。在纳入的是新诊断患者的试验中，这些潜在问题出现的可能性要小得多。

研究者也必须认识到许多基线数据可能无法反映受试者的真实状况。研究者实施基线测量的时间应该尽可能接近试验分组的时间。事实上，基线测量可以安排在随机分组后不久，但必须在实施干预措施之前。选择这个时机的优势是研究人员不用再花费额外的时间和金钱对不合格的受试者进行基线数据测量。在随机化分组后应立即进行基线特征测量，并且不排除受试者，仅作为基线参考点。由于分组已经完成，所有受试者都应留在试验中，无论基线时的结果如何。在单盲或非盲研究中不建议改变这种研究顺序，因为这样会增加检查过程中出现偏倚的可能性。如果研究者知道受试者属于哪个群体，他们可能会根据分配结果潜意识地测量受试者的基线特征。此外，研究顺序的改变可能会延长干预分配与开始实施之间的间隔。

四、基线测量的变化

利用基线数据通常会增加研究的敏感性。例如，研究者想评估一种新型降糖药的疗效。研究者可以将HbA1c从基线到随后一段时间的平均变化值与对照组的HbA1c平均变化值进行比较，也可以在研究结束时简单地比较两组的HbA1c的平均变化值。前一种方法通常是一种统计学效能更强的方法，因为其可以减少变量的变异性。因此，可能被运用在样本量较小的或组间差异较小的研究中（见第十八章）。

评估可能的不良反应需要了解（或至少具备初步的想法）什么事件可能会发生。研究者应在基线评估时记录那些可能受干预措施影响的临床特征或实验室特征。研究者可能会错过意想不到的不良反应，但希望动物实验或前期临床研究能够确定要测量的重要研究因素。

参考文献

[1]　Pocock S J，Assmann S E，Enos L E，et al. Subgroup analysis，covariate adjustment and baseline comparisons in clinical trial reporting：current practice and problems[J]. Stat Med，2002，21(19)：2917-2930.

[2]　Hall J C，Hall J L. Baseline comparisons in surgical trials[J]. ANZ J Surg，2002，72(8)：567-569.

[3]　Altman D G，Dore' C J. Randomization and baseline comparisons in clinical trials[J]. Lancet，1990，335(8682)：149-153.

[4]　Harmatz P，Giugliani R，Schwartz I，et al. Enzyme replacement therapy for mucopolysaccharidosis VI: A phase 3, randomized, double-blind, placebo-controlled, multinational study of recombinant human N-acetylgalactosamine 4-sulfatase (recombinant human arylsulfatase B or RHASB) and follow-on, open-label extension study[J]. J Pediatr，2006，148(4)：533-539.

[5]　Sano M，Ernesto C，Thomas R G，et al. A controlled trial of selegiline，alpha-tocopherol，or both as treatment for Alzheimer's Disease[J]. N Engl J Med，1997，336(17)：1216-1222.

[6]　Aspirin Myocardial Infarction Study Research Group. A randomized，controlled trial of aspirin in persons recovered from myocardial infarction[J]. JAMA，1980，243(7)：661-669.

[7]　Kollef M H，Afessa B，Anzueto A，et al. Silver coated endotracheal tubes and incidence of ventilator-associated pneumonia. The NASCENT randomized trial[J]. JAMA，2008，300(7)：805-813.

[8]　Chastre J. Preventing ventilator-associated pneumonia. Could silver-coated endotracheal tubes

be the answer?[J]. JAMA, 2008, 300(7): 842-844.

[9] Burgess D C, Gebski V J, Keech A C. Baseline data in clinical trials[J]. MJA, 2003, 179(2): 105-107.

[10] Senn S. Testing for baseline balance in clinical trials[J]. Stat Med, 1994, 13(17): 1715-1726.

[11] Steyerberg E W, Bossuyt P M M, Lee K L. Clinical trials in acute myocardial infarction: Should we adjust for baseline characteristics?[J]. Am Heart J, 2000, 139(5): 745-751.

[12] Roberts C, Torgerson D J. Understanding controlled trials. Baseline imbalance in randomised controlled trials[J]. Br Med J, 1999, 319(7203): 185.

[13] Assmann S F, Pocock S J, Enos L E, et al. Subgroup analysis and other (mis)uses of baseline data in clinical trials[J]. Lancet, 2000, 355(9209): 1064-1069.

[14] The Canadian Cooperative Study Group. A randomized trial of aspirin and sulfinpyrazone in threatened stroke[J]. N Engl J Med, 1978, 299(2): 53-59.

[15] Antiplatelet Trialists' Collaboration. Collaborative overview of randomised trials of antiplatelet therapy - I. Prevention of death, myocardial infarction, and stroke by prolonged antiplatelet therapy in various categories of patients[J]. Br Med J, 1994, 308(6921): 81-106.

[16] Ridker P M, Cook N R, Lee I-M, et al. A randomized trial of low-dose aspirin in the primary prevention of cardiovascular disease in women[J]. N Engl J Med, 2005, 352(13): 1293-1304.

[17] Kahn S E, Haffner S M, Heise M A, et al. Glycemic durability of rosiglitazone, metformin, or glyburide monotherapy[J]. N Engl J Med, 2006, 355(23): 2427-2443.

[18] Dormandy J A, Charbonnel B, Eckland D J A, et al. Secondary prevention of macrovascular events in patients with type 2 diabetes in the PROactive study (PROspective pioglitAzone Clinical Trial In macroVascular Events): A randomised controlled trial[J]. Lancet, 2005, 366(9493): 1279-1289.

[19] Loke Y K, Singh S, Furberg C D. Long-term use of thiazolidinediones and fractures in type 2 diabetes: a meta-analysis[J]. CMAJ, 2009, 180(1): 32-39.

[20] Bhandari M, Devereaux P J, Li P, et al. Misuse of baseline comparison tests and subgroup analyses in surgical trials[J]. Clin Orthop Relat Res, 2006, 447: 247-251.

[21] Johnson J A, Boerwinkle E, Zineh I, et al. Pharmacogenomics of antihypertensive drugs: Rationale and design of the Pharmacogenomic Evaluation of Antihypertensive Responses (PEAR) study[J]. Am Heart J, 2009, 157(3): 442-449.

[22] Grant S F, Hakonarson H. Recent development in pharmacogenomics: from candidate genes to genome-wide association studies[J]. Expert Rev Mol Diagn, 2007, 7(4): 371-393.

[23] Donnelly P. Progress and challenges in genome-wide association studies in humans[J]. Nature, 2008, 456(7223): 728-731.

[24] Lu J T, Campeau P M, Lee B H. Genotype-phenotype correlation—promiscuity in the era of next-generation sequencing[J]. N Engl J Med, 2014, 371(7): 593-596.

[25] Chanock S J, Manolio T, Boehnke M, et al. Replicating genotype-phenotype associations[J]. Nature, 2007, 447(7145): 655- 660.

[26] MacArthur D G, Manolio T A, Dimmock D P, et al. Guidelines for investigating causality of sequence variants in human disease[J]. Nature, 2014, 508(7497): 469-476.

[27] Nelson M R, Bacanu S-A, Mosteller M, et al. Genome-wide approaches to identify pharmacogenetic contributions to adverse drug reactions[J]. Pharmacogenomics J, 2009,

9(1)：23-33.

[28] The SEARCH Collaborative Group. SLCO1B1 variants and statin-induced myopathy——A genomewide study[J]. N Engl J Med, 2008, 359(8)：789-799.

[29] Food and Drug Administration. Drugs. Table of pharmacogenomic biomarkers in drug labeling[EB/OL]. (2014-08-18)[2021-08-20]. https://www.fda.gov/drugs/scienceresearch/researchareas/pharmacogenetics/ucm083378.htm

[30] James K E. Regression toward the mean in uncontrolled clinical studies[J]. Biometrics, 1973, 29(1)：121-130.

[31] Schor S S. The floor-and-ceiling effect[J]. JAMA, 1969, 207：120.

[32] Cutter G R. Some examples for teaching regression toward the mean from a sampling viewpoint[J]. Am Stat, 1976, 30(4)：194-197.

[33] European Coronary Surgery Study Group. Coronary-artery bypass surgery in stable angina pectoris：survival at two years[J]. Lancet, 1979, 1(8122)：889-893.

[34] GUSTO Investigators. An international randomized trial comparing four thrombolytic strategies for acute myocardial infarction[J]. N Engl J Med, 1993, 329(10)：673-682.

[35] Tilley B C, Lyden P D, Brott T G, et al. Total quality improvement method for reduction of delays between emergency department admission and treatment of acute ischemic stroke[J]. Arch Neurol, 1997, 54(12)：1466-1474.

[36] Davis B R, Cutler J A, Gordon D J, et al. Rationale and design of the Antihypertensive and Lipid Lowering treatment to prevent Heart Attack Trial (ALLHAT)[J]. Am J Hypertens, 1996, 9(4 Pt 1)：342-360.

翻译：于越，海军军医大学第二附属医院（上海长征医院）
审校：胡晶，北京中医药循证医学中心/首都医科大学附属北京中医医院/北京市中医药研究所循证医学中心

第十章　招募受试者

临床试验中最困难的任务往往是在合理的时间内获得足够的受试者。基于科学和管理的原因，时间是一个关键因素。从科学的角度来看，临床试验可以并且应该在一个最佳时间窗口内完成。医疗实践的改变，包括引入新的治疗方案，可能会使试验在完成之前就过时了，而其他研究人员可能会更早回答这些问题。在管理方面，招募的时间越长，实现目标的压力就越大。招募滞后也会降低试验的检验效能。选择性招募较低比例的合格受试者可能会降低样本的代表性。成本增加，挫折感往往随之而来。招募失败的主要原因包括预期过于乐观、未能按时开始试验、计划不足和努力不足。

招募受试者的方法将根据试验的类型和规模、可用时间的长短、环境（医院、医生办公室或社区）、试验是单中心还是多中心等因素来决定。由于可能性很多，本章总结了招募受试者的基本概念和一般方法，而不是详述具体的招募技术，重点放在预测和预防招募问题上。本章将介绍招募工作的计划、常见的招募问题、主要的招募策略和来源、如何使用电子健康记录进行筛查以及如何监测招募情况。

一、基本要点

成功的招募有赖于制订具有多种策略的周密计划，保持计划的灵活性，确立临时目标，投入必要的努力并及时获得样本量。

二、受试者注册前的注意事项

（一）研究样本的选择

在第四章中，我们将研究人群定义为"满足入选标准的总体人群中的样本人群"。实际招募到试验中的受试者群体，即研究样本，是从该研究总人群中挑选出来的。参加试验的人并不是符合参加试验纳入条件的总人群的随机抽样，在符合条件的受试者中，自愿参加试验的可能与未参加试验的患者不同（见下文）。这种潜在的选择偏倚对试验结果的影响尚不清楚。更好地了解影响受试者参与研究项目的原因对规划招募工作非常有帮助。

公众普遍愿意参与临床试验[1]。2013年5月对大约1 000例美国人进行的一项研究显示，64%的人认为"如果我被我信任的人邀请，会参加临床试验"。然而，只有大约15%的美国人报告说他们参与了至少一项临床试验。在这项研究中，缺乏信任是影响受试者参与试验的主要障碍。近70%的受访者表示，进行研究的人或机构的声誉以及因研究伤害而产生的医疗费用是决定自己是否参与试验的重要因素。61%的人认为改善自己健康的机会非常重要，53%的人认为隐私和保密问题非常重要，50%的人认为有机会改善他人的健康非常重要。在对截至2001年的14项研究的回顾性分析中，研究者报告了补充信息，回答了人们参与或不参与临床试验的原因[2]。回答来自2 189例受试者和6 498例拒绝参与试验的人。回答结果差异很大，但参与试验的受试者给出了他们参与试验的主要原因，包括潜在健康益处（45%）、医生影响（27%）和对他人有潜在益处（18%）。在其他研究中，受试者给出的较少被提及的原因包括渴望更多地了解他们的病情、获得免费和更好的护理、家人和朋友的鼓励、对临床工作人员的良好印象和信任甚至是帮助促进研究人员的职业生涯[3-6]。

研究结果还报告了人们拒绝参与试验的几个原因。在美国急救医学研究所（Emergency Care Research Institute，ECRI）的研究中[2]，人们不参加试验的主要原因是不便（25%）、对试验的担忧（20%）、潜在的缺乏健康益处（19%）和医生的影响（14%）。许多患者也对试验缺乏兴趣，更愿意留在自己的医生那里。在另一项研究中，一半的受试者认为恐惧是主要原因，近1/4的人拒绝使用安慰剂[6]。

有时会出现管理问题，如时间要求、与其他日常安排的冲突以及交通和停车等问题。参加癌症试验的障碍包括对试验环境的担忧、对随机分组的不喜欢、对是否存在安慰剂或未治疗组的担忧以及潜在的不良反应等[7]。

（二）常见的招募问题

一篇文献综述详细地总结了自1995年起发表的关于招募受试者参与临床试验的经验[8]，分析了4 000多个题目，并对91篇被认为对制订临床试验招募策略有用的文章进行了注释。文章的重点是招募不同人群的经验，如少数民族、妇女和老年人。还讨论了成功的招募方法，包括使用登记处、使用职业网站、直接邮寄和使用媒体。文章强调了试点研究、预测和监测招募以及使用数据跟踪系统的价值。本章后面将更详细地介绍其中的许多问题。

一项来自英国的综述纳入了1994年至2002年关于招募受试者的114项临床试验，探讨了影响招募进程的相关因素[9]。114项试验中，大约1/3的试验在规定的时间内达到了最初的招募目标，而大约一半的试验需要延期。在那些未能达到原定目标的试验中，有一半的试验修改了目标。114项试验中，大约40%的试验没有按计划启动招募，主要是由于人员配备和管理问题；几乎2/3的研究者承认试验早期存在招募问题；超过一半（这是一个比例相当高的数字）被审查的试验进行了正式的试点研究，导致试验的主要招募方法发生了变化，包括修订了书面试验材料、改变了试验设计、改变了招募目标、增加了试验地点和/或扩大了纳入标准。

对招募方法的系统审查纳入了37项试验，描述了4大类招募策略：新颖的试验设计（包括不同的知情同意策略）、招募人员干预（包括培训）、激励措施以及向潜在受试者提供试验信息[10]。提高招募率的策略包括加强对正在研究的健康问题的认识、开展教育课程、进行健康问卷调查和货币激励措施。在姑息治疗研究合作组中，一项使用半结构化研究人员访谈的研究确定了5种有效的招募策略：对患者名单或记录进行系统筛选，向患者发送研究相关信息，制订灵活的方案以满足患者需求，对患者提供临床支持，鼓励患者参与合作小组[11]。虽然一项对10个研究的回顾性研究发现，直接联系潜在受试者似乎是一种有效的策略，但关于改善招募的干预措施成本效益的公开信息却很少[12]。

医疗电子健康记录与系统筛选合格受试者的程序设计相结合，为某些试验提供了一种重要工具。一项单中心研究表明，当在诊所安装自动电子健康记录警报系统来识别2型糖尿病患者时，转诊率增加了10倍，注册率增加了2倍[13]。电子筛选工具是有效的，在美国国立卫生研究院（NIH）赞助的ACCORD试验中，其在排除不符合条件的患者方面表现得特别好[14]。在退伍军人管理局的STRIDE试验中，电子筛查和纸质筛查表格相结合的混合方法在招募患者进行体力活动干预方面取得了成功[15]。

一项回顾性研究分析了使用电子健康记录来支持临床试验登记的挑战和机遇，研究发现了监管问题，如使用筛查信息为研究做准备以及在直接接触患者之前与患者的治疗医生接触的相关障碍[16]。研究的总体目标是使用电子系统能更好地将临床试验整合到临床实践中。一个成功的例子是TASTE试验，瑞典的所有介入医院（和心脏病专家）同意使用国家注册中心进行随机和数据收集，对符合条件的几乎所有患者进行登记[17]。在招募期间，59.7%的ST段抬高型心肌梗死患者接受了经皮冠状动脉介入治疗，76.9%在瑞典和冰岛登记的患者以较低的人均费用被纳入试验。这一非常高的受试者获得率不仅使试验登记在2年零9个月内完成，而且还增强了结果的推广性。

但更常见的情况是，即使经过精心规划和完美执行，招募工作仍可能进展缓慢。研究人员应该提前预料到尽管他们尽了最大的努力，问题仍可能会发生。尽管大多数问题都是可以预见的，但也有少数问题可能是完全无法预见的。在一项多中心研究中，有报道称研究诊所附近的医院发生了住院患者被谋杀事件，诊所就诊人数急剧下降也就不足为奇了。

对合格受试者的高估是招募困难的一个常见原因。一组芬兰研究人员[18]进行了回顾性审查。对400例确诊为胃溃疡的住院患者应用了传统的临床试验入选标准，只有29%的患者符合入选标准，在最初的5~7年里，几乎所有死亡和严重并发症（如胃出血、穿孔和狭窄）都发生在不符合入选标准的患者中。显然，在低风险受试者中使用预防胃溃疡长期并发症的H_2受体阻滞剂或其他药物的试验不应推广到整个溃疡人群。令人担忧的是，这份报告中有证据表明，入选标准会对那些有资格参加试验的患者的事件发生率产生如此巨大的影响。

依赖医生转诊招募受试者是很常见的，但也经常出现问题。通常这种策略的结果是很少有合格的受试者。2005年，一项对7 000名医生的研究显示，他们中只有31%的人曾将患者转诊到[6]临床试验中。在一项多中心试验中，一名研究者邀请了来自大城市的内科医生和心脏病专家参加会议。研究者描述了这项研究以及招募心肌梗死患者的必要性。每位医生都站起来，承诺提供一个或多个受试者。有150例受试者承诺参加，但最终只有5人被推荐参加。尽管如此，这样的请求也是值得的，因为他们让专业人员意识到一项研究的意义及目的。与社区医生保持密切联系并形成转诊网络的研究人员在获得合作和支持方面会更成功。

当招募变得困难时，一个可能的后果是研究者开始随意地解释入组标准，或者故意改变数据来招募不符合纳入条件的受试者，甚至"招募"编造的受试者。不幸的是，这个问题不仅仅是理论上的。这种做法在一定程度上已经在不止一个试验中发生过[19-21]。避免这个问题的最好方法是明确指出这种类型的违规行为对研究和受试者都有损害，而且这种行为对科学和研究者都没有好处。在试验期间由独立的个人或团体宣布的随机记录审查计划可能会起到威慑作用。

（三）设计

在试验的设计阶段，研究人员需要评估在规定时间内获得足够受试者的可能性。这一设计工作需要对符合研究入选标准的潜在受试者数量进行现实的估计。然而，在美国，从纸质和电子医疗记录获取现有的患者数据需要遵守《健康保险携带和责任法案》（HIPAA），类似的法规也适用于许多其他国家。患者数据的访问权限可以被授予，但许多社区实践没有这样的机制，往往不愿发布患者信息。即使克服了这些限制，人口普查区域数据或医院和医生的记录也可能过时、不完整或不正确。目前药物使用或外科手术频率的有关信息可能不能反映未来试验实际进行时会发生什么。记录可能没有给出足够甚至准确的关于潜在受试者的细节，以确定所有排除标准的影响。显然，可用的数据不能反映人们参与试验或遵守干预的意愿。

经过初步记录审查后，研究人员可能会发现有必要扩大人口基数，方法包括扩大招募范围、争取更多医院、放宽一项或多项纳入标准、增加计划招募时间或这些措施的任意组合。对受试者来源的初步研究应该尽可能彻底，这些决定最好在研究开始之前做出，而不是在研究开始之后。

研究者和研究协调员对患者的承诺是成功的关键。缺乏信任是患者不同意参与研究的主要原因，因此治疗医生与患者就研究的相关性和重要性进行有效沟通的策略至关重要。一个令人担忧的问题是，研究人员在已经承诺的试验基础上不断增加新的考虑因素。报酬较高的试验似乎会得到更多的关注。研究者还需要所在机构和同事的大力支持，因为同一机构或附近机构的其他研究人员可能会竞争招募类似的受试者。由于受试者通常不应该一次参加一项以上的试验，因此竞争性研究可能会降低研究者实现其招募目标的可能性。竞争受试者可能需要重新评估在特定地点进行研究的可行性。

试验的公告应在开始招募之前公布。事先向当地卫生专业人员通报试验情况可以促进合作，减少反对意见，并避免当地医生从患者而不是研究者那里第一次听到这项研究时的惊讶。与当地专业团体的谈话是至关重要的，但是任何和试验有关的通知都应该表明研究者只是简单地通知医生有关研究信息，还是在积极寻求他们的帮助来招募受试者。

设计还包括建立临床招募结构，由感兴趣和实际参与的合作研究人员、负责招募的有经验和有组织的协调员以及业务所需的其他专职的工作人员组成。临床工作人员和研究人员之间应建立密切的工作关系，定期召开临床会议，从第一名受试者到最后一名受试者的登记都是至关重要的。周密的计划和明确的工作人员职责是表现良好的招募单位的基本特征。

大多数试验中的招募走势是曲线型的，特别是在多中心试验中，随着各中心试验的启动和招募策略的日趋完善，招募的人数会逐渐增加。但是，样本量的估计通常假设登记的速率是恒定的。缓慢的开始可能会缩短受试者的平均随访时间，从而降低试验的统计效能。因此，理想情况下，招募的开始时间应不晚于指定招募期的第一天。与最佳设计同样重要的是在招募工作中花费大量时间获得的承诺。就像研究人员通常高估了可用的受试者数量一样，他们往往低估了招募所需的时间和精力。研究人员必须适应潜在受试者的时间表，他们中的许多人都需要工作。因此，招募通常在周末和晚上进行，也在正常工作时间进行。

研究需要采用多种招募策略的必要性已经被充分证明[22-23]。第一次抽样研究应在确定好的招募期的第一天进行。因此，如果存在较长的预随机化筛选时间，则应调整第一次随机化的时间。因为很难知道哪种策略将是有成效的，所以审查各种策略的效用和产出很重要。在一种情况下成功的策略并不能保证在另一种情况下也取得成功。一项大型研究说明了采用多种招募方法的价值。研究人员确定了可能的受试者，并给他们写信，邀请他们参与研究。在研究被当地电台和电视新闻报道之前，研究人员得到的反响很差。媒体的报道显然已经使这项研究"合法化"，同时也为社区接受这项试验做好了准备。

在招募滞后的情况下，必须有应急计划。经验表明，一般来说，招募收益远远低于预期。因此，确定的受试者来源需要比招募目标大得多。因此，应保留潜在受试者的其他来源。从医院工作人员、大型团体、管理保健组织、公司董事或其他控制大量潜在受试者的人或机构那里获得批准通常需要相当长的时间。等到招募问题出现后再开始审批可能会导致数周或数月的研究延误。因此，在研究开始之前，最好有使用其他来源的计划。如果不需要它们，除了在研究设计时花费的额外时间外，几乎没有其他损失。大多数情况下，这些储备将被证明是有用的。

如果某一特定类型试验关于潜在受试者招募的数据很少，进行试点或可行性研究可能是值得的。试点研究可以提供关于最佳受试者来源、招募技术和产量估计的有价值的信息。在一项针对老年人的试验中，问题出现了，那些70多岁或80多岁的人是否会自愿并积极参与一项长期的安慰剂对照试验。在实施耗资巨大的正式试验之前，研究者开展了一项试点研究来回答可能出现的问题[24]。这项研究不仅表明老年人是自愿的受试者，而且还提供了招募技巧的信息。试点的成功验证了试验的可行性，此后试验得以全面开展。

（四）招募来源

招募的来源取决于研究人群的特征，包括患者与健康者、住院者与不住院者或急性病患者与慢性病患者。例如，急性病住院患者的登记只能在急性护理环境中进行，而具有某些特征或风险因素的健康无症状个人的登记需要基于社区的筛查计划。随着HIPAA和其他隐私法规的引入，随时可以获得的招募来源的情况发生了变化。通过审查电子健康记录来确定潜在的受试者需要这些患者的医生积极参与。因此，焦点已经转移到直接向受试者呼吁上。

直接邀请受试者是一种有吸引力的方法，因为这避免了许多保密问题，可以通过大众媒体、广泛散发试验广告传单或由研究人员参加健康博览会来进行征集，但这些方法都不是万无一失的。收益通常是不可预测的，似乎主要取决于招募的方法和技巧，以及所接触到的受众的规模和类型。一个成功的故事是关于一个大城市的一位杰出的研究人员，他设法出现在当地电视台的晚间新闻节目中做了5分钟呼吁，在这之后，成千上万的人自愿参加了试验的筛查计划。然而，经验表明，大多数响应媒体宣传活动的人都没有资格参加试验。

招募受试者是SHEP试验[25]中一项重要的工作。工作人员总共联系了近45万名潜在受试者，最后招募到了4 736人（1.1%）参加试验。SHEP的主要招募方式之一是大规模邮寄信件。14间SHEP诊所共发出340万封信件，整体回应率为4.3%。收件人姓名是从机动车管理部门、选民登记部门、健康维护组织、健康保险公司、美国退休人员协会和其他部门获得的，得到了这些组织和团体的认可，其中许多组织和团体用自己的名义发出了邀请邮件。每封邮件都包括一封邀请函、一本描述SHEP的标准手册以及一张写有收件地址并贴有邮票的回信明信片。经验表明，回复率因邮件来源而异。同样明显的是，拥有经验丰富的招募人员的诊所比其他诊所做得更好。

美国对620名参加过临床试验的受试者进行了一项研究，询问他们第一次是从哪里了解到这些试验的[6]。30%的人给出了答案，回答最多的是通过媒体，其中26%的人说是互联网。基于网络的招募策略似乎越来越重要，尽管收益似乎因试验类型而异。在研究中，只有14%的人是通过医生转介第一次了解到这些试验的。

研究者也可以通过第三方与受试者接洽。例如，患者组织的当地分会可能愿意推荐成员。另一种方法是通过医生转介。为了引起医生对某项研究的注意，研究人员可以写信、打电话、出席专业学会会议、在专业期刊上发布通知或在科学会议上展出该研究。希望这些医生能识别潜在的受试者，并通知研究人员或让潜在的受试者联系研究人员。如前所述，这通常只会找到很少的受试者。为了克服医生转介的问题，赞助商正在向转介医生提供经济激励。虽然这种做法的价值没有得到适当的评估，但提出了一些伦理问题，涉及利益冲突、向潜在受试者披露信息以及对知情同意过程的影响[26]。

如果要招募特殊人群，招募目标就必须调整。为了应对临床试验中女性和少数族裔数据相对缺乏的问题，美国国会于1995年指示NIH建立将这些群体纳入临床研究的指导方针。NIH院长被要求"确保试验的设计和实施方式足以提供有效的分析，即试验中所研究的变量对妇女和少数群体成员的影响（视情况而定）是否与对试验中的其他受试者不同。"这一指示具有重大意义，这取决于对"有效分析"一词的解释[27]。

分别记录试验对男性或女性以及不同种族/民族群体的有益或有害影响，这可能会使样本量增加4到16倍。如果研究者试图发现不同亚组之间的反应差异，样本量将增加得更多。我们支持妇女和少数民族在临床试验中有足够的代表性，但建议提出的主要科学问题是研究人群组成和样本量的主要决定因素。只要努力了，就能成功招募妇女和少数民族。硒和维生素E预防癌症试验就是一个例子[28]。

在有死亡率和重大事件结局指标的多中心试验中，满足大样本量需求的一种日益普遍的方法是建立国际多中心[29]。这一措施是积极的，其他国家中心登记的受试者数量往往超过了研究发起国的受试者数量。然而，招募的成功可能是要付出代价的，各国的试验结果可能不同（见第二章）。可能的原因包括研究人群基线特征的差异、有关护理质量的医疗实践、研究传统、社会经济和其他因素[30-31]。O'Shea和Califf分析了心血管试验的国际差异，并报告了美国和其他地方在受试者特征、合并治疗、冠状动脉血管重建、住院时间和临床结果方面的重要差异[32]。重要的是，他们指出，一般来说，不同的事件发生率预计不会影响治疗的相对效果。但有一些例子表明，根据美国国内和国外的登记人数，治疗效果可能存在差异，包括β受体阻滞剂在心力衰竭治疗中[33]和替格瑞洛（ticagrelor）在急性冠脉综合征后的疗效较差[34]。一篇综述分析了657篇针灸和其他干预试验的摘要，作者得出结论，一些国家发表的阳性结果比例高得异乎寻常[35]。可能的解释包括发表偏倚、护理水平和研究人群的差异。

能否将中低收入国家的研究结果外推到高收入国家和地区，或者反过来，将高收入国家和地区的研究结果外推到中低收入国家？大型国际研究的文章通过按地理区域呈现研究结果来解决这个问题。

三、实施

受试者的成功招募不仅取决于恰当的研究设计，而且取决于设计的成功实施。应建立系统，从已确定的招募人群库中确定所有潜在受试者，并根据入选标准对他们进行筛选。对于以医院为基础的研究，记录所有住进特殊病房、普通病房或诊所的人是非常宝贵的。然而，保持这些日志的完整性可能很困难，特别是在晚上或周末。在这些时间里，那些专注于研究的人往往无法联系到，难以确保研究的准确性和完整性。休假和生病也可能会给保持日志更新带来困难。因此，应该经常进行质量检查。受试者的隐私保护也很重要，由伦理委员会和美国的HIPAA规定来指导。研究人员应在什么时候获得同意？对于那些拒绝参与的人，收集并用来识别他们的数据会发生什么？这些问题的答案将因机构而异，并取决于由谁保存日志以及出于什么原因。用代码记录的资料可以更方便地保护隐私。可以使用电子健康记录，电子病历允许软件算法搜索符合特定条件的患者档案，并为医疗保健团队自动识别出符合特定试验条件的患者。辛辛那提儿童医院的一个小组报告了一项回顾性研究，估计可以用自然语言处理、信息提取和机器学习技术搜索急诊科的电子健康记录，从而使13项随机选择的疾病特异性试验减少90%以上的筛查工作量[36]。然而，用于临床试验招募的电子系统的广泛经验显示出不一致的价值证据。系统与人类工作流程的集成可能比复杂的算法更重要[37]。

对于以社区为基础的研究，筛查大量人群通常是一项重大任务，尤其是在收益较低的情况下。通过电话预先筛选潜在受试者，以确定那些符合主要排除标准的人（例如，使用人口统计数据、病史），已在许多项目中使用。在肺健康研究中，研究人员使用预筛查将筛查次数大约减少到预计的一半[38-39]。研究人员需要确定达到最大潜在受试者数量的最佳时间。如果他们打算进行家访或希望通过电话与人联系，他们应该在晚上或周末加班。除非潜在的受试者已经退休，或者研究人员计划联系工作中的人（这取决于工作的性质，可能很困难），否则正常的工作时间可能不是富有成效的时间。假期和夏季也是招募的淡季。

如果研究人员在招募期间对登记的受试者进行跟踪，招募的管理可能会变得更加困难。在长期研究中，最困难的时期通常是招募接近尾声时，可能会使用相同的人员、空间和设备同时进行受试者筛选、基线检查和后续检查。如果没有进行适当的研究设计，资源可能会扩展到极限，甚至超出极限。

招募受试者的实际机制需要提前确定。顺利的门诊操作对各方都有好处。研究人员必须确保必要的工作人员、设施和设备在适当的时间和地点可用。让潜在受试者等待不是赢得他们信心的好方法。

研究人员和工作人员必须了解招募工作的最新情况。定期召开工作会议并发布报告，大家可以在会上讨论各种招募策略的收益、实现招募目标的百分比、进行头脑风暴以及互相鼓舞士气。这些会议对单中心和多中心试验都很有用，也提供了提醒每个人遵循研究方案的重要性的机会，包括仔细收集有效数据。

保留招募活动的记录对于分析各种招募策略的收益和成本至关重要。招募大量潜在受试者需要创建时间表、流程图和数据库，以确保筛选和招募工作顺利进行。此类图表应包括在给定时间流程中，每个步骤需要招募的受试者人数、处理每个受试者所需的人员数量和类型以及所需设备的数量（包括停机时间）。计划中的试点阶段有助于进行这些评估。早期缓慢招募的一个积极影响是，可以解决启动过程中的"漏洞"，并进行必要的修改。

关于招募行为，还有几点值得强调：

第一，一种技术的成功是不可预测的。在一个城市奏效的一个东西，在另一个时间或另一个城市的同一地点可能不会奏效。因此，研究人员需要灵活操作并留有修改的空间。

第二，研究人员必须与受试者的私人医生保持良好的关系。不赞成这项研究或不赞成其进行方式的医生更有可能告诉他们的患者不要参与试验。

第三，研究人员必须尊重潜在受试者的家人和朋友。大多数受试者喜欢与家人和朋友讨论参与研究的问题。研究人员应该准备好花时间与他们一起讨论这项研究。如果研究需要受试者的长期合作，我们鼓励这样的讨论。家庭的支持可能会令潜在受试者更愿意接受招募并更好地遵守协议。

第四，招募不应过于激进。虽然鼓励是必要的，但从长远来看，过度努力说服或"强迫"人们参与试验可能是有害的，此外还会引起伦理问题。有人可能会争辩说，过度的诱导是不道德的。那些不愿加入的人更有可能在以后放弃这项研究，或者在随机分组后对研究干预措施的依从性较差。有效的依从性提升工作始于招募阶段。

第五，招募的成功与否与研究者和研究协调人的承诺程度和沟通效果密切相关。

第六，电子健康记录和社交媒体为某些类型的试验使用电子数据和通信提供了重要机会。

四、监督

成功的试验招募往往取决于确立短期和长期的招募目标。研究人员应该记录这些目标，并尽一切努力实现它们。滞后的招募通常是由于起步缓慢造成的，因此及时制定最初的目标至关重要。研究人员应该准备好在研究正式开始的第一天对受试者进行随机分组。

在长期研究中使用每周和/或每月的临时目标可以使研究人员和工作人员适应研究的短期招募需求。这些目标可以作为招募滞后的指标，可能有助于避免招募速度严重不均衡。由于受试者的随访通常是定期进行的，因此在随访阶段，不均衡的招募会导致后续阶段出现高峰和低谷，这不利于人员和设备的充分利用。当然，制定目标本身并不能保证及时招募受试者。目标必须是现实的，研究人员必须承诺实现每个临时目标。

应确定落后于招募目标的原因。在多中心临床试验中，通过比较不同中心的结果和经验可以获得有价值的见解。那些招募表现好的临床中心可以作为其他中心的榜样，鼓励其他中心将成功的技术融入到他们的招募计划中。多中心研究需要一个中央办公室来监督招募、比较注册结果、促进研究中心之间的沟通，并给予支持和鼓励。图表是一种有用的工具，可以用来向各中心反馈实际招募情况，并将其与最初设定的目标进行比较。示例如下列图和表所示。图10-1显示了一名研究人员如期开始招募受试者并在招募期间保持良好的进度。研究人员和临床工作人员准确地评估了受试者的来源，并给出了以相对公平的方式招募受试者的承诺。图10-2显示了一名研究人员的招募记录，他起步较慢，但后来有所改善。然而，这需要付出相当大的努力来弥补糟糕的开端。临床工作包括扩大受试者的招募基础以及延长注册时间。即使临床工作最终赶上，接受干预的人年也已经减少，这可能会影响事件发生率和试验效能。图10-3显示研究人员起步缓慢且一直未能提高自己的成绩。由于不能贡献足够的受试者，该中心被从一项多中心研究中剔除。图10-4显示了TASTE试验[17]的招募情况，这是一个纳入了全国大多数符合条件患者试验的例子，即使在这个组织周密的试验中，招募也是逐渐开始的，并且在最初的几个月中登记率有所增加。

表10-1列出了多中心试验的三个中心的目标招募人数、实际招募人数和最终计划纳入总数（假设注册模式不变）。这些表格对于衡量短期的招募工作以及预测最终受试者的人数很有用。表格和数字应根据需要经常更新。

在单中心试验中，研究者还应定期、频繁地监测招募情况。与工作人员

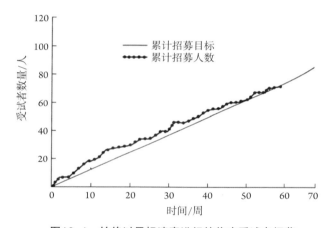

图10-1　始终以目标速率进行的临床受试者招募

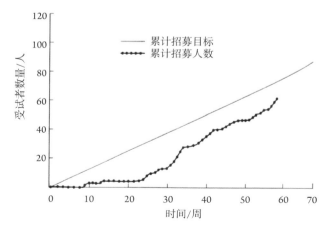

图10-2　开始缓慢，然后以大于目标速率进行的临床受试者招募

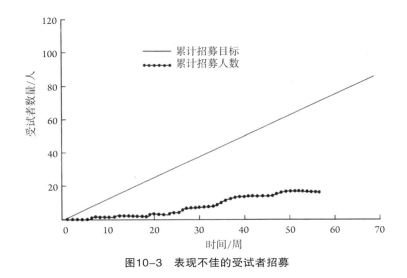

图10-3　表现不佳的受试者招募

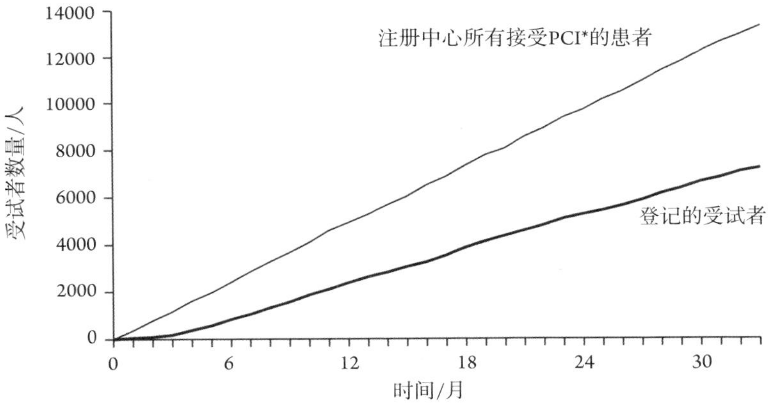

*PCI=经皮冠状动脉介入治疗

图10-4　TASTE试验[17]中的受试者招募，使用国家注册中心进行受试者识别

一起审查这些数据，让每个人都了解招募进展。如果招募滞后，研究人员可以及早注意到延误，找出原因并采取适当的行动。

五、解决招募滞后问题的途径

除了上述提高招募人数的策略外，我们还确定了五种可能的方法来处理招募滞后的问题。

第一种是研究者需要接受受试者人数比最初计划的要少。这样做并不

表10-1　各中心每周招募状况报告

中心	（1）规定目标/人	（2）本周招募/人	（3）截至今日实际招募/人	（4）截至今日目标招募/人	（5）与目标的差距/人	（6）成功率（3）/（4）	（7）最终计划纳入/人	（8）最终不足或超出/人（7）-（1）
A	150	1	50	53.4	-3.4	0.94	140	-10
B	135	1	37	48.0	-11.0	0.77	104	-31
C	150	2	56	53.4	2.6	1.05	157	7

用于β受体阻滞剂心脏病发作试验的表格：休斯顿德克萨斯大学协调中心。

理想，因为这会降低研究效能。在接受比估计数量更少的受试者时，研究者必须改变设计特征，如改变主要结局指标或者改变关于干预有效性和受试者依从性的假设。正如其他地方指出的那样，试验中途的这种变化可能会受到合理的批评。只有当研究人员幸运地发现在估计样本量时使用的某些假设过于悲观时，这个"解决方案"才能提供相当的效能。发生这种情况的例子很少见，在阿司匹林对短暂性脑缺血发作患者的试验中，阿司匹林产生的效果比最初假设的要明显[40]。因此，受试者的人数比预期的要少，结果证明人数是足够的。

第二种方法是放宽纳入标准。只有在放宽纳入标准对研究设计的影响很小的情况下，才可以这样做。当作为新类型受试者的结果，对照组事件率被改变到这样一种程度，即估计的样本量不再合适时，设计就会被破坏。此外，新受试者对干预的预期反应可能不如原来的受试者那么好。而且，这种干预可能会对新受试者产生不同的影响，或者对那些最初被招募的受试者造成伤害的可能性更大。如果在整个招募过程中随机分配到每一组的受试者比例保持不变，那么额外受试者的差异并不重要。然而，如第六章所述，某些随机化方案会改变这一比例，这取决于基线标准或研究结果。在这种情况下，改变纳入标准可能会造成各研究部门之间的不平衡。

CDP试验提供了一个典型的例子[41]。最初只有被记录在案的Q波心肌梗死患者才符合纳入条件。由于登记人数落后，研究人员决定接纳患有非Q波心肌梗死的受试者。由于没有理由预计正在研究的降脂药在新组中的作用与原来的组有任何不同，而且在新受试者中没有禁忌证，因此修改似乎是合理的，但也有人担心总体死亡率会发生变化，因为非Q波心肌梗死者的死亡率可能低于Q波心肌梗死的死亡率。然而，招募的压力压倒了这一担忧。可能的基线失衡最终并不是问题。在这项特殊的研究中，受试者的总人数如此之多（8 341例），人们完全期待随机化将产生可比较的组。如果在这方面存在不确定性，就可以采用分层随机分组（见第六章）。纳入非Q波心肌梗死者可能降低了这项研究的效能，因为在包括安慰剂组在内的每个治疗组中，这一组的死亡率都低于那些有Q波心肌梗死者的组。然而，当Q波心肌梗死者与非Q波心肌梗死者被分开分析时，治疗同样无效[42]。

第三种也可能是最常见的解决招募问题的方法是延长招募时间，或者在多中心研究的情况下增加招募中心。两者都是首选的解决方案，既不需要修改入组标准，也不需要降低研究效能。然而，它们也是最昂贵的。是否采用延长时间或增加中心的解决方案取决于成本、寻找和培训其他高质量中心的管理工作以及快速获得研究结果的需要。

第四种应对招募滞后的方法是"回收"潜在受试者。当一个潜在的受试者刚好没有达到入选标准时，很自然的想法就是试图通过重复测量来登记他们，也许是在稍微不同的条件下。由于筛选试验的可变性，许多研究人员认为允许一次重复试验以便给对试验感兴趣的人"第二次机会"是合理的。一般来说，这种做法不应被鼓励。对那些干预无效或不恰当的人进行再次干预，会对研究造成损害。然而，在一些进展性疾病中，等待一年来"回收"一个潜在的受试者可能是有用的。

有些情况下，为了进入药物研究，受试者需要停用所有其他具有类似作用的药物。在基线时，可能会询问受试者是否遵守了这一要求。如果他们没有，研究人员可能会重复说明，并让受试者在一周内返回进行重复的基线测量。纳入标准检查受试者遵守协议的能力以及他们对说明的理解。"第二次机会"与"回收"不同，从设计的角度看是合理的。然而，获得"第二次机会"的受试者，即使他或她通过了重复的基线测量，也可能不如第一次坚持的人适合参加研究[43]。

第五种方法是拓宽或改变预先规定的主要结局指标，这种方法非常常见，已在第三章中进行更详细的讨论。PEACE试验[44]的登记比预期的要慢，加上纳入标准的提高，试验排除了从其他试验中明确受益的糖尿病患者、蛋白尿或高血压患者以及微量白蛋白尿患者，促使主要结果（因心血管原因或非致命性心肌梗死死亡）发生变化，包括冠状动脉血管重建，将样本量从14 100例患者减少到8 100例。

参考文献

[1]　America speaks, polling data reflecting the views of Americans on medical, health and scientific research[EB/OL]. [2015-01-21]. http://www.researchamerica.org/uploads/AmericaSpeaksV14.pdf

[2]　ECRI Health Technology Assessment Information Service. Patients' reasons for participation in clinical trials and effect of trial participation on patient outcomes[R]. ECRI Evidence

Report, 2002: 74.

[3] Wright J R, Crooks D, Ellis P M, et al. Factors that influence the recruitment of patients to phase III studies in oncology. The perspective of the clinical research assistant[J]. Cancer, 2002, 95(7): 1584-1591.

[4] Cox K, McGarry J. Why patients don't take part in cancer clinical trials: an overview of the literature[J]. Eur J Cancer Care, 2003, 12(2): 114-122.

[5] Sharp L, Cotton S C, Alexander L, et al. Reasons for participation and non-participation in a randomized controlled trial: postal questionnaire surveys of women eligible for TOMBOLA (Trial of Management of Borderline and Other Low-grade Abnormal smears)[J]. Clin Trials, 2006, 3(5): 431-442.

[6] Barnes K. Patients provide insight into trial participation[EB/OL]. Outsourcing-Pharma.com, July, 4, 2007. http://www.outsourcing-pharma.com/content/view/print/135930

[7] Mills E J, Seely D, Rachlis B, et al. Barriers to participation in clinical trials of cancer: a metaanalysis and systematic review ofpatient-reported factors[J]. Lancet Oncol, 2006, 7(2): 141-148.

[8] Lovato L C, Hill K, Hertert S, et al. Recruitment for controlled clinical trials: Literature summary and annotated bibliography[J]. Control Clin Trials, 1997, 18(4): 328-357.

[9] McDonald A M, Knight R C, Campbell M K, et al. What influences recruitment to randomised controlled trials? A review of trials funded by two UK funding agencies[J]. Trials, 2006, 7: 9.

[10] Caldwell P H, Hamilton S, Tan A, et al. Strategies for increasing recruitment to randomised controlled trials: systematic review[J]. PLoS Med, 2010, 7(11): e1000368.

[11] Hanson L C, Bull J, Wessell K, et al. Strategies to support recruitment of patients with lifelimiting illness for research: the palliative care research cooperative group[J]. J Pain Symptom Manage, 2014, 48(6): 1021-1030.

[12] Huynh L, Johns B, Liu S H, et al. Cost-effectiveness of health research study participant recruitment strategies: a systematic review[J]. Clin Trials, 2014, 11(5): 576-583.

[13] Embi P J, Jain A, Clark J, et al. Effect of a clinical trial alert system on physician participation in trial recruitment[J]. Arch Intern Med, 2005, 165(19): 2272-2277.

[14] Thadani S R, Weng C, Bigger J T, et al. Electronic screening improves efficiency in clinical trial recruitment[J]. J Am Med Inform Assoc, 2009, 16(6): 869-873.

[15] Hawkins M S, Hough L J, Berger M A, et al. Recruitment of veterans from primary care into a physical activity randomized controlled trial: the experience of the VA-STRIDE study[J]. Trials, 2014, 15: 11.

[16] Weng C, Appelbaum P, Hripcsak G, et al. Using EHRs to integrate research with patient care: promises and challenges[J]. J Am Med Inform Assoc, 2012, 19(5): 684-687.

[17] Fr€obert O, Lagerqvist B, Olivecrona G K, et al. Thrombus aspiration during ST-segment elevation myocardial infarction[J]. N Engl J Med, 2013, 369(17): 1587-1597.

[18] Kääriäinen I, Sipponen P, Siurala M. What fraction of hospital ulcer patients is eligible for prospective drug trials?[J]. Scand J Gastroenterol, 1991, 186: 73-76.

[19] Sheldon T. Dutch neurologist found guilty of fraud after falsifying 438 case records[J]. Br Med J, 2002, 325(7367): 734.

[20] Ross D B. The FDA and the case of Ketek[J]. N Engl J Med, 2007, 356(16): 1601-1604.

[21] POISE Study Group. Effects of extended-release metoprolol succinate in patients undergoing non-cardiac surgery (POISE trial): a randomised controlled trial[J]. Lancet, 2008, 371(9627): 1839-1847.

[22] Hunninghake D B. Summary conclusions[J]. Control Clin Trials, 1987, 8: 1S-5S.

[23] Kingry C, Bastien A, Booth G, et al. Recruitment strategies in the Action to Control Cardiovascular Risk in Diabetes (ACCORD) Trial[J]. Am J Cardiol, 2007, 99 (12A): 68i-79i.

[24] Hulley S B, Furberg C D, Gurland B, et al. Systolic Hypertension in the Elderly Program (SHEP): antihypertensive efficacy of chlorthalidone[J]. Am J Cardiol, 1985, 56(15): 913-920.

[25] Cosgrove N, Borhani N O, Bailey G, et al. Mass mailing and staff experience in a total recruitment program for a clinical trial: The SHEP Experience[J]. Control Clin Trials, 1999, 20(2): 133-148.

[26] Bryant J, Powell J. Payment to healthcare professionals for patient recruitment to trials: a systematic review[J]. Br Med J, 2005, 331(7529): 1377-1378.

[27] Freedman L S, Simon R, Foulkes M A, et al. Inclusion of women and minorities in clinical trials and the NIH Revitalization Act of 1993—the perspective of NIH clinical trialists[J]. Control Clin Trials, 1995, 16(5): 277-285.

[28] Cook E D, Moody-Thomas S, Anderson K B, et al. Minority recruitment to the Selenium and Vitamin E Cancer Prevention Trial (SELECT)[J]. Clin Trials, 2005, 2(5): 436-442.

[29] Glickman S W, McHutchison J G, Peterson E D, et al. Ethical and scientific implications of the globalization of clinical research[J]. N Engl J Med, 2009, 360(26): 816-823.

[30] Shibata M, Flather M, de Arenaza D P, et al. Potential impact of socioeconomic differences on clinical outcomes in international clinical trials[J]. Am Heart J, 2001, 141(6): 1019-1024.

[31] Orlandini A, Diaz R, Wojdyla D, et al. Outcomes of patients in clinical trials with ST-segment elevation myocardial infarction among countries with different gross national incomes[J]. Eur Heart J, 2006, 27(5): 527-533.

[32] O'Shea J C, Califf R M. International differences in cardiovascular clinical trials[J]. Am Heart J, 2001, 141(5): 866-874.

[33] O'Connor C M, Fiuzat M, Swedberg K, et al. Influence of global region on outcomes in heart failure β-blocker trials[J]. J Am Coll Cardiol, 2011, 58(9): 915-922.

[34] Mahaffey K W, Wojdyla D M, Carroll K, et al. Ticagrelor compared with clopidogrel by geographic region in the Platelet Inhibition and Patient Outcomes (PLATO) trial[J]. Circulation, 2011, 124(5): 544-554.

[35] Vickers A, Goyal N, Harland R, et al. Do certain countries produce only positive results? A systematic review of controlled trials[J]. Control Clin Trials, 1998, 19(2): 159-166.

[36] Ni Y, Kennebeck S, Dexheimer J W, et al. Automated clinical trial eligibility prescreening: increasing the efficiency of patient identification for clinical trials in the emergency department[J]. J Am Med Inform Assoc, 2014, 22(1): 166-178.

[37] K€opcke F, Prokosch H U. Employing computers for the recruitment into clinical trials: a comprehensive systematic review[J]. J Med Internet Res, 2014, 16(7): e161.

[38] Durkin D A, Kjelsberg M O, Buist A S, et al. Recruitment of participants in the Lung Health Study, I: description of methods[J]. Control Clin Trials, 1993, 14(2 Suppl): 20S-37S.

[39] Daly M，Seay J，Balshem A，et al. Feasibility of a telephone survey to recruit health maintenance organization members into a tamoxifen chemoprevention trial[J]. Cancer Epidemiol Biomarkers Prev，1992，1(5)：413-416.

[40] Fields W S，Lemak N A，Frankowski R F，et al. Controlled trial of aspirin in cerebral ischemia[J]. Stroke，1977，8(3)：301-314.

[41] The Coronary Drug Project Research Group. The Coronary Drug Project：design，methods，and baseline results[J]. Circulation，1973，47(3 Suppl)：I1-I50.

[42] The Coronary Drug Project Research Group. Clofibrate and niacin in coronary heart disease[J]. JAMA，1975，231(4)：360-381.

[43] Sackett D L. A compliance practicum for the busy practitioner[M]//Haynes R B，Taylor D W，Sackett D L (eds.). Compliance in Health Care. Baltimore：Johns Hopkins University Press，1979.

[44] The PEACE Trial Investigators. Angiotensin-converting-enzyme inhibition in stable coronary artery disease[J]. N Engl J Med，2004，351(20)：2058-2068.

翻译：陈朝霞，首都医科大学附属北京中医医院/北京市中医药研究所

审校：胡晶，北京中医药循证医学中心/首都医科大学附属北京中医医院/北京市中医药研究所循证医学中心

第十一章　数据收集和质量控制

　　有效和富含信息的临床试验结果依赖于高质量和稳健的数据以解决所提出的问题。临床试验中的数据是从以下几个来源收集的，包括医疗记录（电子记录和纸质记录）、访谈、问卷、受试者检查、实验室检测或公共资源（如国家死亡登记处）。数据元素的重要性各不相同，但拥有对人群关键特征的描述、干预措施和主要结局指标的有效数据对试验的成功至关重要。同样重要的是，有时需要在资源有限的情况下进行权衡，从而获得足够大的样本量和结局事件的数量以得到足够准确的对于干预效果的估计。只要有足够数量的结局事件，数据中的少量随机误差通常不会影响结果的可解释性。然而，系统误差也会使试验结果失效。

　　避免数据收集过程中的问题是一项挑战。造成数据质量差的原因有很多，完全避免这些是困难的，所以我们的目标是限制它们的数量，从而限制它们对试验结果的影响。在设计阶段可以采取许多步骤来优化收集过程以获得高质量数据。数据收集中的问题包括数据缺失、数据错误（包括伪造和捏造）、变异性大以及数据提交的时间延迟。即使有最好的设计，也需要在整个试验中监测数据质量和纠正突发的问题。本章讨论了数据收集方面存在的问题、如何尽量减少收集低质量数据及质量监测（包括审计）的必要性。

　　近年来，在提高临床试验的数据质量以及大型试验中的重要质量因素等方面做的努力显著增加。20世纪90年代，由一组被选举出来的监管者和行业代表在国际协调会议上起草了临床质量管理规范（international conference on harmonisation good clinical practice，ICH-GCP）E6，定义了临床试验的国际伦理和科学标准[1]。该指南涵盖了临床试验的所有阶段，从设计、执行到记录和报告。然而，这些指导标准侧重于早期药物试验，对于许多大型试验来说过于复杂[2-3]。ICH-GCP E6指导文件中的责任路线图于2007年进行了修订[4]，更新一版的修订也正在进行中。其他组织也发布了自己的质量保证准则。1998年，临床试验学会（Society for Clinical Trials，SCT）发布了多中心参与的试验指南[5]。肿瘤学领域有美国临床肿瘤学会（American Society of Clinical Oncology，ASCO）发布的指南[6]和儿科肿瘤学的特殊标准[7]。另一些则解决了大型试验的具体需要，包括保证质量而不增加过重的监管负担。2007年[8]和2012年[3]关于明智准则（sensible guidelines）的会议报告已经发表。2013年，临床试验转化倡议（Clinical Trials Transformation Initiative，CTTI）组织——一个由美国食品药品监督管理局（FDA）和杜克大学创建的一个公私合作组织，总结了参与大型简单临床试验的相关问题[9]。Acosta等[10]的文章也讨论了发展中国家执行GCP准则的情况。McFadden[11]和Meinert[12]的论文包含了数据收集的详细描述。最后，FDA于2013年[13]、欧洲药品管理局（EMA）于2010年[14]发布了关于临床试验中使用电子来源数据的指南。

一、基本要点

在研究的每个阶段，都应作出充分努力以确保所有对试验至关重要的数据均可解释，例如研究方案中提到的与主要问题有关的数据都是高质量的。

关键数据的定义取决于试验的类型和目标。受试者的基线特征，特别是那些与主要纳入标准相关的指标显然是关键的，主要结局指标、重要的次要结局指标以及不良事件的发生也是如此。在确保关键数据错误程度最小方面花费的努力是相当大的。试验的结论必须以准确有效的数据为基础。但是过分关注所有数据是不可能的，而且实际上这种做法可能适得其反。一种方法是预先决定可以容忍每种类型数据的错误程度。关键数据以及某些过程信息，如知情同意，应尽可能接近于无差错。对于其他数据，应该容许有更大的错误率。对次要数据所做的确认、重复测试和审计不应如此广泛。也许只需要抽样审计。

除了收集正确的数据外，用于收集数据的方法也很关键。对于某些变量，它是简单的数字信息的收集。对于其他数据，其质量取决于精心构建的问题，以确保获得数据的准确性。一个设计良好的病例报告表可以清楚地指导研究人员输入准确和完整的信息。这对试验的成功至关重要。

所收集的数据应侧重于对方案中提出问题的答复。关键数据因试验类型而异，包括：

（1）基线信息，例如定义受试者的纳入排除标准；

（2）对于干预措施依从性的测量；

（3）重要的伴随干预；

（4）主要结局指标；

（5）重要的次要结局指标；

（6）以预先确定的严重事件为重点的不良事件；

（7）其他预先指定的结局指标。

收集数据以回答有关益处、风险和对干预措施的依从性的问题。出于至少3个目的，试验必须收集基线变量或危险因素的数据：①验证纳入排除标准和描述所研究的受试者；②验证随机化确实平衡了重要的已知危险因素；③允许有限的亚组分析。显然，必须就研究方案中规定的主要和次要结局指标以及在某些情况下的三级结局指标来进行数据收集。在试验过程中，必须采取一些措施来保证研究方案中干预措施的实施以及重要伴随药物的使用。也就是说，为了有效地测试干预，试验必须描述受试者被施加的干预数量以及使用了哪些其他干预。由于许多原因，收集不良事件具有挑战性（见第十二章）。

应检查所考虑的每个数据元素在回答问题时的重要性。试验结果不可能包括所有"很高兴知道"的结果。每个数据元素都需要收集、处理和质量控制，如下所述，这增加了试验的成本和总体负担。我们通常认为收集的数据太多了[15]，只有一小部分数据可以实际用于试验监测和论文发表，过多的数据收集不仅成本高昂，而且会间接影响更关键的数据元素的质量。

二、数据收集中的问题

这里讨论的数据问题主要有四种类型：①数据缺失，②不正确的数据，③变异性，④延迟提交。

第一，数据的不完整和无法弥补的数据缺失可能是由于受试者不能提供必要的信息、体检等评估不充分、实验室事故、数据输入过程中的粗心大意以及电子数据管理系统中的质量控制不足等原因造成的。例如，由于撤销受试者知情同意或失访引起的数据缺失，这可能导致不可靠的结果。美国食品药品监督管理局咨询委员会（FDA Advisory Committee）对ATLAS ACS 2试验的结果进行审查时发现，由于超过10%的受试者失访，因此不推荐利伐沙班用于治疗急性冠状动脉综合征的患者[16]。研究中缺失关键数据的百分比被认为是衡量数据质量的一个指标，因此也是衡量试验质量的一个指标。

第二，错误的数据可能无法识别，因此比不完整的数据更麻烦。为了研究，可能会以特定的方式定义特定的条件。临床工作人员可能无意中使用了一个临床上可接受的定义，但与研究定义不同。标本也可能贴错标签。在一项葡萄糖耐量试验中，一些受试者的空腹血糖水平高于餐后1 h血糖水平时，研究人员合理地怀疑有错误标记的可能。校准不良的设备可能也是错误的来源。此外，也有可能是工作人员在表单上输入了不正确的数据。血压为84/142 mmHg，而不是142/84 mmHg，这种很容易被识别为错误。尽管124/84 mmHg可能不正确，但它是一个完全合理的测量，错误不一定被识别。使用电子数据采集允许其自动检查数据是否超出范围或与受试者记录中的其他数据不一致（如舒张压高于收缩压）。一个即时的查询即可做出更正。最麻烦的错误数据类型是那些被伪造或完全捏造的数据。招募受试者的压力可能导致实验室测量的指标、血压测量值和关键日期的改变，以使原本不合格的受试者被纳入[17-18]。

第三个问题是观察到的特征的变异性。变异性减少了检测到任何实际变化的机会。重复测量之间的变异性可以是非系统性的（或随机的）、系统性的或者两者的结合。变异性可能是被测特性、测量所用仪器或负责获取数据的观察者所固有的。人们可以在各种生理指标上表现出明显的日常变化。与许多性能测试相关的学习效果也可产生变异性。几十年前就已认识到的变异性问题并非任何特定研究领域所独有[19-20]。关于重复化学测定、血压测定、体格检查以及X线、心电图和组织学切片解释的研究报告表明，很难获得重复性高的数据。人们执行任务的方式各不相同，知识和经验也各不相同。这些因素会导致观察者之间的变异性。此外，同一观察者在重复测量之间的变异性也可能比预期的要大得多，尽管观察者内的变异性通常小于观察者间的变异性。

来自实验室测定的研究报告表明，变异性问题已经持续了将近70年。1947年，Belk和Sunderman[21]审查了59个医院实验室在几个常见问题上的化学测定表现。当使用准备好的样本，他们发现不满意的结果多于满意的结果。方法表现的定期评估，通常被称为能力验证，它现在是许多国家实验室的常规操作和要求[22-23]。所有进行临床试验测量的实验室都应获得《临床实验室改进修正案》（clinical laboratory improvement amendments，CLIA）或相关机构的认证[24]。

依靠主观解释的诊断程序并不意外地更容易受到变异性的影响。其中一个例子是放射科医生对钼靶筛查X线片的解读[25]。9名放射科医生阅读了临床上证实为癌症、良性和阴性结果的片子。平均而言，大约92%的确诊病例的乳房X线片被标记为为阳性。放射学家之间的差异不大。但阴性乳腺X线片的读数显示出很大的读数间变异性。在一项急性ST段抬高型心肌梗死的试验中，当中心实验室对心电图进行解释时，超过四分之一的受试者（以及研究者指出符合标准的人）不符合纳入标准[26]。由于在急诊临床环境下心电图的解释可能不如在中心实验室严格，某种程度上的分歧并不令人惊讶。

在另一项研究中，心电图QT间期测量的读数内和读数间变异性用两种不同的方法估计[27]。8位阅片者分析了同一组100份心电图，间隔4周分析了两次。测定了5个连续导联。对于更常用的阈值法，读数内标准差为7.5 ms，读数间标准差为11.9 ms。由于QT间期延长与恶性心律失常之间存在关联，FDA关注的是将QT间期延长平均约5 ms的药物，因此，测量本身的变异性大于被认为具有重要临床意义的差异。

另一种变异性是使用非标准术语。因此，交换、共享、分析和整合临床试验数据的能力因缺乏语义上的协调而受到限制。人们越来越关注所谓的协调语义[28-29]。心肌梗死的通用定义是对这一事件标准化定义的尝试，包括临床试验中的标准化定义[30]。针对冠状动脉介入抗血栓治疗试验中使用的10多种出血定义所引起的混乱和不一致，一组学术专家和FDA代表开发了一种标准化的出血分类，该分类在此类试验中被广泛采用[31]。专业协会正在参与并提出临床数据的标准化，这在很大程度上是为了建立疾病和临床研究结局的标准定义[32]。

第四个问题是在多中心试验中，来自其他中心的受试者数据的延迟提交问题。在过去，这是一个主要问题。然而，随着电子数据输入的开始（见下文），延迟提交的量已显著下降。

三、最大限度地减少低质量数据

本节总结了尽量减少数据收集方面潜在问题的一般方法。其中大多数应在试验的设计阶段加以考虑。心血管领域的实例由Luepker等[33]提供。在本节中，我们将讨论研究方案和手册的设计、表格和数据输入工具的开发、培训和认证、预试验、减少变异性的技术、数据输入以及电子来源数据。

（一）研究方案和手册设计

同一个问题，往往可以有多种解读。因此，必须明确入组和诊断标准以及相应的方法。这些应列入研究方案并加以编写，以便所有研究人员和工作人员在整个执行过程中以一致的方式加以使用。这些定义的可获得性也很重要。即使是同一个研究人员也可能会忘记他以前是如何解释一个问题的，除非他能很容易地找到说明和定义。在每一次临床试验中，都应准备一份研究方案的手册或手册的电子文件。虽然它可能包含有关研究背景、设计和组织的信息，但手册并不只是一个扩展的方案。除了列出纳入排除标准和结局变量的定义外，还应说明标准和结局是如何确定的。该手册提供了所有可以想到的"怎么做"类问题的详细答案，以及在试验过程中可能出现的问题的答案，因此它们可以被记录、共享和调整。最重要的是，手册应详细描述受试者的到访时间安排和具体应该做什么。手册里还需要有表格填写的说明，执行实验室测定等任务，药品订购、储存、分发等信息，清晰而完整的依从性监测记录。最后，招募技术、知情同意、受试者安全、紧急揭盲、伴随治疗的使用和其他问题都需要被提及。更新和澄清通常在研究过程中发生，这些修订信息应提供给参与数据收集的每个工作人员。

实验室方法或成像技术的说明以及报告研究结果的方式也需要事先说

明。在一项研究中，血浆中的普萘洛尔水平是用标准化方法测定的。研究结束后才发现，两个实验室测量的是游离普萘洛尔，另外两个实验室测量的是盐酸普萘洛尔。一种解决方法是允许研究人员进行简单的换算系数调整并得出合理的比较，但这种调整并不总是可行的。

（二）开发表格和数据输入工具

理想的情况下，电子化或以网络为基础的研究表格应包含所有必要的信息[12]。如果做不到这一点，表格或电子数据输入工具应概述关键信息，并请研究人员查阅详细信息。设计良好的工具将最大限度地减少错误和变异性。数据输入相关的问题和字段应尽可能清晰并有逻辑顺序。输入工具的设计应以最小化数据缺失为目标，例如在输入某些内容之后才可以继续输入。要知道一个条件是否存在，应该问"是"或"否"，而不是将它作为一个复选框呈现。因为这个复选框缺少标记可能意味着条件不存在、不知道是否存在或者简单地跳过了问题。如果有不知道的情况，就应该再加一个"不知道"的选项。问题应该是清楚的，很少有"开放式/需要填写"的，因为在典型的临床试验中，非结构化文本字段很少能提供有用的信息。尽可能少留想象空间给填写表格的人。这些问题应该能引出需要的信息，而不是其他信息。包含非结构化文本字段的答案很少被分析，相关的问题也让人分心。在一些以死亡为主要结局变量的研究中，研究人员可能有兴趣围绕死亡了解一些情况，特别是一些重要的情况，例如，死亡前发生的症状、从症状出现到死亡的时间间隔、受试者在死亡时的活动和位置，这可能有助于对死因进行分类。虽然这可能是真的，但对这些细节的关注导致创建了非常复杂的表格，这些表格需要相当长时间才能完成。此外，关于信息准确性的问题也出现了，因为大部分信息都是从代理人那里获得的，而这些代理人可能在受试者去世时没有和他们在一起。除非研究人员了解如何使用这些数据，否则最好使用更简单的表格。

Cook和DeMets[34]对研究表格设计中的许多问题进行了全面的回顾。他们描述了随机临床试验中典型的数据收集类别，包括受试者识别和治疗分配，筛选和基线信息，后续随访、测试和干预，对治疗的依从性，不良反应，伴随的药物和干预，临床结局和受试者治疗，生存状况，还讨论了数据收集机制以及个案报告表格的设计和检查。

（三）培训和认证

对研究人员的培训有两种类型：涵盖一般研究的一般培训和针对个别试验的培训。一般培训包括法规、伦理、研究和随机临床试验的基本原则，这对初级研究人员和试验协调员尤为重要（伦理培训的讨论见第二章）。对于个别试验的培训，培训的重点是确保对方案的理解和执行。

人们早已认识到，为研究人员和工作人员举办培训班，以促进流程标准化，对任何大型研究的成功都至关重要。每当有多人在执行数据输入或检查受试者时，培训有助于最大限度地减少错误。在临床实践中，做某件事的正确方法可能不止一种，但对于研究来说，只有一种方法是正确的。同样，表单上的问题应该总是以同样的方式提出。回答"你最近3个月有没有胃痛"和回答"你最近3个月是否没有胃痛"可能不同，即使是语气上的差异或对问题各个部分的强调不同也会改变或影响回答。Kahn等[35]回顾了Framingham眼科研究中建立的训练模式的有利影响。2天的正式训练包括重复检查、讨论差异，以及使用一组眼底照片作为参考组。Neaton等[36]认为，初步培训是有用的，应涵盖临床检查、技术测量和提供干预等领域。对新工作人员进行集中的临时培训效率较低，可用区域培训、电话会议或基于网络的办法代替。

应建立机制以确保临床人员以同样的方式执行试验程序并开展相应测试。对于某些测试，最可靠的是使用中心实验室，但即使如此，也必须确保现场信息被标准地获取。机制可能包括为特定类型的数据收集制定认证程序。如果血压是试验中的一个重要结局，那么应该有标准化的测量流程，因为不同的方法可能会对测量产生重大影响[37]。对于某些测试，执行这些测试的人员不仅要经过培训，而且还要经过考核并获得合格证明。定期的再培训和认证在长期试验中特别有用，因为人们容易遗忘，人员更替也很常见。对于工作人员必须进行临床面谈的情况，可采用特殊的培训流程来规范这种方法。在一项颈动脉B型超声检查的研究中，阅片中心的13名阅片者对内膜中层厚度测量值存在显著差异[38]。在为期5年的研究中，阅片者的相对偏差随着时间的推移而变化，在某些情况下从低到高或从高到低。研究结束时观察到的平均内膜中层厚度测量值急剧增加的原因是诊断符合率相对较高的阅片者工作量增加，新雇佣的阅片者的诊断符合率也在提高，每一个阅片者的诊断符合率都从研究开始的低数值变成了研究结束时的高数值。

（四）预试验

对数据输入和试验流程进行预先试验总是很有帮助，特别是对于以前没有使用过的变量和格式。几个与预期受试者相似的人可以参加模拟面试和考试，以确保流程正确执行，以及确保出现在表格或屏幕上的问题更流畅，并为试验提供所需的信息。此外，通过预试验，研究人员和工作人员逐渐熟悉数据输入过程。虚构的案例可用于检查数据输入设计和填写表单时的谨慎程度。在开发数据输入界面时，大多数研究人员无法想象问题可能被曲解的多种原因，直到有几个人被要求填写同一表格。对同一问题产生不同答案的一种可能解释是数据输入人员粗心大意。在预试验中使用任务报告可能会暴露出真正的受试者输入数据时不会发现的错误。数据输入结构和逻辑上的不足也可以通过开展预试验来发现。因此，预试验揭示了表格可以改进的地方以及需要对数据输入人员进行额外培训的地方。预试验还被用来估计完成数据输入所需的时间，这对完善研究设计、调整人员配置及规划预算可能很有用。

任务报告是培训过程中的一个重要组成部分。这有助于数据输入人员理解如何填写表单以及需要进行哪些解释。讨论也提醒他们不要粗心大意。当在研究开始前完成这个培训，研究者可以修改数据输入上不适当的项目。在长期试验中，可以多次重复这些练习，以提示何时需要再教育和再培训。理想情况下，研究开始后不应更改数据输入界面。不过，如果不可避免地要进行修改，那就是越早越好。预试验有助于最大限度地减少此类修改。

（五）减少变异性的技术，包括事件的中央裁决

应通过重复评估、盲法评估或联合两者（理想情况下）来缩小结局变量评估中的变异性和偏倚。例如，在对受试者进行检查时，研究人员可以测定血压两次或更多次，并记录平均值。在不知道组别分配的情况下执行测量有助于最小化偏倚。肾动脉去神经支配术对血压影响的评估试验说明了这一点。开放标签和不太严格的试验显示，去神经支配术可使收缩压降低20 mmHg，更严格的模拟对照试验发现，与对照相比，该干预仅有2 mmHg的非显著效果[39]。在非盲或单盲研究中，检查可能由研究人员以外的人进行，因为他们对组别分配是不了解的。在评估时，对于胸部X线片、其他影像片子或心电图，两个人可以进行独立的盲法评估，得到的结果可以平均化或在有分歧的情况下通过第三人作出裁决。当评估中包含需要人为判断的因素和存在主观性时，独立评价尤其重要。

在大型临床试验中，由盲评者对主要结局进行集中分类是很常见的。有3个相关的目标：提高事件率和干预效果的准确性，减少与干预分配知识相关的偏倚（特别是在开放标签试验中）以及提高结果的可信度。中央裁决的焦点是移除可能产生背景噪声的非真实事件，从而改进对真实干预效果的估计。然而，也有可能通过集中的临床事件回顾来识别可能会被遗漏的结局事件。例如，心肌梗死可能很难在冠状动脉手术前后发现。在PARAGON-B试验中，对血液心脏生物标志物升高的受试者进行系统性中心筛查会显著增加结局事件的检出率，该试验的主要研究内容是血小板Ⅱb/Ⅲa受体抑制剂用于减少急性冠脉综合征事件的发生[40]。

在开放标签试验中，对裁决者进行治疗分配上的设盲，如前瞻性、随

机、开放标签、盲法（prospective, randomized, open-label, blinded-endpoint，PROBE）设计可减少偏倚。然而，这并不能消除偏倚，因为完全盲法是困难的[41]，而且研究人员对可能事件的确定性会随着对治疗分配的了解不同而不同。在开放标签试验中，重要的是要考虑受试者或研究者的偏见以外的因素，这些因素可能会影响事件率。例如，RE-LY试验[42]中的每月抗凝水平检测（仅在华法林组中进行）可能导致在华法林组中发现更多事件。

中央裁决还可减少由大量当地研究人员对某些类型的事件进行分类所引起的变异性。一个关键因素是试验中诊断标准的具体化程度，以及与负责初始分类的当地研究人员的沟通程度。心血管试验的综述[43-44]表明，当使用裁决结果（与研究者定义的结果相比）时，事件发生率和干预的效果仅有轻微的改变。虽然人们可能期望裁决结果可以更清楚地表明有效疗法的治疗益处，但在6个被审查的试验中，有5个并非如此[43]。目前尚不清楚这些结果是否也适用于其他疾病领域。FDA鼓励使用标准定义，并对关键结果进行集中审查和分类[43]。

（六）数据输入

在临床医学和临床研究中，医学信息向电子格式的转变显著提高了临床试验数据的质量和数据管理的及时性。系统通常用于数据输入，表格和数据的验证、文件管理、查询及发现解决方案[45-46]。Litchfeld等[47]比较了互联网数据采集与传统纸质数据采集系统的效率和易用性。他们报告说，互联网驱动的方法大大减少了从访问到数据输入的时间、从最后一次受试者访问后到数据库发布的时间以及从访问到解决查询的时间。71%的网站倾向于采用基于网络的方法。目前已经开发了不同的网络系统。例如验证研究信息管理系统（validation studies information management system，VSIMS）[48]、为儿童哮喘研究网络开发的系统[49]以及查询和通知系统（query and notification system）[50]。

有多种方法可以捕获数据并将数据传送到电子系统中。最糟糕的情况是先把数据写在纸上，然后再转写到电子系统，因为这增加了转写错误的机会，而且浪费时间。最好是将数据直接输入到电子病例报告表中，或者直接从电子健康记录中获取数据。

（七）电子来源数据

直接将电子健康记录转入临床试验数据库的机会越来越多。美国国立卫生研究院（NIH）医疗系统合作研究所[51]的一个重点是确定何时以及如何做到这一点，以支持实效性（和其他）临床试验。目前正在开展的重要工作，以确定何时以及如何通过电子健康记录准确地确定临床结局。例如，FDA的迷你哨点（mini-sentinel）系统已经开发并验证了使用基于《国际疾病分类》（*International Classification of Diseases*，*ICD*）的算法来识别需要住院治疗的急性心肌梗死[52]。FDA为使用电子来源数据提供了指导，强调任何来源的数据都必须是"可归因的、可辨认的、同时期的、原始的和准确的（attributable,legible,contemporaneous,original and accurate，ALCOA）"，且符合记录保存的监管要求[13]。开发一套经过整合的电子系统来指导和管理各种来源的数据对于更大规模的试验是必不可少的[45]（图11-1）。这些系统也可用来更有效地直接收集患者报告的结局。

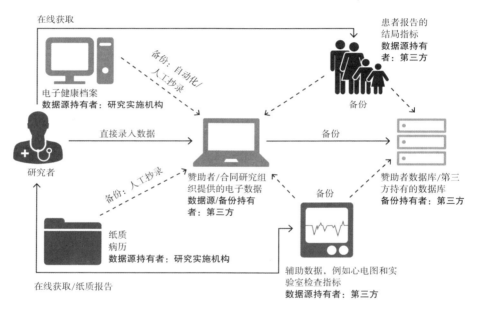

来自临床数据管理学会发布的白皮书《临床研究中的电子资源实施：数据管理视角》[45]，虚线表示其他途径的数据流。

图11-1　资源数据流

四、质量监控

即使尽一切努力获得高质量的数据，一个正式的监测或监控系统也是至关重要的。当发现错误时，该系统使研究人员能够采取纠正措施。实时监测最为有效，研究人员可以在发现问题后尽快采取措施来解决问题。此外，监测允许在解释研究结果时评估数据质量。包括药物处理和知情同意过程在内的众多流程也应该得到监测，但监测所有流程和研究变量会将资源从更重要的用途上转移到提高试验质量上。通过确保有足够的样本量和结局事件，可以克服少量随机误差（有时是无法避免的）。最大限度地减少数据缺失至关重要，特别是主要结局和主要安全结局的数据。建议监测那些对试验最重要的领域。这可以通过对电子数据库中数据质量和一致性的检查以及试验过程和数据的现场审查来实现。

当可向临床工作人员和技术人员提供反馈时，监测数据质量是最有价值的。一旦发现弱点和错误，应及时采取行动，通过额外的培训和/或改进对有问题变量的收集来改进试验。第二十章包含了几个质量控制报告的表格。通过仔细的设计可以提供报告并在不对工作人员设盲的情况下完成改进。研究人员需要把精力集中在那些产生关键数据的流程上，即那些研究结论主要依赖的部分。

对于构成监管决策基础的临床试验，其数据量通常非常大，数据监控也非常精细。使用先进的临床试验管理系统，可以集成电子数据捕获、数据跟踪和管理以及试验的其他方面，如现场表现、药房跟踪、不良事件报告和支付。

Eisenstein等[53-54] 研究了降低大型 Ⅲ 期试验费用的方法。费用的主要来源是病例报告表页数、监测访问次数（将源记录中的数据与试验表格上的数据进行比较）和管理上的工作量。关键信息的核实很重要。限制非关键数据的验证可能会增加错误率，但这可能不会对总体试验质量产生影响，因为这些数据对主要发现并不重要。这甚至可能会产生负面影响，因为与验证非关键数据相比，有限的资源应该集中在它们能发挥作用的地方（框11-1）。电子数据输入允许在初始数据输入时进行数据检查以保证数据质量。这可以减少与传统的查询相关的费用，减少可能非常昂贵的差异，因为每个差异需要超过100美元来解决。在敏感性分析中，作者表明，通过减少过多的数据收集和验证，试验总成本可降低40%以上。为了确认所有病例报告表与患者记录一致而进行的定期现场访问通常是过度的。如下文所述，取样或选择性地点监测在大多数情况下更合适。CTTI[55]和FDA关于基于风险的监测[56]和关于不良事件报告[57]的指导等项目和倡议正在试图解决这些问题。

（一）数据监测

在研究过程中，输入到系统中的数据应以电子方式集中检查其完整性、内部一致性以及与其他数据字段的一致性。应该有一个系统来确保重要的源数据与数据库中的数据相匹配，尽管这可以集中在某些变量上，并且可以通过选定和集中的源数据验证来支持[56]。当数据字段不一致时，负责确保数据一致和准确的小组应确保建立了纠正不一致的系统。日期和时间特别容易出错，因此减少数据缺失的系统非常重要。电子源数据系统，尤其是当它们可以直接将临床数据传输到电子数据库时，可以减少某些类型的错误[13]。

检查数据随时间变化的一致性可能很重要，否则可能会出现一些荒谬的数据。例如，一名在参与试验期间因其他意外失去一条腿的受试者在随后的检查中被报告这条失去的腿有明显的足动脉搏动；第一次就诊时不能进行有效眼部检查的白内障患者在下一次就诊时进行了眼部检查，且患者在两次就诊的间隔期内未接受手术。数据表格可能显示体重在一次访问到下一次访问期间的极端变化。在这种情况下，事后更改数据很可能是不合适的，因为正确的体重可能是未知的。实际上，在测量中观察到的差异可能不那么显著，这种不一致性就更难被察觉。Lachin[58]提出了一种基于随机选择重复测量的质量控制方案。研究人员可以通过更认真地培训工作人员，为今后的随访采取纠正行动。有时候，错误是可以改正的。在一项试验中，比较连续的心电图读数揭示了异常编码引起的巨大差异。研究人员发现，一名负责对心电图进行编码的技术人员捏造了读数。在这种情况下，修正数据是可能的。

应建立一个系统，不断监测数据的完整性和通用性，以发现受试者失访或随访不按计划进行的证据，从而改正任何问题。错过或延迟参加随访的频率可能与干预有关。组间在失访方面的差异可能会对研究结果产生影响。为了提高数据质量，可能需要观察实际的临床流程。

框11-1　高质量随机临床结果试验关键要素

研究方案

　清晰、实用、重点突出

　编写相关内容以避免与研究质量无关的试验"偏离"

有足够数量的事件可以用来有把握地回答问题

在初级卫生保健的场所中进行的，使结果可外推

恰当的随机化

合理保证受试者接受并继续接受指定的干预

合理完成随访并准确确定主要结局（以及其他关键结局，如死亡）

在试验过程中对质量监控措施进行持续测量、反馈和改进的计划

确定临床相关结局时防止偏倚的保障措施

受试者权利的保护

（二）流程监测

应检查极端的实验室指标。与生命体征不相容的数值如钾为10 mEq/L显然是不正确的。其他不太极端的值，如美国男性成人中不服用降脂药物的总胆固醇水平为125 mg/dL应该受到质疑。它们可能是正确的，但可能性不大。此外，应将当前值与来自同一受试者的先前值进行比较。某些程度的变异性是可预期的，但是当超过这些程度时，该值应该被标记为潜在的离群值。例如，除非研究涉及给予降脂治疗，否则任何两次血清胆固醇水平变化在20%及以上的检测都应被重复。重复需要保存血清样本，直到分析检测完毕。除了检测结果外，一个有用的流程是检测实验室标本的提交，以确保将数据缺失保持在最低限度。

从事特殊流程（实验室工作、读心电图）的研究人员需要有一个内部质量控制系统。这种系统应包括通过盲法在不同时间对重复的标本或材料进行重新分析。还可以建立一个从实验室或检测中心以外重新提交标本的制度。这些标本需要与实际的研究标本不可区分。在试验设计阶段建立的外部实验室质量控制流程可以在许多阶段（标本采集、制备、运输和结果报告）发现错误，而不仅仅是在分析阶段。因此，它可提供对质量的总体估计。不幸的是，系统通常不能指出错误可能发生在流程的哪一步。

应定期检查试验专用的记录设备。即使最初进行了校准，机器也可能出现故障或需要调整。秤可以用标准砝码检查。心电图机应检查线性度、响应频率、纸速和时间常数等因素。在一项长期试验中，应监测特定心电图异常的发生率。在没有任何明显的医学原因的情况下，一种异常突然增加三倍，这将使研究人员怀疑心电图机产生了故障。

（三）药物处理监测

在药物研究的整个试验过程中应该监控药物制剂的质量。这包括定期检查容器是否有可能贴错标签或内容是否正确（包括质量和数量）。有报道称，在一次试验中，由于药房的失误，一半的研究组接受了错误的药物治疗。在另一项试验中，人们对对照药物和实验药物的不对称分配表示担忧，结果证明这主要是由于抄写错误[59]。研究人员应仔细检查胶囊或片剂的变色和破碎情况。当制剂分几批制备时，应对每批样品进行检验和分析。每瓶药丸的实际含量变化不应超过1%或2%。当药片数量被用来衡量受试者的依从性时，一个药瓶中的药片数量就很重要。

另一个需要考虑的方面是制剂的储存保质期以及它们是否会随着时间的推移而变质。即使它们能保持效力，但是气味（如阿司匹林）或颜色是否会发生变化？如果保质期较长，一次性准备所有药剂将最大限度地减少变异性。保质期短的产品需要小批量地频繁生产。应保存准备、检查和使用药物的记录。理想情况下，应该每批保存一个样品。研究结束后，可能会出现药物识别或药品纯度的问题，样本将会发挥作用。

还应监测药物的分配，这包括两个方面。第一，从药房或制药公司送到临床的是否是正确的药物？但如果这项研究是双盲的，临床的工作人员将无法检查这一点。他们必须假设药物已经正确编码。无论如何，在非盲法研究中，工作人员应检查以确保接收的是正确的药物和准确的剂量。在一个案例中，送到临床的氯化钾的浓度是错误的，临床的人员没有注意到这个错误，但一个警觉的受试者发现了药物的错误。如果受试者不那么警觉，可能会产生严重的后果。研究人员有义务像执业药师一样小心配药。仔细阅读标签是必要的，条形码可能会有帮助，药物的记录文件也会有帮助。

第二，当研究是盲法时，临床人员需要绝对确定容器上的编码是正确的。除编码外，容器上的标签与里面的药品都相同，因此，须格外小心。如果一瓶瓶有编码的药物在一个架子上一字排开，那么很容易不小心拿错瓶子。除非受试者注意到不同的编码，否则可能无法识别此类错误。即使受试者警觉，他也可能认为自己应该收到写有不同编码的药瓶。应要求临床工作人员在研究表上记录所分配的瓶子的编码和受试者退回的瓶子的编码。从理论上讲，这将使研究人员能够发现错误。然而，研究人员最终必须依赖配药人员的细心。

药品制造商为每一批药品分配批号。如果检测制剂污染等问题，那么只需要召回问题批次的药品。批号的使用在临床试验中尤其重要，因为召回所有药物会严重延迟甚至毁掉研究。当只有部分药物被召回时，研究通常能设法继续下去。因此，应在受试者的研究记录中列出药品的批号、名称或编号。

（四）审计

一般有3种类型的审计：随机抽样记录的常规审计、结构化审计和原因审计。现场访问通常在多中心长期试验中进行。在许多非药企赞助的试验中，5%~10%会对随机抽样的研究表格进行审核，以验证医院来源的记录中传递的数据是否准确。如果能将电子来源的数据直接传送到数据库，审核研究表格就变得不那么重要了。更完整的审计通常在制药企业发起的临床试验中进行，有一种基于风险的监测变得流行起来，它重点放在关键变量上，并根据这种监测可能带来的好处订制监测的强度[56]。虽然传统的模式是由研究监测人员（或临床研究助理）访问现场，以核实输入的数据是否正确，但更合适的可能是对关键变量选择部分源数据进行核实，并花费更多时间确保适当的系统已经到位，同时确保人员接受了相应的培训。

一些研究人员反对随机的外部数据审计，特别是在缺乏学术不端行为的证据下。然而，在审计时发现问题的严重性使得研究人员很难持反对立场。令人感兴趣的是，根据一项长期协议，FDA并没有对美国国家癌症研究所（NCI）赞助的试验进行审计。那个依赖NCI赞助的自1982年开始实施的审计计划，现在被称为癌症治疗评估计划的临床试验监测分支[60]。美国癌症和白血病研究B组（Cancer and Leukemia Group B，CALGB）的研究人员在11年期间进行的4个周期的内部审计显示与FDA的审计结果相似[61]。第一个周期（主要机构）的缺陷率为28%，第四个周期的缺陷率降至13%。在这些现场同行审查中，仅发现了两起重大不当行为。随着时间的推移，对机构审查委员会要求的遵守情况有所改善，对签署知情同意书的遵守情况也有所改善。同意书不足的情况由第一个周期的18.5%下降至第四个周期的4%。尽管机构合规的比例从90%提高到94%，但与审计人员对治疗反应意见不一致（5%）和偏离治疗方案（11%）的情况没有发生变化。作者总结说，审计计划在"向小组成员施加压力，使他们更好地遵守行政要求和协议并提交数据"方面取得了成功，它还帮助淘汰了表现不佳的机构。

NCI国家临床试验网络计划现在已经取代了合作小组计划，用来监督临床试验活动，包括保证试验质量[60]。另一个合作小组——美国乳腺与肠道外科辅助治疗研究组（National Surgical Adjuvant Breast and Bowel Project，NSABP）对近6 000份受试者记录进行了回顾[62]。目的是确认受试者的资格、患病和生命状况。没有发现额外的治疗失败或死亡，仅发现7例不合格的受试者。审计费时费钱，而且由于发现的差异很少，作者的结论是，不支持常规使用合作图表审查。在GUSTO试验中也得出了类似的结论[63]。在对所有案件报告表进行审计后，审计员只报告了很小比例的错误，并确定这些错误没有改变结论。

第三类审计是对可能存在的学术不端行为的指控作出反应。这可以扩大到任何不寻常的表现模式，例如登记的受试者数量远远超过合同规定的或预期的人数。美国卫生与公众服务部的研究诚信办公室（Office of Research Integrity，ORI）负责监督由美国公共卫生署资助、在全球7000多家机构中开展的生物医学研究和行为研究中的诚信问题。它监督机构对学术不端行为的调查，包括在提出、执行、审查研究或报告研究结果时捏造、伪造或剽窃的行为。在对1992年至2002年存在学术不端行为的136项调查的审查中，只有17项涉及临床试验。其中6起案件被处以最严厉的处罚，即禁止接受美国政府的资助。低级员工经常被传讯以及制裁手段的应用通常是执行监督计划的要求[64-65]。

FDA通过其刑事调查办公室（Office of Criminal Investigation，OCI）对违反《联邦食品、药品和化妆品法案》的指控进行定期审计和调查。这些可能包括临床研究者欺诈，如伪造文件和登记不符合条件的患者。2013年，FDA

进行了4 059次检查，其中只采取了79次正式的管制行动，大多数纠正行动留给研究人员进行[66]。

任何试验的质量都取决于其数据的质量。经验表明，过量的数据正在被收集，其中有许多从未用于出版或审查。如上文所强调的，数据收集应与试验目标和研究方案中提出的问题密切联系。为了准确、完整地收集必要的资料，必须精心编制病例报告表。过度收集数据增加了进行试验的费用和工作量。过分强调对个案报告表格的详细审计也会产生类似的问题。此外，由于错误率往往很低，大多数审计的价值受到质疑，特别是当错误具有随机性时。相反，我们应该把我们的质量控制和审计工作集中在关键变量上。对于其他变量和样本，应更多地依靠质量控制流程。临床试验中的数据收集应尽可能精简。

参考文献

[1]　ICH E6. Good clinical practice : Consolidated guideline[EB/OL]. Step 5 as of May 1996. http://www.ich.org/products/guidelines/efficacy/efficacy-single/article/good-clinicalpractice.html

[2]　Yusuf S, Bosch J, Devereaux P J, et al. Sensible guidelines for the conduct of large randomized trials[J]. Clin Trials, 2008, 5(1) : 38-39.

[3]　Reith C, Landray M, Devereaux P J, et al. Randomized clinical trials—removing unnecessary obstacles[J]. N Engl J Med, 2013, 369(11) : 1061-1065.

[4]　International Conference on Harmonisation[EB/OL]. September 2007. [2015-01-16]. http://www.ich.org

[5]　Knatterud G L, Rockhold F W, George S L, et al. Guidelines for quality assurance in multicenter trials : A position paper[J]. Control Clin Trials, 1998, 19(5) : 477-493.

[6]　Zon R, Meropol N J, Catalano R B, et al. American Society of Clinical Oncology statement on minimum standards and exemplary attributes of clinical trial sites[J]. J Clin Oncol, 2008, 26(15) : 2562-2567.

[7]　Devine S, Dagher R N, Weiss K D, et al. Good clinical practice and the conduct of clinical studies in pediatric oncology[J]. Pediatr Clin North Am, 2008, 55(1) : 187-208.

[8]　Baigent C, Harrell F E, Buyse M, et al. Ensuring trial validity by data quality assurance and diversification of monitoring methods[J]. Clin Trials, 2008, 5(1) : 49-55.

[9]　Eapen Z J, Lauer M S, Temple R J. The imperative of overcoming barriers to the conduct of large, simple trials[J]. JAMA, 2014, 311(14) : 1397-1398.

[10]　Acosta C J, Galindo C M, Ochiai R L, et al. Implementation of good clinical practice guidelines in vaccine trials in developing countries[J]. Vaccine, 2007, 25(15) : 2852-2857.

[11]　McFadden E. Management of Data in Clinical Trials[M]. Hoboken, New Jersey : John Wiley & Sons, 2007.

[12]　Meinert C L. Clinical Trials : Design, Conduct, and Analysis[M]. Second Edition. New York : Oxford University Press, 2012.

[13] FDA Guidance for Industry. Electronic Source Data in Clinical Investigations[EB/OL]. (2015-01-16)[2018-08-24]. http://www.fda.gov/downloads/Drugs/GuidanceComplianceR egulatoryInformation/Guidances/UCM328691.pdf

[14] European Medicines Agency. Reflection paper on expectations for electronic source data and data transcribed to electronic data collection tools in clinical trials[EB/OL]. (2010-06-09) [2015-01-16]. http://www.ema.europa.eu/docs/en_GB/document_library/Regulatory_ and_procedural_guideline/2010/08/WC500095754.pdf

[15] O'Leary E, Seow H, Julian J, et al. Data collection in cancer clinical trials: too much of a good thing?[J]. Clin Trials, 2013, 10(4): 624-632.

[16] Briefing Information for the May 23, 2012 Meeting of the Cardiovascular and Renal Drugs Advisory Committee[EB/OL]. [2015-01-16]. http://www.fda.gov/AdvisoryCommittees/ CommitteesMeetingMaterials/Drugs/CardiovascularandRenalDrugsAdvisoryCommittee/ ucm304754.htm

[17] Neaton J D, Bartsch G E, Broste S K, et al. A case of data alteration in the Multiple Risk Factor Intervention Trial (MRFIT)[J]. Control Clin Trials, 1991, 12(6): 731-740.

[18] Fisher B, Redmond C K. Fraud in breast-cancer trials[J]. N Engl J Med, 1994, 330(20): 1458-1462.

[19] Koran L M. The reliability of clinical methods, data and judgments[J]. Part 1. N Engl J Med, 1975, 293(13): 642-646.

[20] Koran L M. The reliability of clinical methods, data and judgments[J]. Part 2. N Engl J Med, 1975, 293(13): 695-701.

[21] Belk W P, Sunderman F W. A survey of the accuracy of chemical analyses in clinical laboratories[J]. Am J Clin Pathol, 1947, 17(11): 853-861.

[22] Westgard J O. Basic Method Validation[M]. Madison, Wisconsin: Westgard QC, 2003: 102-103.

[23] McPherson R A, Pincus M R (eds.). Henry's Clinical Diagnosis and Management by Laboratory Methods[M]. 21st Edition.Philadelphia: Elsevier Saunders, 2007: 4-5.

[24] Clinical Laboratory Improvement Amendments (CLIA)[EB/OL].(2015-01-16)[2021-12-01]. http://www.cms.gov/Regulations-and-Guidance/Legislation/CLIA/index.html.

[25] Gur D, Bandos A I, Cohen C S, et al. The "laboratory" effect: Comparing radiologists' performance and variability during prospective clinical and laboratory mammography interpretations[J]. Radiology, 2008, 249(1): 47-53.

[26] Tjandrawidjaja M C, Fu Y, Al-Khalidi H, et al. Failure of investigator adherence to electrocardiographic entry criteria is frequent and influences clinical outcomes: lessons from APEXAMI[J]. Eur Heart J, 2007, 28(23): 2850-2857.

[27] Panicker G K, Karnad D R, Natekar M, et al. Intra- and interreader variability in QT interval measurement by tangent and threshold methods in central electrocardiogram laboratory[J]. J Electrocardiol, 2009, 42(4): 348-352.

[28] Fridsma D B, Evans J, Hastak S, et al. The BRIDG project: A technical report[J]. J Am Med Inform Assoc, 2008, 15(2): 130-137.

[29] Weng C, Gennari J H, Fridsma D B. User-centered semantic harmonization: A case study[J]. J Biomed Inform, 2007, 40(3): 353-364.

[30] Thygesen K, Alpert J S, Jaffe A S, et al. Third universal definition of myocardial infarction[J]. Eur Heart J, 2012, 33(20): 2551-2567.

[31] Mehran R, Rao S V, Bhatt D L, et al. Standardized bleeding definitions for cardiovascular clinical trials: a consensus report from the Bleeding Academic Research Consortium[J]. Circulation, 2011, 123(23): 2736-2747.

[32] Radford M J, Heidenreich P A, Bailey S R, et al. American Heart Association Task Force on Clinical Data Standards. ACC/AHA 2007 methodology for the development of clinical data standards: a report of the American College of Cardiology/American Heart Association Task Force on Clinical Data Standards[J]. J Am Coll Cardiol, 2007, 49(7): 830-837.

[33] Luepker R V, Evans A, McKeigue P, et al. Cardiovascular Survey Methods[R].Third Edition. Geneva, Switzerland: World Health Organization, 2004.

[34] Cook T D, DeMets D L. Data collection and quality control[M]//Cook T D, DeMets D L (eds.). Introduction to Statistical Methods for Clinical Trials. Boca Raton, Florida: Chapman & Hall/CRC, 2007: 171-200.

[35] Kahn H A, Leibowitz H, Gauley J P, et al. Standardizing diagnostic procedures[J]. Am J Ophthalmol, 1975, 79: 768-775.

[36] Neaton J D, Duchene A G, Svendson K H, et al. An examination of the efficacy of some quality assurance methods commonly employed in clinical trials[J]. Stat Med, 1990, 9(1-2): 115-124.

[37] Kandzari D E, Bhatt D L, Sobotka P A, et al. Catheter-based renal denervation for resistant hypertension: rationale and design of the SYMPLICITY HTN-3 Trial[J]. Clin Cardiol, 2012, 35(9): 528-535.

[38] Furberg C D, Byington R P, Craven T E. Lessons learned from clinical trials with ultrasound endpoints[J]. J Intern Med, 1994, 236(5): 575-580.

[39] Bhatt D L, Kandzari D E, O'Neill W W, et al. A controlled trial of renal denervation for resistant hypertension[J]. N Engl J Med, 2014, 370(15): 1393-1401.

[40] Mahaffey K W, Roe M T, Dyke C K, et al. Misreporting of myocardial infarction end points: results of adjudication by a central clinical events committee in the PARAGON-B trial. Second Platelet IIb/IIIa Antagonist for the Reduction of Acute Coronary Syndrome Events in a Global Organization Network Trial[J]. Am Heart J, 2002, 143(2): 242-248.

[41] Cohen D. Concerns over data in key dabigatran trial[J]. BMJ, 2014, 349: g4747.

[42] Connolly S J, Ezekowitz M D, Yusuf S, et al. Dabigatran versus warfarin in patients with atrial fibrillation[J]. N Engl J Med, 2009, 361(12): 1139-1151.

[43] Granger C B, Vogel V, Cummings S R, et al. Do we need to adjudicate major clinical events?[J]. Clin Trials, 2008, 5(1): 56-60.

[44] Pogue J, Walter S D, Yusuf S. Evaluating the benefit of event adjudication of cardiovascular outcomes in large simple RCTs[J]. Clin Trials, 2009, 6(3): 239-251.

[45] Society for Clinical Data Management. eSource Implementation in Clinical Research: A Data Management Perspective. A White Paper[EB/OL]. [2015-01-16]. http://www.scdm.org/sitecore/content/be-bruga/scdm/Publications/white%20paper.aspx#sthash.SUHoIyYl.dpufhttp://www.scdm.org/sitecore/content/be-bruga/scdm/Publications/white%20paper.aspx

[46] Reboussin D, Espeland M A. The science of web-based clinical trial management[J]. Clin

Trials, 2005, 2(1): 1-2.

[47] Litchfield J, Freeman J, Schou H, et al. Is the future for clinical trials internet-based? A cluster randomized clinical trial[J]. Clin Trials, 2005, 2(1): 72-79.

[48] Winget M, Kincaid H, Lin P, et al. A web-based system for managing and co-ordinating multiple multisite studies[J]. Clin Trials, 2005, 2(1): 42-49.

[49] Schmidt J R, Vignati A J, Pogash R M, et al. Web-based distributed data management in the Childhood Asthma Research and Education (CARE) Network[J]. Clin Trials, 2005, 2(1): 50-60.

[50] Mitchell R, Shah M, Ahmad S, et al. A unified web-based query and notification system (QNS) for subject management, adverse events, regulatory, and IRB components of clinical trials[J]. Clin Trials, 2005, 2(1): 61-71.

[51] Richesson R L, Hammond W E, Nahm M, et al. Electronic health records based phenotyping in next-generation clinical trials: a perspective from the NIH Health Care Systems Collaboratory[J]. J Am Med Inform Assoc, 2013, 20(e2): e226-e231.

[52] Cutrona S L, Toh S, Iyer A, et al. Validation of acute myocardial infarction in the Food and Drug Administration's Mini-Sentinel program[J]. Pharmacoepidemiol Drug Saf, 2012, 22(1): 40-54.

[53] Eisenstein E L, Collins R, Cracknell B S, et al. Sensible approaches for reducing clinical trial costs[J]. Clin Trials, 2008, 5(1): 75-84.

[54] Eisenstein E L, Lemons II P W, Tardiff B E, et al. Reducing the costs of phase III cardiovascular clinical trials[J]. Am Heart J, 2005, 149(3): 482-488.

[55] Clinical Trials Transformation Initiative. Build Better, Faster Clinical Trials[EB/OL]. [2015-01-16]. https://www.ctti-clinicaltrials.org

[56] Guidance for Industry. Oversight of Clinical Investigations—A Risk-Based Approach to Monitoring[EB/OL]. [2015-01-16]. http://www.fda.gov/downloads/Drugs/.../Guidances/UCM269919. pdf

[57] Guidance for Clinical Investigators, Sponsors, and IRBs. Adverse Event Reporting to IRBs— Improving Human Subject Protection[EB/OL]. [2015-01-16]. http://www.fda.gov/downloads/RegulatoryInformation/Guidances/UCM126572.pdf

[58] Lachin J M. The role of measurement reliability in clinical trials[J]. Clin Trials, 2004, 1(6): 553-566.

[59] Alexander J H, Levy E, Lawrence J, et al. Documentation of study medication dispensing in a prospective large randomized clinical trial: experiences from the ARISTOTLE Trial[J]. Am Heart J, 2013, 166(3): 559-65.

[60] National Cancer Institute Clinical Trials Monitoring Branch[EB/OL]. [2015-01-16]. http://ctep.cancer.gov/branches/ctmb/clinicalTrials/monitoring_coop_ccop_ctsu.htm

[61] Weiss R B, Vogelzang N J, Peterson B A, et al. A successful system of scientific data audits for clinical trials[J]. JAMA, 1993, 270(4): 459-464.

[62] Soran A, Nesbitt L, Mamounas E P, et al. Centralized medical monitoring in phase III clinical trials: the National Surgical Adjuvant Breast and Bowel Project (NSABP) experience[J]. Clin Trials, 2006, 3(5): 478-485.

[63] Califf R M, Karnash S L, Woodlief L H. Developing systems for cost-effective auditing of

clinical trials[J]. Control Clin Trials, 1997, 18(6): 651-660.

[64] Reynolds S M. ORI findings of scientific misconduct in clinical trials and publicly funded research, 1992-2002[J]. Clin Trials, 2004, 1: 509-516.

[65] Department of Health and Human Services. Public Health Service policies on research misconduct[N]. Final rule. Federal Register, 2005, 70(94): 28370-28400.

[66] FDA Inspections Data Dashboard[EB/OL]. (2015-01-16) [2021-02-24]. http://govdashboard.fda.gov/public/dash boards?id¼143

翻译：秦琪，首都医科大学宣武医院
审校：陈凌霄，山东大学齐鲁医院

第十二章　危害的评价与报告

Thomas J. Moore

Senior scientist, Institute for Safe Medication Practices

比起评价干预措施的积极效应，评价干预措施的危害更加复杂。在研究方案中，我们通常会预先设定数量有限的有利结局指标，但是很少会提及数量较多的不良事件，在试验初期有些不良事件甚至还未被发现。这些问题都给数据分析带来了挑战。

大部分干预措施的效果都可以从三方面来进行评价。临床试验的主要目的是测定临床事件、症状、实验室指标或其他测量指标的发生率或发生率的变化。对于获益，预先设定了两个研究组间期望的比率差异，这构成了计算样本量的基础。因为很少预先设定不良事件，试验往往不能利用统计分析来记录或者驳回危害的证据。还有其他两个特别需要注意的问题，即临床事件的严重程度和复发频率或持续时间。就严重程度而言，临床事件既可简单也可复杂，症状有轻微、有严重，甚至有致命性的，但是几乎没有客观的指标来量化症状，多是基于受试者的感知来评价症状的严重程度。如在关节炎的临床试验中，疼痛量表通常用来观察临床疗效，但是也可以用来评价不良事件，并且既可偶尔使用，也能贯穿临床试验始终。由于研究方法的局限性，对危害的报告仅限于不良事件是否发生，很少有涉及严重程度和复发的报道。

对专业术语的混淆，是导致危害的评价和报告复杂化的常见原因。不良事件是指在药物或医学治疗过程中出现的任何不利事件，该事件不一定与药物或医学治疗相关[1]。试验组和对照组均可能出现不良事件，两组都需要对不良事件进行评价和报告。比较受试者中试验组和对照组不良事件的发生率是临床试验的目的之一。我们曾这样来描述不良反应——使用医疗产品过程中出现的有害的或非预期的事件，且与医疗产品至少有合理的因果关系[1]。在本文中，我们将使用这些对不良事件和不良反应的定义，这些定义不仅被应用于医学治疗，还被应用于其他干预措施。

"危害"是指所有不良反应的总和，常用来判定干预措施的利弊平衡。"风险"是指发生不良反应的可能性，"严重性"是衡量不良反应的标准，"严重"是对医疗结果的评估（见下文）。预期的不良事件或不良反应是基于先前知识对不良事件或不良反应的预测。意外不良事件或不良反应是出现先前研究中未确定其性质、严重程度或发生率的事件。

一、基本要点

为了对干预措施的危害进行有效地评价，我们需要认真仔细评估、分析和报告不良反应。

二、危害的评价

不良事件分为三类，分别是严重不良事件、一般不良事件和特殊关注的不良事件。美国食品药品监督管理局（FDA）这样来定义严重不良事件：①危及生命；②导致住院或长期住院；③造成不可逆的、永久性或重大残疾/丧失劳动能力；④先天性畸形/出生缺陷；⑤需要采取干预措施以阻止进一步的伤害；⑥有其他严重的医学后果[2]。而一般不良事件是指患者（受试者）的抱怨或临床医生观察到的不良事件。这些不良事件可能影响甚微、可能影响不大，也可能影响严重。特别关注的不良事件通常是指干预措施作用机制的研究（如免疫抑制）、动物研究、同类药物或干预措施的观察性研究。我们评价特殊关注的不良事件，往往需要进行前瞻性的定义、具体的调查和有计划的报告。另一个重要的领域就是评估药物相互作用的不良事件。

（一）优势

与其他类型的临床研究相比，随机对照试验中，危害的评价有四个明显的优势。第一，可以预先定义不良事件，从而可以进行正确的假设检验并且提高临床试验的可信度。事后观察危害也较为常见，但是往往很难从因果关系的角度加以解释，所以常引发争议。

第二，随机对照试验设立了合适及均衡的对照组，使得试验组和对照组的组间具有可比性。随机分组可确保试验组和对照组具有相似的特征，即使是那些在构思试验时还不为科学所知的特征。在特定的干预措施条件下，比较试验组和对照组的临床疗效，设计其他类型的研究存在一定的难度。在观察性研究中，存在临床原因使得部分人群接受特定的干预措施，无法保证试验组和对照组间的可比性。在观察性研究中，由于试验组和对照组的组成和特点是不同的，或者其组合方式的不一致性，观察到的组间差异可能是因干预措施导致的。统计分析可调整组间的微小差异，但永远无法调整对照组和试验组无法衡量的差异。

第三，随机对照试验中采用盲法，可减少危害数据的收集、评价和报告的潜在偏倚（见第七章）。

第四，对临床试验的受试者进行严密和系统的评估，包括体格检查，定期血液检查，每周或每月的临床随访以及生命体征、临床事件和伴随用药的详细评估。

（二）局限性

有关随机对照试验中危害的评价，同样也存在四个潜在的局限性。第一，受试者是在特定条件限制下自愿参与试验的，所以受试者是选定的非随机样本。临床试验中，定义选择性需要根据纳入和排除标准的范围和仅招募志愿者的效果来决定。一般来说，在具有同种疾病的情况下，临床试验的受试者要比非受试者更加健康，除此之外，某些特殊人群可能被排除在外，如怀孕或者哺乳期的女性患者。在相关监管机构批准之前进行的临床试验，往往会倾向设计成能证实干预措施有显著的临床疗效，因此，通常会剔除年龄大的、病情复杂的和/或正在服用会影响试验结果的其他药物的受试者。通常试验的申办方会排除出现不良事件风险较高的受试者，因为这样不仅可以减少不良事件的发生，还能够减少危害数据的记录。在预先批准的临床试验中，在出现不良反应风险较低的受试者中未观察到严重不良事件，并不能确保药物进入市场后不会出现不良事件。与之类似的是，我们需要依赖受试者自愿反馈的信息来确定不良事件，而非特定地向受试者索取信息（见下文）。早期的一项研究发现，大多数已获得FDA批准的药物，随着被应用于高风险患者及治疗时间的延长，上市后会出现严重的不良事件[3]。上市后才发现严重不良反应的药物有治疗骨关节炎的COX-2抑制剂[4-7]、治疗2型糖尿病的罗格列酮[8-10]和预防血栓栓塞事件的口服抗凝药物[11-13]。近20年，有关新的黑框警告和药品退市的报道增多，说明目前FDA记录真实和潜在不良事件的预先审批制度存在局限性[14]。

第二，临床试验利用统计分析发现危害（若存在）的能力有限。小样本量、短期的临床试验以及研究对象是低风险人群，均会降低发现不良事件的概率。制药企业通常会实施大量小型的短期临床试验，即使开展大型的临床试验通常也不会持续随访很久。在临床试验中，由于有限的统计能力，无法将其中的因果关系认定为罕见不良事件。如果真实的不良事件发生率是1/1 000，以95%的概率发现1个不良事件，则大约需要3 000例受试者参与，如果监测3个不良事件，则总共需要6 500例受试者[15]。当一种新药批准上市时，试验组和对照组通常有500~2 000例受试者接受新药的观察。更为常见的是，罕见不良反应的发现通常是通过个案报道、其他的观察性研究或经批准后向相关监管机构报告[16-17]。但是，临床试验可以通过观察一些实验室指标来发现不良反应的前兆，如谷丙转氨酶水平升高（急性肝衰竭）或心电图QT间隔延长（心源性猝死）等。Vandenbroucke和Psaty[18]认为"药物的有效性通常取决于随机对照试验的数据，而危害通常来源于随机对照试验和观察性试验共同发现的证据，但是通常是以观察性试验为主"。

第三，临床试验中无法发现延迟的严重不良反应。治疗非致命性疾病新药的最低监管标准为几百例受试者暴露1年或1年以上[19]。这显然不适用于慢性疾病或长期服用的药物，此外，对于可能致癌或对代谢有影响的药物，必须考虑到危害的滞后性。例如，致癌物致癌的时间通常长于大多数临床试验的试验周期。所以，我们认为对长期使用的药物危害性的评价应贯穿于上市后的整个时期[20]。

第四，研究者或申办方会忽略一些意料之外或者无法确定是否已经发生的不良反应。比如，如果在临床试验中没有进行心电图检查，研究者就无法发现潜在的致命性心律失常；由于糖化血红蛋白（HbA1c）的定期评估不是常规检查项目，研究者可能忽略糖尿病的患病风险；由于在反馈一般健康问题时，很少有受试者自愿提及性功能的问题或自杀的想法，研究者或申办方会忽略受试者的性功能障碍或自杀倾向的不良反应。所以需要特殊的研究方案来监测药物的停药症状以观察是否有停药反应和复发症状。由于研究方案严格的排除标准，我们可能会忽视药物的相互作用，且无法确定药物的不良事件是否与合并用药相关。除此之外，严格地分析这些数据也极具挑战性。

充分利用临床试验的优势来收集有关危害的数据，特别是在出现危害问题或危害信号时，可应用设计合理的观察性研究加以补充。建立这种长期安全登记表作为上市后监督的一个工具正变得越来越普遍[21]。

（三）临床试验中危害的识别

正如前文所说，发现罕见、迟发和意外不良事件，随机对照试验并不是最佳选择，经验表明，有关严重不良反应关键信息的来源往往是多渠道的。

早期的一项研究中，Venning观察临床试验在识别严重不良反应中的作用[16]，他研究了18种药物不良反应的识别和报告。在所研究的18种药物不良反应中，临床试验仅对18种不良反应中的3种不良反应的识别起到重要作用。另外在15项大型随机和观察性研究中比较各种干预措施的危害发现，非随机研究更有可能发现不良反应[22]。

　　然而，临床试验可能表明，值得对不良反应进一步研究。一项多重危险因素干预的临床试验表明[23]，高剂量的噻嗪类利尿剂可能会升高心脏猝死的发病率，Siscovick等[24]进行了一项基于人群的病例对照研究，发现与低剂量相比，高剂量的噻嗪类利尿剂与患者更高的心脏骤停率有关。

　　同类药物一般预计对主要临床结局产生相似的影响。但是，药物的不良反应可能会有所不同。西立伐他汀是一个典型的案例，它比其他类型的他汀类药物更容易引起横纹肌溶解[25]。长效制剂和吸收代谢不同的制剂可以选择不同剂量的给药方式，也会产生或多或少的不良反应。在没有合适比较的前提下，不能认为同类药物的不良反应是相同或者不同的。但是，如前文所述，随机对照试验除非样本量足够大且持续的时间足够长，否则可能不是检测这些差异的最佳方法。

　　基因组生物标志物在识别药物不良反应高风险人群方面发挥着越来越重要的作用。大量FDA批准的药品中，标签的不同部分中都有药物基因组学的信息[26]，因此，观察基因定义的亚组人群的不良反应，会有加黑框警告、禁忌证、警告、注意事项和药物的相互作用的相应标签。

三、临床试验中不良事件的分类

　　自20世纪90年代末以来，全世界临床试验和其他类型的临床研究中的药品不良事件都采用通用术语，即《国际医学用语词典》（*Medical Dictionary for Regulatory Activities*，*MedDRA*）进行分类和描述[27]。*MedDRA*由人用药品注册技术规范国际协调会（ICH）编写。ICH由制药企业创办，旨在协调全球监管机构之间的要求。

　　在临床试验中，*MedDRA*术语的结构和特点会影响不良事件的收集、编码、评价和报告。最重要的特征是*MedDRA*的金字塔式的层次结构，其底部是高度细化的术语，顶部是26个系统器官分类。结构见表12-1。

表12-1　术语体系

术语	缩写	术语的数目/个
系统器官分类	SOC	26
高级别组术语	HLGT	334
高级别术语	HLT	1 717
首选术语	PT	20 307
低级别术语	LLT	72 072

资料来源：*MedDRA* 16.1版本。

高度细化术语的数量非常大，他们是希望通过大量可能出现的短语，帮助*MedDRA*编码人员使用自动编码软件，通过*MedDRA*术语来叙述不良事件。这些术语归类为首选术语，其是研究报告中使用的最精细的术语。首选术语的一个重要特征是其不一定用来描述不良事件，首选术语可以是体征、症状、诊断、手术治疗、结局指标（例如死亡）或人物特征（例如同床共枕的夫妻、年龄较大的父母或代孕母亲），通常根据病历或者数据收集表中记录受试者的反馈的信息进行编码。

术语设计者试图通过使用跨类别的链接（多轴结构）和创建标准化*MedDRA*查询（standardized MedDRA queries，SMQs），从而克服层次结构的一些限制。例如，空气栓塞主要与血管疾病系统器官分类相关，其次与损伤和中毒相关。另一方面，SMQs也应用于独立于层次结构的特殊不良事件。16.1版本的*MedDRA*分为四个等级的层次结构，其中包括211个SMQs[28]。

*MedDRA*术语体系的优势包括以下两点：首先，其是全球公认的术语标准，并被翻译为多种语言，这有助于试验之间的比较；其次，作为一种详尽的术语，其提供了详细而准确的叙述编码，而不需要对每个病例都进行复杂的医学判断。分层结构和SMQs为识别不良事件提供了可选择的工具。

尽管*MedDRA*术语能够通过叙述编码对不良事件进行简单而精确的叙述，但是这样详细的术语不一定都用于描述不良事件。如果分析大约20 000个首选术语，常会出现分析的结果太过详细，以至于每个不良事件的受试者数量太少，而无法进行有意义的评价的情况。有关大量的抑郁症同义词详见框12-1。由于SMQs在设计、特异性、敏感性等方面的差异很大，这就需要对每种情况进行具体的评估。术语通过设计而不断被修订，SMQs每年更新2次，这会导致重复先前研究结果和临床研究之间的比较变得复杂，甚至可能需要特殊的程序来更新正在进行的超过6个月的临床试验。受试者可能会在两次临床随访中，被以不同的方式表达相同的不适症状。在这种情况下就会出现，同样的不良事件可能会以不同的编码被记录2次，所以通过随访追踪特定的不良事件非常困难。

基于*MedDRA*术语的数据监测已成为一项挑战，由于术语过度细化，相应术语的不良事件数量很少，因此阐述起来比较困难，汇总更多同类型的详细术语需要判断，这样才能具有临床意义。

美国国家癌症研究所（NCI）的常见不良反应评价标准（Common Terminology Criteria for Adverse Events，CTCAE）[29]是另一个先进的不良事件报告系统，其将每种不良事件的严重程度从轻到重分为5个等级，并且免费提供。

框12-1 临床试验中*MedDRA*描述抑郁症的首选术语

焦虑性抑郁症

兴趣缺失

儿童抑郁症

兴趣减少

情绪低落

抑郁

术后抑郁

抑郁症自杀

抑郁症状

情绪障碍

犯罪感

绝望情绪

感到没有价值

重度抑郁

更年期抑郁

孤僻

消极观念

脑卒中后抑郁

发作后抑郁

产后抑郁

精神运动性抑制

哭泣

资料来源：*MedDRA* 16.1版本。

四、不良事件的确定

　　不良事件的确定问题通常在于是该通过查看已有的标准确定，还是该通过受试者的反馈确定。诱导性不良事件的优点是以标准的方式来获取预选症状，因此，在试验之内和试验之间都可以用同样的方式来确定同一系列的不良事件，且确保每个试验都给出"是"或"否"的答案会更好。当然，自主反馈性问题，如"自上次就诊以来，您是否有任何的健康问题"可能会令研究者关注到容易忽略的、更严重的临床问题，发现真正意料之外的不良事件。

已经研究了诱导性和自主反馈不良事件之间的差异。在阿司匹林治疗心肌梗死的研究中[30]，研究人员首先询问有关不良事件的一般性问题，随后询问了具体反馈的相关问题，表12-2列出了三种不良事件。有两点需要注意。首先，对于任何不良事件，在阿司匹林组和安慰剂组中，主动询问的不良事件均多于受试者自主反馈的不良事件。其次，无论采用哪种方法，总是能发现阿司匹林和安慰剂的差异。因此，在这种情况下，研究人员可以采用两种方法来发现不良事件，自主反馈的不良事件数量较少，但是更严重，从而降低了比较的统计能力。

自主反馈不良事件也可能大大低估了某些类型的不良反应，特别是精神类症状。例如，当使用ASEX量表调查时，发现有46.5%的人报告了性功能障碍，而在氟西汀的临床试验中只有1%~2%的受试者主动反馈了性功能障碍的相关信息[31]。自主反馈不良事件也可能低估了在不相关的治疗中出现的新发糖尿病，以及在医学上没有表现出现来的影响，如跌倒、愤怒或震颤之类的不良反应。

（一）预先分析的不良事件

在研究方案中预先分析不良事件和分析有益的研究结果是类似的，这使研究人员能够以一致的方式来记录问题。此外，这使得研究者能对试验进行更准确的评估，并能将其与其他类似的干预措施进行比较。

表12-2　阿司匹林治疗心肌梗死的研究中，不同研究组不良事件的受试者百分比（自主反馈和询问）

组别	呕血/%	柏油样便/%	血便/%
自主反馈			
阿司匹林	0.27	1.34[a]	1.29[b]
安慰剂	0.09	0.67	0.45
询问			
阿司匹林	0.62	2.81[a]	4.86[a]
安慰剂	0.27	1.74	2.99

[a]阿司匹林–安慰剂差异>2 S.E.。

[b]阿司匹林–安慰剂差异>3 S.E.。

阿司匹林组（合计）：n=2 267。

安慰剂组（合计）：n=2 257。

　　由于不良事件通常被视为是第二或第三反应变量，因此研究人员通常不对其进行系统性和前瞻性评估，而且也不会像主要结局指标和次要结局指标那样引起相应的重视。除非研究人员将不良事件作为主要的日常研究，否则不良事件往往不会在研究方案中出现。为研究药物制定的研究者手册是一份有用的资料，急性心肌梗死的诊断可能基于非标准化的病历记录，抑郁症的诊断可能取决于患者的严重程度和持续时间都不典型的症状报告，而不是由精神科医生仔细评估或对其进行标准的抑郁问卷调查。因此，除非公认的临床情况，研究方案中很少包括不良事件的书面定义。多中心的临床试验让预先定义不良事件变得更加困难，在这些情况下，不良事件仅仅是每位研究者各自提出本研究的不良事件，因此，研究的内部一致性可能和研究间的一致性一样差。

　　但是，鉴于可能发生的不良事件数量较多，预先定义这些不良事件是不可行的，并且许多不良事件的定义也不尽人意。有些不良事件未被事先列出，从而无法被事先定义，这些不良事件只是受试者自主反馈的信息。虽然预先定义不良事件比较困难，但如果不良事件与个别的体征、实验室结果相关，或者与一系列的体征、症状和实验室结果相关，这些不良事件就应该被明确定义，因为这些不良事件不仅与干预措施相关而且还是重要的临床事件，即特殊关注的不良事件。受试者自主反馈的不良事件是非常重要的，但是很难预先定义受试者自主反馈的不良事件，可能包括恶心、疲劳或头痛等。任何症状严重程度的变化也应该是定义不良事件的一部分，任何临床试验相关出版物均应阐明确定不良事件的方法。

（二）不良事件的特征

　　记录不良事件存在最简单方法是采用"是/否"的问答方式，如果不良事件是严重的临床事件，比如脑卒中、住院或是重要实验室结果异常等，那么"是/否"的问答方式就足够了。但是在描述症状的严重程度、持续时间和复发频率等其他重要信息方面，这种方式显然是不全面的。

　　主观症状的严重程度通常分为轻度、中度或重度，但是，这种分级方式与临床的相关性尚不清楚。因为受试者对相同症状的感知和报告的阈值存在不同，并且研究者记录报告症状的评级也会有所不同。解决这一难题需要分别记录两种受试者的人数：一种是由于不良事件而停用研究药物的受试者；另外一种受试者是虽然报告了不良事件，但是仍然根据研究方案接受治疗，只不过是服用研究药物的剂量有所减少。这种严重程度的分类具有临床意义，而且被普遍接受。无论受试者是因为不良事件暂时退出临床试验，还是暂时减少使用研究药物的剂量，对这两种受试者进行分类是有困难的。

受试者中出现的特定不良事件的持续时间或频率，可被认为是不良反应严重程度的一个衡量标准。例如，持续数周而不是偶尔发作的恶心是一个更大的安全隐患。研究者应事先计划好如何评估不良反应的严重程度并在记录中呈现。

（三）随访时间

试验的持续时间对不良事件的评价有着重大的影响，时间越长，发现不良事件的概率就越大，尤其是发生概率低的不良事件，这样可以更好地评估不良事件的发生率。但同时，试验组受试者的抱怨也会增多，虽然大多数受试者反映的是一般不良事件，诸如头痛或疲劳等，但是这些不良事件在对照组同样会发生，因此，如果一项临床试验持续了数年，仅根据发生不良事件的受试者数量来分析不良事件是不太可信的，除非控制了不良事件的严重程度和复发率。例如，在长周期的临床试验中，发病率可以按年计算。

随访时间非常重要，因为服药时间长短很关键，有些药物需要等到服用一定时间后才会出现不良反应。普鲁卡因胺引起狼疮样综合征便是一个典型案例[32]，如果治疗的时间足够长，则有很多受试者会出现狼疮样综合征，但是如果只是治疗几周，则受试者很少会出现这种不良反应。其他类型的随访模式也很重要，因为许多不良反应会出现在治疗开始后不久。在这种情况下，在最初治疗后的几个小时或几天内，仔细观察受试者是必要的，并且确实需要谨慎观察。如果短时间内未出现任何不良反应，则可以推测受试者随后出现这些不良反应的风险较低。

在DCCT试验中[33]，严格控制血糖的试验组在试验早期发现受试者眼睛中有絮状渗出液，随着试验的进行，常规控制血糖组受试者的视网膜病变进展超过了严格控制血糖的试验组，并且研究者在胰岛素依赖型糖尿病患者中发现，严格控制血糖可减少此类视网膜并发症。所以，仅关注这些短期的不良反应可能会导致临床试验的提前终止，幸运的是DCCT继续进行，并报告了有利的长期利弊平衡。

图12-1显示在阿司匹林治疗心肌梗死的临床研究中，随着时间的推移首次出现溃疡症状和胃痛症状的情况[30]。如图所示，随着试验时间的延长，阿司匹林组和安慰剂组受试者的溃疡症状均有所增加，并在第36个月达到高峰。相比之下，阿司匹林组早期胃痛症状明显，随后症状缓解，而安慰剂组有着持续、轻微的胃痛症状。如果研究人员比较两项阿司匹林研究的不良反应，一项研究持续数周，另一项研究持续数月，结果将会有所不同。更为复杂的是，如果研究持续较长的时间，阿司匹林的研究数据会随阿司匹林剂量和伴随疗法的改变而改变。

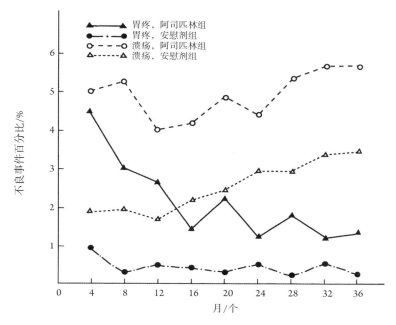

图12-1　阿司匹林治疗心肌梗死研究中，受试者发生不良事件的百分比

临床试验中，干预措施可能会引起受试者持续的不适感，其持续性可能是一个重要的特征。但是，除非不适感严重到导致试验终止，否则受试者最终会停止抱怨。研究人员应对此种情况保持高度警惕，否则持续时间较长的临床试验在最终评估时，会因出现不适症状的受试者数量偏低而产生误导。

五、不良事件的分析

临床试验结果中不良事件的分析取决于分析的预期用途。一方面，有关危害信息分析的格式和内容，药品监管机构会提供详细的规范性说明；另一方面，同行评审期刊通常会在结果部分提供一个表格和一两个段落来说明不良事件（尽管电子出版物可以留出更多的空间）。不良事件的分析还取决于受试者的具体情况以及干预措施的情况。健康人群和在治疗的心力衰竭住院患者，对二者进行预防性收集、分析和报告不良反应的方式会有很大不同。尽管如此，许多试验提供了重要的机会，让研究者可以在临床研究之外评估干预措施的潜在危害，即使结果是以附录或者以在线补充的方式呈现，也可以通过彻底的分析服务于公共卫生系统。

本节将回顾4种基本分析类型：不良事件的标准报告、不良事件预先分析、不良事件的事后分析以及不良事件的Meta分析，其中，事后分析包括其他探索性分析和Meta分析。

（一）不良事件的标准报告

危害性评价最基本的形式是对所有受试者都进行全面的说明，即使是那些未完成临床试验的受试者。总脱落率是衡量药物或其他干预措施耐受性的有用指标，可以在许多干预措施中进行比较。脱落率报告通常至少分为3种类别：由于出现不良事件而脱落、因疗效不佳而脱落及由于管理原因而脱落。将不良事件的报告分为这3种情况可能看起来更主观。疗效不佳会导致脱落率增加，因为症状性不良事件会使受试者认为继续进行临床研究不会有什么益处。撤回知情同意书或者其他行政方面的变更可能会掩盖药物或者试验实施过程的问题。报告不良事件时应该列出所有类别的总脱落率，如果脱落率具有随时间变化的特征（例如因短期、早发不良事件而脱落），对这种脱落率进行分析，可以为管理治疗或者药物剂量的选择提供帮助。

另外一种标准性分析不良事件，是基于*MedDRA*首选术语构成的不良事件报告表，表中对照组和试验组分别列出，便于进行组间比较。为了使列表的长度易于管理，研究人员会对不良事件设置相应的界值，即出现不良事件总数超过1%、5%或10%的界值是不同的。但是这种标准报告的主要缺点是排除了不太常见的不良事件，而这些不良事件可能是更严重的。所以，统计分析时可能会呈现出具有统计学意义的结果，但是需谨慎解释。通常，较长的表格是使用*MedDRA*系统器官分类制成的，但是这些标准的表格无法区分不良事件的严重程度和发作频率，比如头痛、恶心或头晕等常见症状。

标准的安全性分析还可能包括死亡、严重不良事件、具有临床意义的实验室指标异常以及生命体征的变化。

（二）不良事件的预先分析

可以从确定性、分类、尤其是统计能力的角度来定义和分析可能出现的不良事件，这些不良事件可以从干预措施已知的作用机制、既往的研究或者受试者的具体情况来推测分析，但很少有具体的研究这样做。研究人员需要前瞻性地考虑，并且需分析三类情况下Ⅰ类错误或Ⅱ类错误出现的可能性。

当不良事件特别重要或者很难定义时，同行评审是经常使用的方法。同行评审通常由专家小组进行评估，他们对评审的临床研究的情况并不知情，根据已有的研究方案进行评估。虽然我们认为评审结果会增加研究结果的可信度和客观性，但也可能因丢弃信息不完整的案例，进一步降低有限的统计能力。尽管对不合理的同行评审有明确的规定和限制，但是也可能会被滥用，以限制不良事件的数量。另外，如果对评审专家未完全设盲，可能会产生偏倚。在RE-LY试验中，评审专家在被设盲的情况下审查了已报告的结果文件[11]。随后，FDA仔细研究了这些文件，发现有17%的病例中有试验组分配的信息[34]，通过考虑可能存在但被排除的病例，FDA认为可以提高评审结果的可信度。

（三）不良事件的事后分析

所有对不良事件的事后分析都可能受到质疑，因为这些不良事件提前未被明确定义，所以可能会产生偏倚，偏倚也可是由于确定和分类问题产生。这些担心是必要的，但须考虑两个因素。首先，对预定设定事件的分析本身可能会存在偏差，即使是事后分析也会提供进一步的见解。其次，优秀的临床研究是比较昂贵的且执行起来困难，除非涉及新的科学问题，此类的临床研究很少被重复，因此，事后分析可能会产生重要的信息和线索，而这些信息和线索无法通过其他方式获得。

简单的事后分析解决了基于*MedDRA*术语分类不良事件的局限性，描述不良事件的首选术语大约有20 000个，这些首选术语会非常精确地描述不良事件，但是准确性有所不足。例如，在首选术语中，有关抑郁症的描述可以被编码为22个不同的术语（框12–1）。胃肠道的耐受性问题可分为恶心、呕吐、消化不良和各种类型的腹痛。不良事件可以在*MedDRA*层次结构中三个关键级别（首选术语、高级术语和高级别组术语）中查询，也可以通过创建其他类型或标准化的*MedDRA*查询。我们可以通过检查不良反应的发生时间、持续时间或严重程度，来进一步加深对不良事件的了解。虽然事后分析对药物和医疗干预措施的危害提供了有价值的见解，但是有关不良事件的分析、事后分析须与预先分析明确分开。

在设盲的临床试验中，数据挖掘统计技术可为临床研究人员提供更多的机会，从而发现容易被忽略的有关危害的信息。这些技术最初用于自主反馈的不良事件报告分析，但也可应用于单个临床数据和汇总数据的信号监测。由于受试者众多、重复的随访、多重结果测量、联合用药以及对潜在疾病严重程度的测量会使累计的数据过于庞大，而无法有效利用前瞻性数据分析计划。但是，数据分析的结果应被视为一种假设，在充分评估后需要进一步的调查研究。这些信息可为现有的数据进行额外事后分析提供有用的基础，并且也为以后的临床试验提供预先特定的分析。数据挖掘结果还起到承上启下的作用，用来解释预先分析中的特定结果。发现错误概率的统计分析工具[35]可以帮助识别较大的自主报告数据库之间的关联，其他分析可能旨在探索各研究之间尚不清楚的关联。

（四）不良事件的Meta分析

当个别试验无法得出结论时，Meta分析或系统评价可以作为合并多项研究的方法，可以进行危害数据的评价（见第十八章）。

制药企业向相关监管机构提交新药申请时，也需要提交其完成Meta分析或相关的合并分析。关于治疗危害的Meta分析目前主要在医学期刊上发表。Singh等发表了3篇Meta分析，表明服用罗格列酮和吡格列酮会使2型糖尿病患者心力衰竭和骨折（女性）的风险增加一倍[36-37]，且与吡格列酮相比，罗格列酮会增加心脏病发作的风险[38]，但是在相关监管部门批准这些药物上市时，均未发现这些不良反应。Singh等认为，诸多的临床试验数据显示，在罗非昔布被撤出美国市场前几年，该药会增加心血管相关的不良事件，他们建议进行累积的Meta分析，以探讨合并的不良事件数据是否显示出以及何时显示出增加的危害[39]。

我们需要注意的是，有关危害的Meta分析也是有很多局限性的，在已发表的研究中，不良事件的数据通常是有限的，而且很少有研究会说明不良事件如何被确定。有些结果不好的临床试验可能永远不会被报告或发表，这会导致发表偏倚，并且会低估不良反应的真实发生率。经验表明，对大量小型的临床试验进行Meta分析得出的结论，在后来的大型临床试验中并不总能得到证实。

尽管是前瞻性设计的临床试验，当研究人员已知相关的临床试验和每项试验中不良事件的数量，对其进行危害数据的Meta分析时，在事后数据分析中有争议的安全性问题容易出现偏倚。纳入排除标准的细微差异，都可能会对计算相对风险产生较大的影响，但是在已发表的结果中表现得并不明显。

当研究人员对许多临床试验进行Meta分析时，发现没有使用其他方法报告不良事件，就会出现一个严重的问题，即只要不能证明原假设（没有观察到差异）是错误的，就认为原假设是安全的。在这种情况下，需要额外的证据来排除简单的Ⅱ类统计错误，此类错误在该研究中存在但是无法被检测到。有阳性药物对照的临床试验中，此类问题需要相对严格的统计分析标准，从而证明药物是非劣效的，但是药物不良事件的Meta分析中没有这样的标准。最后，当危害报告的程度很小时（例如相对风险<2），考虑到这些缺陷，研究结果需要谨慎解释。

六、危害的报告

从大量数据中挑选与危害有关且合适的数据，这项工作是非常困难的，并且也会因临床研究的类型和持续时间而变化。

判定危害的一般方法包括：

（1）受试者放弃研究用药或停止使用相应的仪器设备；

（2）受试者需要减少研究药物剂量或降低干预措施的强度；

（3）受试者出现典型、严重或易复发的症状；

（4）实验室结果的异常，包括X射线和成像；

（5）出现临床并发症；

（6）长期的临床研究中，可能与干预措施相关的原因导致受试者住院；

（7）上述任何一项的组合或变化。

受试者在临床试验期间出现的不良事件，可以根据上述内容来进行报告。报告同一受试者发生这些不良事件的频率，需要更多详细的数据，并且在表格中占用更多的位置（同样，电子出版物可能会留出更多的位置）。另一种方法是选择一个不良事件的频率阈值，并且假设在阈值范围内的不良事件的复发没那么重要。举例来说，调查10例具有恶心症状受试者的发作频率，每周发作频率至少2次的有3例，每周发作1次但低于2次的有3例，每周发作不到1次的有4例。若采用已有的标准来报告不良事件，结果会呈现出恶心症状每周至少发作1次的只有6例。

我们可以使用严重性指数来评价不良事件，可以认为，与减少研究药物剂量相比，因服用研究药物出现不良事件的受试者情况更严重，与单纯抱怨不良反应的受试者相比，要求减少药物剂量的受试者不良反应更严重，虽然单纯抱怨的受试者仍维持当前的药物剂量。表12-3显示了阿司匹林治疗心肌梗死的研究数据[30]，如表中所示，对出现吐血、柏油样便和便血症状的受试者，分组列出单纯抱怨的受试者和因不良事件而降低研究药物剂量的受试者所占的比例。正如预期的那样，单纯抱怨的受试者比减少研究药物剂量的受试者要多出很多倍。因此，我们可以看出大多数单纯的抱怨只是针对相对较小或短暂出现的问题。

表12-3 分组列出阿司匹林治疗心肌梗死研究中降低研究药物剂量和抱怨不良反应受试者的百分比/%

不良反应	阿司匹林组（n=2 267）	安慰剂组（n=2 257）
呕血		
剂量降低	0.00	0.00
抱怨	0.27	0.09
柏油样便		
剂量降低	0.09	0.04
抱怨	1.34	0.67
血便		
剂量降低	0.22	0.04
抱怨	1.29	0.45

如上所述，报告不良事件严重程度的另外一种方法是建立不良事件等级程度，例如永久停用研究药物比永远降低研究药物的剂量更严重，永久降低研究药物的剂量比曾经减少研究药物的剂量更严重，曾经减少研究药物的剂量比曾经抱怨不良反应更加严重，但是，很少有临床研究报告提供有关严重程度的数据资料。

七、不良事件的科学期刊出版

发表的临床试验报告通常会强调有利的结局指标，人们通常会不完全报告新的干预措施造成的不利影响，这种不一致性破坏了对利弊平衡的评估。对1997年和1998年发表的随机对照试验审查发现，有关危害的报告差异很大，并且总体上也不充分[40]。涉及7个治疗领域的192篇随机对照试验文章，关于不良反应的报告，只有39%的文章合格。2001年的CONSORT包括22项条目，研究人员在报告中应逐条说明这些问题，但是，其中只有一项条目与不良事件相关，即试验报告都应说明"试验组中所有的不良事件或不良反应"[41]。

在2004年的CONSORT中新增了10项与危害报告相关的建议条目和相关的解释说明[42]（表12-4）。由于安全是一个令人放心的术语，作者鼓励研究人员在报告中使用"危害"而不是"安全"。在2004年CONSORT发出后的两年，危害数据报告的影响微不足道。Pitrou等[43]分析了2006年在6种普通医学期刊上发表的133份随机对照试验报告，11%没有报告不良事件，18%没有按治疗组提供数值数据，32%仅限于报告最常见的不良事件，27%未说明不良事件的严重程度，几乎有一半研究未报告因不良事件而退出研究的受试者比例。

Ioannidis[44]对不良事件报告的不足提出了6种解释：①研究设计时忽略了不良事件或对不良事件的认识不足；②在试验期间忽略了对不良事件的收集；③缺乏对不良事件的报告；④不良事件的报告受到限制；⑤曲解了不良事件的报告；⑥有关危害的证据被压制。2010年CONSORT中也有相同的介绍[45]。

这显然是报告试验结果时处理不当，研究者应该更加重视临床试验中重要危害数据的报告。另外有关危害数据的报告，如果不在文章的结果中提及，也可列入附录，或者如果可能的话也可以在单独的文章中进行报道。

八、不良事件的监管

本书的第二十二章将会详细讨论临床试验中危害和效能报告有关的法规问题（监管问题），安全性评估指南可在美国卫生与公共服务部发布的文件中找到[46-51]。

上市前危害的评价是为了在监管部门批准上市前发现不良反应。由于多种原因，该评价系统是不完善的，很少有早期研究会特定设计关于危害的假设。罕见严重的或特殊关注的不良事件很少且常常监测不到。此外，多种不良事件的评价会出现多重性分析问题，这样会适当提高显著性水平。并且，上市前的临床试验更侧重于出现不良事件的低风险受试者，排除高龄、合并其他疾病及有合并用药的受试者，这些都可降低统计能力。

世界上主要的药品监管机构都要求临床试验快速报告不良事件，适用于严重、意外和药物中毒有关的不良事件。如前文所述，严重不良事件包括导致死亡或危及生命、导致住院或长期住院、导致不可逆、永久性或重大残疾/丧失劳动能力、先天性畸形/出生缺陷、需要采取干预措施以阻止进一步的伤害及导致其他严重医学后果的临床事件。出乎意料的是，研究者手册或产品标签中未列出有关不良事件严重程度的影响。FDA注册的临床试验出现意外事件，试验申报人须在知情后15个工作日内以书面形式上报，如果出现意外死亡或危及生命的不良事件，须在知情后7日内上报。没有规定网站设置报告这些不良事件的截止日期，试验申报人通常会制定自己的截止日期。

为了处理有限的危害数据，监管部门需要特别关注数据中的不利趋势。监管术语安全性信号[49]即"除了关注临床试验中预期出现的不良事件，也需要关注其他不良事件"。当出现这些信号时，我们需要进一步调查以明确这些是由于药物引起的还是偶然出现的。其作为批准上市的一部分，试验申报人需要在药物获批后进行Ⅳ期临床试验。

各地伦理审查委员会关于不良事件的报告规则各不相同，许多要求研究人员报告所有符合监管机构标准的不良事件。根据不良事件的情况，伦理审查委员有以下几种处理方式，即不做任何处理、要求修改知情同意书和研究方案、暂停或终止临床试验。但是，很少有合格的、有专业知识或基础设施的委员会处理来自多中心甚至是当地临床试验的严重不良事件报告。当临床试验是多中心的情况下，委员会不同的规则和措施会使审查更加复杂，但是当委员会同意基于研究范围内的监管数据进行安全性审查时，可以减少审查的复杂性。

九、关于评价和报告危害的建议

临床试验中，确定、分析和报告危害都需要做出大量的改进。第一点，设计与临床应用匹配更好的样本量、患者群体和试验时间，尤其是需要长期治疗的试验。

第二点，为了使危害的评价更符合标准，在临床试验批准前，研究者应根据已知或可能出现的不良事件进行预试验，从而分析和收集与不良事件相关的数据资料。研究者应向受试者主动询问来收集不良事件的数据资料，而不是依靠受试者自主反馈。询问受试者自上次就诊以后是否出现一般的不适症状可能会低估不良事件的真实发生率，尤其是那些敏感的不良事件。当有新的受试者或者新的适应证用来平衡利弊时，收集已知的不良事件数据资料也很重要。如果研究者认为受试者群体容易发生不良事件或不良反应，则应在研究方案中预先进行亚组分析，如前所述，基于遗传变异的亚组分析已非常充分。

第三点，将危害的评价局限于不良事件发生频率是一种粗略的方法。如上所述，还可以从其他方面进行评价，如不良事件的严重程度、发病时间和持续时间。如果忽略这些因素，一次轻微的不良反应和导致试验停止严重、持续的不良事件被认为同等重要。至少，在发表的报告中，关于因不良事件而退出研究的受试者和因不良事件减少研究药物的剂量但仍按研究方案继续治疗的受试者，研究人员都应做出评价和报告。

第四点，研究小组应充分披露所有严重的不良事件，我们没有理由忽视、限制或压制这些不良事件，尤其是性质非常严重的不良事件。即使是不显著的失衡也很重要，在揭示不良事件时，必须考虑到所有的受试者。

第五点，我们认同 CONSORT 中有关随机对照试验危害报告的10项建议（表12-4），在主要的临床试验出版物中，应对所有重要的不良反应进行充分的解释说明。

表12-4　随机对照试验中有关危害报告的推荐建议[42]

推荐	描述
1	如果研究收集了有关危害和获益的数据，那么标题或摘要应该陈述
2	如果试验涉及危害和获益，那么在引言中应该陈述
3	列出不良事件并对每个不良事件进行定义（相关时，注意分级、预期反应与非预期反应、标准化和验证定义的参考以及对新定义的描述）
4	明确如何收集与危害相关的信息（包括数据收集方式、时间、归因方法、确定强度、与危害相关的监测和停止规则，如果适当的话）
5	描述呈现和分析危害信息的计划（包括编码、处理反复出现的反应、说明时间问题、处理连续测量和任何统计分析）
6	描述每一组受试者因伤害而退出治疗的情况以及所分配治疗的经验
7	提供危害分析的分母
8	呈现每个不良事件的绝对风险（指定类型、等级和每个手臂的严重程度），并呈现反复发作反应的适当指标，连续变量和规模变量，只要适当
9	描述对危害的任何亚组分析和探索性分析
10	提供一个利弊平衡的讨论，强调研究的局限性、概括性和其他来源的危害信息

第六点，关于收集和分析不良事件，我们支持多个临床试验中心的研究人员进行合作，学术界非常支持这种类型的数据共享[52-58]。其中制造业[59-61]、研究资助者[62]、主要机构[63]和医学期刊[64]也支持此类的数据共享。2015年美国医学研究所建议已完成的临床试验进行负责任的数据共享，主要是试验出版物中的数据资料和提交给监管机构审查的完整性研究报告采用的数据资料[65]，在第二十章中会对该报告进行详细描述。

第七点，除非随机对照试验中有明确的记录，我们对被质疑是否存在不良反应的研究者同情有限。其他类型的研究，如系统分析的病例报告以及使用登记注册表对识别严重的不良反应至关重要，关于这些问题的细节不在本书的讨论范围之内。既往较大的观察性研究已成功使用过[22]，对于临床试验中不是很严重的药物不良反应，自主报告仍是识别新发严重药物不良反应的关键和主要来源。2009年FDA对所有新的黑框警告研究分析，发现76%的药品标签来源于自主报告[17]。FDA随后发表的一篇文章证实，一半以上安全相关药品的标签变更来源于自主报告[66]。因此，这些数据之间可以建立关联，但是需要其他类型的研究来确定不良反应的发生率。

参考文献

[1] International Conference on Harmonisation of Technical Requirements for Registration of Pharmaceuticals for Human Use. Clinical Safety Data Management: Definition and Standards for Expedited Reporting E2A[R]. October, 27, 1994.

[2] United States Code.Code of Federal Regulations 21 CFR 314.80(a) Postmarketing reporting of adverse drug experiences[A]. Definitions.

[3] US General Accounting Office. FDA Drug Review: Postapproval Risks, 1976-1985[R]. Washington, DC: US General Accounting Office, 1990. GAO/PEMD-90-15.

[4] Bombardier C, Laine L, Reicin A, et al. Comparison of upper gastrointestinal toxicity of rofecoxib and naproxen in patients with rheumatoid arthritis[J]. N Engl J Med, 2000, 343(21): 1520-1528.

[5] Bresalier R S, Sandler R S, Quan H, et al. Adenomatous Polyp Prevention on Vioxx (APPROVe) Trial Investigators. Cardiovascular events associated with rofecoxib in a colorectal adenoma chemoprevention trial[J]. N Engl J Med, 2005, 352(11): 1092-1102.

[6] Solomon S D, McMurray J J V, Pfeffer M A, et al. Cardiovascular risk associated with celecoxib in a clinical trial for colorectal adenoma prevention[J]. N Engl J Med, 2005, 352(11): 1071-1080.

[7] Psaty B M, Furberg C D. COX-2 inhibitors–Lessons in drug safety[J]. N Engl J Med, 2005, 352(11): 1133-1135.

[8] Nissen S E, Wolski K. Effect of rosiglitazone on the risk of myocardial infarction and death from cardiovascular causes[J]. N Engl J Med, 2007, 356(24): 2457-2471.

[9] Food and Drug Administration. FDA briefing document: advisory committee meeting for

NDA 21071 Avandia (rosiglitazone maleate) tablet[EB/OL]. [2010-07-13]. http://www.fda.gov/downloads/AdvisoryCommittees/CommitteesMeetingMaterials/Drugs/Endocrinologic andMetEndocrinologicandMetabolicDr/UCM218493.pdf.

[10] Nissen S E. Rosiglitazone: a case of regulatory hubris[J]. BMJ, 2013, 347: f7428.

[11] Connolly S J, Ezekowitz M D, Yusuf S, et al. Dabigatran versus warfarin in patients with atrial fibrillation[J]. N Engl J Med, 2009, 361(12): 1139-1151.

[12] Moore T J, Cohen M R, Furberg C D. Quarterwatch 2012 Quarter 2[R/OL]. http://www.ismp.org/quarterwatch/pdfs/2012Q2.pdf

[13] Eikelboom J W, Connolly S J, Brueckmann M, et al. Dabigatran versus warfarin in patients with mechanical heart valves[J]. N Engl J Med, 2013, 369(13): 1206-1214.

[14] Frank C, Himmelstein D U, Woolhandler S, et al. Era of faster FDA drug approval has also been increased black-box warnings and market withdrawal[J]. Health Affair, 2014, 33(8): 1453-1459.

[15] Furberg B D, Furberg C D. Evaluating Clinical Research. All that Glitters is Not Gold (2nd edition)[M]. New York: Springer, 2007: 17-18.

[16] Venning G R. Identification of adverse reactions to new drugs. II: How were 18 important adverse reactions discovered and with what delays?[J]. Br Med J, 1983, 286(6361): 289-292.

[17] Moore T J, Singh S, Furberg C D. The FDA and new safety warnings[J]. Arch Intern Med, 2012, 172(1): 78-80.

[18] Vandenbroucke J P, Psaty B P. Benefits and risks of drug treatments. How to combine the best evidence on benefits with the best data about adverse effects[J]. JAMA, 2008, 300(20): 2417-2419.

[19] Guideline for Industry: The extent of population exposure to assess clinical safety for drugs intended for long-term treatment of non-life-threatening conditions[R]. Geneva: International Conference on Harmonization, March, 1995.

[20] Committee on the Assessment of the US Drug Safety System. Baciu A, Stratton K, Burke S P (eds.). The Future of Drug Safety: Promoting and Protecting the Health of the Public[M]. Washington, DC: The National Academies Press, 2006.

[21] Furberg C D, Levin A A, Gross P A, et al. The FDA and drug safety: A proposal for sweeping changes[J]. Arch Intern Med, 2006, 166(18): 1938-1942.

[22] Papanikolaou P N, Christidi G D, Ioannidis J P A. Comparison of evidence on harms of medical interventions in randomized and nonrandomized studies[J]. CMAJ, 2006, 174(5): 635-641.

[23] Multiple Risk Factor Intervention Trial Research Group. Baseline rest electrocardiographic abnormalities, antihypertensive treatment, and mortality in the Multiple Risk Factor Intervention Trial[J]. Am J Cardiol, 1985, 55(1): 1-15.

[24] Siscovick D S, Raghunathan T E, Psaty B M, et al. Diuretic therapy for hypertension and the risk of primary cardiac arrest[J]. N Engl J Med, 1994, 330(26): 1852-1857.

[25] Psaty B M, Furberg C D, Ray W A, et al. Potential for conflict of interest in the evaluation of suspected adverse drug reactions: use of cerivastatin and risk of rhabdomyolysis[J]. JAMA, 2004, 292(21): 2622-2631.

[26] Food and Drug Administration. Table of Pharmacogenomic Biomarkers in Drug Labeling

[EB/OL]. [2021-08-20]. https://www.fda.gov/drugs/science-and-research-drugs/table-pharmacogenomic-biomarkers-drug-labeling.

[27] Maintenance and Support Services Organization(MSSO). Introductory Guide MedDRA Version 16.1[EB/OL]. [2013]. https://www.meddra.org/how-to-use/support-documentation/english

[28] Maintenance and Support Services Organization(MSSO). Introductory Guide for Standardised MedDRA Queries (SMQs) Version 16.1[EB/OL]. [2013]. https://www.meddra.org/how-to-use/support-documentation/english

[29] Cancer Therapy Evaluation Program. NCI Guidelines for Investigators[EB/OL]. http://ctep.cancer.gov.

[30] Aspirin Myocardial Infarction Study Research Group. A randomized, controlled trial of aspirin in persons recovered from myocardial infarction[J]. JAMA, 1980, 243(7): 661-669.

[31] Lee K, Lee Y, Nam J, et al. Antidepressant-induced sexual dysfunction among newer antidepressants in a naturalistic setting[J]. Psychiatry Investig, 2010, 7(1): 55-59.

[32] Dalle Vedove C, Simon J C, Girolomoni G. Drug-induced lupus erythematosus with emphasis on skin manifestations and the role of anti-TNFα agents[J]. J Dtsch Dermatol Ges, 2012, 10(12): 889-897.

[33] The Diabetes Control and Complications Trial Research Group, et al. The effect of intensive treatment of diabetes on the development and progression of long-term complications in insulin-dependent diabetes mellitus[J]. N Engl J Med, 1993, 329(14): 977-986.

[34] Beasley N, Thompson, A. Clinical Review of NDA 022-512 Dabigatran (Pradaxa)[R]. (2010-08-24)[2010-10-17]. Silver Spring: Food and Drug Administration, 2010: 42.

[35] Ahmed I, Dalmasso C, Haramburu F, et al. False discovery rate estimation for frequentist pharmacovigilance signal detection methods[J]. Biometrics, 2010, 66(1): 301-309.

[36] Singh S, Loke Y K, Furberg C. Thiazolidinediones and heart failure: A teleo-analysis[J]. Diabetes Care, 2007, 30(8): 2148-2153.

[37] Loke Y K, Singh S, Furberg C D. Long-term use of thiazolidinediones and fractures in type 2 diabetes: a systematic review and meta-analysis[J]. CMAJ, 2009, 180(1): 32-29

[38] Singh S, Loke Y K, Furberg C D. Long-term risk of cardiovascular events with rosiglitazone[J]. JAMA, 2007, 298: 1189-1195.

[39] Ross J S, Madigan D, Hill K P, et al. Pooled analysis of rofecoxib placebo-controlled clinical trial data. Lessons for postmarket pharmaceutical safety surveillance[J]. Arch Intern Med, 2009, 169(21): 1976-1985.

[40] Ioannidis J P A, Lau J. Completeness of safety reporting in randomized trials: an evaluation of 7 medical areas[J]. JAMA, 2001, 285(4): 437-443.

[41] Moher D, Schulz K F, Altman D G. The CONSORT statement: revised recommendations for improving the quality of reports of parallel-group randomised trials[J]. Lancet, 2001, 357(9263): 1191-1194.

[42] Ioannidis J P A, Evans S J, Gøtzsche P C, et al. Better reporting of harms in randomized trials: an extension of the CONSORT statement[J]. Ann Intern Med, 2004, 141(10): 781-788.

[43] Pitrou I, Boutron I, Ahmad N, et al. Reporting of safety results in published reports of randomized controlled trials[J]. Arch Intern Med, 2009, 169(19): 1756-1761.

[44] Ioannidis J P A. Adverse events in randomized trials. Neglected, restricted, distorted, and

silenced[J]. Arch Intern Med, 2009, 169(19): 1737-1739.

[45] Schulz K F, Altman D G, Moher D, et al. CONSORT 2010 statement: updated guidelines for reporting parallel group randomised trials[J]. BMJ, 2010, 340: c332.

[46] Department of Health and Human Services. Food and Drug Administration: International Conference on Harmonisation; Guideline on clinical safety data management: Definitions and standards for expedited reporting, Notice[R]. Federal Register 60, 1995: 11284-11287.

[47] Department of Health and Human Services.Food and Drug Administration. International Conference on Harmonisation; Draft guidance on E2D postapproval safety data management: Definitions and standards for expedited reporting, Notice[R]. Federal Register 68 , 2003: 53983-53984.

[48] Health and Human Services. Food and Drug Administration. Guidance for Industry. Premarketing risk assessment[EB/OL]. [2005-03]. http://www.fda.gov/downloads/ RegulatoryInformation/Guidances/ucm126958.pdf.

[49] Health and Human Services. Food and Drug Administration. Guidance for Industry. Good pharmacovigilance practices and pharmacoepidemiologic assessment[EB/OL]. [2005-03]. http://www.fda.gov/downloads/RegulatoryInformation/Guidances/UCM126834.pdf.

[50] Health and Human Services. Food and Drug Administration. Reviewer Guidance. Conducting a clinical safety review of a new product application and preparing a report on the review[EB/OL]. [2005-03]. http://www.fda.gov/downloads/Drugs/GuidanceComplian ceRegulatoryInformation/Guidances/UCM072974.pdf.

[51] European Medicines Agency. ICH Topic E 2 A: Clinical Safety Data Management: Definitions and Standards for Expedited Reporting[R]. London: European Medicines Agency, 1995.

[52] Gøtzsche P C. Why we need easy access to all data from all clinical trials and how to accomplish it[J]. Trials, 2011, 12: 249.

[53] Boulton G, Rawlins M, Vallance P, et al. Science as a public enterprise: the case for open data[J]. Lancet, 2011, 377(9778): 1633-1635.

[54] Loder E. Sharing data from clinical trials. Where we are and what lies ahead[J]. BMJ, 2013, 347: f4794.

[55] Mello M M, Francer J K, Wilenzick M, et al. Preparing for responsible sharing of clinical trial data[J]. N Engl J Med, 2013, 369(17): 1651-1658.

[56] Zarin D A. Participant-level data and the new frontier in trial transparency[J]. N Engl J Med, 2013, 369(5): 468-469.

[57] Eichler H-G, Pe'tavy F, Pignatti F, et al. Access to patient-level data—a boon to drug developers[J]. N Engl J Med, 2013, 369(17): 1577-1579.

[58] Krumholz H M, Peterson E D. Open access to clinical trials data[J]. JAMA, 2014, 312(10): 1002-1003.

[59] Wellcome Trust. Sharing research data to improve public health: full joint statement by funders of health research[EB/OL]. 2011. http://www.wellcome.ac.uk/About-us/Policy/ Spotlightissues/Datasharing/Public-health-and-epidemiology/WTDV030690.htm.

[60] PhRMA (Pharmaceutical Research and Manufacturers of America) and EFPIA (European Federation of Pharmaceutical Industries and Associations). Principles for responsible clinical trial data sharing: Our commitment to patients and researchers[EB/OL]. 2013. http://phrma.

org/sites/default/files/pdf/PhRMAPrinciplesForResponsibleClinicalTrialDataSharing.pdf.

[61] Nisen P, Rockhold F. Access to patient-level data from GlaxoSmithKline clinical trials[J]. N Engl J Med, 2013, 369(5): 475-478.

[62] National Institutes of Health. Final NIH statement on sharing research data[EB/OL]. 2003. http://grants.nih.gov/grants/policy/data_sharing.

[63] International Organization for Migration. Sharing clinical research data: Workshop summary[R]. Washington, DC: The National Academies Press, 2013.

[64] Godlee, F, Groves T. The new BMJ policy on sharing data from drug and device trials[J]. BMJ, 2012, 345: 1-3.

[65] Institute of Medicine Committee on Strategies for Responsible Sharing of Clinical Trial Data. Sharing clinical trial data: maximizing benefits, minimizing risk[R]. Washington, DC: The National Academies Press, 2015.

[66] Lester J, Neyarapally G A, Lipowski E, et al. Evaluation of FDA safety-related drug label changes in 2010[J]. Pharmacoepidemiol Drug Saf, 2013, 22(3): 302-305.

翻译：马秋晓，中国中医科学院望京医院
审校：邓艳红，中山大学附属第六医院

第十三章　健康相关生活质量评估

Michelle J. Naughton, Sally A. Shumaker

¹The Ohio State University, Columbus, OH; ²Wake Forest School of Medicine, Winston-Salem, NC

随机临床试验旨在确定干预措施的潜在益处和危害。现有的医学干预旨在改善症状。因此，缓解症状是临床试验的主要目的。干预措施的不良反应主要体现在症状方面（见第十二章）。症状学上的多数变化具有主观性，是由受试者根据其身体各方面机能所做出的特殊形式的报告。传统意义上，健康相关的生活质量（health-related quality of life，HRQL）这一术语囊括了症状学上的变化[1-4]。

最近，一种新的术语将个人观点和个人经验相结合，叫做"患者报告结局"[5-7]。美国食品药品监督管理局（FDA）定义该术语为"任何直接来自患者的关于患者健康状况的报告，且该报告不包含由临床医生或其他任何人对患者反应的解读"[8]。

本章将探讨HRQL的传统结局，包括各种指标、指标的应用、方法论问题、设计问题及工具的选择等。

一、基本要点

评估干预措施对受试者日常机能和HRQL的影响是许多临床试验的重要环节，特别是那些涉及针对慢性疾病一、二级预防的干预措施的临床试验。

二、HRQL指标的类型

（一）主要指标

生活质量的含义因研究范围不同具有很大差异。在某些情况下，其可能包括就业状况、收入、住房、有形资产、环境、工作条件或公共服务的可用性等。从医学或健康角度反映出的生活质量的各种指数具有很大差异，这些指数不仅涵盖那些可能受到条件或疾病影响的方面，还包括可能受到医疗或其他类型干预措施影响的方面。因此，HRQL通常是指从健康或医学角度衡量一个人的生活质量。

一般来说，HRQL指标是多维度的，以反映人们生活的不同部分。尽管仍存在一些差异，但人们已经普遍就HRQL评估[9]中所必需的主要维度达成一致。这些维度包括身体机能、社会机能、心理机能、受试者对生活质量的总体评估以及对其健康状况的感知。

身体机能是指个人在日常生活中的活动能力，活动通常分为初级活动和高级活动。初级活动指基本的生活自理能力，如洗澡和穿衣；高级活动指的是更高层次的日常活动，如做饭和做家务。

社会机能被定义为一个人与家人、朋友和社区互动的能力。衡量社会机能的标准可能包括个人参与家庭、朋友和社区之间的活动的相关情况，及其社交网络中的人数。社会机能的一个关键方面是个人承担理想的社会角色和社会义务的能力。如果人们能够承担对于他们来说重要的角色功能，例如照顾子女或孙辈，与朋友一起参加社会活动，那么疾病或干预措施对他们的日常生活可能会产生较少的负面影响。相反，对于任何降低个人参与社会活动能力的事情，即使可能改善临床状况，也可能降低个人社会机能的总体感。

心理机能是指个体幸福感。常见于评估一种疾病或干预措施的负面影响，如焦虑、抑郁、内疚和忧虑的水平。然而，个体的积极情绪状态也不容忽视。干预措施可能会改善一个人的情感机能，因此对于活力、希望和复原力等方面的评估也十分重要。

总体生活质量代表一个人对其整体幸福感和生活质量的感知。例如，可能要求受试者就他们在一个确定的时间段内（例如上个月）的总体生活质量以0~10进行打分：0分代表最差生活质量，10分代表最佳生活质量。

人们对健康状况的感知需要与实际健康状况区分开来。患病的个体和认为自己患病的个体在经过一段时间的调整后，可能会重新设定自己的期望值并适应当前的生活状况，从而产生一种积极的幸福感。相反，健康状况良好的人可能对自己的生活状况不满意，认为自己的整体生活质量很糟糕。受试者可能会被要求就他们在过去一个月的整体健康状况、与同龄人相比的健康状况或者与自己一年前相比的健康状况作出评价。有趣的是，感知健康评级与发病率和死亡率风险的增加有着密切且相互独立的联系[10-12]，这表明健康感知可能是预测健康结局和HRQL的重要因素，而与临床健康状况无关。

试验中评估的HRQL维度应与研究目的相匹配。有些试验需要评估多个维度，而另一些试验可能只需评估一个或两个维度即可。例如，在检查激素治疗对绝经前后症状的短期影响方面，受试者（45岁上下至50岁出头的女性）的总体身体机能不太可能会受到影响。在试验中增加HRQL的这个维度可能只会增加受试者的负担。对于研究人员来说，明确指出试验中使用的HRQL维度，并提供纳入（或排除）这一维度的依据十分重要，例如，删除可能使研究中的治疗"看起来很糟糕"的相关维度。

（二）附加指标

睡眠障碍与抑郁、焦虑以及精力和活力下降有关。评估睡眠习惯的工具可以检查睡眠模式（例如夜间入睡的能力、夜间醒来的次数、早晨醒来太早或难以醒来、某晚睡眠的小时数）等因素以及睡眠的恢复。

神经心理功能是指一个人的认知能力，如记忆力、执行能力、空间能力和精神运动能力。这一维度通常广泛用于健康状况或方案评估，如脑卒中、心脏手术、化疗或多种药物对认知功能的影响，以及与老年人相关的研究。

性功能指标包括一个人从事或参与性活动的能力、参与性活动的类型、发生性活动的频率以及对自己的性功能或活动水平的满意度。这些评估在研究可能影响性功能的疾病、病史或治疗方法（例如抗高血压治疗、前列腺癌手术或脑卒中后遗症）时尤为重要。

工作相关影响包括个人参与的有偿和无偿活动。这方面的指标可涵盖有薪就业（例如返回工作的时间、每周工作的小时）、家务、志愿者活动或社区活动。此外，在就业人员中，关于无工作能力或完全重返就业以及健康保险和人寿保险问题的评估越来越多。

虽然上述症状是临床研究中较常评估的症状，但对于其他症状的评估也十分重要。同样，与特定临床试验相关的具体症状将取决于所调查的干预措施、所研究的疾病或病情、试验目的以及研究人群[13]。

三、HRQL指标的应用

对许多受试者来说，在评估具体干预措施的疗效时，主要有两条评价标准：预期寿命的改变、生活质量的改变。HRQL指标提供了一种方法，用于评估干预效果以及未经治疗的疾病/健康状况的影响，二者对于受试者和研究者来说都具有十分重要的意义。在医疗保健系统以慢性病为主的国家中，干预措施主要旨在缓解症状、维持或改善身体机能。医疗保健和处方药费用的增长使得对竞争性治疗进行全面评估必不可少，以保证人们最佳的健康质量和生活质量。因此，确定患者的生活是如何受到疾病及其干预措施的影响，以及这种影响是否比未经治疗的隐疾所造成的影响更轻微或更严重十分重要。

266

关于评估HRQL和临床试验受试者的症状的研究有很多。Sugarbaker等[14]对26例软组织肉瘤患者进行了一项经典的临床试验，比较了两种治疗方法对身体机能和症状的影响。患者被随机分配接受截肢加化疗和接受保肢手术加放、化疗两组。在所有治疗完成且受试者的身体状况稳定后，完成HRQL、经济影响、活动性、疼痛、性关系和治疗创伤等方面的评估。与预期相反，接受截肢加化疗的受试者比接受保肢手术加放疗和化疗的受试者活动能力和性功能表现更为出色。基于这项研究的结果，保肢手术、放疗和物理治疗得以改进，以改善患者的护理和机能。

首先在观察性研究中发现的临床试验的一个例子WHI的激素治疗试验，该研究对临床护理产生了广泛影响。20世纪80年代至90年代初，通过观察性研究和病例对照研究，结果表明使用雌激素可以降低绝经后妇女心血管疾病的发生率。WHI激素试验于1993年启动[15]，以确定这一观察结果在一项大型随机对照试验中的可复制性。在基线状态下，年龄在50~79岁的绝经后女性被随机分为两组，一组使用结合雌激素（conjugated equine estrogen，CEE）+醋酸甲羟孕酮（medroxyprogesterone acetate，MPA）与使用安慰剂的未接受子宫切除手术的女性进行对比，另外一组仅使用CEE与使用安慰剂的已接受子宫切除手术的女性进行对比。该项试验的预计平均持续时间为8.5年。试验开始后，每年对受试者的健康相关的生活质量进行评估。2002年，测试使用CEE+MPA的试验组提前终止试验，因为与安慰剂组相比，使用CEE+MPA试验组女性的心血管疾病和乳腺癌发病率更高[16]。一年半后，由于随机分配到激素治疗组的女性产生不良反应，导致试验中单独使用CEE的对照组也被叫停[17]。这两项试验的结果对绝经后妇女的护理产生了重大影响，并在初级保健医生、心脏病专家和妇科医生中引发了对于WHI激素试验结果有效性的争论[18]。有人认为，尽管没有证据显示CEE疗法会对心血管疾病起到保护作用，但是仍有女性表示在接受CEE治疗时，会呈现更好的HRQL。然而，源自WHI试验的生活质量研究结果与该论点背道而驰[19]。经过一年的追踪研究，随机分配到CEE+MPA和安慰剂对照组的女性，就睡眠障碍、生理功能和身体疼痛的方面而言，其积极配合治疗仅在统计学上有显著的帮助，而在临床方面的意义微乎其微。而在研究进行到第三年时，该项治疗对于HRQL没有任何显著帮助。基线患有中重度血管舒缩症状的50~54岁女性，积极配合治疗有助于改善血管舒缩症状和睡眠质量，但对其他生活质量的提升没有帮助。在WHI试验中，已接受子宫切除的女性仅使用CEE的试验组也出现类似的结果。在试验开始1年后和3年后，CEE对HRQL均无明显的临床意义[20]。因此，CEE疗法对绝经后妇女的潜在负面影响大于其对生活质量的任何正面影响。

最近的试验将是否提高HRQL作为主要和次要结果。Richardson等[21]进行了一项随机试验，该试验对患有抑郁症的青年采取干预护理和常规护理，并对二者进行对比评估。在两个不同的场合，使用PHQ问卷[22]对年龄在13~17岁之间的有抑郁倾向的青年进行筛查，筛选符合严重抑郁标准的青年作为试验对象。对随机分配到干预组的青年进行问诊，随后由具有硕士学位的临床医生进行定期随访。对照组受试者收到他们的筛查结果后，根据医疗保健计划，转诊到精神卫生服务机构进行治疗。主要结果为通过CDRS-R量表[23]来评估的抑郁症状从基线状态起12个月的变化。次要结果包括CIS评分[24]的变化、抑郁反应（量表中评分下降超过50%）和PHQ-9评分<5（表明抑郁有所缓解）。结果表明，干预组青年量表评分下降明显大于常规照护组。两组的哥伦比亚损伤评分均有下降，且组内无显著差异。然而，与对照组相比，接受干预治疗的青年的抑郁症状得到了缓解。结果表明，心理健康治疗可以纳入初级保健服务。

通过CLASS试验检测原发性静脉曲张治疗对HRQL的影响[25]。这是一项包含798例受试者的、由英国11家血管外科中心共同参与的多中心研究。受试者被随机分配至采用消融疗法、外科疗法和泡沫硬化疗法的三组。为得出主要结论，研究人员使用针对特定疾病的阿伯丁曲张静脉问卷[26]、通用的SF-36量表[27]和EQ-5D量表[28]。并发症发生率和临床成功率为次要结果。分别对基线状态、6周和6个月的结果进行评估。评估结果表明，尽管观察到接受泡沫硬化疗法组的相关特定疾病的生活质量评分稍差，但三组的HRQL结果相似。所有治疗的临床成功率相似，但激光治疗组的并发症发生率较低，泡沫硬化组在隐静脉主干的消融成功率低于手术组。因此，所有这些例子都表明HRQL可以作为主要结果和次要结果，并且可以对临床护理实践和治疗的选择产生实质性影响。

四、方法论问题

设计用于评估HRQL的随机临床试验的原理和实施与其他研究结果相同。纳入原因必须附上科学文献加以说明，所选择的HRQL指标应匹配特定的具有良好心理测量特性的目标。如果HRQL指标是次要结果，那么是否具有足够的研究能力来检测这些结果的变化也十分重要。双盲设计最大程度降低了偏倚风险。

确保数据收集具有最高质量的基本原则（见第十一章）也适用于HRQL的评估。这些方法必须具有可行性并可以限制数据丢失。应对所有试验的研究人员和工作人员进行培训，并对数据收集程序和研究指标（包括HRQL评估）进行预测试。配备持续的监视系统可在发现错误和其他问题时立即予以纠正。

五、设计问题

在临床试验中采用HRQL指标时，必须考虑几个问题[3-4]，包括研究人群的特征，干预类型、评估频率以及方案注意事项等。

（一）研究人群

要明确关键人口统计数据，这些数据能影响HRQL指标和管理模式的选择。在选择人口统计指标之前，应仔细考虑其教育水平、性别、年龄范围、文化水平、语言和文化多样性，并评估其身体机能的限制。老年人可能比中年人有更多的视力问题或听力问题，因此有必要对自行管理或访调员管理的问卷进行调整。不同种族的群体还需要采取已在几种不同文化和语言中得到验证的指标[29]。儿童通常要有专门针对其年龄段的工具，有父母对孩子的症状以及身体和心理健康状况的认知评估。

制订方案和数据收集程序时，还必须考虑受试者在基线时的健康状况，包括疾病的严重程度，受试者的疾病或健康状况对日常生活的影响，症状轻重或症状为急性或慢性。相比那些患有慢性疾病的人，身体健康或患有轻微疾病的人参与试验的可能性更高。这些考虑因素可能会增加受试者（和工作人员）完成研究要求和数据收集的工作量或为处于疾病急性期受试者带来负担。儿童和/或无法自己完成HRQL评估的受试者可能需要通过家庭代理人、研究者或工作人员评估来收集相关数据。

此外，了解基础疾病如何发展并影响对照组受试者的HRQL很重要，因为这是为了了解研究干预措施对干预组的影响。这项工作的关键在于要选择敏感度高的HRQL维度和量度，以检测干预组和对照组受试者的变化。须对两组受试者使用同样的工具进行评估，以确保评估的公正性和可对比性。

（二）干预类型

与HRQL评估相关的3个主要干预因素：干预的正、反两方面影响，影响的时程以及干预与现有药物和健康状况之间的协同作用。了解干预措施如何从正、反两个方面影响个人生活的各个方面，这一点十分重要。受试者可能会因干预而受到哪些影响？例如，某些口服避孕药在预防怀孕方面可能非常有效，但同时会产生周期性症状，如腹胀和乳房胀痛，严重时还会出现血凝块。饮食干预旨在增加水果和蔬菜的摄入量和降低饮食中的饱和脂肪，但也可能引起轻度胃肠反应。这类反应可能会随着时间逐渐消失。因此，干预措施的时效性对如何选择指标和对研究受试者使用HRQL指标的时间都非常重要。此外，要在随机分组前了解受试者可能使用过的药物，以及这些药物如何与试验干预（药理或行为干预）相互作用，进而影响到HRQL的维度。

HRQL评估的频率将取决于所研究疾病的性质（急性或慢性），干预措施的预期效果以及试验的具体目的。理想情况下，基线状态下的评估应在随机分组和开始干预之前完成。应该及时进行随访评估，以明确干预或病情本身导致的预期功能变化。在一项将新型痤疮皮肤血清与不含安慰剂的无油洗剂用于治疗青少年严重痤疮的试验中，仅在基线状态1周后和3周后评估皮肤发红、敏感和痤疮减少可能不足以准确地评估、对比干预措施与安慰剂二者的疗效。因为，即使采用已知的有效治疗方法，对于严重痤疮而言，可能需要超过3周时间才能有明显的皮肤改善。如果改为在基线状态和8周内每隔2周完成一次HRQL评估，则所评估治疗效果（或无效果）会更加精确。因此，HRQL评估的时机将影响对干预结果（或后果）的解读。

（三）评估频率（急性与慢性）

通常来说，急性病的治疗包含以下4种方法：快速缓解而不出现症状复发，经过一段时间的缓解（或者复发），病情迅速好转，急性病转为慢性病或造成死亡[30]。当病情迅速好转时，HRQL评估可能会着重于病情症状对受试者日常生活的相对影响。如果有复发的风险，则需要更长的随访时间，因为疾病复发可能会对受试者的总体机能和健康产生很大影响。如果急性病转为慢性病，则评估期间和持续期间以及在制定治疗决策期间，如何平衡受试者的机能等问题将让评估变得复杂。当干预措施对于受试者机能有轻微影响或没有负面影响时，最好根据干预措施对生命安全、疾病严重性或患病风险变化的影响进行评估。在这种情况下，HRQL评估的重要性将降低。但是，当疾病或病情影响到功能性能力时，应评估干预措施对受试者的机能和健康水平的影响。同样，在这些情况下，所使用的HRQL工具的类型和评估的时间将取决于病情性质，干预措施以及对受试者影响的预期进程。

（四）方案注意事项

在考虑了研究人群，所研究疾病的性质和拟议干预措施的特征之后，制定HRQL收集程序时还需要考虑与方案相关的其他因素。诸如拟议干预措施的场所（例如诊所、医院、社区场所、家庭或学校）以及干预措施是否由受过培训的人员使用计算机或其他方法实施等因素都将影响数据的收集。此外，招募到的参与该试验的受试者数量，随访评估点的数量以及整个试验的持续时间（例如8周或4年）将对研究设计产生影响。定期到诊所就诊的受试者完成评估更为方便。电话，邮件或计算机的其他数据收集方式都各有所长。通过与受试者通电话的方式评估症状或HRQL指标的方法的时间成本较高，但相比先发邮件给受试者，再通过邮件和电话进行二次跟踪随访，电话沟通的方式可能会减少人员成本、相关费用和数据的丢失。访调人员管理调查问卷的模式通常可以提供更完整的数据，并具有分析和分类功能。但是，某些受试者可能不愿公开讨论某些议题（例如抑郁、性行为），而他们更愿意接受自行管理的调查工具。对于功能性文盲比例较高的人群，可能需要访调人员亲自管理，这种模式也许也是获取文化多样性人群信息的最佳途径。然而，访调人员对于管理工具的使用有很多不当之处，需要对访调人员进行密集培训、认证和重复培训，尤其是在可能持续很长时间的多中心临床试验中。这些工具可能比自我管理工具更为昂贵，因此，在试验的规划阶段必须认真权衡。

在线确认方式的可行性和流行程度越来越高。但是，对于那些无法立即访问在线资源的人来说，这可能不是最佳选择。用于对症状进行跟踪的手持设备和平板电脑的使用越来越广泛，但是需要时间来培训员工和受试者使用它们。此外，若试验受试者数量庞大，则使用这些设备的成本会过于高昂。例如，如果每6个月（而不是每周）对受试者进行评估，则使用邮寄或在线确认等方法的成本可能更低。所有数据收集方法均各有利弊，设计最佳方法以在保证经济可行性的基础上完成对HRQL的评估。此外，还需要考虑尽可能减轻受试者和工作人员的工作量，并将数据丢失率降至最低。数据收集选项的评估工作要与方案制定过程并行，而不是事后才做考虑。如果HRQL评估是次要结果，那么数据收集的程序要满足主要目标的数据收集需求，但仍应像收集主要结果数据一样严格和有计划地执行。

（五）修正和调整因素

HRQL指标可能会受到修正和调整因素的影响。修正因素是指可以修改干预措施对结果影响的变量，主要包括情境因素、人际因素和个人内部因素[31]。情境因素包括研究环境或受试者的居住环境等变量（例如城市与农村、单室住宅与多室住宅、临床干预与家庭干预），经济结构（例如国家健康保险）和社会文化差异（例如习俗、社会规范）。人际因素包括各种变量，如个人可获得的社会支持、紧张情绪、经济压力，以及所发生的重大生活事件（如丧亲和失业）。内部因素与个人有关，如应对技能、个性特征或健康状况。中介因素是由研究干预措施引起的对受试者幸福感的改变、改善或损害。这些是HRQL试验或症状结果试验中最常评估的变化。例如，在一项研究芳香化酶抑制剂在预防乳腺癌治愈者癌症复发方面的有效性试验中，尽管研究药物能够有效改善总体无癌生存期，但是由于这些药物可能引起中度至重度关节和肌肉疼痛，进而可能导致患者HRQL和治疗依从性的降低。

另外，在HRQL评估中，尤其是在持续时间相对较长的试验中，必须考虑疾病或病症的自然发展（即病症是改善还是恶化）。为了更好地选择和衡量相关的HRQL变量，研究人员应考虑干预措施或健康状况将对受试者的幸福感产生什么影响，以及可能对这些关系起调节作用的所有因素。考虑这些因素将有助于对于研究结果的解读，并有利于研究者更全面地解释某项干预措施的结果。

六、HRQL工具的选择

所有HRQL结果必须以受试者为中心，并且所使用的工具必须匹配每个特定临床试验的特定目标。例如，在一项研究术后肿胀对患者运动和社交活动影响的研究中，不仅需要确定肿胀是否发生、发生部位，还需要确定肿胀在多大程度上影响人的运动和社交活动的能力。例如，仅仅诊断肿胀的发生和频率并不能回答关于肿胀对日常生活产生影响的问题。

最近得出的几项结论确定了HRQL和其他患者报告的结局的最低质量标准[32-33]。这些属性包括：①情境模型；②建立可靠性；③确定有效期；④对临床状态变化和/或由于一项干预而产生的反应；⑤分数的可解释性；⑥文化和语言转换或适应；⑦设定的可行性；⑧受试者和工作人员/研究者的工作量。本章内容不涵盖对于制定HRQL指标的技术和实践回顾。相关内容可以参考有关工具的扩展和用于心理测量时的注意事项[3-4,34]。

（一）指标的类型

HRQL度量可以分为通用型（旨在评估广泛人群的工具），针对特定疾病（例如充血性心力衰竭，癌症）或针对特定症状（例如疼痛，焦虑）[13]。在这些度量类别中，包含单个或多个问卷调查项目。单一的问卷项目要求受试者在0到10的范围内对他们当前症状的严重程度进行评分。这种问卷的优势在于能限定受试者工作量，并且通常大多数受试者可以完成问卷，并能够理解相关内容。多调查表项目优势在于能够提供更多信息，其内容有效性和可靠性更高（通过减少评估误差）。但是，多问卷调查方法可能会增加受试者和工作人员的工作量，并可能增加研究成本。

一些更常用的通用HRQL工具包括SF-36量表[27]、EQ-5D量表[28]、鹿特丹症状清单[35]和记忆症状评估量表[36]。美国国立卫生研究院主办的患者报告结局评估信息系统也为HRQL和症状的评估指标提供了优质资源[37]，以及为满足特定研究者和研究需求提供可订制指标的选择。一般儿科指标测量工具包括PedsQL量表[38]、KIDSSCREEN量表[39]和PROMIS量表[37]。经常使用的针对特定病情的工具包括FACT量表[40]和EORTC QLQ量表[41]，这两种都是用于评估癌症个体的HRQL多维指标。其他针对特定病情的工具包括CES-D量表[42]、POMS量表[43]和PHQ问卷[22]，这些工具都用于对心理压力和幸福感的评估。此外还包括Barthel指数，该指数用于衡量身体的机能和独立性[44]。相关文献[45-46]以及部分网站[47]对HRQL指标进行了全面综述。

在HRQL的一种特定维度内，例如身体机能，人们可以评估一个人能够执行特定任务的能力及其对执行结果的满意度，执行任务对其的重要性或执行任务的频率。因此，根据临床试验的具体研究问题的差异，临床试验中所评估的HRQL维度或症状会有所不同。在选择合适的HRQL工具时，应考虑疾病病情或症状的具体情况。

一些专业协会提倡使用某些评估工具或评估特定症状组，以便使用相同的评估方法[48]对不同试验的研究结果进行比较。建议咨询与某些病症或疾病有关的专业协会。例如，美国临床肿瘤学会[49]就癌症患者的焦虑和抑郁症状的筛查、评估和护理制定了指导方针，并推荐了几种筛查工具，以期在癌症领域能够建立更为统一的方法对这些症状进行追踪。

（二）HRQL指标评分

有多种工具可用于评估特定维度或症状的变化，描述特定时间的干预组和对照组的状态，并检查HRQL指标与临床或生理指标之间的对应关系。数据分析计划是针对临床试验的特定目标和研究问题量身定制的。大多数成熟的评估工具都有标准的评分算法。为了准确地解读分数并将试验结果与其他研究结果进行比较，遵循这些评分方法进行评估至关重要。在许多临床试验中，会同时采用几种测量方法，从而计算出几种不同的分数（例如抑郁或疼痛）。除了针对每个HRQL维度进行单独评分之外，某些HRQL工具还可能生成总体HRQL评分[40]。

（三）确定HRQL指标的重要性

评估HRQL指标的一个重要问题是确定如何解读给定量表上的得分变化。例如，对于一个分值变化来说，增加或减少多少分才能被认为具有临床意义？分数的变化是否反映出受试者健康状况的改善或恶化程度？近年来，关于HRQL的临床意义和症状评分问题的研究有所增加。临床意义的证实对于通过监管机构监管获得成功的产品认证也十分重要[50]。

关于如何解释HRQL中指标变化的方法是基于最小重要差异。当分数的变化与临床指标有关时，有时将这种差异称为最小临床重要差异[51-52]。这种差异被定义为受试者认为的可以改善或降低其HRQL指标的最小分数或分数变化，而这种差异会导致临床医生考虑更改治疗或随访方案[52-53]。HRQL工具的响应性（即该工具测量变化的能力）和最小重要差异可能因人口特征和环境特征的变化而变化。因此，在所有用途和人群中HRQL工具不会只得出单一的值，而是在不同患者群以及观察和临床试验应用中会得出不同的估计范围[51]。研究人员已经使用多种方法来确定最小重要差异。然而，目前对于哪种方法是最佳方法还没有达成共识，为此人们尝试了多种方法[51,53-54]。关于对最小重要差异、HRQL和其他专业指标的更深入的探讨可以在[51]其他地方找到。

七、效用分析/偏好尺度及有效性比较研究

本章所讨论的HRQL工具的类型仅限于使用心理测量方法得出的指标。这些方法检验了工具的信度、效度和响应性。然而，文章同时还使用了其他测量生活质量和健康状态的方法，包括效用指标和偏好尺度[55-56]。效用指标源自经济和决策理论，并结合了个人对特定干预措施和健康结果的偏好。效用分数反映了一个人对特定健康状态的偏好和价值认定，并允许发病率和死亡率的变化合并到一个单一的加权度量，称为质量调整生命年（quality-adjusted life year，QALY）。这些指标汇总成一个总分，代表生活质量的净变化（从干预中获得的收益减去不利影响及负担）。效能分数最常被用于结合生活质量和寿命长度的成本-效益分析[57-59]。每个QALY的成本比率可以用来决定竞争性的干预措施。

在效用方法中，使用一种或多种尺度方法以0~1之间的数值表明个人的生活质量：0表示死亡，1表示完全健康。使用多属性量表、视觉模拟量表、时间权衡法（一个人愿意放弃多少个月或多少年来换取更好的生活）或其他量表方法从一般人群、临床医生或患者中总结出测量健康状态的选项[55,60]。效能指标可用于有关竞争性治疗的决策或用于分配有限的资源，还可以用于预测未来健康情况。例如，Clarke等[61]研究了EQ-5D的指数得分（这是一种5项通用健康状况指标）作为2型糖尿病患者血管事件及其他主要并发症和死亡率的独立预测指标使用，并对这些分数和未来生存率之间的关系进行了量化。研究人员从澳大利亚和新西兰招募了年龄为50~75岁的7 348例受试者参加FIELD试验。在调整标准风险因素后，EQ-5D指数每提高0.1分，可使血管事件风险降低7%，并发症风险降低13%，全因死亡率降低14%。因此，EQ-5D指数是2型糖尿病患者死亡率、未来血管事件和其他并发症的独立标志物。

一般来说，基于心理测量和基于效用的方法可测量健康指标的不同组成部分。这两种方法对健康结果进行了不同但相关的互补评估，两种方法都可用于临床研究。有关使用效能方法的问题包括用于得出健康状态评估的方法、测量任务的认知复杂性、在人口和环境方面对效用价值的潜在影响、效能数据的分析和解释[55-56]。若需进一步回顾与效用分析/偏好尺度相关的问题，以及基于心理测量学测量方法和基于效能的生活质量测量方法之间的关系，可以参考其他文献[55-60,62]。

参考文献

[1]　Quality of Life Assessment in Cancer Clinical Trials. Report of the Workshop on Quality of Life Research in Cancer Clinical Trials[R]. USDHHS：Bethesda，Maryland，1991.

[2]　Spilker B (ed.). Quality of Life and Pharmacoeconomics in Clinical Trials[M]. Philadelphia：Lippincott-Raven Publishers，1996.

[3]　Fairclough D L. Design and Analysis of Quality of Life Studies in Clinical Trials (Interdisciplinary Statistics)[M]. Boca Raton，Florida：Chapter & Hall/CRC，2002.

[4]　Fayers P，Machin D. Quality of Life：The Assessment，Analysis and Interpretation of PatientReported Outcomes[M]. Chichester：John Wiley & Sons，2007.

[5]　Snyder C F，Jensen R E，Segal J B，et al. Patient-Reported Outcomes (PROs)：Putting the patient perspective in patient-centered outcomes research[J]. Med Care，2013，51(8 Suppl 3)：S73-S79.

[6]　Calvert M，Blazeby J，Altman D G，et al. CONSORT PRO Group. Reporting of Patient-Reported Outcomes in randomized trials：The CONSORT PRO extension[J]. JAMA，2013，309(8)：814-822.

[7]　Calvert M，Brundage M，Jacobsen P B，et al. The CONSORT Patient-Reported Outcome (PRO) extension：Implications for clinical trials and practice[J]. Health Qual Life Outcomes，2013，11：184-190.

[8]　Food and Drug Administration. Guidance for Industry Patient-Reported Outcome Measures：Use in Medical Product Development to Support Labeling Claims[R]. Silver Spring，MD：Office of Communications，Division of Drug Information Center for Drug Evaluation and Research Food and Drug Administration，2009.

[9]　Berzon R，Hays R D，Shumaker S A. International use，application and performance of healthrelated quality of life instruments[J]. Qual Life Res，1993，2(6)：367-368.

[10]　Mossey J M，Shapiro E. Self-rated health：A predictor of mortality among the elderly[J]. Am J Public Health，1982，72(8)：800-808.

[11]　Kaplan G A，Camacho T. Perceived health and mortality：A nine-year follow-up of the human population laboratory cohort[J]. Am J Epidemiol，1983，117(3)：292-304.

[12]　Oei T P，McAlinden N M，Cruwys T. Exploring mechanisms of change：The relationships between cognitions，symptoms，and quality of life over the course of group cognitivebehaviour therapy[J]. J Affect Disord，2014，168：72-77.

[13]　Schron E B，Shumaker S A. The integration of health quality of life in clinical research：Experiences from cardiovascular clinical trials[J]. Prog Cardiovasc Nurs，1992，7(1)：21-28.

[14]　Sugarbaker P H，Barofsky I，Rosenberg S A，et al. Quality of life assessment of patients in extremity sarcoma clinical trials[J]. Surgery，1982，91(1)：17-23.

[15]　The Women's Health Initiative Study Group. Design of the Women's Health Initiative Clinical Trial and Observational Study[J]. Control Clin Trials，1998，19(1)：61-109.

[16]　Women's Health Initiative Investigators.Risks and benefits of estrogen plus progestin in healthy postmenopausal women[J]. JAMA，2002，288(3)：321-333.

[17]　The Women's Health Initiative Steering Committee. Effects of conjugated equine estrogen in postmenopausal women with hysterectomy[J]. JAMA，2004，291(14)：1701-1712.

[18] Naughton M J, Jones A S, Shumaker S A. When practices, promises, profits, and policies outpace hard evidence: The post-menopausal hormone debate[J]. J Soc Issues, 2005, 61(1): 159-179.

[19] Hays J, Ockene J K, Brunner R L, et al. Effects of estrogen plus progestin on health-related quality of life[J]. N Engl J Med, 2003, 348(19): 1839-1854.

[20] Brunner R L, Gass M, Aragaki A, et al. Effects of conjugated equine estrogen on health-related quality of life in postmenopausal women with hysterectomy: results from the Women's Health Initiative Randomized Clinical Trial[J]. Arch Intern Med, 2005, 165(17): 1976-1986.

[21] Richardson L P, Ludman E, McCauley E, et al. Collaborative care for adolescents with depression in primary care: a randomized clinical trial[J]. JAMA, 2014, 312(8): 809-816.

[22] Kroenke K, Spitzer R L, Williams J B. The PHQ-9: Validity of a brief depression severity measure[J]. J Gen Intern Med, 2001, 16(9): 606–613.

[23] Poznanski E, Mokros H. Children's Depression Rating Scale-Revised (CDRS-R)[Z]. Los Angeles, CA: WPS, 1996.

[24] Bird H R, Andrews H, Schwab-Stone M, et al. Global measures of impairment for epidemiologic and clinical use with children and adolescents[J]. Int J Methods Psychiatr Res, 1996, 6: 295-307.

[25] Brittenden J, Cotton S E, Elders A, et al. A randomized trial comparing treatments for varicose veins[J]. N Engl J Med, 2014, 371(13): 1218-1227.

[26] Garratt A M, Macdonald L M, Ruta D A, et al. Towards measurement of outcome for patients with varicose veins[J]. Qual Health Care, 1993, 2(1): 5-10.

[27] Ware J E Jr, Sherbourne C D. The MOS 36-item short-form health survey (SF-36). 1. Conceptual framework and item selection[J]. Med Care, 1992, 30(6): 473-483.

[28] Rabin R, de Charro F. EQ-5D: a measure of health status from the EuroQol Group[J]. Ann Med, 2001, 33(5): 337-343.

[29] R Berzon, R D Hays, S A Shumaker. International use, application and performance of health-related quality of life measures[J]. Qual Life Res, 1993, 2(6): 367-368.

[30] Cella D F, Wiklund I, Shumaker S A, et al. Integrating health-related quality of life into crossnational clinical trials[J]. Qual Life Res, 1993, 2(6): 433-440.

[31] Naughton M J, Shumaker S A, Anderson R, et al. Psychological Aspects of HealthRelated Quality of Life Measurement: Tests and Scales. In Spilker B (ed.), Quality of Life and Pharmacoeconomics in Clinical Trials[Z]. Philadelphia: Lippincott-Raven Publishers, 1996.

[32] Reeve B B, Wyrwich K W, Wu A W, et al. ISOQOL recommends minimum standards for patient-reported outcome measures used in patient-centered outcomes and comparative effectiveness research[J]. Qual Life Res, 2013, 22(8): 1889-1905.

[33] Wu A W, Bradford A N, Velanovich V, et al. Clinician's checklist for reading and using an article about patient-reported outcomes[J]. Mayo Clin Proc, 2014, 89(5): 653-661.

[34] Hays R D, Revicki D A. Reliability and validity (including responsiveness). In: Fayers P, Hays R (eds.). Assessing quality of life in clinical trials (2nd edition)[Z]. New York: Oxford University Press, 2005.

[35] Hardy J R, Edmonds P, Turner R, et al. The use of the Rotterdam Symptom Checklist in palliative care[J]. J Pain Symptom Manage, 1999, 18(2): 79-84.

[36]　Portenoy R K, Thaler H T, Kornblith A B, et al. The Memorial Symptom Assessment Scale: An instrument for the evaluation of symptom prevalence, characteristics and distress[J]. Eur J Cancer, 1994, 30A(9): 1326-1336.

[37]　National Institutes of Health. Patient-Reported Outcomes Measurement Information[EB/OL]. http://www.nihPROMIS.org.

[38]　Varni J W, Seid M, Kurtin P S. PedsQLTM 4.0: Reliability and validity of The Pediatric Quality of Life Inventory™ version 4.0 Generic Core Scales in healthy and patient populations[J]. Med Care, 2001, 39(8): 800-812.

[39]　Ravens-Sieberer U, Gosch A, Rajmil L, et al. KIDSCREEN-52 quality-of-life measure for children and adolescents[J]. Expert Rev Pharmacoecon Outcomes Res, 2005, 5(3): 353-364.

[40]　Cella D F, Tulsky D S, Gray G, et al. The functional assessment of cancer therapy scale: development and validation of the general measure[J]. J Clin Oncol, 1993, 11(3): 570-579.

[41]　Aaronson N K, Ahmedzai S, Bergman B, et al. The European Organization for Research and Treatment of Cancer QLQ-C30: A quality-of-life instrument for use in international clinical trials in oncology[J]. J Natl Cancer Inst, 1993, 85(5): 365-376.

[42]　Radloff L S. The CES-D Scale: A self-report depression scale for research in the general population[J]. Appl Psych Meas, 1977, 1: 385-401.

[43]　McNair D M, Loor M, Droppleman L F. Profile of Mood States[M]. San Diego, CA: Educational and Industrial Testing Service, 1981.

[44]　Collin C, Wade D T, Davies S, et al. The Barthel ADL Index: A reliability study[J]. Int Disabil Stud, 1988, 10(2): 61-63.

[45]　Wilkin D, Hallam L, Doggett M. Measures of Need and Outcome for Primary Health Care[M]. New York: Oxford Medical Publications, 1992.

[46]　McDowell I. Measuring Health: A Guide to Rating Scales and Questionnaires[M]. New York: Oxford University Press, 2006.

[47]　International Society for Quality of Life Research (ISOQOL)[EB/OL]. http://www.ISOQOL.org.

[48]　Reeve B B, Mitchell S A, Dueck A C, et al. Recommended patient-reported core set of symptoms to measure in adult cancer treatment trials[J]. J Natl Cancer Inst, 2014, 106(7): dju129.

[49]　Anderson B L, DeRubeis R J, Berman B S. Screening, assessment, and care of anxiety and depressive symptoms in adults with cancer: An American Society of Clinical Oncology guideline adaptation[J]. J Clin Oncol, 2014, 32(15): 1605-1619.

[50]　Revicki D A, Osoba D, Fairclough D, et al. Recommendations on health-related quality of life research to support labeling and promotional claims in the United States[J]. Qual Life Res, 2000, 9(8): 887-900.

[51]　Revicki D, Hays R D, Cella D, et al. Recommended methods for determining responsiveness and minimally important differences for patient-reported outcomes[J]. J Clin Epidemiol, 2008, 61(2): 102-109.

[52]　Jaeschke R, Singer J, Guyatt G. Measurement of health status. Ascertaining the minimal clinically important difference[J]. Control Clin Trials, 1989, 10(4): 407-415.

[53]　Guyatt G, Walter S, Norman G. Measuring change over time: Assessing the usefulness of

evaluative instruments[J]. J Chronic Dis, 1987, 40(2): 171-178.

[54]　Guyatt G, Osoba D, Wu A W. Methods to explain the clinical significance of health status measures[J]. Mayo Clin Proc, 2002, 77(4): 371-383.

[55]　Weinstein M C, Torrance G, McGuire A. QALYs: The basics[J]. Value Health, 2009, 12(Suppl 1): S5-S9.

[56]　Revicki D A, Kaplan R M. Relationship between psychometric and utility-based approaches to the measurement of health-related quality of life[J]. Qual Life Res, 1993, 2(6): 477-487.

[57]　Neumann P J, Auerbach H R, Cohen J T, et al. Low-value services in value-based insurance design[J]. Am J Manag Care, 2010, 16(4): 280-286.

[58]　Greenberg D, Rosen A B, Wacht O, et al. A bibliometric review of cost-effectiveness analysis in the economic and medical literature, 1976-2007[J]. Medical Decis Making, 2010, 30(3): 320-327.

[59]　Greenberg D, Earle C C, Fang C H, et al. When is cancer care cost-effective? A systematic overview of cost-utility studies in oncology[J]. J Natl Cancer Inst, 2010, 102(2): 82-88.

[60]　Kaplan R M, Feeny D, Revicki D A. Methods for assessing relative importance in preference based outcome measures[J]. Qual Life Res, 1993, 2(6): 467-475.

[61]　Clarke P M, Hayes A J, Glasziou P G, et al. Using the EQ-5D index score as a predictor of outcomes in patients with type 2 diabetes[J]. Med Care, 2009, 47(1): 61-68.

[62]　Smith M D, DPhil M D, BSPharm D B. Moving the QALY forward: Building a pragmatic road[J]. Value Health, 2009, 12: S1-S39.

翻译：杨戈，湖南省儿童医院

审校：邓艳红，中山大学附属第六医院

第十四章　受试者依从性

　　服从性和依从性通常可以互换使用。1979年，Haynes等[1]将依从性定义为一个人的行为（服药、遵循饮食安排或改变生活方式）符合医疗或健康建议的程度。由世界卫生组织和国际药物经济学和结果研究学会起草的一项国际共识声明将药物依从性定义为患者按照处方中的间隔时间和剂量[2]服药的程度。其他文章也对患者的依从性进行了综述[3-5]。依从性一词指的是受试者积极参与决定是否服药、使用器械或进行行为改变，这也是本书使用的术语。本章中的依从性主要指的是药物依从性，但这些概念适用于一般情况。在药物试验中，依从性通常指摄入预定剂量的药物，如方案剂量的80%。这个剂量将取决于对药物的性质和半衰期的评估。持续性是一个相关术语，指的是在一段特定的时间内接受医疗治疗，而不考虑所服用剂量的比例。区分依从性与持续性很重要，因为量度不同，而且试验说明的含义也不同[6-7]。

　　药物依从性是患者面临的一大挑战，其后果对临床医生和研究者同样有影响。据报道，多达三分之一的处方药从未配药，而在已配药的处方药中，很大一部分也存在着用药不当的问题[8]。即使那些从他们的健康计划中免费获得的药物，不依从率也达到了近40%[9]。据估计，不依从已造成近12.5万人死亡、10%的住院率和23%的疗养院入院率[8]。在美国，因药物依从性差每年造成了大约1 000亿美元的损失[10]。

　　这一章讨论了在受试者登记前可以做些什么来减少将来的依从性问题，如何在试验期间保持受试者良好的依从性，如何监测依从性以及如何解决受试者依从性低的问题。在监测部分，我们还讨论了访视依从性。对各种伴随问题感兴趣的读者可以阅读参考文献中的论文[10]和图书[11]。

一、基本要点

　　许多潜在的依从性问题可以在受试者登记前预防或最小化。一旦受试者进行了登记，就有必要进行监测和提高受试者的依从性。

由于受试者对干预的依从性降低会对试验的效力有重大影响，在计算样本量时必须使用交叉（cross-over）、增添（drop-in）和退出（drop-out）的真实估计。低估是常见的，会导致试验低效，无法正确地检验试验假设。关于低依从性对样本量影响的进一步讨论，请参阅第八章。

交叉是指受试者虽然被分配到对照组，但遵循干预组的方案，或者受试者被分配到干预组，在进行不止一种干预方案评估时遵循对照方案或另一干预组的方案。增添是一种特殊的交叉，它是单向的，指的是受试者一开始被分配到对照组但遵循干预组的方案。退出也是单向的，指受试者被分配到干预组但未能坚持干预方案。如果对照组要么服用安慰剂，要么没有标准的干预或治疗，就像许多优效性试验的情况一样，那么退出就相当于交叉。然而，如果对照组被分配到替代疗法，就像在非劣效性或比较有效性试验中那样，那么从干预组退出并不一定要开始遵循对照组方案。此外，在这种情况下，也可能有一个人从对照组退出。不愿意或不能返回随访的受试者是低依从性的另一种类型，有时也被称为退出。由于可能出现含义上的混淆，本文将把术语drop-out限制为先前定义的与依从性相关的行为。那些停止参与试验并不再进行后续随访的人将被称为撤出（withdrawal）。重要的是，停止服用研究药物但继续按计划随访的受试者并不是withdrawal。

二、药物依从性

从依从性的角度来看，最佳的试验是研究者完全控制受试者、干预方案的实施（可能是药物、饮食、运动或其他干预方案，并进行随访）。这种情况在现实中只能在动物实验中实现。根据本文的定义，任何临床试验都必须涉及人类，在遵循干预措施和研究程序方面都会有差异。低依从性有几种原因。生活中的一些事件，如疾病、失业或离婚，都是导致依从性降低的因素。此外，受试者可能不认为治疗有任何益处，因此不愿意改变自己的行为，可能健忘，可能缺乏家庭支持，或者最终他们可能改变参与试验的想法。低依从性的另一个原因是药物或干预的不良反应。因此，即使是一次性干预的研究，如手术或单一药物剂量，也可能会出现不依从。事实上，一些外科手术可以被拒绝甚至被撤销。此外，受试者的病情可能恶化，因此需要终止研究治疗或从对照组转换到干预组。在一项稳定性冠心病的临床试验中，受试者被随机分配至经皮冠状动脉介入治疗（PCI）加最佳药物治疗组和单独最佳药物治疗组[12]。在接受PCI治疗的1 149例患者中，46例没有接受手术，另外27例的病变血管无法通开。在平均4.6年的随访期里，仅接受最佳药物治疗的1 138例受试者中，32.6%的人进行了血运重建。该试验显示全因死亡和非致死性心肌梗死的主要结果没有差异。然而，很难确定交叉对整体研究结果的影响有多大。此外，这样的试验可以被认为是在测试最初的干预策略，认识到药物治疗失败的患者通常会进行血运重建。

大多数关于依从性的可用信息来自临床实践，而不是临床试验。尽管患者和临床试验受试者之间的差异很重要，而且同意参与试验往往会令试验中的低依从率最小化，但实践中遵循的基本原则也适用于研究。临床试验数据库显示，对干预甚至对安慰剂的依从性与生存率的提高独立相关[13]。这个观察结果表明，依从性行为可能有益处，或者至少依从性与更优结果相关的未测量因素有关。对干预依从性低可能会影响试验结果，从而导致对可能的治疗作用和潜在毒性作用的低估，甚至可能破坏一个合理设计的研究。一项Meta分析的数据表明，高依从性和低依从性之间的健康益处被证实相差26%[14]。根据意向性治疗分析的原则（见第十八章），为了保持同等的效能，减少20%的药物依从性可能需要增加50%的样本量，减少30%的依从性在队列研究中样本量则需要加倍（见第八章）。在非劣效性试验中，依从性差尤其会导致干预组和对照组的结果趋于无差异，并降低观察结果的可靠性。

三、受试者登记前的考虑事项

在计划阶段，研究者和申办方应该考虑三个影响药物依从性的主要因素。第一，应该努力限制可能对依从程度产生负面影响的设计特性。第二，应该采取措施避免纳入可能低依从性的研究受试者，同时不要过于严格，以免降低结果的普遍性。第三，研究设置会长期影响受试者的依从性。在试验期间对依从性水平有一个实际的估计很重要，这样可以在计划阶段适当地向上调整样本量的大小。即使是试图模拟真实情况的基于实践的试验，也需要在设计中考虑依从性。

（一）设计因素

4个研究设计因素可以影响依从性：研究周期、方案设定、方案的简易性和导入期的应用。

研究持续时间影响依从性。试验时间越短，受试者越有可能坚持干预方案。1天内（如急性心肌梗死或脑卒中的溶栓治疗）或住院期间开始并完成干预的研究，在依从性方面与长时间的试验相比有很大优势。在受试者受到监督的试验中，例如在医院进行的试验，低依从性的问题较少[15]。值得注意的事实是，专科医院病房和诊所拥有熟悉研究需求且训练有素的工作人员，而全科或外科病房和诊所的研究经验可能不足，方案要求可能也不被重视。常规医院的工作人员有许多其他的职责去分散他们的注意力，他们可能不明白精确地遵循研究方案的必要性和良好依从性的重要性。另一方面，如果研究是为了评估干预措施在普通诊疗中的效果，在常规临床背景下进行可能存在优势。

方案设定也很重要。只要研究对象是那些将要待在家中的人，低依从性的概率都会增加。对需要改变习惯的干预措施的研究尤其容易受到这一点的影响。饮食研究就是一个挑战。受试者可能需要特别的、不同于其他家庭成员所吃的食物。在外面吃饭可能很难坚持，调查小组可能需要进行多次教育会议和准备饭菜。家庭的参与是必要的，特别是当受试者不是平常做饭的人时[16-17]。在研究中，当受试者的食物仅来自医院食堂或由试验提供的特殊食品商店[18]时，受试者更有可能坚持研究方案。这也允许设盲。

治疗方案是一个重要的因素，简易的方案有利于提升依从性。一天单次给药方案优于一天多次给药方案。即便是一个简单的方案，仍然有10%~40%的受试者用药剂量不足[10]。对76项使用电子监测器的试验进行综述，结果显示，依从性与给药频率成反比[19]。每天给药4次的患者的平均依从率约为50%。同时坚持进行多种研究干预会带来特殊的困难。例如，戒烟、减肥、同时减少饱和脂肪的摄入等行为改变需要受试者具有高度的积极性。与药物、饮食或锻炼等正在进行的干预措施不同，手术和接种疫苗的试验无一例外地具有高依从性的干预措施设计优势。

在可行的情况下，可以考虑在实际随机化之前的一段导入期来识别那些可能是不良依从者的潜在受试者，从而将其排除在长期试验之外。在导入期中，潜在受试者可能会在几周或几个月内接受有效药物治疗或安慰剂治疗。在随机化之前，有效药物治疗的导入期还可以识别对生物标志物治疗没有良好反应或出现不良反应的潜在受试者[20]。然而，这种设计可能给实际治疗的效果提供的信息较少，临床医生的问题在于是否使用，而不是在确定耐受性后是否使用。使用安慰剂导入期可以确定潜在受试者是否愿意遵守研究干预。导入期的应用在2001年就已经很常见了，当时对文献的搜索显示超过1 100个使用导入期的试验示例[21]。这种方法成功地应用于一项美国医生服用阿司匹林和β-胡萝卜素的试验[22]。通过排除服用少于50%的研究药物的医生，研究者能够随机挑选极好的依从者。经过5年随访，超过90%的被分配到阿司匹林组的患者仍在服用该药。导入期的另一个目的是稳定潜在受试者在特定的治疗方案或洗脱停止的药物的效果。虽然由于导入期被淘汰的受试者人数通常很少（5%~10%），但这可能是重要的，因为即使是这种低依从性也会影响到研究把握度。导入期的一个潜在缺点是，受试者进入试验的时间可能会推迟几周。

Berger等提出了排除导入期潜在不良依从者的试验结果的外部真实性问题。试验的结果是否可以合理地完全外推到所有那些符合试验资格标准的患者？关于试验结果通用性的问题可以参见针对心力衰竭患者的PARADIGM-HF试验[23]。试验有两个连续的导入期，第一个导入期受试者服用超过2周的依那普利，第二个导入期受试者服用超过4周的缬沙坦-脑啡肽酶抑制剂。大量合格的受试者（20%）被排除在外，主要由于不良事件所致（见第四章）。与往常一样，是否使用导入期取决于所提出的问题。一项试验是有很多排除标准（所谓的疗效试验）还是只有少数排除标准（实用性或有效性试验）？换句话说，在最佳环境下，干预措施的疗效是什么？或者，就像临床中经常遇到的情况，当很多人不能坚持服用处方所开具的药物时，疗效是什么呢？这两个都是有效问题，但如前所述，后一种情况则需要更大的样本量。Lee等[24]比较了43项临床试验中选择性5-羟色胺摄取抑制剂在抑郁症患者中的效应大小，其中包括导入安慰剂及未导入安慰剂的，结果显示在统计学上无显著差异。

在另一种方法中，研究者可能会指示潜在受试者不要使用有效药物，然后评估他们是否遵守了规定。例如，在阿司匹林治疗心肌梗死的研究中，在入组前对尿液水杨酸盐进行了监测，很少有受试者因为尿检呈阳性而被排除在外。

（二）受试者因素

预防依从性问题的一个重要因素是选择合适的受试者。理想情况下，只有那些可能遵循研究方案的人才应该被入组。在ACCORD试验中，研究者将受试者是否愿意经常检测血糖作为依从性的衡量标准[25]。然而，这可能会影响归纳研究结果的能力（关于归纳的讨论，见第四章）。几篇文章报道，可信证据表明，不依从者与依从者有本质上的区别，其不同之处与治疗措施的效果完全无关[10,26]。

排除那些不太可能成为良好受试者的人通常是明智的，除非试验针对这类人。许多受试者相关因素已被证明会对依从性产生负面影响[11]。有认知障碍或低读写能力的人可能在依从方面有更多问题[27]。很明显，受试者理解并执行这些指令很重要。一个相关的问题是低效能感，这与一个人遵守建议或使行为改变成为自己生活永久特征的能力有关[28]。重要的是，受试者要相信自己有能力做到这一点。积极的健康信念和态度（例如，减少对负面影响的恐惧）也很有帮助。心理健康问题是低依从性的其他预测因素。Meta分析表明，与不抑郁的患者相比，抑郁患者的不依从率高出2至3倍[26]。然而，最近有研究报道了一个对严重精神疾病患者进行成功的减肥行为干预的案例[29]。在18个月的时间里，通过小组和个人的体重管理和小组锻炼，干预组与对照组相比，在统计上有显著的体重减轻。而与焦虑的联系则不那么明显。一个人的个性或特征也可能是考虑的一个因素。严谨性预示着良好的依从性，敌意预示着不良依从性[26]。同样，那些有失约史或有依从性问题的人也可以考虑排除。后勤因素也可能影响依从性，例如，那些住得太远的人，或那些可能在试验计划终止前搬家的人。长途行程对残疾人来说可能是过度负担。

那些伴随性疾病患者的依从性可能较低，因为他们需要服用其他药物或正在参加其他试验。此外，重要的是要意识到这些药物或试验可能对研究结果造成影响。在适用的情况下，上述因素应纳入研究排除标准。这些因素很难定义，所以最终的决定往往由研究者做出。

提供经济和其他激励措施有时也会用来激发依从性。据报道，这些方法可以改善依从性[30-32]。令人担忧的是，如果过度地进行经济激励，可能会导致受试者对报酬更感兴趣，而不是对支持科学感兴趣。正如第二章所讨论的，机构审查委员会和其他机构会认为这种做法是不道德的。

一个知情的受试者似乎是更好的依从者。依从者及其家庭或照顾者的适当教育被认为是高依从性的最积极因素，但科学证据还不确凿[33]。但是，出于伦理考虑，任何试验中的受试者（或者在特殊情况下，其监护人）都应该被清楚地告知该研究的相关信息，并告知对他的期望。他应该对自己的病情有适当的了解，并被告知研究药物的潜在影响（无论好坏）的全部信息。应该花足够的时间陪伴潜在受试者，并鼓励其向自己家人或私人医生咨询。一本研究相关的小册子通常会很有帮助。例如，美国国家卫生研究院资助WHI研究的手册（见框14-1）。许多临床试验开发了针对医生和潜在受试者的带有教材的网站。

社会支持和参与已经成为依从性的主要决定因素[34]。因此，建议作为潜在受试者的家庭成员、重要的人或朋友同时被告知试验及其预期。毕竟，很大一部分受试者在家人和朋友的支持下参加了试验[35]。他们提供了非常宝贵的帮助、鼓励和监督。实际支持与药物依从性的提高关系最为密切[34]。在生活方式干预的试验中，支持尤其重要。例如，为配偶和受试者开设的烹饪课在饮食干预试验中非常有效[16-17]。

表14-1总结了与低依从性相关的主要因素，并按字母顺序列出。正如所预料的那样，其中大多数与高依从性相关的因素相反。共识认为，老年人通常表现出更高的依从性。

研究表明，患者对与医生讨论过的医学话题的记忆很差，40%~80%的患者会立即忘记[36]，而患者保留的信息中多达一半是不正确的[37]。回授法可用于提高患者的知识保留率，并确认患者理解了医生所讲的内容[38]。如果研究者对受试者说他有高血压，需要治疗，受试者也会说："我有高血压，需要治疗。"当受试者被告知每天早上服用一片药，直到下一次就诊时，他们会重复说："我每天早上应该服用一片药，直到我下次来就诊时为止。"当受试者准确地用自己的话解释他们被告知的内容时，他们的理解就得到了证实。最近一项对住院心力衰竭患者的研究显示，在回答回授性问题更正确的患者中，有较低的再入院率的趋势[39]。

框14-1　WHI研究手册

什么是WHI?

WHI,即妇女健康倡议是一项关于妇女及其健康的重要研究。它将有助于决定饮食、激素治疗、钙和维生素D如何预防心脏病、癌症和骨折。这是第一个对大量女性进行长期健康调查的研究。来自美国45个社区、来自不同种族和民族背景的约16万名妇女将参加这项研究。

谁可以加入WHI?

如果您符合以下条件,便可参加:

- 50~79岁的女性
- 更年期过后或"生活改变"
- 计划在同一地区居住至少3年

为什么这项研究很重要?

很少有研究关注女性特有的健康问题。成为这个重要项目的一分子将帮助您了解更多关于您自己的健康。您还将帮助医生找到更好的治疗女性疾病的方法。这项研究可以帮助我们了解如何预防导致女性死亡和健康状况不佳的主要原因:心脏病、癌症和骨折。

我将被要求做什么?

如果您同意加入我们,我们将为您安排几次研究访问。这些访问将涉及关于您的病史和一般健康习惯的问题,一个简短的体格检查和一些血液测试。根据您的得分,您可以参加以下至少一个项目:

- 饮食:在这个项目中,您会被要求遵循您平常的饮食模式或低脂饮食计划。
- 激素:在这个项目中,您会被要求服用激素药丸或非活性药丸(安慰剂)。如果您现在服用激素,您需要和您的医生谈谈关于加入这个项目的事。
- 钙和维生素D:在这个项目中,您会被要求服用钙和维生素D,或者服用非活性药丸。只有正在参与饮食或荷尔蒙项目的女性可能会加入这个项目。
- 健康追踪:如果您不能参加其他项目,请查看您的病史和健康状况。

研究将持续多久?

您将参与本研究8~12年,这取决于您加入研究的年份。这段时间对于研究这些项目的长期效果是必要的。

我将如何受益?

如果您参加了本次研究,我们中心的工作人员将会追踪您的健康情况。某些常规检查将被提供,尽管这些并不意味着取代您通常的健康保健。根据您参加的项目,您可能会得到其他的保健服务,如研究药物和饮食讲堂。您不需要为任何研究访视、检查或药物支付费用。

您还将获得个人的满足感,因为知道妇女健康倡议的结果可能有助于改善您的健康和未来几代妇女的健康。

表14-1　与低依从性相关的因素

序号	相关因素
1	认知障碍
2	复杂的药物方案
3	伴随疾病
4	敌对的人格
5	缺乏信息和不充分的说明
6	缺乏社会支持
7	通勤因素
8	低自我效能感
9	低素质
10	心理健康问题，主要是抑郁症
11	消极的健康信念
12	受试者与研究者关系不佳

注：改编自Williams等[26]。

四、保持良好的依从性

　　试验期间实现高度依从性的基础是良好的运作环境，并配备敬业的诊所工作人员（表14-2）。在与未来受试者第一次接触时建立积极的研究环境是一项有价值的投资，原因很简单，满意的受试者就是更好的依从者。在招募之初就应该在研究人员和受试者之间建立一种热情友好的关系。其中包括信任的互动，足够的时间讨论病情，合适的时候表现出真诚的关心与同情，便利的诊所环境，较短的等待时间等。受试者和临床研究员之间的"结合"是公认的保持良好依从性的强有力保障。诊所访视应该是令人愉悦的，而且应鼓励受试者在预定的访视间隔期如有问题与工作人员联系。密切的个人联系是关键。诊所工作人员可以采用各种联系方式，包括电话、信件以及电子邮件。在特殊场合（如生日和节假日）送贺卡是有用的，如果受试者住院，可以去探访以表关心。研究人员和工作人员记录受试者的家庭、爱好和工作，有助于在后续的访视中他们能继续跟进并表现出兴趣和参与意愿。对于有工作的受试者，其他重要的是免费停车和晚上或者周末的访视机会。对于诊所访视有困难的受试者，医生可以尝试家访。受试者将连续的医疗照顾列为高度优先事项。在随访阶段，持续的家庭参与尤为重要。

　　研究期间，重要的是让受试者了解相关试验的研究结果。合适的时候还应告知他们，在整个试验期间由数据监查委员会监督试验数据的安全性和有效性。通过简要沟通，向受试者保证没有安全问题，这也是大有裨益的。

表14-2 临床试验中提高药物依从性的因素

方法	措施
试验设计	简单的服药安排（每日一到两次）以便适应日常工作[40]
关系与沟通	通过定期沟通加强研究者和受试者之间联系[41-42]
被动监测	电子监测工具
教育	用药方法[33]
强化信念	用药效果交流活动
提醒	闹钟（例如，在手表或者手机上设置用药提醒）和联想（例如，把药放在牙刷旁边或者使用行为触发器）
激励	金钱或者其他奖励

  使用多种方式提醒也能够降低低依从性的风险。诊所工作人员应该特别提醒受试者最近的诊所访视或者研究进程。在预定访视的前几天发明信片、打电话、发电子邮件或者短信会有所帮助。纸质的提醒貌似最有用[43]。但是电话随访具有明显优势——立即获得反馈，如有必要，可以重新安排访视时间，这样一来可以减少爽约次数。电话也有助于识别对继续参与试验有矛盾情绪的受试者或者已经参与了其他研究的受试者。为了避免研究人员打扰到受试者，可以提前询问受试者是否反对频繁打电话。询问受试者最佳联系时间通常会受到赞赏。然后可以根据他的具体情况调整提醒时间。如果受试者不愿意来诊所，则需要不只一名医生来联系受试者。例如，与通常安排访视的工作人员相比，医生研究员对受试者的影响更大。总之，研究员和受试者之间联系的次数和质量会对依从性产生影响。

  对于药物研究，专门的药盒有助于受试者按时服药。这些药盒方便受试者把一周的药按天或者按时段分开。如果受试者不记得是否服用过早间剂量，他可以通过检查当天的药盒知道是否漏服。目前已经使用专门的提醒，例如有在浴室、冰箱门或者手表上贴上明显的贴纸。此外，还可以将药瓶（在对儿童安全的情况下）与牙刷一起放在厨房的桌子或者放在床头柜上。

  目前，电子提醒在临床试验中改善药物和访视依从性的有效性方面备受关注[43-45]。因为受试者没有坚持用药的常见原因之一就是健忘。另外，这些简单的干预措施比研究员的个人关注更便宜、更省时。

  Vervloet等[46]进行了全面的系统综述，并纳入了13项符合标准的研究。研究指出了3种类型的电子提醒：①手机发送简短的提醒短信；②在预定的时间通过特定的电子提醒设备发送视听提醒；③寻呼机发送文字消息，去提醒受试者服用研究药物。他们研究的主要疾病包括HIV、青光眼、高血压以及哮喘。该篇系统评价指出，13项研究中有8项研究显示了短期（<6个月）有效，尤其是通过手机发送短信的研究。其中仅有一项研究显示其有效性超过

6个月。这些研究的潜在缺陷在于不管受试者是否服用研究药物，研究者都会向他们发送提醒。这可能会产生负面影响。一项研究指出，每周提醒一次比每天提醒一次更有效。"量身定制"的消息可能比标准文本更有效。这项逐渐发展的技术得到了临床实践评估，目前结论不一[47]。

为了保持良好依从性而改变生活习惯的干预措施非常具有挑战性。除非不断强化，否则大多数人的美好计划可能会随着时间而消失。包含简要信息和提醒的专用手册（框14-2）则可能帮助受试者保持良好的依从性。手册中应该包括研究者和工作人员的电话号码。

一个普遍的问题是，低依从率是否应该跟受试者直接讨论。目前一致认为，任何讨论都不应该是对抗性的。首选方法是通过表达坚持服药对很多人来说都非常困难来展开讨论。在列举低依从性常见原因之后，许多受试者似乎更愿意讨论自己的病情和依从性的问题。因此，如果后续具体建议如何提高依从性，对受试者表达同情和理解可能会有所帮助。Shea[48]讨论了临床上大量的患者访谈技巧。像Morisky Scale[49]这样的工具，可以用于识别不依从风险高的受试者，并将他们作为预防重点。

由Probstfield等[50]开展的一项出色的追回计划。通过受试者咨询，研究员大约在6个月内成功从36例脱落病例中追回了90%的受试者，让他们再次接受治疗。更值得注意的是，在接下来的5年中没有再脱落的情况。大约70%的脱落受试者恢复用药，虽然通常他们的剂量会低于预定剂量。

五、监测依从性

临床试验中依从性的监测很重要，原因有二：第一，发现问题，以便采取措施来提高依从性；第二，能够将试验结果与依从性等级相关联。总的来说，强烈不建议按照依从性等级对试验结果进行分析，因为这会导致严重的偏倚，而偏倚的方向也不能总是得到预测（见第十八章）。然而，就对照组不是真正的对照和干预组没有按预期方式干预而言，组间的差异会被淡化，并且通常会导致低估治疗效果和不良反应。具有不同依从性的两种等效方案也可能导致有关干预效果的错误结论。还可以将实际的依从性水平和设计之初预测的依从性水平相比较。

在一些研究中，评估依从性相对容易。对于一组接受手术而另一组不接受手术，或者只需要一次干预（如疫苗）的试验来说，事实确实如此。然而，大多数情况下，评估依从性更为复杂。没有单一依从性的衡量标准能描述全貌，并且所有这些均可能不准确或相互影响。另外，对于依从性的高低没有公认的定义或标准。一项纳入192篇文献的系统综述表明，只有36%的文献评估和充分报告了药物依从性[51]。实际的依从性高低也可以与试验设计时的预期进行比较。

框14-2　AMIS研究手册

本手册用于提高阿司匹林心肌梗死受试者依从性。DHEW出版号：NO.（NIH）76-1080。

1.非常感谢您参与AMIS！AMIS是由美国国家心肺研究所支持的一项合作课题，目前正在美国30家医院开展，纳入4000多名志愿者。如您所知，该项研究旨在确定阿司匹林是否会降低心脏病复发风险。希望您能从中获益并且其他罹患冠心病的人也可能会从您的贡献中获益。

2.您的全力配合对本研究至关重要。希望您能遵循本手册中所有临床建议，以期通力合作，我们能够获得最为准确的结果。如果有任何不清楚的地方，还请您咨询您的AMIS临床医生或者协调员，让他们为您解释说明。不要犹豫，把问题提出来。

3.定期复诊。定期复查非常重要。如果您无法如期就诊，请立即联系协调员重新约定就诊时间。此外，在抽血当天，请仔细遵守您收到的饮食说明。每年一次的复查需要您禁食，在非年度复查时您可以选择无脂饮食。请按照饮食说明表上的执行。别忘了在访视当天也要照常服用研究药物。

4.居住地变更。如果您是在诊所区域内搬动，请尽快让诊所协调员知道您变更后的地址和电话。如果您搬离诊所区域，我们将尽力安排您在此继续就诊或者安排另一个AMIS诊所。

5.长假期。如果您计划长期离开诊所区域，请告知诊所协调员，以便给您提供足够的研究药物。还需要将您的地址和电话告知诊所协调员，以便有需要的时候能联系到您。

6.新药。在您参加AMIS期间，您已经同意不使用非研究用处方阿司匹林或者含有阿司匹林的药物。因为新药可能会干扰研究结果，因此在开始服用任何新药之前请联系诊所协调员。至少有400种药物含有阿司匹林，其中包括感冒药和咳嗽药、止痛药、软膏和药膏，以及许多处方药。这些药物中许多可能没有标注它们是否含有阿司匹林或者阿司匹林相关成分。务必打电话给协调员确认。

7.不含阿司匹林的药物。您的诊所将免费为您提供不含阿司匹林的药物，用于缓解头痛、其他疼痛和发烧。可以提供以下两种类型。

· 对乙酰氨基酚。该药对头痛、疼痛和发热的效果与阿司匹林相似。推荐剂量是每6小时1~2片，或者根据医生建议。

· 盐酸丙氧芬。该药仅在止痛方面和阿司匹林效果相似，但不能治疗发热。推荐剂量是每6小时1~2片，或者根据医生建议。

8.研究用药。您将从诊所获得研究用药，每天服用两粒，除非另有规定。如果您忘记了早晨服药，可以在白天晚些时候补服。如果您忘记了晚上用药，可以在睡前用水或者牛奶送服。总原则是每天服药剂量不超过2粒。

9.在某些情况下，有必要停止服用研究药物：

· 如果您住院了，请在住院期间停止服用本药，并告知协调员。在您出院后，如果条件允许，将安排继续用药。

· 如果您计划做手术，建议您在手术前7天停用研究药物。因为阿司匹林在极少数情况下可能导致手术期间出血量增加。如果您得知手术时间不足7天，建议您尽快停用研究药物。再者，请告知协调员。在您出院后，如果条件允许，将安排继续用药。

· 如果您的私人医生给您开了非研究阿司匹林或者含有阿司匹林的药物，请停止服用研究药物。当停用这些药物时，研究药物可以继续使用。并告知协调员。

· 如果您使用抗凝剂（血液稀释剂），请停用本药，并告知协调员。

· 如果您出现任何可能是由于研究药物引起的不良反应，请立即停用并告知协调员。

10.研究相关的问题：如果您、您的配偶或者您的家人对您参加AMIS有任何疑问，您的研究员乐意为他们解答。如果您怀疑研究药物引起了某些不良反应，亦或您的医疗情况发生变化，比如您住院了，希望您或者您的家人给诊所致电。

11.您诊所的电话号码在本手册背面。在研究结束之前，请保管本手册以作参考。

在监测长期试验的依从性时，研究者也可能对依从性随时间的变化感兴趣。当注意到依从性降低时，可能会采取相应措施。这种监测可以按日历时间（例如当前6个月对比前6个月）或者诊所访视时间（例如第4次访视对比之前的访视）进行。在多中心试验中，干预组的依从性也应当由诊所检查，而在多国家试验中，则由相应的地区检查。在所有研究中，收集依从性的数据是重要的。在双盲试验中，由于一般不揭盲，所以可以合并研究组的依从性数据。在非双盲试验中，所有依从性数据可以由诊所工作人员审核。频繁的监测显然比不频繁的监测更有价值。因其可以更好地展现真实的依从性。此外，当受试者意识到他们正在被监测时，频繁的监测可能激励其保持依从性。

有几种间接评估依从性的方法。在药物试验中，药片或胶囊计数是评估受试者依从性最简单也是最常用的方法。由于这种方法假定了受试者已经服用所有没有退还的药物，因此药片计数的有效性存在争议。例如，如果受试者在后续的访视中退还一定数量的药片，那么是事实上服用了假定服用量，还是只服用了一些，然后将剩余药片扔掉了？药片计数可能仅仅对那些能够数到的药片有用。受试者有时候可能会忘记带药片去诊所计数。这种情况下，研究者可以让受试者在家数药片，并电话告知研究者。显然，这些数据可能不太可靠。可以用缺少药片计数数据的频次评估药片计数的可靠性，从而测量药物依从性。

研究者在监测药片计数和发表试验报告时，应预测读者感兴趣的问题。方案中处方的总体依从性是什么？如果干预组总体依从性降低，降低的原因是什么？是给受试者开了减少剂量的研究药物，还是受试者没有遵医嘱服药？研究组在方案剂量、医生开具的处方剂量或受试者依从的剂量之间是否存在差异？受试者依从性下降的原因是什么？是因为干扰了日常生活，带来了不利影响，还是单纯健忘？回答了这些问题可以增加对试验结果的理解和阐释。

在讨论按药片计数评估依从性时，研究者须牢记，这些数据可能会被夸大或误导。另外，这些数据不包括漏诊的受试者。大多数受试者倾向于高估他们的依从性，要么为了取悦研究者，要么因为记错。这些错过一次或者多次就诊的受试者通常依从性较低。因此，应该在特定的访视中观察所有受试者的依从性数据。大家普遍认同一点——认为自己没有服用研究药物的受试者是可信的。

目前已经使用电子设备监测依从性[52-53]，即通过电子设备记录药物包装打开次数和打开时间，以此描述用药情况。药品包装打开次数和血清中药物浓度的相关性非常高。电子监控的一个显著优点在于，可以通过评估药物剂量-时间监测患者服药是否准时和规律。在一项HIV试验中，受试者总体依从性为95%，但是仅有81%的受试者在规定的时间内（±3小时）服药[52]。在一项对高血压受试者的研究中，大约会遗漏10%的预定剂量。43%的受试者出现药物间隔，即3天或者3天以上遗漏剂量。一项有趣的观察发现，有漏服药物的受试者后续更可能成为永久的脱落者。目前还不清楚在剂量-时间方面的低依从性是否影响试验结果或多大程度上影响试验结果。

FDA批准了一种新型设备，该设备具有可穿戴式传感器（贴片），能够收集生理和行为指标。该设备可用于监测患者何时服药。将传感器嵌入非活性药片内部，通过激活并将其存在和独特的标识传达给贴片[54]。

还可以通过受试者回忆或者记录来获取有关依从性的间接信息。饮食研究可能会使用24小时回忆或7天饮食记录。运动研究可以使用日记记录运动的频率和种类。心绞痛研究可能会记录发作或者疼痛频率以及硝酸甘油摄入量。

有两种主要的方法可以直接测量依从性。有时通过对血液或者尿液的生化分析来检测药物或其代谢产物。这种方法的局限在于大多数药物的半衰期短。因此实验室检测通常仅能提示检测前一两天的服药情况。在访视前一天服用活性药物（从试验外获取）的对照组受试者，或仅在访视当天服用活性药物的干预组受试者可能并非总能被识别出来是低依从人群。此外，服用惰性安慰剂的受试者其药物依从性不能通过任何实验室检测来评估。在安慰剂、药物或其代谢物难以检测的情况下，可以添加特定的化学物质（如核黄素）用作标记。但是，标记物和掩味剂有相同的缺点——长期使用的毒性风险可能大于获益。

在非诊所访视情况下获得的化验结果可以更好地反映常规或真实的依从性。因此可以安排受试者每隔一段时间送一小瓶尿液到诊所。只有当受试者不把检查和依从性监测过程相关联时，这种方法才有价值。至少一项研究指出，以这种方式获得的信息不会为计划访视的实验室检查结果提供任何其他信息，除非作为此类结果的确认。

生理反应变量的测量有助于评估依从性。在一两天内，不太可能通过药物或者饮食降低胆固醇。因此，干预组受试者不能在就诊前一天突然遵守该方案，并期望不会被发现。同样地，如果非依从的对照组受试者在随访前一天停用非研究降脂药，其胆固醇水平也不太可能升高。其他能够监测的生理变量包括抗高血压研究中的血压，吸烟研究的一氧化碳，阿司匹林研究中的血小板聚集以及运动研究中的分级运动。在这些情况下，生理反应变量将不是主要的反应变量，而仅仅是依从干预措施的中间指标。不幸的是，不是每个人对药物的反应都一样，某些指标（例如甘油三酯水平）差异很大。因此，使用变量测量受试者的低依从性的现象不太容易解释。但是，分组数据可能会有用。

监测的另一个方面为受试者对研究流程的依从性，例如参加预定访视或者访视依从性。这些访视的主要目的是收集应答变量数据。如果数据完整的话会更好。因此，数据本身的完整性可以衡量临床试验的质量。甚至有少量数据丢失或者受试者失访的研究也可能产生误导性结果，应当谨慎说明。通过审查受试者没有按计划访视的原因，研究者可以识别能够纠正或改进的因素。让受试者进入研究访视，能促进和鼓励受试者对研究用药的依从性。必要时可以在访视中调整研究药物的剂量。

从统计的角度来看，每一位随机受试者都应该纳入到主要的分析中（第八章和第十八章）。因此，研究员必须努力让受试者回归计划访视直到试验结束。即使受试者被研究者中断研究药物或停止服用研究药物，也应该鼓励受试者定期来诊所访视，或者进行电话随访。有关反应变量的完整的访视数据至关重要，因此访视依从性非常重要。另外，受试者确实会改变想法。很长一段时间，他们不想与试验有任何关系，后来可能会同意回来访视，甚至是重新接受干预方案。特别关注每位退出试验的受试者的具体问题，并强调对试验的潜在贡献，可以成功挽回大量退出的受试者。因为退出的受试者需要被纳入分析，为了让他们重新积极参与试验，或至少在研究结束时同意访视/电话联系，付出努力是值得的。

监测依从性的目的是对依从程度有一个基本了解，从而在必要时可以采取改进措施。由于不赞成利用依从性分析数据，因此，获得精确评估的价值有限。

六、处理低依从性

如果低依从性是因为预约困难，提供更方便的就诊时间（例如上述的晚上或周末）可能会有用。对于到诊所有困难的残疾人可以选择家访。对于已经搬迁的受试者，研究员可以安排他们在其他城市进行随访。

那些确定不再积极参加试验的受试者的反应变量指标是临床试验的挑战之一。互联网为追踪失访患者提供了条件，如收费或免费的搜索引擎。搜索信息需要姓名、出生日期和社保号码或者其他特定识别号码。若使用多个且不同的引擎会让搜索更高效。

应该采取措施来防止受试者要求永远不要联系他们的情况。这些有时被称为完全退出。积极完成临床试验的受试者通常会同意在试验结束时被联系以确定关键反应变量。对于那些失访但没有撤回同意的受试者，其家庭成员和药品提供者也可以提供相关信息。其目的是限制丢失信息的数量。

虽然预防低依从性和保持高依从性的处理方法普遍适用，但是在处理特殊人群时也要考虑一些因素。在临床试验中，以老年人为代表的受试者越来越多，他们通常比年轻人有更多的健康诉求。大量文献研究了影响老年人依从性的因素和提高依从性的策略，其中许多与临床试验高度相关。

在保持慢性病受试者依从性方面也存在特殊挑战。《健康行为变化手册》[11]重点介绍了针对几种常见疾病的具体干预措施。其中包括心血管疾病[55]、糖尿病[56]、慢性呼吸系统疾病[57]、慢性传染病[58]、癌症[59]和肥胖[60]。

参考文献

[1] Haynes R B, Taylor D W, Sackett D L (eds.). Compliance in Health Care[M]. Baltimore: Johns Hopkins University Press, 1979.

[2] Cramer J A, Roy A, Burrell A, et al. Medication compliance and persistence: terminology and definitions[J]. Value Health, 2008, 11(1): 44-47.

[3] Vrijens B, De Geest S, Hughes D A, et al. A new taxonomy for describing and defining adherence to medications[J]. Br J Clin Pharmacol, 2012, 73(5): 691-705.

[4] Zeber J E, Manias E, Williams A F, et al. A systematic literature review of psychosocial and behavioral factors associated with initial medication adherence: a report of the ISPOR medication adherence & persistence special interest group[J]. Value Health, 2013, 16(5): 891-900.

[5] Raebel M A, Schmittdiel J, Karter A J, et al. Standardizing terminology and definitions of medication adherence and persistence in research employing electronic databases[J]. Med Care, 2013, 51(8 Suppl 3): S11-S21.

[6] Eapen Z, Mi X, Qualls L G, et al. Adherence and persistence in the use of warfarin after hospital discharge among patients with heart failure and atrial fibrillation[J]. J Card Fail, 2014, 20(1): 23-30.

[7] Granger B B, Rusincovitch S A, Avery S, et al. Missing signposts on the roadmap to quality: a call to improve medication adherence indicators in data collection for population research[J]. Front Pharmacol, 2013, 4: 139.

[8] Peterson A M, Takiya L, Finley R. Meta-analysis of trials of interventions to improve medication adherence[J]. Am J Health-Syst Pharm, 2003, 60(7): 657-665.

[9] Cutler D M, Everett W. Thinking outside the pillbox—medication adherence as a priority for health care reform[J]. N Engl J Med, 2010, 362(17): 1553-1555.

[10] Osterberg L, Blaschke T. Adherence to medication[J]. N Engl J Med, 2005, 353: 487-497.

[11] Riekert K A, Ockene J K, Pbert L (eds.). The Handbook of Health Behavior Change (4th edition)[M]. New York: Springer Publishing Company, 2014.

[12] Boden W E, O'Rourke R A, Teo K K, et al. Optimal medical therapy with or without PCI for stable coronary disease[J]. N Engl J Med, 2007, 356(15): 1503-1516.

[13] Granger B B, Swedberg K, Ekman I, et al. Adherence to candesartan and placebo and outcomes in chronic heart failure in the CHARM programme: double-blind, randomized, controlled clinical trial[J]. Lancet, 2005, 366(9502): 2005-2011.

[14] DiMatteo M R. Variations in patients' adherence to medical recommendations. A quantitative review of 50 years of research[J]. Med Care, 2004, 42(3): 200-209.

[15] Härkäpää K, Järvikoski A, Mellin G, et al. A controlled study of the outcome of inpatient

and outpatient treatment of low back pain. Part I. Pain, disability, compliance, and reported treatment benefits three months after treatment[J]. Scand J Rehabil Med, 1989, 21(2): 81-89.

[16] McLean N, Griffin S, Toney K, et al. Family involvement in weight control, weight maintenance and weight-loss interventions: a systematic review of randomised trials[J]. Intern J Obesity, 2003, 27(9): 987-1005.

[17] Voils C I, Yancy Jr W S, Kovac S, et al. Study protocol: Couples Partnering for Lipid Enhancing Strategies (CouPLES)—a randomized, controlled trial[J]. Trials, 2009, 10: 10-19.

[18] Sacks F M, Svetkey L P, Vollmer W M, et al. Effects on blood pressure of reduced dietary sodium and the Dietary Approaches to Stop Hypertension (DASH) diet[J]. N Engl J Med, 2001, 344(1): 3-10.

[19] Claxton A J, Cramer J, Pierce C. A systematic review of the associations between dose regimens and medication compliance[J]. Clin Ther, 2001, 23(8): 1296-1310.

[20] Probstfield J L. The clinical trial prerandomization compliance (adherence) screen[M]// Cramer J A, Spilker B (eds.). Patient Compliance in Medical Practice and Clinical Trials. New York: Raven Press, 1991.

[21] Berger V W, Rezvani A, Makarewicz V A. Direct effect on validity of response run-in selection in clinical trials[J]. Control Clin Trials, 2003, 24(2): 156-166.

[22] Lang J M, Buring J E, Rosner B, et al. Estimating the effect of the run-in on the power of the Physicians' Health Study[J]. Stat Med, 1991, 10(10): 1585-1593.

[23] McMurray J J V, Packer M, Desai A S, et al. Angiotensin-neprilysin inhibition versus enalapril in heart failure[J]. N Engl J Med, 2014, 371(11): 993-1004.

[24] Lee S, Walker J R, Jakul L, et al. Does elimination of placebo responders in a placebo run-in increase the treatment effect in randomized clinical trials? A meta-analytic evaluation[J]. Depress Anxiety, 2004, 19(1): 10-19.

[25] Kingry C, Bastien A, Booth G, et al. Recruitment strategies in the Action to Control Cardiovascular Risk of Diabetes (ACCORD) Trial[J]. Am J Cardiol, 2007, 99(12A): 68i-79i.

[26] Williams S L, Haskard-Zolnierik K B, DiMatteo M R. Psychosocial predictors of behavioral change[M]//Riekert K A, Ockene J K, Pbert L (eds.). The Handbook of Health Behavior Change (4th edition). New York: Springer Publishing Company, 2014: 69-86.

[27] Youmans S L, Schillinger D. Functional health literacy and medication use: the pharmacist's role[J]. Ann Pharmacother, 2003, 37(11): 1726-1729.

[28] Wolf M S, Davis T C, Osborn C Y, et al. Literacy, self-efficacy, and HIV medication adherence[J]. Pat Educ Counsel, 2007, 65(2): 253-260.

[29] Daumit G L, Dickerson F B, Wang N Y, et al. A behavioral weight-loss intervention in persons with serious mental illness[J]. N Engl J Med, 2013, 368(17): 1594-1602.

[30] Kimmel S E, Troxel A B, Loewenstein G, et al. Randomized trial of lottery-based incentives to improve warfarin adherence[J]. Am Heart J, 2012, 164(2): 268-274.

[31] Ryan R, Santesso N, Lowe D. et al. Interventions to improve safe and effective medicines use by consumers: an overview of systematic reviews[J]. Cochrane Database Syst Rev, 2014(4): CD007768.

[32] DeFulio A, Silverman K. The use of incentives to reinforce medication adherence[J]. Prev Med, 2012, 55 Suppl(Suppl): S86-S94.

[33] Hiligsmann M, Salas M, Hughes D A, et al. Interventions to improve osteoporosis medication adherence and persistence: a systematic review and literature appraisal by the ISPOR medication adherence & persistence special interest group[J]. Osteoporos Int, 2013, 24(12): 2907-2918.

[34] Scheurer D, Choudhry N, Swanton K A, et al. Association between different types of social support and medication adherence[J]. Am J Manag Care, 2012, 18(12): e461-e467.

[35] Barnes K. Patients provide insight into trial participation[EB/OL]. [2007-07-04]. http://www.outsourcing-pharma.com/content/view/print/135930.

[36] Kessels R P C. Patients' memory for medical information[J]. J R Soc Med, 2003, 96: 219-222.

[37] Anderson J L, Dodman S, Kopelman M, et al. Patient information recall in a rheumatology clinic[J]. Rheumatology, 1979, 18(1): 18-22.

[38] Tamur-Lis W. Teach-back for quality education and patient safety[J]. Urol Nurs, 2013, 33(6): 267-271.

[39] White M, Garbez R, Carroll M, et al. Is "teach-back" associated with knowledge retention and hospital readmission in hospitalized heart failure patients?[J]. J Cardiovasc Nurs, 2013, 28(2): 137-146.

[40] Xie L, Frech-Tamas F, Marrett E, et al. A medication adherence and persistence comparison of hypertensive patients treated with single-, double- and triple-pill combination therapy[J]. Curr Med Res Opin, 2014, 29: 1-8.

[41] Demonceau J, Ruppar T, Kristanto P, et al. Identification and assessment of adherenceenhancing interventions in studies assessing medication adherence through electronically compiled drug dosing histories: a systematic literature review and meta-analysis[J]. Drugs, 2013, 73(6): 545-562.

[42] Zullig L L, Peterson E D, Bosworth H B. Ingredients of successful interventions to improve medication adherence[J]. JAMA, 2013, 310(24): 2611-2612.

[43] Dexheimer J W, Sanders D L, Rosenbloom S T, et al. Prompting clinicians: A systematic review of prevention care reminders[J]. AMIA Annu Symp Proc, 2005, 2005: 938.

[44] Hasvold P E, Wootton R. Use of telephone and SMS reminders to improve attendance at hospital appointments: a systematic review[J]. J Telemed Telecare, 2011, 17(7): 358-364.

[45] Gurol-Urganci I, de Jongh T, Vodopivec-Jamsek V, et al. Mobile phone messaging reminders for attendance at healthcare appointments. Cochrane Database of Systematic Reviews, 2013, 2013(12): CD007458.

[46] Vervloet M, Linn A J, vanWeert J C M, et al. The effectiveness of interventions using electronic reminders to improve adherence to chronic medication: a systematic review of the literature[J]. J Am Med Inform Assoc, 2012, 19(5): 696-704.

[47] Granger B B, Bosworth H. Medication adherence: emerging use of technology[J]. Curr Opin Cardiol, 2011, 26(4): 279-287.

[48] Shea S C. Improving medication adherence: How to talk with patients about their medications[M]. Philadelphia: Lippincott, Williams & Wilkins, 2006.

[49] Morisky D E, Ang A, Krousel-Wood M, et al. Predictive validity of a medication adherence measure in an outpatient setting[J]. J Clin Hypertens, 2008, 10(5): 348-354.

[50] Probstfield J L, Russell M L, Henske J C, et al. Successful program for recovery of dropouts to a clinical trial[J]. Am J Med, 1986, 80(5): 777-784.

[51] Gossec L, Tubach F, Dougados M, et al. Reporting of adherence to medication in recent randomized controlled trials of 6 chronic diseases: A systematic literature review[J]. Am J Med Sci, 2007, 334(4): 248-254.

[52] Vrijens B, Rousset E, Rode R, et al. Successful projection of the time course of drug concentration in plasma during a 1-year period from electronically compiled dosing-time data used as input to individually parameterized pharmacokinetic models[J]. J Clin Pharmacol, 2005, 45(4): 461-467.

[53] Vrijens B, Vincze G, Kristanto P, et al. Adherence to prescribed antihypertensive drug treatments: longitudinal study of electronically compiled dosing histories[J]. Br Med J, 2008, 336(7653): 1114-1117.

[54] Proteus Digital Health[EB/OL]. Inc. http://www.proteusdigitalhealth.com/technology/proteus-publications/.

[55] Hayman L L, Mruk M M. Chronic disease management interventions: cardiovascular disease[M]//Riekert K A, Ockene J K, Pbert L (eds). The Handbook of Health Behavior Change (4th edition). New York: Springer Publishing Company, 2014: 273-289.

[56] Hood K K, Raymond J K, Harris M A. Diabetes management behaviors: The key to optimal health and quality of life outcomes[M]//Riekert K A, Ockene J K, Pbert L (eds). The Handbook of Health Behavior Change (4th edition). New York: Springer Publishing Company, 2014: 291-308.

[57] Welkom J S, Riekert K A, Eakin M N, et al. Behavioral management of chronic respiratory diseases: examples from asthma and chronic obstructive pulmonary disease[M]//Riekert K A, Ockene J K, Pbert L (eds). The Handbook of Health Behavior Change (4th edition). New York: Springer Publishing Company, 2014: 309-329.

[58] Rhodes S D, Wilkin A M, Abraham C, et al. Chronic infectious disease management interventions[M]//Riekert K A, Ockene J K, Pbert L (eds). The Handbook of Health Behavior Change(4th edition). New York: Springer Publishing Company, 2014: 331-345.

[59] Peterman A H, Victorson D, Cella D. Adherence to treatment and lifestyle changes among people with cancer[M]//Riekert K A, Ockene J K, Pbert L (eds). The Handbook of Health Behavior Change (4th edition). New York: Springer Publishing Company, 2014: 347-362.

[60] Burke L E, Turk M W. Obesity[M]//Riekert K A, Ockene J K, Pbert L (eds). The Handbook of Health Behavior Change (4th edition). New York: Springer Publishing Company, 2014: 363-378.

翻译：李天力，卫生部中日友好医院
审校：邓艳红，中山大学附属第六医院

第十五章 生存分析

　　本章回顾了生存分析中几个基本的概念和方法。通常情况下，事件的发生率被选作首要的结局变量，例如死亡率或者非致死性的心肌梗死的发生率。我们通常可以使用卡方检验来分析两组中此类事件的发生率或者使用对等的基于正态分布的统计方法来比较两组的比例。然而，当每位受试者观察时间的长度不一致时，估计事件的发生率会变得更加复杂。此外，简单地比较两组中事件的发生率未必是最有信息量的分析方法。例如，两组中5年生存率可能大致相同，但是这5年中不同时间点的生存率可能截然不同，图15-1所示的生存曲线说明了此类情况。该图的纵轴代表生存率，横轴代表时间。对于A组，在5年的观察期内，生存率（或1-死亡率）稳步下降。但是B组中，在观察的第1年内，生存率快速下降，在接下去的年份中保持平稳。尽管两组的5年死亡率大致相同，但两组中受试者的生存过程显然不同。要是只考虑5年生存率，A组和B组是一样的。此类生存曲线可能会出现在比较手术治疗和药物干预的临床试验中，因为手术组早期可能伴随较高的手术相关死亡率。

一、基本要点

　　在受试者入组时间跨度较大且随访时间长短不一的临床试验中，生存分析十分重要。这类方法可以比较随访期间内受试者完整的生存过程，可能可以被用来分析二分类结局变量的发生时间，如非致死性事件或不良事件。

　　生存分析基本方法的回顾可以在基础的统计学教科书[1-6]及相应的概述类文章[7]中找到。更加完整和技术性的回顾可以在其他教材[8-11]中找到。该领域的方法学进展较快，本书无法涵盖所有的进展。本章的讨论主要关注两方面：第一，在一项临床试验中对一组受试者的生存过程或生存曲线的估计。第二，比较两条生存曲线，看生存过程是否有显著的差异。尽管我们使用

"生存分析"这一术语，但是这个方法可以被用到任何需要考虑事件发生时间的二分类结局变量中，比如从受试者的招募入组到事件发生的时间，而不仅仅是事件是否发生。为便于理解，除非死亡就是特指的事件，我们都使用"事件"这一术语。

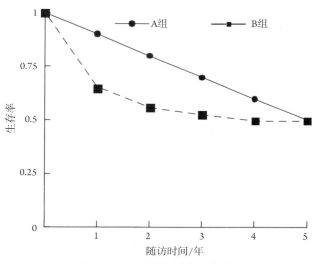

图15-1　A、B两组患者的生存情况

二、生存曲线的估计

在观察期内，以图像形式展示的总体生存过程被称作生存曲线，以表格形式展示的被称作寿命表。在讨论样本量时（第八章），我们使用了一个参数模型$S(t)$来代表生存曲线，t指代随访时间。$S(t)$函数的一个经典的参数形式是假定一个指数分布，$S(t) = e^{-\lambda t} = \exp(-\lambda t)$，$\lambda$代表风险率[11]。我们估计出$\lambda$，也就得到了$S(t)$。风险率的一个可能的估计是实际观察到的事件数除以有风险发生事件的人群的总体暴露时间（译者注：假定这个风险是指某种疾病，那么需要注意两种特殊情况：第一，某类人群对某种疾病免疫；第二，某类人群缺少得某种疾病的器官。这两种特殊情况下的人群就不能被算作有风险发生事件的人群）。其他可行的估计方法后续会提到。尽管这种估计方法简单易行，但是在临床试验期间的风险率也许不是恒定不变的。当λ是一个随时间变化的函数而不是恒定不变的数字时，我们可以定义它为$\lambda(t)$，但此时$S(t)$的定义会更加复杂。具体来说，$S(t) = \exp\left[\int_o^t \lambda(S)\,ds\right]$，是风险函数曲线中从0到$T$时段的曲线下面积的指数。此外，尽管我们经常使用指数模型的假设来计算样本量，但我们并不能总是保证指数模型能够很好地描述实际观察到的生存数据。因此，生物统计学家依赖于非参数统计的方法来估计生存曲线。

本章将讨论两种相似的非参数方法，Cutler-Ederer法[12]和Kaplan-Meier法[13]用来估计真实的生存曲线及对应的寿命表。我们用Cutler-Ederer法，来引出更为灵活的Kaplan-Meier法。Kaplan-Meier法是当前使用的标准方法。在具体阐述这两种方法之前，我们有必要先阐明在一项临床试验中受试者的生存过程通常是如何获得的，并定义一些相关的术语。

以一个简单的情况为例，即临床试验的设计可能需要对所有受试者观察T年，这个观察时间指的就是随访或者暴露时间。如果所有的受试者通过同一队列以相同时间纳入研究，那么所有受试者的随访时间都是相同的。然而，正如图15-2所示，在绝大多数临床试验中，受试者是在一定的招募时间内陆续纳入研究的，因而对每一位受试者而言，相同的随访时间可能发生在不同的日历时间。

在随访的过程中，一位受试者可能会发生我们要研究的事件。事件发生的时间就是从纳入研究开始到事件发生的累计时间。研究的兴趣不在事件发生的实际日历时间，而是从纳入研究到事件发生的时间段。图15-3和图15-4阐述了将陆续入组的受试者的实际生存过程转化为分析所需的方法。在图15-3中，在随访时间段内，受试者2和4发生了事件而受试者1和3则没有。因此，对于每一位受试者，我们所感兴趣的是从纳入研究到既定的随访结束或者事件发生的时间段。因此每一位受试者被纳入研究的时间都可以被认为是零时间。图15-4展示的生存过程与图15-3相同，但图15-4中纳入研究的时间都被记为零时间。

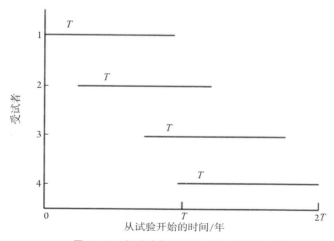

图15-2　4例受试者分批进入研究后的T年随访

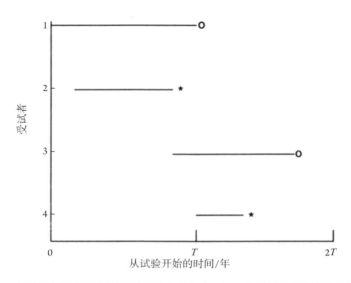

2例受试者在随访时间内观察到事件发生（★），2例受试者在随访时间内无事件发生（O）。

图15-3　4例受试者分批进入研究后的随访情况

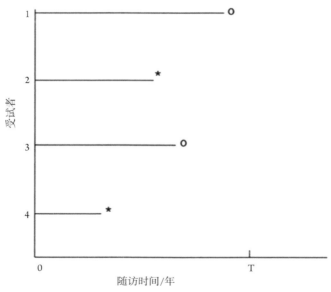

2例受试者在随访时间内被观察到事件发生（★），2例受试者在随访时间内无事件发生（O）。

图15-4　4例受试者分批被纳入研究后转化为同一个开始时间点的随访情况

　　某些受试者在随访结束前可能没有经历所要研究的事件。对于此类受试者，其随访时间或者暴露时间被称为"删失"（译者注：此处的删失为右删失，也是最常见的类型。值得注意的是，区间删失和左截断等也是重要的生存分析基本概念，但本书限于篇幅无法展开），就是说研究人员在临床试验结束后，没有观察到受试者发生了所要研究的事件。另一个删失的例子是当受试者纳入研究的时间前后不一致，而后在计划的T年随访期内，该临床研究在某个时间点终止了，那么试验结束后同样没有观察到事件发生。这种删失是临床试验的管理原因造成的。若因为在治疗干预下，早期就出现临床获益或出现有害的不良事件导致在既定的随访时间到达之前，临床试验就已终止，这种情况也属管理删失。通常认为，这些删失情况独立于事件的发生。

　　图15-5展示了在随访期间内，几种可能观察到的情况。注意在图15-5的示例中，研究人员规定所有受试者在统一的时间终止研究，随访时间至少是T年。在临床试验开始时，先通过随机化得到第一组的3例受试者。第1位受试者在临床试验整个观察期内都没有发生事件，其生存时间因为研究终止而删失。第2位受试者在随访结束之前发生事件。第3位受试者失访。通过随机化得到的第二组3例受试者的生存过程与第一组的3例受试者相同。受试者7到11随后被随机分配到第3组，因为临床试验终止，都未进行至少T年的随访期。第7位受试者失访。第8位受试者在研究终止前，即未满T年随访期时，就发生了事件。第9位受试者出现了管理删失，但从理论上讲该患者很可能出现失访。尽管在临床试验结束之后第10位受试者的事件本可以发生，但因为在其纳入研究的早期，临床试验便终止，故第10位受试者也属于删失。第11位受试者也属于删失，因为在T年的观察之后，该患者仍然未发生事件。图15-5所示的生存过程可以如图15-4一样，将所有受试者的纳入时间设为同一个起始点0，这样便于分析随访时间，或者分析从受试者被纳入研究到事件发生或删失的时间。

　　总之，研究人员需要记录每一位受试者的入组时间，事件发生时间，失访时间或者当试验终止后，没有发生事件的受试者是否继续随访。记录这些数据有助于研究者绘制生存曲线。

（一）Cutler-Ederer估计

　　实践中，Cutler-Ederer估计目前仍在使用[14-18]，但该方法已经被更普遍应用的Kaplan-Meier估计所替代。教学中，Cutler-Ederer估计是一个有用的方法用来估计生存曲线。

　　在Cutler-Ederer或精算估计中[12]，我们基于这样一种假设：死亡或者失访都一致地分布在一段固定长度的时间中。平均意义上，这意味着在每一个时间段的前一半会出现一半的失访。假定之前的时间段患者存活下来，那么在第j^{th}个时间段仍存活的概率就是$\hat{p}_j$，即$\hat{p}_j = \dfrac{n_j - \delta_j - 0.5\lambda_j}{n_j - 0.5\lambda_j}$。平均意义上，若有$\lambda_j$个人失访，其中一半的时间有死亡的风险，故在其前乘以0.5。这些条件概率$\hat{p}_j$相乘，得到一个估计$\hat{S}(t)$，就是t时间点的生存函数。

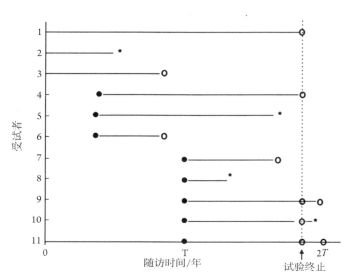

事件发生（ ★ ），删失（ O ），第9~11位受试者在研究终止后的随访情况也在图中显示。

图15-5　11例受试者分批进入研究、同时终止研究的随访情况

（二）Kaplan-Meier估计

Kaplan-Meier估计放宽了事件一致地分布在一段固定长度的时间段内这一假设。根据死亡时间的先后，观察到的结果可以排秩。这是一个非常有用的改进，因为在一项临床试验中，存在着受试者陆续入组及删失的情况，对应的生存数据的完整性也不一致。

举个简单的例子，假定某研究纳入100例受试者并随访2年。在第1组纳入研究1年后，第2组患者再纳入并随访至研究结束。假定没有失访，结果如表15-1所示。在第1组中，随访第1年后，20例受试者死亡，80例受试者存活，第2年又有20例受试者死亡。在第2组中的患者只随访了1年，25例受试者死亡。那么现在假设研究者估计2年的生存率，只有第1组患者的随访时间为2年，那么2年生存率的估计$S(2)$，$\hat{S}(2)=60/100$或0.60。注意在这种计算中，第2组患者的第1年的生存过程是忽略不计的。如果研究者想估计1年的生存率$S(1)$，那么需要观察总共200例受试者并至少随访1年。1年后，还有

155例患者存活。因此，$\hat{S}(1)=155/200$ 或0.775。如果每一组单独评价，1年的生存率分别是0.80和0.75。在估计1年的生存率时，所有的数据都可以得到应用。但估计2年的生存率时，第2组患者的第1年的数据就被忽略了。

表15-1　受试者在两个时间点(第1组和第2组)入组，随访至一个相同的时间终止[a]

随访年数		组别	
		第1组/人	第2组/人
1	纳入的受试者	100	100
	第1年死亡	20	25
	第1年存活	80	75
2	纳入的受试者	80	
	第2年死亡	20	
	第2年存活	60	

[a]经过Kaplan-Meier法[13]。

　　另一种估计生存率的过程是条件概率。同样是这个例子，如果受试者存活过第1年，2年生存的概率$S(2)$等于1年的概率$S(1)$乘以存活过第2年的概率$pr(2|1)$。在本例中，$\hat{S}(1)=0.775$。因为存活过第1年的80例受试者中有60例受试者存活过第2年，所以$pr(2|1)$的估计值为60/80=0.75。故$\hat{S}(2)=0.775\times0.75$或0.58，这与之前计算的估计值0.60略有差异。

　　Kaplan和Meier[13]描述了在出现删失数据的临床试验中，如何利用条件概率的方法来估计生存曲线。这个方法通常被叫做Kaplan-Meier估计或乘积极限估计，原因是生存估计是基于条件概率的乘积。这种方法是基于纳入临床试验的确切时间、事件发生的确切时间以及失访的确切时间都是已知的这一假设。在某些情况下，具体到最近月份的时间可能就足够，而另一些情况下，可能需要具体到最近的天或小时。Kaplan和Meier假定死亡和失访不可能同时发生。如果死亡和失访被记录在同一时间发生，这个打结数据（译者注：大多数统计软件会设置默认的算法来处理打结的数据，一般为Breslow法或Efron法）会破坏死亡发生的时间稍稍在失访之前这一假设。

　　在Kaplan-Meier估计中，随访时间被分割成一个个不同时包括死亡和失访的时间段。如果受试者存活过之前的时间段，那么就设定p_j为存活过第j^{th}个时间段的概率。对于被标记为死亡的第j个时间段，p_j的估计值$\hat{P}_j$等于在第j^{th}个时间段开始时存活的受试者人数n_j减去在第j^{th}个时间段内死亡的受试者人数δ_j。这个差值再除以第j个时间段开始存活的受试者数n_j，即$\hat{p}_j=\left(n_j-\delta_j\right)/n_j$。

对于有l_j例患者失访的第j个时间段，$\hat{p}_j$为1。这种只有失访的时间段的条件概率不会改变整个乘积。也就是只有失访不包含死亡的时间段可能可以和之前的时间段合并在一起计算。

例子 假设20例受试者随访1年，一直随访到最近的0.1个月。在0.5、1.5、1.5、3.0、4.8、6.2、10.5个月观察到患者出现死亡。此外，在0.6、2.0、3.5、4.0、8.5、9.0个月出现患者失访。为了方便描述，我们将死亡和失访的时间按升序排列，失访时间在括号里。故顺序是0.5、(0.6)、1.5、1.5、(2.0)、3.0、(3.5)、(4.0)、4.8、6.2、(8.5)、(9.0)、10.5。余下7例受试者因研究终止，在第12个月出现删失。

表15-2以寿命表的形式展示了本例数据。寿命表展示了死亡或事件发生的时间，一个或多个死亡可能同时发生，它们被记录在寿命表的同一行中。在连续两次死亡的时间段内，可能发生了失访。因此，表中的一行实际上表示一段时间间隔，即从一次死亡的时间开始，直到但不包括下一次死亡的时间。在这种情况下，第一次间隔的定义为从发生在0.5个月死亡开始，直到但不包括下一次发生在1.5个月的死亡。标记为n_j、δ_j和l_j的列对应上面给出的定义，并包含来自示例的信息。在第一个时间间隔，所有20例受试者最初都存在风险，其中1例在0.5个月后死亡，之后在间隔期(0.6个月)有1例受试者失访。在第二个时间间隔，从1.5个月到3.0个月，18例受试者最初仍有风险，在1.5个月时记录了2例死亡，在2.0个月时记录了1例失访。剩下的时间间隔定义类似。标记为$\hat{p}_j$的列是在时间段j中存活的条件概率，计算方法$(n_j-\delta_j)/n_j$或$(20-1)/20=0.95$，$(18-2)/18\approx0.89$。标签为$\hat{S}(t)$的列是生存曲线，是$\hat{p}_j$的累计乘积，如$0.85\approx0.95\times0.89$，$0.79\approx0.95\times0.89\times0.93$等。

表15-2 对20例受试者随访1年的Kaplan-Meier寿命表

间隔	间隔数	死亡时间/个月	n_j/人	δ_j/人	l_j/人	$\hat{p}_j$	$\hat{S}(t)$	$V[\hat{S}(t)]$
[0.5, 1.5)	1	0.5	20	1	1	0.95	0.95	0.002 4
[1.5, 3.0)	2	1.5	18	2	1	0.89	0.85	0.006 8
[3.0, 4.8)	3	3.0	15	1	2	0.93	0.79	0.008 9
[4.8, 6.2)	4	4.8	12	1	0	0.92	0.72	0.011 4
[6.2, 10.5)	5	6.2	11	1	2	0.91	0.66	0.013 3
[10.5, ∞)	6	10.5	8	1	7[a]	0.88	0.58	0.016 1

n_j：第j个间隔开始时存活的受试者数。

δ_j：在第j个间隔期间死亡的受试者数。

l_j：在第j个间隔期间失访或删失的受试者数。

$\hat{p}_j$：p_j估计值，p_j指若受试者在之前的间隔中存活，在第j个间隔中存活的概率。

$\hat{S}(t)$：估计的生存曲线。

$V[\hat{S}(t)]$：$\hat{S}(t)$的方差。

[a]由于研究终止导致的删失。

表15-2中倒数第二列的$\hat{S}(t)$列，以图像呈现在图15-6中。$\hat{S}(t)$的图像以阶梯函数形式呈现。在一个时间段中，$\hat{S}(t)$是恒定的，改变只发生在发生死亡的时刻。随着样本量逐渐变大，观察到的死亡事件变多，这种阶梯函数的纵距变得越来越小，看起来越来越像是一个光滑的生存曲线。如果没有发生删失事件，本方法就可以简化为存活者的数量除以纳入研究的总受试者数。

因为$\hat{S}(t)$是实际生存曲线$S(t)$的估计值，所以样本选择的差异会导致估计值也存在差异。Greenwood[19]推导了一个能应用于Kaplan-Meier法的公式来估计生存函数的估计方差。$\hat{S}(t)$的方差被表示为$V[\hat{S}(t)]$，其公式为：

$$V\left[\hat{S}(t)\right] = \hat{S}^2(t) \sum_{j=1}^{K} \frac{\delta_j}{n_j\left(n_j - \delta_j\right)}$$

n_j和δ_j之前定义过，K代表间距的数量。在表15-2的最后1列$V[\hat{S}(t)]$代表在6个时间段内，$S(t)$的估计值的方差。注意这列中，每向下一格，方差就会增加。当处于风险中的受试者越来越少时，估计生存过程的能力就会逐渐降低。

Kaplan和Meier[13]提供了这个过程的其他例子，以及对这个估计的一些统计特性的更详细的说明。我们也可以通过一些计算机程序[20-23]来快速获取生存曲线，即使是非常庞大的数据集。

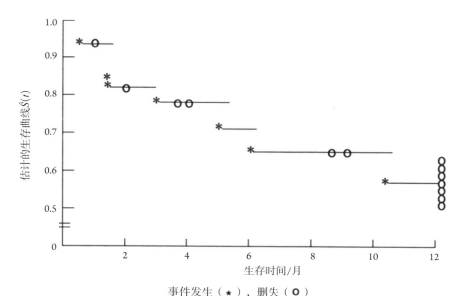

事件发生（ ✱ ），删失（ O ）

图15-6　用Kaplan-Meier估算的生存曲线$\hat{S}(t)$，20例受试者随访研究1年

如果生存曲线是指数形式的，Kaplan-Meier曲线也可以用来估计风险率λ。举个例子，如果中位生存时间的估计值为T_M，那么$0.5 = S(T_M) = \exp(-\lambda T_M)$，$\lambda$的估计值为$\hat{\lambda} = \ln(0.5)/T_M$。$S(t)$的估计值是$\exp(-\hat{\lambda}t)$。Nelson[24]描述了另一种在$t_j$时间点估计$S(t)$的参数估计方法。

$$\hat{S}(t_j) = \exp\left(-\sum_{i=1}^{j} \delta_i/n_j\right)$$

其中，δ_i是第i^{th}个时间间隔的事件发生数，n_j是发生事件人数对应的存在风险的人群数量。虽然这是一个直接的估计，但Kaplan-Meier法不需要一个潜在的指数分布作为假设，因此比这种估计方法使用更为广泛。

三、两组生存曲线的比较

我们刚刚讨论了在一项临床试验中如何估计单组的生存曲线。如果一项临床试验存在两个组，我们可以分别估计每个组的生存曲线。这里的问题是，这两组生存曲线中分别对应的对照组和试验组的$S_C(t)$和$S_I(t)$的估计值$\hat{S}_C(t)$与$\hat{S}_I(t)$是否不同。

（一）逐点比较

一种可能的方法是通过指定一个时间t^*，然后用Kaplan-Meier[13]法来估计生存。在时间t^*，我们可以用统计量$Z(t^*)$来比较两组的生存估计值$\hat{S}_C(t^*)$和$\hat{S}_I(t^*)$。

$$Z(t^*) = \frac{\hat{S}_C(t^*) - \hat{S}_I(t^*)}{\left\{V\left[\hat{S}_C(t^*)\right] + V\left[\hat{S}_I(t^*)\right]\right\}^{1/2}}$$

其中$V[\hat{S}_C(t^*)]$和$V[\hat{S}_I(t^*)]$是用Greenwood法估计的方差[19]。在无效假设为$\hat{S}_C(t^*) = \hat{S}_I(t^*)$下，统计量$Z(t^*)$近似呈正态分布，其均值为0，方差为1。这种方法存在的一个问题是多重比较（见第十六章）。另一个问题则是怎么解释结果。比如两条生存曲线在t^*时刻被判定有显著差异，而在其他任何时刻都没有差异，那么应该得出什么结论？这个问题就会引出一个疑问，生存曲线中的哪一个点才是最重要的？

对一些经历了T年的随访的研究而言，T年的死亡率很重要，应该按照刚才建议的方法进行检验。每年的死亡率也许也很重要，因此可以被比较。对这一建议的一个批评是，某些特定的点可能是事后选择的，以便根据观察到的数据产生最大的显著性差异。我们可以很容易地看到两条生存曲线，它们在一些点上存在显著性差异。然而，当整体的比较这两条生存曲线时，其生存过程并不支持这几个少数点所显示的巨大差异。因此，除非在数据分析之前的研究方案中有几个点是合理明确的，否则不建议逐点比较。

（二）中位生存时间的比较

生存过程的一个总结方法是研究入组人群中50%的人群发生事件的时间。估计中位生存时间最常用简单的方法就是Kaplan-Meier曲线法（见Altman[1]）。此处的假设是试验的随访时间足够长，有超过一半的个体发生事件。中位生存时间的置信区间可能可以被估计[25]。我们可以比较干预组和对照组的中位生存时间M_I和M_C，最简单易行的方法是估计M_I/M_C的比值。比值>1表示干预组的中位时间更长，生存过程更好，比值<1则反之。

M_I/M_C的95%置信区间可以通过下面公式估计：

$$\left(M_I/M_C\right)e^{-1.96S},\ \left(M_I/M_C\right)^{+1.96S}$$

M_I/M_C的标准差SD的计算公式为：

$$SD=\sqrt{1/(O_I+O_C)}$$

对于生存曲线近似为指数的情况，O_I=干预组的总事件数(即$\Sigma\delta_i$)，O_C=对照组的总事件数。

（三）总体曲线比较

由于逐点估计比较的局限性，Gehan[26]和Mantel[27]原创性地提出了评估总体生存过程的统计方法。这两种方法是生存数据分析方法发展的里程碑。它们要检验的假设是两条生存曲线是否相等，还是一条与另一条不同。如果两条生存曲线相交，应谨慎解释。从这两种原创方法开始，大量关于比较生存曲线的文献被发表出来，并被归纳总结到一些教科书中[8-11]。这里描述的基本方法提供了生存分析中使用的基本概念。

Mantel[27]建议使用Cochran[28]和Mantel及Haenszel[29]中描述的过程合并一系列2×2表格。在此过程中，时间为t_j时，任一组发生死亡的人数，形成一个2×2表（表15-3）。

表15-3　2×2表格

	t_j时的死亡人数	t_j时的存活人数	t_j前处于风险的人数
干预组	a_j	b_j	a_j+b_j
对照组	c_j	d_j	c_j+d_j
总数	a_j+c_j	b_j+d_j	n_j

a_j表示干预组在t_j时刻观察到的死亡人数，c_j表示对照组在t_j时刻观察到的死亡人数。a_j或c_j至少有一个必须非零。可以在其他时间段(即a_j和c_j为0时)创建一个表，但是这个表不会对统计数据产生任何影响。在t_j时刻前有n_j个受试者处于风险中，干预组人数为a_j+b_j，对照组人数为c_j+d_j。干预组的预期死亡人数$E(c_j)$可以表示如下：

$$E(a_j) = (a_j + c_j)(a_j + b_j)/n_j$$

干预组观察到的死亡人数的方差，记为$V(a_j)$，

$$V(a_j) = \frac{(a_j + c_j)(b_j + d_j)(a_j + b_j)(c_j + d_j)}{n_j^2(n_j - 1)}$$

这些表述与第十七章附录中联合2×2表格相同。

Mantel-Haenszel (MH)统计量为：

$$MH = \left\{\sum_{j=1}^{K} a_j - E(a_j)\right\}^2 \Bigg/ \sum_{j=1}^{K} V(a_j)$$

近似自由度为1的卡方分布，K为联合干预组和对照组中不同事件的发生次数。作为一种渐近逼近，MH的平方根Z_{MH}如下所示，

$$Z_{MH} = \left\{\sum_{j=1}^{K} a_j - E(a_j)\right\}^2 \Bigg/ \sqrt{\sum_{j=1}^{K} V(a_j)},$$

这近似于标准的正态分布[30-31]。

这个方法简单易用。首先，两组中的事件和失访时间按升序排列。其次，每个事件发生的时间，以及各组在死亡前处于风险状态的总人数a_j+b_j，c_j+d_j，以及各组中事件的数量a_j，c_j是确定的。根据这些信息，可以形成合适的2×2表。

例子 假设表15-2中示例数据代表了对照组的数据。在干预组的20例受试者中，有2人在第1.0和第4.5个月死亡，然后有受试者在1.6、2.4、4.2、5.8、7.0和11.0个月失访。这些观察数据总结如下（括号内为失访）：

干预组：1.0，(1.6)，(2.4)，(4.2)，4.5，(5.8)，(7.0)，(11.0)

对照组：0.5，(0.6)，1.5，1.5，(2.0)，3.0，(3.5)，(4.0)，4.8，6.2，(8.5)，(9.0)，10.5

使用上面描述的数据，剩余的观察人群在第12个月出现了删失。表15-4显示了8种不同的死亡时间t_j，每组死亡前处于危险的人数分别为a_j+b_j和c_j+d_j，在时间t_j的死亡人数分别为a_j和c_j，失访人数为l_j。该表中的条目与表15-2所示的Kaplan-Meier寿命表中的条目相似。请注意表15-4中两组的观

察结果已合并为更长的时间间隔。表15-4中标记为a_j+b_j、c_j+d_j、a_j+c_j、b_j+d_j的条目成为表15-5中的8个2×2表格的条目。

表15-4　采用Mantel-Haenszel法比较对照组和干预组的生存数据

排序	死亡时间/个月	干预组/人			对照组/人			总数/人	
j	t_j	a_j+b_j	a_j	l_j	c_j+d_j	c_j	l_j	a_j+c_j	b_j+d_j
1	0.5	20	0	0	20	1	1	1	39
2	1.0	20	1	0	18	0	0	1	37
3	1.5	19	0	2	18	1	1	2	35
4	3.0	14	0	1	15	2	2	1	31
5	4.5	16	1	0	12	0	0	1	27
6	4.8	15	0	1	12	0	0	1	26
7	6.2	14	0	1	11	2	2	1	24
8	10.5	13	0	13	8	7	7	1	20

a_j+b_j=干预组在t_j时刻死亡前有风险的受试者数。

c_j+d_j=对照组在t_j时刻死亡前有风险的受试者数。

a_j=干预组在t_j时刻死亡的受试者数。

c_j=对照组在t_j时刻死亡的受试者数。

l_j=在t_j和t_{j+1}时间段失访或删失的受试者数。

a_j+c_j=两组在t_j时刻死亡的受试者数。

b_j+d_j=两组在t_j时刻存活的受试者数减去死亡受试者数。

Mantel-Haenszel统计量可以从这8个2×2表（表15-5）或直接从表15-4中计算出来。$\sum_{j=1}^{8} a_j = 2$，因为干预组中只有2个死亡。$\sum_{j=1}^{8} E(a_j) = 20/40 + 20/38 + 2 \times 19/37 + 17/32 + 16/28 + 15/27 + 14/25 + 13/21$或$\sum_{j=1}^{8} E(a_j) = 4.89$。$\sum_{j=1}^{8} V(a_j)$的值计算为：

$$\sum_{j=1}^{8} V(a_j) = \frac{1 \times 39 \times 20 \times 20}{40^2 \times 39} + \frac{1 \times 37 \times 20 \times 18}{38^2 \times 37} + \cdots$$

这项结果等于2.21。计算的MH统计量为$MH=(2-4.89)^2/2.21=3.78$。对于一个自由度为1的卡方统计量，在其显著性水平设定为0.05时，未发现显著性差异。当确切的死亡时间未知时，也可以使用MH统计量。如果已知的死亡发生在一个时间段内，可以为每个时间段和所用的方法创建2×2表。对于小样本量的数据，有时也可使用连续性校正。校正后的分子为：

$$\left\{\left|\sum_{j=1}^{K}\left[a_j-E\left(a_j\right)\right]\right|-0.5\right\}^2$$

竖线代表绝对值。本例中，使用连续性校正后，*MH*的统计量从3.78下降到2.59。

表15-5　Mantel-Haenszel统计法用于干预组（Ⅰ）和对照组（C）生存比较的事件时间所对应的8个2×2表

t_j	受试者数量/人			t_j	受试者数量/人		
	D	*A*	*R*		*D*	*A*	*R*
0.5个月				4.5个月			
Ⅰ	0	20	20	Ⅰ	1	15	16
C	1	19	20	C	0	12	12
合计	1	39	40	合计	1	27	28
1个月				4.8个月			
Ⅰ	1	19	20	Ⅰ	0	15	15
C	0	18	18	C	1	11	12
合计	1	37	38	合计	1	26	27
1.5个月				6.2个月			
Ⅰ	0	19	19	Ⅰ	0	14	14
C	2	16	18	C	1	10	11
合计	2	35	37	合计	1	24	25
3个月				10.5个月			
Ⅰ	0	17	17	Ⅰ	0	13	13
C	1	14	15	C	1	7	8
合计	1	31	32	合计	1	20	21

D=在t_j时刻死亡的受试者数。

A=在t_j时刻和t_{j+1}时刻之间存活的受试者数。

R=在t_j时刻死亡前存在风险的受试者数($R=D+A$)。

Gehan[26]开发了另一种方法，通过产生Wilcoxon秩统计量来比较两组受试者的生存过程。Gehan统计量是基于观察到的生存时间的秩次。检验的无效假设是$S_I(t)=S_C(t)$。最初开发的过程包括一个复杂的计算，以获得检验统计量的方差。Mantel[32]提出了一种更常用更简单的方差计算方法，具体如下。

干预组的观察人数N_I和对照组的观察人数N_C必须合并成一个观察人数为N_C+N_I的序列，并按升序排列。每个观察结果与剩余的N_C+N_I-1观察结果进行比较，并给出一个评分U_i，定义如下：U_i=观察秩次小于第i^{th}个观察的人数 – 观察秩次大于第i^{th}个观察的人数。

第i^{th}个受试者的生存结局肯定比之前早死亡的受试者更好。对于出现删失的受试者，不能确定生存时间是小于还是大于第i^{th}次的观察。无论第i^{th}个观察是死亡还是删失，情况都是这样的。因此，评分U_i的第一部分评估了在第i^{th}次观察之前发生的死亡人数。U_i评分的第二部分考虑了当前第i^{th}次观察值是死亡还是删失。如果是死亡，无论观察结果对应死亡还是删失，它肯定会先于所有后面排序的观察结果。若第i^{th}次的观察结果是删失，由于没有机会对第i^{th}个受试者进行完整的观察，因此无法确定实际生存时间是否小于或大于后续的排名观察。

表15–6对Mantel–Haenszel统计量讨论中使用示例的40个联合观察值（$N_C=20$，$N_I=20$）进行了排序。在之后12个月的随访中，最后19次观察均出现了删失，其中对照组7次，干预组12次。U_1的得分为确定小于0.5个月的观察值0，减去大于0.5个月的观察值39，即$U_1=-39$。U_2的得分为第0.6个月出现失访的1次观察值，减去观察值0即之后无人出现失访，即$U_2=1$。U_3等于在1个月内（第0.5个月）的观察值1减去大于1个月的37个观察值，值为$U_3=-36$。最后19例观察得分为9，反映了在第12个月出现删失之前，出现了的9例死亡。

Gehan统计量G，涵盖了U_i评分，定义公式为$G=W^2/V(W)$，其中$W=\sum U_i$（U_i只存在于对照组），对应的方差为：

$$V(W) = \frac{N_C N_I}{(N_C + N_I)(N_C + N_I - 1)} \sum_{i=1}^{N_C+N_I} \left(U_i^2 \right)$$

G统计量近似自由度为1的卡方分布[26,32]。因此，其值在显著性水平为5%时为3.84，显著性水平为1%时为6.63。在本例中，$W=-87$，方差$V(W)=2314.35$，即$G=(-87)^2/2314.35=3.27$，P值为0.071。而用Mantel–Haenszel法得到的P值是0.052。

Gehan统计量假设两组的删失模式是一样的。Breslow[33]考虑了删失模式不相等的情况，使用了修正方差后的统计量G。如果两组删失的方式截然不同，则应使用此修正后的版本。Peto R和Peto J[34]还提出了一个删失Wilcoxon检验。这些概念与Gehan所描述的方法相似。然而，大多数软件包现在使用Breslow或Peto R和Peto J的版本。

（四）一般化

比较两条生存曲线的更为一般化的方法已经被进一步评估[35-40]。由Mantel–Haenzel和Gehan提出的这两种方法，可以看作是在每个唯一事件发生的时间内观察到的事件数和预期事件数之差的加权和[7,40]。综合考虑之前对数秩检验的方程，将分子重新写为：

$$W = \sum_{j=1}^{K} w_j \left[a_j - E\left(a_j\right) \right]$$

$$其中 V(W) = \sum_{j=1}^{K} w_j^2 \frac{\left(a_j + c_j\right)\left(b_j + d_j\right)\left(a_j + b_j\right)\left(c_j + d_j\right)}{n_j^2 \left(n_j - 1\right)}$$

表15-6 干预组（I）和对照组（C）Gehan统计量评分U_i的举例

观察对象	排序后的观察时间	组别	绝对少于	绝对多于	U_i
1	0.5	C	0	39	−39
2	（0.6）[a]	C	1	0	1
3	1	I	1	37	−36
4	1.5	C	2	35	−33
5	1.5	C	2	35	−33
6	（1.6）	I	4	0	4
7	（2.0）	C	4	0	4
8	（2.4）	I	4	0	4
9	3.0	C	4	31	−27
10	（3.5）	C	5	0	5
11	（4.0）	C	5	0	5
12	（4.2）	I	5	0	5
13	4.5	I	5	27	−22
14	4.8	C	6	26	−20
15	（5.8）	I	7	0	7
16	6.2	C	7	24	−17
17	（7.0）	I	8	0	8
18	（8.5）	C	8	0	8
19	（9.0）	C	8	0	8
20	10.5	C	8	20	−12
21	（11.0）	I	9	0	9
22-40	（12.0）	12I, 7C	9	0	9

[a]括号内表示删失观察。

W_j是一个权重因子。检验统计量$W^2/V(W)$近似为一个自由度为1的卡方分布，或者$W/\sqrt{V(W)}$近似为一个标准的正态分布。如果$w_i=1$，则得到Mantel-Haenszel或log-rank检验。如果$w_i=n_j/(N+1)$，其中$N=N_C+N_I$或合并后的样本量，则得到Wilcoxon检验的Gehan版本。Tarone和Ware[40]指出，Mantel-Haenszel和Gehan只是两种可能的统计检验。他们提出了一个通用的权重函数$w_i=[n_j/(N+1)]^\theta$，其中$0<\theta<1$，并建议设置$\theta=0.5$。Prentice[38]提出了权重$w_j=\prod_{i=1} n_i \Big/ (n_i+d_i)$，其中$d_i=(a_i+c_i)$，该权重与Peto R和Peto J[34]提出的时刻t_j处的乘积极限估计量有关。Harrington和Fleming[35]进一步提出了对于$\rho>0$，权重$w_j=\left\{\prod_{i=1}^{j} n_i \Big/ (n_i+d_i)\right\}^\rho$。

所有这些方法都对生存曲线的不同部分赋予不同的权重。Mantel-Haenszel或log-rank统计量对于指数形式的生存分布更有效，其中$\lambda_I(t)=\theta\lambda_C(t)$或者$S_I(t)=\{S_C(t)\}^\theta$，$\theta\neq1$[32]。另一方面，Gehan统计量[26]对于logistic形式的生存分布更为有效，其中$S(t,\theta)=e^{t+\theta}/(1+e^{t+\theta})$。然而，在实际操作中，研究人群的生存曲线分布通常不清楚。当零假设不成立时，Gehan类型的统计数据更看重早期的生存情况，而Mantel-Haenszel则更看重晚期的生存情况。Tarone和Ware[40]表明可以提出其他可能的加权方案，这些方案介于这两种统计量之间[35,40]。因此，当进行生存分析时，根据生存曲线分离的位置（如果它们确实分离的话）使用不同的加权方案则有可能获得不同的结果。log-rank检验是许多领域的标准方法，如癌症和心脏病。$\lambda_I(t)=\theta\lambda_C(t)$的情况表示干预中被研究事件的风险是风险$\lambda_C(t)$的常数倍。也就是说，一个组的风险率与另一组的风险率成比例，因此log-rank检验是检测比例风险的最佳方法。这个思路很有吸引力并且在许多研究中是近似正确的。

对于秩检验的渐近（大样本）属性[37,39]以及各种分析方法[36]的比较，目前已经有了相当大的关注度。尽管存在海量关于生存分析的文献，但仍然可以通过上述方法理解秩检验的基本概念。

我们前面讨论了使用指数模型来总结生存曲线，其脑卒中险率λ决定了生存曲线。如果我们假设在干预组和对照组的随访期间，风险率是一个合理的常数，那么风险率的比较就是生存曲线的比较[1]。最常使用的比较是风险比$R=\lambda_I/\lambda_C$。如果风险比一样，那么生存曲线一样。若$R>1$，干预组的风险大于对照组，因此干预组的生存曲线在标准曲线的下方，即干预组的生存不良。反之，若$R<1$，对照组的风险就更大，对照组的生存曲线在干预组的下方，干预组的生存更好。

我们可以通过比较各组中观察到的总事件数(O)除以预期事件数(E)来估计风险比。估计的R可以写为$\hat{R}=\dfrac{O_I/E_I}{O_C/E_C}$，其中$O_I=\Sigma a_i$，$O_C=\Sigma b_i$，$E_I=\Sigma E(a_i)$，$E_C=\Sigma E(b_i)$。通过构造比值比$lnR$的对数的置信区间[41]，很容易确定比值比$R$

的置信区间。lnR的95%置信区间是$K-1.96/\sqrt{V} \sim K+1.96/\sqrt{V}$，其中$K=(O_1-E_1)/V$，$V$是log-rank或Mantel-Haenszel统计中定义的方差，即V等于$V(a_i)$。然后通过取上下限的反对数，将lnR的置信区间与R的置信区间联系起来。如果置信区间不包括1，取决于效应量的方向，我们可以说干预组或对照组的生存更好。不包括在置信区间内的风险比可以排除，作为可能的干预结果总结。如果生存曲线的风险比相对不变，这种方法是一个很好的总结，并且补充了Kaplan-Meier法对生存曲线的估计。

（五）协变量调整分析

前几章讨论了考虑分层的合理性。如果重要的协变量或预后变量在干预组和对照组之间存在差异，研究者可能会担心生存过程的分析受到这种差异的影响。为了调整这些预后变量的差异，研究者可以进行分层分析或考虑协方差的生存分析。如果这些差异在分析中不重要，调整后的分析将得到与未调整的分析大致相同的结果。

分层生存分析的三种基本方法值得探讨。第一种方法是使用前一节所述的方法，比较各层次研究分组之间的生存过程。通过比较各层的结果，研究者可以得到一些关于各层结果的一致性以及各层与干预之间可能存在的交互作用的结果。

第二种方法和第三种方法基本上分别采用了Mantel-Haenszel和Gehan法，并允许结果在各层中累积。Mantel-Haenszel分层分析将人群划分为S层，在每个j层内，对每个K_j事件形成一系列2×2的表格，其中K_j为j层的事件数。第j^{th}层第i^{th}个事件见表15-7。

表15-7 第j^{th}层第i^{th}个事件

组别	事件	存活	总数
干预组	a_{ij}	b_{ij}	$a_{ij}+b_{ij}$
对照组	c_{ij}	d_{ij}	$c_{ij}+d_{ij}$
总数	$a_{ij}+c_{ij}$	$b_{ij}+d_{ij}$	n_{ij}

a_{ij}，b_{ij}，c_{ij}和d_{ij}的定义如前，$E(a_{ij})=(a_{ij}+c_{ij})(a_{ij}+b_{ij})/n_{ij}$

$$V(a_{ij})=\frac{(a_{ij}+c_{ij})(b_{ij}+d_{ij})(a_{ij}+b_{ij})(c_{ij}+d_{ij})}{n_{ij}^2(n_{ij}-1)}$$

与非分层情况相似，Mantel-Haenszel统计量为：

$$MH=\left\{\sum_{j=1}^{S}\sum_{i=1}^{K_j}a_{ij}-E(a_{ij})\right\}^2 \Big/ \sum_{j=1}^{S}\sum_{i=1}^{K_j}V(a_{ij})$$

MH统计量符合自由度为1的卡方分布。类似于分层分析的Mantel-Haenszel统计量，可以计算每个层内的Gehan统计量W_j和$V(W_j)$。然后计算整体分层Gehan统计量：

$$G = \left\{ \sum_{j=1}^{S} W_j \right\}^2 \bigg/ \sum_{j=1}^{S} V(W_j)$$

此式也是自由度为1的卡方统计量。

如果有许多协变量，每个协变量都分几层，那么层的数量很快就会增大，导致每层的受试者数量都很少。此外，如果一个协变量是连续的，它必须被分割成区间，每个区间分配一个分值或等级，这样才能用于分层分析。Cox[42]提出了一个回归模型，该模型允许分析出现删失的生存数据，调整类型为连续的和离散的协变量，从而避免上述这两个问题。

理解Cox回归模型的一种方法是再考虑一个更简单的参数模型。如果用指数模型表示到时间t的生存概率[记为$S(t)$]，那么$S(t) = e^{-\lambda t}$，其中λ被称为死亡率或如前所述的风险率。λ值越大，生存曲线下降越快。一些模型允许风险率随时间变化，即$\lambda = \lambda(t)$。另有一些已经提出的模型[43-45]，试图将风险率纳入几个基线协变量的线性函数$x_1, x_2, \cdots\cdots, x_p$即$\lambda(x_1, x_2, \cdots, x_p) = b_1 x_1 + b_2 x_2 + \cdots + b_p x_p$。其中一个协变量，比如$x_1$，可能代表干预措施；而其他协变量，可能代表年龄、性别、活动状况或既往病史。系数b_1则表示干预是否是一个重要的预后因素，即在调整了其他因素后，干预是否仍然有效。Cox[42]建议风险率可以建模为包含时间和协变量的函数，记为$\lambda(t, x_1, x_2, \cdots\cdots, x_p)$。此外，这一风险率可以表示为两项的乘积，第一项表示未调整的死亡度$\lambda_0(t)$，第二项是对一个特定协变量的线性组合的调整。更具体地说，Cox比例风险模型假设为：

$$\lambda(t, x_1, x_2, \cdots, x_p) = \lambda_0(t) \exp(b_1 x_1 + b_2 x_2 + \cdots + b_p x_p)$$

也就是说，风险率$\lambda(t, x_1, x_2, \cdots\cdots, x_n)$与潜在的风险函数$\lambda_0(t)$成比例，具体比例为$(b_1 x_1 + b_2 x_2 \cdots)$。从这个模型中，我们可以估计一个潜在的生存曲线$S_0(t)$作为$\lambda_0(t)$的函数。对于协变量$X$的受试者的生存曲线$S(t, x)$，表示为$S(t, x) = \left[S_0(t) \right]^{\exp(b_1 x_1 + b_2 x_2 + \cdots)}$。来源于该模型的其他检验统计量也可以使用。回归系数$b_1, b_2, \cdots\cdots, b_p$的估计是复杂的，需要非线性数值方法，超出了本教材的范围。许多基础生物统计学教材[1,3,5,46]或综述文章[7]有更为详细的描述。在Kalbfleish和Prentice[10]或Fleming与Harrington[9]的文章中有更为详尽的讨论。许多统计程序包都提供了比较生存曲线的估计和汇总的方法[20-23]。尽管参数估计很复杂，但该方法得到了广泛的应用和研究[47-55]。Pocock[52]、Gore和Kerr用癌症数据证明了其中一些方法的价值。对组别分配是唯一协变量这一特殊情况，Cox模型本质上等同于Mantel-Haenszel统计量。

一个值得争论的问题是风险率是否随时间变化而成比例变化 [译者注：Stensrud和Hernán（JAMA，2020，323(14):1401-1402）指出在大多数医学干预中比例风险这一假设都不能满足。因此，风险比可以被看作是一个随时间变化的风险比的加权平均。对于比例风险这一假设的统计学检测是不必要的，重要的是在报告风险比以外补充报告来自于绝对风险的效应量，例如限制性平均生存时间]。在风险率成比例的情况下，Mantel-Haenszel、log-rank检验或Cox比例风险模型是理想的方法[9]。然而，尽管存在一些效能损失，但只要生存曲线不交叉，即使不成比例，这些方法的表现同样较好[56]。当风险率不成比例时，哪种干预措施更好取决于参考的时间点。当风险不成比例时，如果使用Mantel-Haenszel、log-rank检验或Cox比例风险模型发现两条生存曲线之间存在显著差异，则两条曲线就仍存在显著差异。例如，第十八章图18-2a展示的两种医疗器械与最佳的药物治疗之间相互比较的三条曲线。这三条曲线不满足比例风险，但比较仍然有效，事实上，两种医疗器械在统计学上显著优于最佳的药物治疗组。在随访的最初几个月，两种医疗器械与药物治疗的曲线虽然很接近，但没有交叉。

　　本章所描述的技术以及所引用的扩展或推广方法是分析生存数据的强大工具。也许对于任何给定的数据集，没有一个方法是完全正确的，但经验表明，它们是相当稳健有用的。

参考文献

[1]　Altman D G. Practical Statistics for Medical Research[M]. London：Chapman and Hall, 2015.

[2]　Armitage P，Berry G，Mathews J. Statistical Methods in Medical Research[M]. 4th ed. Malden MA：Blackwell Publishing, 2002.

[3]　Breslow N E. Comparison of survival curves.The Practice of Clinical Trials in Cancer[M]. Oxford：Oxford University Press, 1982.

[4]　Brown B W，Hollander M. Statistics：A Biomedical Introduction[M]. New Jersey：Wiley, 2009.

[5]　Fisher L，Van Belle G，Heagerty P L，et al. Biostatistics——A Methodology for the Health Sciences[M]. New York：John Wiley and Sons, 2004.

[6]　Woolson R F，Clarke W R. Statistical Methods for the Analysis of Biomedical Data[M]. New Jersey：Wiley, 2011.

[7]　Crowley J，Breslow N. Statistical Analysis of Survival Data[J]. Annu Rev Public Health, 1984, 5：385-411.

[8]　Cox D R，Oakes D. Analysis of Survival Data[M]. Britain：Taylor & Francis, 1984.

[9]　Fleming T R，Harrington D P. Counting Processes and Survival Analysis[M]. New Jersey：Wiley, 2011.

[10]　Kalbfleisch J D，Prentice R L. The Statistical Analysis of Failure Time Data[M]. New Jersey：Wiley, 2011.

[11]　Miller R G. Survival Analysis[M]. New Jersey：Wiley, 2011.

[12]　Cutler S J，Ederer F. Maximum utilization of the life table method in analyzing survival[J]. J

Chronic Dis, 1958, 8(6): 699-712.

[13] Kaplan E L, Meier P. Nonparametric Estimation from Incomplete Observations[J]. J Am Stat Assoc, 1958, 53: 457-481.

[14] Chan M C Y, Giannetti N, Kato T, et al. Severe tricuspid regurgitation after heart transplantation[J]. J Heart Lung Transplant, 2001, 20(7): 709-717.

[15] Kumagai R, Kubokura M, Sano A, et al. Clinical evaluation of percutaneous endoscopic gastrostomy tube feeding in Japanese patients with dementia[J]. Psychiatry Clin Neurosci, 2012, 66(5): 418-422.

[16] Lara-Gonzalez J H, Gomez-Flores R, Tamez-Guerra P, et al. In Vivo Antitumor Activity of Metal Silver and Silver Nanoparticles in the L5178Y-R Murine Lymphoma Model[J]. Br J Med Med Res, 2013, 3: 1308-1316.

[17] Miyamoto K, Aida A, Nishimura M, et al. Gender effect on prognosis of patients receiving long-term home oxygen therapy. The Respiratory Failure Research Group in Japan[J]. Am J Respir Crit Care Med, 1995, 152(3): 972-976.

[18] Sarris G E, Robbins R C, Miller D C, et al. Randomized, prospective assessment of bioprosthetic valve durability. Hancock versus Carpentier-Edwards valves[J]. Circulation, 1993, 88(5 Pt 2): II55-64.

[19] Greenwood M. The natural duration of cancer[J]. Reports on Public Health and Medical Subjects, 1926, 33: 1-26.

[20] Everitt B S, Rabe-Hesketh S. Handbook of Statistical Analyses Using Stata[M]. Fourth Edition. Boca Raton: Taylor & Francis, 2006.

[21] R Core Team. R.A Language and Environment for Statistical Computing[M]. Austria: R Foundation for Statistical Computing, 2013.

[22] SAS Institute: SAS/STAT 12.1 User's Guide: Survival Analysis[Z]. SAS Institute, 2012.

[23] TIBCO Software Inc.TIBCO Software I: SPLUS[Z].2008.

[24] Nelson W. Hazard plotting for incomplete failure data[J]. Journal of Quality Technology, 1969, 1: 27-52.

[25] Brookmeyer R, Crowley J. A Confidence Interval for the Median Survival Time[J]. Biometrics, 1982, 38(1): 29-41.

[26] Gehan E A. A Generalized Wilcoxon Test for Comparing Arbitrarily Singly-Censored Samples[J]. Biometrika, 1965, 52: 203-223.

[27] Mantel N. Evaluation of survival data and two new rank order statistics arising in its consideration[J]. Cancer chemotherapy reports Part 1, 1966, 50(3): 163-170.

[28] Cochran W G. Some Methods for Strengthening the Common χ^2 Tests[J]. Biometrics, 1954, 10(4): 417-451.

[29] Mantel N, Haenszel W. Statistical Aspects of the Analysis of Data From Retrospective Studies of Disease[J]. J Natl Cancer Inst, 1959, 22(4): 719-748.

[30] Crowley J, Breslow N. Remarks on the Conservatism of Sigma(0-E)2/E in Survival Data[J]. Biometrics, 1975, 31(4): 957-961.

[31] Peto R, Pike M C. Conservatism of the Approximation Sigma (O-E)2-E in the Logrank Test for Survival Data or Tumor Incidence Data[J]. Biometrics, 1973, 29(3): 579-584.

[32] Mantel N. Ranking Procedures for Arbitrarily Restricted Observation[J]. Biometrics, 1967,

23(1): 65-78.

[33] Breslow N E. A Generalized Kruskal-Wallis Test for Comparing K Samples Subject to Unequal Patterns of Censorship[J]. Biometrika, 1970, 57(3): 579-594.

[34] Peto R, Peto J. Asymptotically Efficient Rank Invariant Test Procedures[J]. J R Stat Soc Ser A, 1972, 135(2): 185-207.

[35] Harrington D P, Fleming T R. A Class of Rank Test Procedures for Censored Survival Data[J]. Biometrika, 982, 69(3): 553-566.

[36] Leurgans S. Three Classes of Censored Data Rank Tests: Strengths and Weaknesses under Censoring[J]. Biometrika, 1983, 70(3): 651-658.

[37] Oakes D. The Asymptotic Information in Censored Survival Data[J]. Biometrika, 1977, 64(3): 441-448.

[38] Prentice R L. Linear Rank Tests with Right Censored Data[J]. Biometrika, 1978, 65(1): 167-179.

[39] Schoenfeld D A. The Asymptotic Properties of Nonparametric Tests for Comparing Survival Distributions[J]. Biometrika, 1981, 68(1): 316-319.

[40] Tarone R E, Ware J. On Distribution-Free Tests for Equality of Survival Distributions[J]. Biometrika, 1977, 64(1): 156-160.

[41] Simon R. Confidence Intervals for Reporting Results of Clinical Trials[J]. Ann Intern Med, 1986, 105(3): 429-435.

[42] Cox D R. Regression Models and Life-Tables[J]. J R Stat Soc Series B Stat Methodol, 1972, 34(2): 187-220.

[43] Feigl P, Zelen M. Estimation of Exponential Survival Probabilities with Concomitant Information[J]. Biometrics, 1965, 21(4): 826-838.

[44] Prentice R L, Kalbfleisch J D. Hazard Rate Models with Covariates[J]. Biometrics, 1979, 35(1): 25-39.

[45] Zelen M. Application of Exponential Models to Problems in Cancer Research[J]. J R Stat Soc Ser A, 1966, 129(3): 368-398.

[46] Fisher L, Van Belle G. Biostatistics——A Methodology for the Health Sciences[M]. New York: John Wiley and Sons, 1993.

[47] Breslow N E. Covariance Analysis of Censored Survival Data[J]. Biometrics, 1974, 30(1): 89-99.

[48] Breslow N E. Analysis of Survival Data under the Proportional Hazards Model[J]. International Statistical Review/Revue Internationale de Statistique, 1975, 43(1): 45-57.

[49] Efron B. The Efficiency of Cox's Likelihood Function for Censored Data[J]. J Am Stat Assoc, 1977, 72(359): 557-565.

[50] Kalbfleisch J D, Prentice R L. Marginal Likelihoods Based on Cox's Regression and Life Model[J]. Biometrika, 1973, 60(2): 267-278.

[51] Kay R. Proportional Hazard Regression Models and the Analysis of Censored Survival Data[J]. J R Stat Soc Ser C Appl Stat, 1977, 26(3): 227-237.

[52] Pocock S J. Interim analyses for randomized clinical trials: the group sequential approach[J]. Biometrics, 1982, 38(1): 153-162.

[53] Prentice R L, Gloeckler L A. Regression Analysis of Grouped Survival Data with Application to Breast Cancer Data[J]. Biometrics, 1978, 34(1): 57-67.

[54] Schoenfeld D A. Chi-Squared Goodness-of-Fit Tests for the Proportional Hazards Regression

Model[J]. Biometrika, 1980,67(1): 145-153.

[55]　Tsiatis A A. A Large Sample Study of Cox's Regression Model[J]. Ann Stat, 1981,9(1): 93-108.

[56]　Lagakos S W, Schoenfeld D A. Properties of Proportional-Hazards Score Tests under Misspecified Regression Models[J]. Biometrics, 1984,40(4): 1037-1048.

翻译：陈凌霄，山东大学齐鲁医院
　　　郑焱华，空军军医大学唐都医院/陕西省血液疾病临床医学研究中心
　　　刘衡，遵义医科大学附属医院
审校：陈凌霄，山东大学齐鲁医院
　　　周支瑞，复旦大学附属华山医院
　　　张天嵩，复旦大学附属静安区中心医院
　　　王绍佳，云南省肿瘤医院（昆明医科大学第三附属医院）
　　　贾岳，云南省肿瘤医院（昆明医科大学第三附属医院）

第十六章　监查委员会的结构和功能

　　研究者在试验过程中需要承担监查受试者安全和临床获益的责任。如果试验中期的数据表明干预措施对受试者有害，则应考虑提前终止试验。如果试验数据表明干预措施明确有效，试验也可能提前终止，因为继续试验对于对照组的受试者是不符合伦理原则的。此外，如果试验组和对照组在主要结局指标或可能在次要结局指标之间的差异太小，导致难以得出明确的结果，那么继续为试验投入时间、金钱和努力可能就不合理了。同样，对结局指标的监查可以确定是否需要收集额外的数据以明确试验过程中可能出现的获益或毒性反应问题。最后，监查可能会揭露需要及时解决的逻辑问题或涉及数据质量的问题。因此，对试验进行中期评估具有伦理、科学和经济方面的理由[1-3]。为了实现监查功能，必须在试验过程中及时收集和处理数据。如果只在收集了全部或大部分数据后才进行数据监查，那么数据监查的价值是有限的。与监查的招募、执行和质量控制有关的具体问题在其他章节详述，这里不再讨论。之前章节已对监查委员会的工作程序进行了详细描述[4]，包括一些案例研究，这些案例代表了因试验获益、意外伤害或试验无效而终止的试验[5]。最早关于数据监查基本原理的讨论出现在一份委员会的报告中，该委员会由Bernard Greenberg主持，是应当时的国家心脏研究所委员会顾问的要求发起的[3]。本报告概述了图16-1所示的临床试验模型，其变体已被美国国立卫生研究院（NIH）的研究机构广泛采用。模型的关键组成部分包括指导委员会、统计和数据协调中心、临床中心和数据监查委员会（Data Monitoring Committee，DMC）。后来，制药和医疗器械行业[6]采用了该NIH模型的修改版本，如图16-2所示，主要修改是将统计数据协调中心拆分为统计分析中心和数据协调中心。

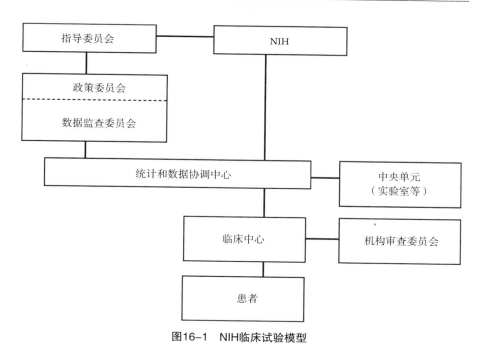

图16-1　NIH临床试验模型

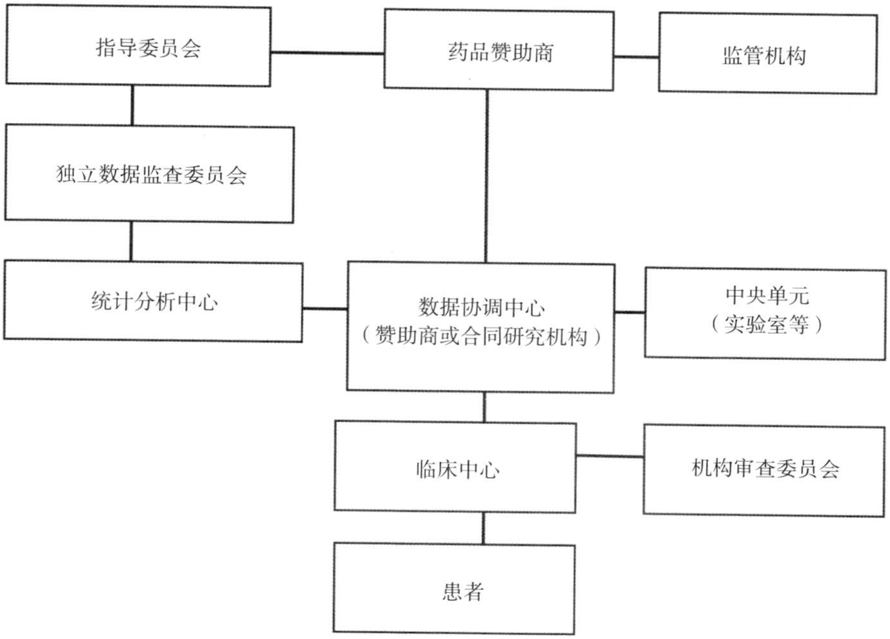

图16-2　行业修改后的临床试验模型[6]

　　许多早期经验已经被描述记录并形成了当前实践的基础[7-34]，特别是在心血管疾病的试验中[35-37]。尤其是在过去的十年里，DMC的数量急剧增加[38]。2013年，在ClinicalTrials.gov上注册的超过12万的试验中，有超过1.3万项是干预性试验，其中40%的试验使用了DMC。这表明在这段时间内有或曾经存在过5 000多个DMC。DMC使用率最高的是心血管和肿瘤方向的试验。在NIH赞助的630个试验中，74%的试验有DMC；而55%由行业赞助的试验中，约1/3拥有DMC。在NIH和美国食品药品监督管理局（FDA）的书面政策或指南中存在一些差异。监查长办公室于1998年发表了一份报告，审查了机构审查委员会（IRB）在临床试验中的监查是否充分，并建议NIH和FDA就何时需要一个更具有针对性的监查委员会提供指导意见。作为回应，NIH发表了一份政策声明，该声明与他们在许多研究机构长期以来的做法一致，即他们资助的所有Ⅲ期随机试验都有一个独立的DMC[39]。不久之后，FDA开始制定指导文件，该文件于2001年以草案形式发布，并于2006年定稿[40]。FDA的指南建议DMC用于受试者为高风险患者的试验或高风险/新型干预措施的试验，而不是由行业进行的Ⅲ期试验或Ⅳ期试验。

　　在2000年之前，公众一般不清楚数据监查委员会长期以来的做法，特别是对Ⅲ期试验进行监查。然而，一例基因移植患者的死亡事件发生在了一个处于领先地位的研究机构，这个事件改变了这一情况[41]。虽然该患者没有参加Ⅲ期试验，但围绕该病例的问题引起了人们的注意，即谁负责监查试验，以及应向谁或哪家机构报告此类监查。这一事件发生时间与NIH和FDA的指导方针制定时间很接近，这无疑提高了公众的认识，而DMC的活动也受到了各种利益相关方的越来越多的关注。美国卫生和人力资源部部长得知了这些事件，并重申了NIH和FDA的政策和做法[39-40,42]。此外，在大型多中心试验中，单个的IRB经常会收到很多来自赞助者的分散的严重不良事件（serious adverse event，SAE）报告，导致无法根据试验中不同治疗（通常是盲法试验）积累的数据来确定是否有令人信服的风险或益处。因此，只有DMC才能在确保患者安全方面发挥关键作用。

　　虽然所有的试验都需要某种程度的监查，但许多试验，如早期试验、单中心试验、非常简单的干预试验或不涉及弱势群体的试验，可能不需要外部监查委员会。使用独立委员会进行的外部监查主要用于可能导致临床实践发生变化的后期阶段的试验或需要特殊专业知识的试验。由DAMOCLES小组进行的一项关于监查实践的调查发现，监查委员会的作用在不同试验、赞助者和地区之间存在很大差异。虽然人们对需要建立正式监查委员会的试验类型达成了普遍共识，但对于其职能没有统一的实践方法或政策[43]。外部监查委员会的名称多种多样，如数据和安全监查董事会（Data and Safety Monitoring Board，DSMB）、数据和安全监查委员会（Data and Safety Monitoring

Committee，DSMC）或简单的DMC。在本文中，我们更倾向于使用DMC，因为它不单聚焦于试验的安全性，事实上DMC的挑战在于审查新型干预措施的风险和益处。

在这本书中表达的原则和基本原理来自于作者自20世纪70年代早期以来监查众多试验的经验。

一、基本要点

在试验过程中，需要对结局指标进行监查，以发现早期显现的、显著的益处，潜在的有害影响或无效性。监查应由独立于研究者的个人或团体进行。

二、监查委员会

数据监查需要牢记科学、伦理和经济的基本原理，数据和安全性监查并不是简单看一看主要结局指标统计分析的表格或结果。相反，它是一个积极主动的过程，在这个过程中，需要制作附加的表格并进行分析，还要在审查过程中不断对其进行修订。监查还涉及负责整理、制表和分析数据的人员之间的合作。对于单中心研究，监查的责任原则上可以由研究者承担。然而，研究者可能会发现自己处境艰难。在审查数据时，研究者可能会发现在受试者仍在招募登记和/或接受治疗时，试验结果会朝一个或另一个方向发展。研究者招募受试者是基于研究者既不倾向于支持干预措施也不倾向于支持对照措施的前提，这是一种临床平衡[44]的状态。在研究者得知研究结果的趋势所在后便难以继续招募受试者，同时也很难以公正的方式随访、评估和治疗受试者。此外，如果由一个独立的个人来监查结局指标数据，而不是由研究人员来监查，则试验的可信度也会提高。基于这些考虑，我们建议在后期阶段的试验中，监查临床试验的个人应该和受试者或研究者都不相关，尽管有些人不同意这种做法[11,19-20]。

对于早期或晚期阶段的小型短期研究来说，一两个知识渊博的人就可以满足监查的要求。除此之外，结局指标数据的监查责任通常由一个独立的具有不同学科专业知识背景的小组来承担[4-6]。这种独立性能够使监查委员会的成员在决策过程中不受研究者、受试者以及联邦政府或行业赞助者的影响。该委员会通常包括相关临床领域或专业的专家、具有实施临床试验经验的个人、流行病学家以及擅长设计和分析的生物统计学家，在NIH资助的试验中通常还有生物伦理学家或受试者代表。虽然我们将在第十七章中描述有助于评估中期结果的统计程序，但关于继续试验、提前终止试验或修改试验设计的决策过程总是复杂的，没有单一的统计程序足以处理所有的复杂问题。此外，没有一个人可能拥有处理这些问题的所有经验和专业知识。因此，正如*Greenberg Report*[3]所写，"我们建议独立的监查委员会由多学科的成员组成"。

监查委员会的首要任务必须是确保试验受试者的安全。其次，监查委员会需要对研究者、机构审查委员会或伦理委员会负责，这些机构信任监查委员会既能保护受试者不受伤害，又能确保试验的完整性。再次，监查委员会须对试验的赞助者负责，无论是联邦政府的还是私人的赞助者。最后，监查委员会需要为药物或设备管理机构提供服务，特别是在使用仍处于研究状态的药物、生物制品或设备的试验中。

虽然监查委员会的会议形式多种多样，但我们建议采用能够允许所有相关各方交换信息，并允许适当的保密和独立审查的会议形式[4,13]。会议形式包括公开会议、非公开会议和执行会议。公开会议使研究者代表（如研究的主要研究者、赞助者、统计中心工作人员、相关行业受试者和监查委员会委员）能够进行互动。监管机构参加公开会议并不常见，但却是被允许的。在这种会议中，有关受试者招募、数据质量、一般依从性、毒性问题以及其他任何可能影响试验进行或结果的逻辑问题都将被以一种盲审的方式进行考量。在经过充分的讨论之后，监查委员会将与DMC成员和统计报告统计员或小组举行一次非公开会议，在会议上审查对机密结果数据的分析结果。这项审查将包括不同干预组之间的基线变量、主要或次要结局变量、安全性或不良反应变量、整个组的依从性以及任何相关亚组结果的比较。审查之后，监查委员会可以决定与DMC成员进入执行会议阶段，决定是否继续试验、终止试验或修改试验方案。在非公开会议中完成DMC审查后，他们可以与赞助者或研究者领导层的代表会面，分享他们的建议，这些建议通常会以信函形式跟进。不管正式程度如何，大多数监查委员会会议都有这样的流程。一种不同的做法是，DMC会议以一个非公开会议开始，允许成员在随后的公开会议上与研究者和赞助商讨论他们想提出的任何问题。这一讨论也有助于确定第二次非公开会议的中心议题。因此，这个会议顺序是非公开—公开—非公开，最后以开放的汇报会议结束。举例来说，这种特殊的模式在NIH赞助的艾滋病试验中被广泛使用[13]。

在开始试验和安排第一次监查委员会会议之前，必须具体决定出席上述各个会议的人员名单。一般而言，出席者应限于对适当监查至关重要的人员。如前所述，研究的主要研究者和赞助者代表通常会出席第一次公开会议。如果主要研究者不为受试者提供治疗，则有时会参加非公开会议，但是这种做法是不被推荐的。如果研究是由行业赞助的，那么最好不要让行业参加非公开会议，这样才能更好地体现研究的独立性和可信度。

若由行业赞助的试验也由行业进行管理和分析，则需要来自赞助者并负责准备监查报告的生物统计学家参加。在这种情况下，必须有一道"防火墙"将统计人员与公司其他成员隔开，这很难实现而且难以令外界信服。然而，对于行业赞助的关键Ⅲ期试验，通常的做法是由一个独立的统计分析中心提供中期分析并向独立的监查委员会[6]报告。这种做法降低了行业赞助商或研究小组获知中期结果的可能性。监管机构代表通常不参加非公开会议，因为如果产品需要提交后续审批，参与监查决策可能会影响他们的监管作用。

执行会议应仅由监查委员会中有表决权的成员参加，但提供数据报告的独立统计员也可参加。该会议的执行大纲有许多不同的变体，包括将非公开会议和执行会议合并，因为出席会议的人员可能相同。

大多数监查委员会只评估一项或两项临床试验。试验结束后，监查委员会解散。然而，以癌症和艾滋病为例，临床中心网络同时进行许多试验[11,13,18-20,23]。癌症试验合作小组可以在任何给定的时间进行多个癌种的试验，如乳腺癌、结肠癌、肺癌或头颈部肿瘤，甚至根据癌症的分期或其他危险因素对某一特定癌种进行多次试验。同样，美国的艾滋病试验网络也对处于不同疾病阶段的艾滋病患者同时进行了多项试验。在这些领域中，监查委员会可以跟踪若干试验的进展情况。这种情况下，严格的议程和标准化的数据报告格式可以提高审查的效率。如果有一个研究项目需要对一种新药进行多个试验评估，那么一个通用的DMC的优势在于能够监查更大范围的联合试验，从而提供更精确的安全性和有效性评估。不管采用哪种模型，数据监查的目标和程序都是相似的。

一个需要在试验开始前解决的问题是如何将干预或治疗比较的结果提交给监查委员会。在一些试验中，监查委员会知道报告中每个图表中的干预措施。在其他试验中，对于两种干预措施，表格可能被标记为A和B，A和B的标识保持盲性，直到DMC在"需要知道"的情况下才会揭盲。

因此如果没有出现有利或有害的趋势，特别是在试验的早期阶段，监查委员会没有绝对的理由需要知道A和B的意义。而当任一趋势开始出现时，监查委员会应该充分了解各组的具体意义[45]。

在一些试验中，监查委员会在整个中期监查过程中是被设盲的。为了实现这一点，数据报告有复杂的标记方案，例如基线表的A与B、主要结局指标的C与D、毒性的E和F、各种实验室结果的G和H。虽然这种程度的盲性可能会增强客观性，但它可能与监查委员会保护受试者不受伤害或避免不必要的试验的主要目的相冲突。正如Whitehead[46]指出的，这种设盲的方法的目的是让DMC无法完整地了解中期数据。然而为了评估试验的进展，必须充分了解干预措施的危害和好处，权衡可能的利弊。如果每一组表格都用不同的代码标注，委员会就不能轻而易举地评估干预措施的总体损益情况，因此可能会把受试者置于不必要的风险中，或者在获益大于风险的情况下继续进行试验。这种复杂的编码方案也增加了标记错误的机会。这种设盲的做法并不常见，也不推荐使用。

关于监查委员会举行会议的频率，没有简单的指导准则。会议频率可能因试验阶段的不同而不同[2,4-5,47]。受试者招募、随访和结束阶段需要不同频率的活动。鉴于召开一次委员会所需的时间和费用，会议不应过于频繁，以免造成在短期内几乎没有积累新的数据进行报告。如果其中一种干预措施的潜在毒性在试验期间成为一个问题，可能需要召开特别会议。在许多长期临床试验中，监查委员会每隔4~6个月开一次会，必要时还会召开额外的会议。在某些情况下，年度审查可能就足够了。然而，不建议减少检查频率，因为在发现严重的不良影响之前可能会经过很长时间。如后文所述，另一种策略是在观察到10%、25%、50%、75%和100%的主要结局时安排监查委员会会议，或采用类似的模式安排会议。因此，可能需要进行早期分析，以检查是否存在严重的直接不良影响，随后再进行分析以评估干预措施是否有益或有害。如果试验出现明显的但还没达到统计学差异的趋势，可以用其他方法提供额外的中间分析。在委员会会议的间期，负责整理、制表和分析数据的人员负有监查异常情况的责任，而这些异常情况可能需要提醒监查委员会注意。

监查委员会通常在数据文件关闭之前对数据进行最后一次审查，除非数据在发表出版物中出现，否则可能永远看不到完整的数据分析。关于监查委员会是否需要开会审查最终完整的数据集，目前没有一致的做法。从一方面来看，试验已经结束，委员会没有必要开会，因为无需决定是否提前终止试验或修改试验方案。从另一方面来看，委员会已经非常熟悉试验数据，其中包括可能引起关注的问题，因此可以与研究者和赞助商分享见解。所以一些试验安排了最后一次会议，以便监查委员会在研究结果被提交到科学会议或发表在出版物之前看到最终结果。

根据我们的经验，我们强烈建议采用后一种方法。审查会议成本不高但却能够为试验和研究者带来大量利益。因为还有其他遗留问题仍有待解决。

例如，如果一个令人担忧的安全趋势或重大发现没有在主要出版物中明确报告或根本没有报告，那么基于科学、道德和法律方面的义务，监查委员会是否需要对未报告的内容进行评论？假设委员会与研究者在对主要结局数据或安全性方面的结果解释上存在很大差异，如何解决委员会与研究者或赞助商之间的分歧？这些都是重要的问题，答案无法一言以蔽之，但却与科学和伦理问题息息相关。

三、重复显著性检验

在关于样本量的讨论中（见第八章），作者提出了若干假设的检验问题，称为"多重检验"问题。同样，累积数据的重复显著性检验对数据监查至关重要，具有统计学上的重要意义[48-54]。这些问题将在第十七章中更详细地讨论，这里讲一下重复检验的概念。如果两组之间没有差异的无效假设H_0是正确的，而事实上使用累积的数据在相同的显著性水平上对该假设进行重复检验，那么在某个时候，该检验因偶然得到显著性结果的概率将大于在样本量计算中设定的显著性水平数值。也就是说，错误地拒绝无效假设或出现假阳性错误的机率将大于通常认为可以接受的机率。实验结果的趋势可能会出现或消失，尤其是在试验初期，所以必须谨慎行事。

在一项临床试验中，受试者的结局数据在入组后相对较短的时间内就可以知道了，随着更多受试者的加入和试验的继续，两组之间的比率差异可能会被反复比较。比较两种比例的常用统计检验方法是卡方检验或等效正态性检验。无效假设即试验组和对照组真实的结局变量发生率或比例是相等的。如果选择了5%的显著性水平，并且只对无效假设H_0进行一次检验，那么根据定义，H_0假设成立但被拒绝的概率为5%。然而，如果对H_0假设进行两次检验，第一次是当一半的数据已知时，然后是当所有数据都已知时，错误拒绝H_0的概率则从5%增加到8%[50]。如果假设被检验五次，在每两次检验之间增加1/5的受试者数据，若使用常用的显著性水平5%，那么得到显著结果的概率就变成了14%。进行10次检验，这个概率几乎是20%。

在一项以长期生存经历为主要结果的临床试验中，随着更多关于入组受试者的信息被了解，可能会进行重复检验。Canner[10]对这样一个临床试验结果进行了计算机模拟，在研究结束时，对照组和干预组的事件发生率都假定为30%。他对这个模拟实验进行了2 000次重复，他发现，如果在一次试验中进行20次显著性检验，则超过5%显著性水平界限（即Z=±1.96）的概率平均为35%。

因此，无论是为了比较比例还是为了比较时间事件数据而进行检验统计，在不考虑检验次数的情况下，重复检验累积数据会增加错误拒绝H_0假设却得到干预措施有显著意义的概率。如果重复检验无限次数地进行下去，那么最终肯定会否定无效假设。虽然不太可能进行大量的重复检验，但如果忽略多次检验问题，即使只是5次或10次重复检验也会造成对试验结果的误判。

CDP试验中氯贝特与安慰剂死亡率的比较提供了一个典型的重复检验问题的例子，如图16-3所示[10,54]。该图显示了在试验的随访时间或日历时间的标准化死亡率比较。两条水平线表示检验统计量的常规值，对应双侧0.05的显著性水平，用于判断只进行一次比较的研究是否具有统计学显著性。显然，整个过程中，这种比较结果的趋势在出现后逐渐减弱，在五次检验的情况下接近或超过常规临界值。然而，如图16-4所示，试验结束时的死亡率曲线几乎相同，与图16-3所示试验结束时非常小的标准化统计量相对应。该试验的监查委员会考虑到重复检验的问题，所以并没有因为超过常规临界值而提前终止试验。

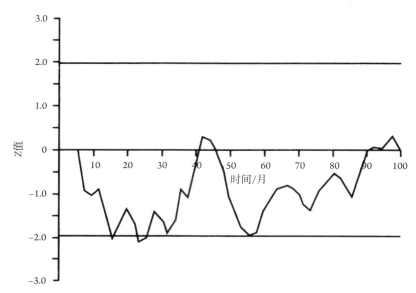

图16-3 CDP试验中氯贝特治疗组和安慰剂治疗组死亡率比较的中期生存分析，正Z值倾向于安慰剂组[9]

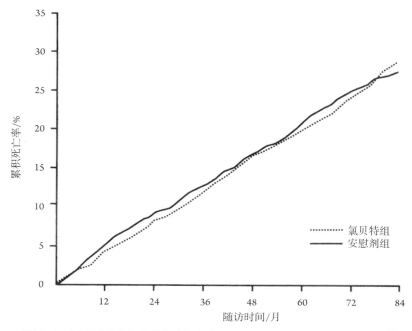

图16-4 CDP试验中氯贝特治疗组和安慰剂治疗组的累积死亡率曲线比较[9]

出于伦理、科学和经济方面的原因，必须对所有试验进行监查，以免使受试者经历不必要的伤害，浪费宝贵的财力和人力资源，或错过纠正试验设计缺陷的机会[2-5]。然而，在评估中期结果以履行这些职责的过程中，对主要、次要结局变量或不良反应结果中已出现或未出现的趋势反应过度，可能会得出错误的结论。一般来说，多重检验的解决方法是调整每次分析中使用的显著性临界值，使试验的总体显著性水平保持在预期水平。有人建议，除非组间差异非常显著，否则不应过早终止试验[2,4-5,55]。下一章（第十七章）将正式讨论数据监查技术方面的问题，包括成组序贯设计、随机缩减抽样或条件检验效能。

四、提前终止的决定

提前终止试验有五大正当理由[2,4-5,9-10]。第一，该试验可能在整个干预组或主要亚组中显示出严重的不良反应。第二，试验可能显示出比预期更大的有益效果。第三，在试验结束时，有时不能得到统计上的显著差异，这种被称为无效的试验。第四，逻辑问题或数据质量问题若严重到无法纠正的程度，或受试者招募数量远远不够，不太可能达到试验目标。第五，提出的问题可能已经在其他地方得到了回答，或者可能不再重要。一些试验已经被终止，因为主办方认为该试验不再是优先项目，但这给研究者造成了严重的伦理困境，且受试者无法得到所提出问题的答案。

由于各种原因，做出提前终止研究的决定必须非常谨慎，并且要考虑所有相关数据。作为决策过程的一部分，必须认真全面地考虑一些问题或因素：

（1）两组在基线时可能存在的预后因素差异。

（2）在结局变量的评估中是否存在偏差，尤其是在非双盲试验的情况下。

（3）缺失数据可能造成的影响。例如，如果一组数据缺失的受试者的结果与另一组数据缺失的受试者的结果不同，那么结论是否会颠倒？

（4）不同的伴随干预和受试者依从性水平。

（5）除了主要结局变量的结果外，潜在的不良事件和次要结局变量的结果。

（6）内部一致性。各亚组之间以及各种主要和次要结局指标的结果是否一致？在多中心试验中，监查委员会应评估各中心的结果是否一致。在停止试验之前，委员会应该确保这个结果不是由于一两个中心的特殊情况造成的。

（7）在长期的试验中，研究小组的经验随着时间的推移改变。生存分析方法（见第十五章）一定程度上解决了这个问题。

（8）类似试验的结果。

（9）提前终止试验对结果可信度和临床可接受性的影响。

一些试验要求监查委员会主席通过干预措施来审查频繁发生的严重不良

事件，以保护受试者的安全。虽然对数据进行这种频繁的非正式或正式的审查也会遇到重复检验或重复分析的问题，但所提出的调整方法通常并不适用。此外，安全性可以通过许多结局变量来衡量。与其依赖显示出令人担忧的趋势的单一结果，还不如提供一份安全措施的概要。因此，出于安全原因决定停止一个试验是相当复杂的。

提前终止临床试验可能很困难[2,9-10,12,55-60]，不仅因为涉及的问题和研究很复杂，还因为最终决定需要委员会达成共识。下一章讨论的统计方法是针对这一过程的有用的指南，但不应被视为绝对的规则。各种监查经验的汇编也是可参考的[5]。这里用几个例子来说明要点。

在美国进行的一项较早的临床试验表明了提前终止试验可能会引起多大的争议。UGDP试验是一项安慰剂对照、随机、双盲试验，旨在测试糖尿病治疗中使用的四种干预措施的有效性[61-64]。疗效的主要衡量指标是视网膜损伤的程度。四种干预措施分别为：固定剂量胰岛素、可变剂量胰岛素、甲苯磺丁脲和苯乙双胍。试验开始后，研究负责人成立了一个委员会来评估积累的安全数据。该委员会成员包括参与UGDP的成员及外部顾问。甲苯磺丁脲组被提前叫停，因为监查委员会认为该药物可能有害，而且似乎没有任何益处[64]。与安慰剂组相比，甲苯磺丁脲组的心血管疾病病死率较高（12.7% vs 4.9%），总死亡率也较高（14.7% vs 10.2%）。对基线因素中已知与心血管疾病病死率相关的因素进行分析发现两组基线因素分布不平衡，甲苯磺丁脲组的受试者心血管疾病死亡风险更高。这一点，再加上对死亡原因分类的问题，招来了相当多对该试验的批评。后来，由于对照组的死亡率过高（15.2% vs 9.4%），苯乙双胍组也被叫停[61]。鉴于存在的争议，一个独立的统计学家小组对数据进行了进一步的审查。虽然他们基本上同意UGDP监查委员会所作的决定[61]，但关于该研究及其结论的争论仍在继续[63]。这项试验无疑强调了对中期数据进行独立审查以评估安全性的必要性。

一项长期随机、双盲、多中心的CDP试验[65]旨在研究比较几种降脂药物[高剂量和低剂量雌激素、右旋甲状腺素、氯贝特（安妥明）、烟酸]与安慰剂对总死亡率的影响[5,9,54,65-66]，它的决策过程也被进行了评估。其中三种干预措施由于没有明显的益处且存在潜在的不良影响而被提前终止。停用大剂量雌激素和右旋甲状腺素干预措施的问题涉及一些受试者亚组[65,67]。在这些亚组中，干预措施除了有其他一些不良影响外，似乎还增加了死亡率。在其他亚组病例中，虽然药物存在不良影响，但受试者死亡率仅略有降低或没有变化。在选定的亚组中，不良反应带来的弊远远超过了临床获益。此外，右旋甲状腺素组中得到阳性结果的亚组，其结果的阳性趋势随着时间的推移并没有维持住。经过多次讨论，这两项干预都停止了。由于担心严重的毒性，低剂量雌激素干预组也被停止[66]。此外，如果研究持续到预定时间再终止，在主要结局变量（死亡率）方面得到阳性结果并具有统计学显著性是不太可能的。利用当时可用的数据，研究者预测出对照组未来的死亡人数，认为只有干预组不再出现进一步的死亡，才能达到5%的显著性水平差异。

CDP的经验也提醒人们要警惕过早停止试验的危险[9,54]。在研究的最初几个月，氯贝特似乎是有益的，在五次审查的情况下，显著性水平达到或超过了5%（图16-3）。然而，由于本章前面描述的重复检验问题，研究者决定继续研究并密切审查结果。但是早期的差异趋势并没有维持住，在试验结束时，该药并没有显示出比安慰剂更好的效果。值得注意的是，图16-4中所示的死亡率曲线并不能表明图16-3所示中期分析中观察到的大幅度波动。事实上，受试者是在一段时间内被招募的，因此在中期分析中受试者的随访时间不同，这一事实解释了这两种分析方法之间结果的差异。生存分析的讨论见第十五章。

Pocock[55]也对过早终止试验的危险性提出了警告，并对提前停止的试验进行了系统评价[59]。评估坎地沙坦降低心力衰竭病死率和发病率的试验（CHARM）的早期数据分析显示，与安慰剂对照组相比，坎地沙坦降低了25%（$P<0.001$）的死亡率[68]，但由于各种原因，试验继续进行，在中位随访时间达到3年后，两组死亡率的差距只有9%，且未达到显著性水平。继续试验发现早期降低死亡率的益处可能被夸大了，并发现了其他的长期干预效果。一般来说，由于观察到明显的临床获益而提前停止的试验往往没有充分详细地报告提前终止的理由，而且往往仅基于少量的事件[57]就得到难以置信的巨大干预效果的结论。这种现象是被众人公认的[58]。因此，虽然出于临床获益考虑而提前终止试验具有充分的伦理依据，但由于早期出现的结果趋势不可靠或不可持续，我们必须根据经验谨慎决定。然而，在精确估计治疗效益和使太多受试者暴露于不良干预之间存在着一种天然的对立关系[57]。下一章将介绍的统计方法作为指导方针是有用的，但不足以被作为规则，基于经验的最佳办法是利用一个适当的监查委员会，负责权衡提前终止试验的好处和风险。

夜间氧疗试验是一项随机、多中心的临床试验，试验比较了晚期慢性阻塞性肺病患者的两种氧疗的治疗效果[69-70]。虽然在研究设计中死亡率没有被设定为主要结局指标，但在试验期间出现了显著的死亡率差异，特别是在一个特定的亚组。在做出任何决定之前，都要对参与试验的临床中心进行调查，以确保死亡率数据尽可能及时更新。该研究在死亡率报告方面出现了拖延，后来当考虑到所有死亡情况时，上述结果趋势消失了。早期的结果是由不完整的死亡率数据造成的假象。尽管最终该试验出现了显著的死亡率差异，但与早期审查的结果不同，最终不同亚组的结果是相似的。

如果不谨慎的话，提前终止亚组尤其容易出错。Peto等[71]指出，ISIS-2

的治疗获益并不适用于在某个星座出生的个体，从而说明了亚组分析的危险性。然而，在亚组中观察到的治疗效果可能是引人注目的。由艾滋病临床试验研究组进行的一项艾滋病试验ACTG-019[5-6,13]表明，齐多夫定（zidovudine，AZT）可以改善实验室值较低（CD4细胞计数低于500，这是一种不良免疫反应的衡量标准）的受试者的预后。

试验结果显示AZT对CD4值较高的受试者没有显著意义。考虑到之前使用该药物的经验，以及未治疗的艾滋病患者的不良预后，对于那些CD4细胞计数低的患者，试验提前停止，但在其余受试者中试验继续进行。

糖尿病视网膜病变研究提出了一个科学和伦理问题，这是一项对1 758例增殖性视网膜病变患者进行的随机试验[72-73]。每个受试者的一只眼睛随机接受光凝治疗，另一只眼睛接受标准治疗。计划5年的随访时间，经过2年后，研究者发现与标准治疗组相比，光凝治疗组的致盲率更低（6.4% vs 16.3%），差异有显著意义[74]。由于这种新型疗法的长期疗效尚不清楚，早期临床获益的优势可能被随后的不良反应所抵消。经过激烈的讨论后，监查委员会决定继续试验，公布早期结果，并允许未经治疗的有高失明风险的患者接受光凝治疗[75]。最后，一些被随机分配到对照组的患者也接受了光凝治疗，早期治疗的益处在较长的随访时间中得以维持。此外，没有观察到明显的长期不良影响。

另一个早期终止试验的例子为β受体阻滞剂用于减少心脏病发作的试验[76-77]。这项随机安慰剂对照试验招募了3 800多例近期发生心肌梗死的患者，以评估普萘洛尔（心得安）降低死亡率的有效性。在计划的3年随访中，经过中位2年多一点的时间后，观察到了死亡率差异（图16-5）。该结果具有统计学意义，允许重复检验，并且在下一年应该也不会发生趋势的逆转[77]。数据监查委员会针对增加一年的随访时间是否会进一步增加有价值的信息进行了讨论。有人认为，在试验的最后一年发生的事件太少，无法很好地评估普萘洛尔治疗在第三年和第四年的疗效。因此，委员会决定，及时公布观察到的益处比等待尚未获得的信息资料更为重要。这项试验是在下一章讨论的成组序贯审查的早期试验之一，并将作为一个例子来说明该方法。

使用序贯审查边界的另一个例子是评估不同β受体阻滞剂用于治疗慢性心力衰竭的试验。人们普遍认为，心力衰竭患者服用β受体阻滞剂会是有害的，而非获益。幸运的是，早期的研究表明这种观点可能是错误的，最终进行了四个精心设计的试验来评估β受体阻滞剂用于治疗慢性心力衰竭患者的风险和益处。由于干预措施降低了30%~35%的死亡率[78-80]，其中三项试验提前终止。第四个试验[81]没有完成，部分原因是由于其他三个试验已经报告了β受体阻滞剂实质性的益处。其中一个关于MERIT-HF试验的审查细节，在第十七章中将有更全面的讨论。

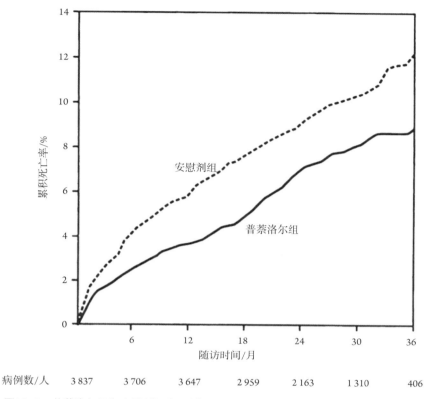

病例数/人　　3 837　　　3 706　　　3 647　　　2 959　　　2 163　　　1 310　　　406

图16-5　普萘洛尔组与安慰剂组在β受体阻滞剂心脏病发作试验中的累积死亡率曲线比较[75]

　　一些已被广泛使用的干预措施的相关试验也因不良事件而提前停止。一个典型的例子来自心脏病发作后心律失常的治疗。流行病学数据显示不规则室性心率或心律失常的存在与猝死的发生率之间存在关联，猝死可能是由于严重心律失常。抑制此类心律失常的药物被开发出来，并在药物管理机构批准该适应证后得到广泛应用。CAST试验是一项多中心随机双盲安慰剂对照试验，评估三种药物（恩卡尼、氟卡尼、莫里西嗪）对总死亡率和猝死的影响[82]。下一章将介绍CAST中用于处理重复检验问题的统计方法[83-84]。然而，该试验中恩卡尼和氟卡尼两组在观察到15%的预期死亡事件后就因不良反应太大而被终止（两个用药组共计有63例患者死亡，而安慰剂组有26例患者死亡）。

　　在第一次监查委员会审查时，CAST的死亡率结果的趋势开始出现，但事件数量相对较少[83]。由于监查委员会认为在如此少的事件基础上无法得出明确的结论，它选择对治疗分组保持盲性。然而，在下一次预定举行的会议之前，统计中心提醒委员会，这种趋势仍在继续，并已接近停止CAST试验的监查标准。

在一次电话会议上，监查委员会揭盲并了解到试验正朝着意想不到的方向发展，也就是说，积极治疗会对受试者造成伤害。监查委员会要求进行一些确认性和探索性分析，并在几个星期后举行了一次会议，充分讨论了这些意外的结果。在全面审查评估后，监查委员会建议立即终止恩卡尼和氟卡尼部分试验[83]。研究结果在结局变量和受试者亚组之间均是一致的，并且没有发现可以解释这些结果的偏倚。第三个药物（莫里西嗪）由于当时没有出现令人信服的趋势而被继续使用，但最终由于不良反应也被停止使用[85]。CAST的经验提示我们监查委员会必须为意外情况做好准备，明显的趋势可能很快出现。即使出现了这种戏剧性结果，终止试验的决定也不会简单或直截了当地被做出。在做出终止试验的决定之前，需要针对出现的问题进行充分的讨论[83]。

并不是所有的阴性结果趋势都会像CAST试验中那样戏剧性地出现，另外两个阴性结果的例子为充血性心力衰竭的试验。严重充血性心力衰竭患者每年的死亡率约为40%。PROMISE试验[36]和PROFILE试验[35]评估了肌力性药物（米力农和氟喹酮）用于严重充血性心力衰竭的结果 。这两种药物都已被监管机构批准用于改善运动耐受性，而运动耐受性被认为是生存可能的替代结局指标。PROMISE和PROFILE是以死亡率为研究结局指标的随机安慰剂对照试验。统计后发现药物会显著增加死亡率，即使在对这些数据的重复检验结果进行调整后结果趋势也如此，因此两项试验都意外地提前终止。由于严重心力衰竭的死亡率很高，而且这些药物已经被投入了临床使用，所以很难决定到底需要多长随访时间和多少证据来确定干预措施实际没有益处反而有害。在这两项试验中，监查委员会允许结果达到统计学意义，因为一个阴性但未达到显著水平的趋势可能被视为药物对死亡率没有影响的证据。

TRACER试验评估了凝血酶受体拮抗剂在心血管死亡、心肌梗死、卒中、复发性缺血再住院或紧急冠状动脉血管重建的复合结局指标的作用[86]。该试验有12 944例患者，1∶1随机使用凝血酶拮抗剂和安慰剂，试验因安全原因终止，主要研究终点结果呈阳性但未达统计显著性水平。在接受治疗的患者中有1 031例出现主要结局事件，而在安慰剂对照组中有1 102例。试验组和对照组中心血管死亡、心肌梗死和脑卒中的次要复合结局事件分别为822例和910例（$P=0.02$）。然而，两组颅内出血率分别为1.2%和0.2%，风险比为3.39（$P<0.001$）。数据监查小组认为，严重出血的风险远远超过任何新出现的获益，因此叫停了试验。

PROMISE和PROFILE这两个试验代表了数据监查过程中最困难的情况，即如何处理试验中出现的阴性结果趋势，但它们并非特例[87-91]。具有持续的不显著阴性趋势的试验可能没有真正的机会逆转并表明干预的益处。在某些情况下，这种观察到的阴性结果可能足以结束试验，因为如果试验结果不能证明干预措施的疗效，临床上就不会使用干预措施。例如，一个新的昂贵或有创的干预措施可能需要证明比标准干预措施更有效才会进入临床使用。在其他情况下，中性结果也很重要，小的阴性结果被认为与中性结果相一致，临床试验也会继续进行。如果一种治疗措施已经基于其他适应证在临床上使用，例如在PROMISE和PROFILE中使用的药物，试验中出现的阴性结果趋势可能不足以改变该治疗措施的临床实践。如果一项试验在没有令人信服的证据证实干预措施的有害影响的情况下提前终止，该干预措施仍可能继续在临床使用。这种做法会使未来的患者处于危险之中，甚至可能包括当前的受试者，因为他们回到了他们常规的医疗系统后仍有可能接受该治疗措施。在这种情况下，受试者、研究者和赞助者的付出就无法完成解决一个重要临床问题的任务。在保护受试者的义务与保护当前和未来所有患者的责任之间存在着一种严肃而微妙的平衡[87]。

即使试验中期结果非常积极且有说服力[92]，或者干预组和对照组的数据非常相似，几乎肯定不会出现任何显著结果[93-96]，试验也可能持续到计划终止时间。在一项降压治疗研究中，早期显著的试验结果并不能推翻基于临床长期经验的强化干预策略[92]。另一项试验[95]通过减少吸烟、改变饮食、使用降压药来降低心脏病的风险。虽然早期的结果没有显示任何趋势，同时研究者也不清楚应用调整心脏病危险因素的干预措施需要多长时间才会完全生效。有人认为，试验后期仍有可能出现临床有益的结果。事实上，他们的确得到了阳性结果，尽管是在试验结束几年之后[96]。在一项比较药物治疗和手术治疗冠状动脉粥样硬化的试验中，药物治疗组患者有很好的生存结果，而直接进行冠状动脉旁路移植介入治疗的患者预后仅略优于药物治疗组患者[94]。

WHI是有史以来规模较大、设计较复杂的试验之一，这是一项针对妇女的的试验[97-98]。这项部分分析因试验对绝经后妇女的三种干预措施进行了评估，干预措施分别为激素替代疗法（hormone replacement therapy，HRT），低脂饮食，钙和维生素D的补充。原则上，每种干预措施都可能影响多个器官系统，每一个器官系统都有多种结局指标。例如，若评估HRT对心血管事件的影响，则结局指标包括死亡率、致命性心肌梗死和非致命性心肌梗死。HRT还可以影响骨密度、降低骨折风险和乳腺癌风险。HRT组患者进一步分为有子宫组（同时接受雌激素和孕激素干预）和无子宫组（单独接受雌激素干预）。由于试验结果显示雌孕激素干预增加了深静脉血栓形成、肺栓塞、脑卒中和乳腺癌风险并有增加心脏病发病率的趋势（图16-6），尽管雌孕激素干预对降低骨折风险有预期的益处，雌孕激素组还是被提前终止了[98]。

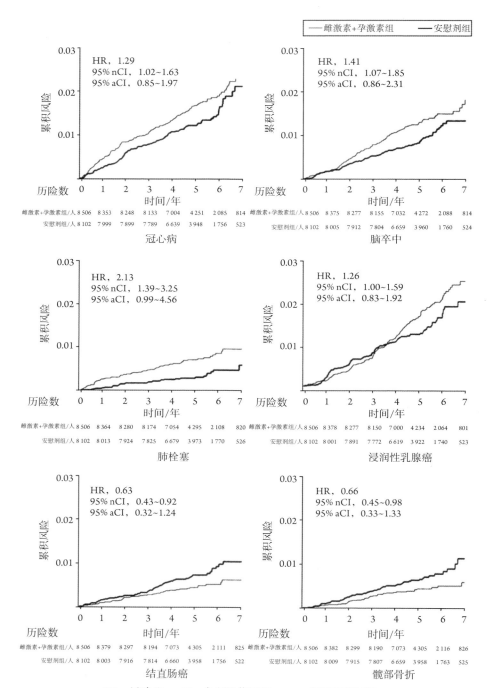

HR，风险比；nCI，名义置信区间；aCI，调整置信区间。

图16-6　WHI中Kaplan-Meier估计某些临床结果的累积风险[94]

如图16-7所示，雌孕激素组和对照组在总死亡率或总体指数（方案中定义的综合结局指标）方面没有观察到差异。在各结局指标结果趋势不一致的情况下，监查具有复合结局指标的试验会面临很大挑战，WHI就是一个很好的例子。在这种情况下，即使在研究方案或监查委员会章程中没有明确规定，最重要或最有临床意义的结局指标也可能主导决策过程。后来，尽管试验组和对照组心肌梗死率和总死亡率没有差异，WHI试验的雌激素干预组也被终止了，主要原因是雌激素增加了肺栓塞和脑卒中风险[97]。正式的监查过程必须考虑到多重干预、多种结局指标和重复检验的问题。

评估药物替唑生坦治疗心力衰竭试验使用的终止试验标准包括无效性[99]。也就是说，当产生积极有益结果的可能性低于10%时，监查委员会将提醒并建议研究人员和赞助者终止试验。事实上，在试验进行到大约2/3的时候，微小的阴性结果趋势足以使得到有益结果的可能性很低，试验就被终止了。

在某些情况下，一项试验可能会被终止是因为该研究的问题已经在其他正在进行的试验中得到了令人信服的答案。评估华法林治疗房颤的试验就是这样的情况[100]。1985—1987年，研究者开展了五项试验，评估华法林预防房颤患者脑卒中的作用。其中三项试验在1990年初终止，结果显示华法林能显著降低栓塞并发症的发生率。剩下的其中一项试验也提前终止了，主要是因为试验研究的临床问题已经得到答案，继续试验不符合伦理原则，研究者已无进一步评估干预措施的机会。

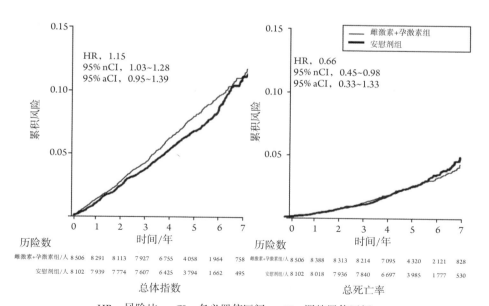

HR，风险比；nCI，名义置信区间；aCI，调整置信区间。

图16-7 WHI中Kaplan-Meier估计总体指数和总死亡率的累积风险[94]

瑞舒伐他汀可降低低密度脂蛋白（LDL）胆固醇和C-反应蛋白。JUPITER试验评估了预防性使用他汀类药物的效果，研究入组了17 802例高敏C-反应蛋白水平升高但无高脂血症的患者[101]。在主要结局指标是心肌梗死、脑卒中、动脉血运重建、因不稳定心绞痛住院或心血管原因死亡的联合结局。该试验证明他汀类药物可以进一步降低低密度脂蛋白和C-反应蛋白水平，并相应降低主要结局指标发生风险（HR为0.56，P<0.00001）。其中，心肌梗死（HR，0.46），脑卒中（HR，0.52），血运重建或不稳定型心绞痛（HR，0.53），以及心肌梗死，脑卒中或心脑血管疾病死亡的联合终点（HR，0.53）和任何原因的死亡风险（HR，0.80）都有相似程度的降低，且均具有统计学意义。此外，所有主要的预设亚组得到的结果都是一致的。但有学者质疑尽管总死亡率差异是显著的，但心血管死亡率差异并不显著[102-103]。这就提出了一个难题，当使用联合结局指标作为主要结局指标时，是否需要每个结局组成部分或至少一些结局组成部分在试验终止前均具有统计学意义。一般来说，试验的目的不是证明任何结局组成部分均具有统计学显著性结果，因为通常每个结局组成部分都是低概率事件，需要进行比设计的试验规模大得多的试验才能做到这一点。如果复合结局指标的某一个结局组成部分是至关重要的，则应将该结局指标确定为主要结局指标，并根据第三章和第八章的规定设计相应的试验。在JUPITER试验中，主要结局指标、几乎所有的结局组成部分以及总死亡率的结果均具有统计学意义，因此要求终止试验是令人信服的。当除了主要研究结局外，总死亡率显著降低时尤其应该如此。另一个关注主要结局指标组成部分的例子是CHARM试验，这个项目包括的三个试验均以心血管死亡和心力衰竭住院作为其主要结局指标，整个项目旨在评估全因死亡率。DMC将整个项目对死亡率的影响作为重点监查对象，将死亡率显著降低作为提前终止试验的标准[68]。

正如我们已经讨论过的，决定终止试验的过程是复杂的。它从不基于单一的结果，在提出终止试验的建议之前可能需要召开多次DMC会议。参与试验的外部人士也会对DMC提出终止试验建议的时机提出质疑。ILLUMINATE试验[104]中，一种新的可增加高密度脂蛋白（HDL）胆固醇的胆固醇转移蛋白抑制剂托彻普（torcetrapib）被评估能否减少主要心血管事件。ILLUMINATE是一项随机、双盲研究，入组15 067例心血管事件高风险患者，接受托彻普联合阿托伐他汀（一种降低低密度脂蛋白胆固醇的他汀类药物）或单独使用阿托伐他汀治疗。主要结局指标定义为死于冠心病、非致死性心肌梗死、脑卒中或不稳定型心绞痛住院，以先发生者为准。ILLUMINATE试验证明了托彻普能够提高HDL的水平，而HDL的升高原本被认为能够降低心血管病风险。

然而，试验结果发现接受托彻普的患者死亡率和心脏事件的风险增加了，因此DMC和研究人员提前终止了试验[104]。托彻普提高了HDL，但导致了有害的临床效果，这一结论当然令人失望，因为这是令人兴奋的新型药物的第一次测试试验。然而，提出终止建议的时间受到了监管机构的质疑，该机构承认做出此类决定很复杂，但认为该试验本可以而且可能应该更早终止[105]。确定在什么时间有足够说服力的证据来提出终止试验的建议常常是一项挑战。DMC在监查试验过程中没有办法做"事后诸葛亮"。

有时，试验结果可能显示出了显著的益处，或表现出明显的获益趋势，但出于安全性方面的考虑，DMC建议提前终止试验。TRA 2P试验[106]和TRACER试验[86]提供了这样的案例。两项试验均对一种新的血小板抑制剂沃拉帕沙与安慰剂的二级预防效果进行了比较。TRA 2P的主要结局指标是由心血管原因、心肌梗死或脑卒中引起的死亡。TRACER的结局指标是心血管原因死亡、心肌梗死、脑卒中、复发性缺血再住院或紧急冠状动脉血运重建的复合结局指标。TRA 2P入组了26 449例患者，TRACER入组了12 944例患者，这两项试验在各自的主要结局指标中都得到了统计学上显著的获益结果（HR分别为0.87和0.89）。然而，由于两项试验均出现包括颅内出血在内的不可接受的出血并发症，两项试验的DMC均建议在试验早期终止试验和/或修改试验方案。

在所有这些研究中，做出终止试验的决策过程都是困难的，其涉及许多分析工作，全面的文献回顾，以及对生物过程的理解。如上所述，在认真考虑提前终止试验之前，必须回答若干问题。临床试验和临床实践之间的关系非常复杂，这种复杂性在数据审查过程中更加显而易见[107-108]。

五、扩大试验的决定

在试验过程中可能会出现是否增加样本量或延长随访时间的扩大试验的问题。样本量计算时假设对照组2年的死亡率为40%（这一估计可能是基于另一项涉及类似人群的试验的数据），干预措施能降低25%的死亡率，选择5%的双侧显著性水平，检验效能为90%，总样本量需要大约960。然而，在研究初期，对照组的死亡率似乎比预期的要低，接近30%。这种差异可能是由于研究人群的差异，试的选择偏倚，或新的伴随疗法造成的。

如果不改变研究设计，干预措施必须比预期更有效（减少30%，而不是25%），才能以同样的效能发现两组间的差异。另一种选择是，在干预措施仍降低25%的死亡率前提下，研究者能够接受该试验的检验效能仅75%的事实。如果预期30%的临床效益不合理，或75%的检验效能是不可接受的，则需要修改试验设计。增加样本量或延长随访时间的研究修改方案如果是在已了解观察到的干预效果而非预先规定的情况下进行的，则可能会扩大Ⅰ类错误。即使预先规定了修改方案的过程，因为DMC可能知道提示不扩大试验的理由的其他数据，所以DMC通常不参与此类决定。第三方可以根据预先规定的计划，或者通过获取某些后续数据摘要来更改试验方案，但不能对干预效果进行估计。

在上面的例子中，考虑到较低的对照组死亡率，需要大约1 450例受试者才能检测到死亡率降低25%，同时保持90%的检验效能。另一种选择是延长随访的时间，这将增加事件的总数。可以尝试扩大样本量和延长随访时间这两种方法的结合[109]。另一种可采用的方法[35-36]是将试验的目标固定为对照组或全组中发生特定数量的主要结局事件，其通常被称为"事件驱动"试验。如果事件发生率较低，则可能需要增加随访时间或增加入组人数，也可两者同时进行，以达到所需的事件数。在任何情况下，试验的目标都是事件的数量。在上述情况下，仅使用来自对照组或合并组的数据而不需要知道干预组发生了什么。在我们的示例中，如果事件发生率接近30%而不是假设的40%，那么无效假设下的预期事件数390将无法实现。试验可以通过增加入组人数、延长随访时间或两者结合来达到预定的目标事件数量。

适应性设计的概念已经在第五章中讨论过。适应性设计可用于总体事件发生率较低或变异性增加的试验，以及新出现的趋势小于计划但仍具有临床价值的试验。一旦试验开始，由于事件率较低或变异性增加而修改试验设计是相对简单的。在一项使用产前类固醇的试验中[110]，对照组婴儿呼吸窘迫的发生率远低于预期。在研究早期，研究者决定通过延长招募时间来增加样本量。在另一项试验中，该方案特别要求如果对照组中事件发生率低于预期，则增加样本量[111]。如样本量一章所述，检验效能被定义为检测到治疗效果的概率（如果治疗效果确实存在）。这个概率是在试验初期设计阶段开始时计算的。试验设计的目标是在适当的样本量下将这个概率设置在0.80到0.95的范围内。有时，这种可能性或检验效能被称为"无条件检验效能"，以区别于"条件检验效能"，这将在下一章详细描述。基于总体事件率或可变性估计对样本量进行调整可以保持这种检验效能（或无条件检验效能），但重新计算样本量时没有考虑到新出现的趋势。

在重新评估样本量时，必须考虑应使用对照组事件率还是总体事件率。直观上看，应该使用新出现的对照组事件率，因为正如第八章所述，最初在样本量计算中使用的是估计的对照组事件率。然而，如果研究者也知道事件的总体数量，那么向他们揭示对照组的事件比率可能会使他们了解研究过程中出现的趋势。使用总体事件率可以避免这个潜在的问题。此外，还有一些统计上的论点认为，在无效假设下，使用总体比率更合适，因为它可能更稳定，特别是在试验早期重新估计样本量的情况下。许多人更倾向于使用总体事件率，但无论哪种情况，都必须在提出方案和数据审查过程时决定。

然而，根据试验中新出现的趋势修改试验设计更为复杂（见第五章），我们将在下一章更详细地讨论技术方面的问题。尽管有关于不同方法的统计文献[112-115]和一些评论[116-117]，但这种适应性设计的应用只有少数几个。其中一个试验是A-HeFT试验[118]，这是一个在晚期心力衰竭的非裔美国人中使用两种已有的药物联合治疗的试验。主要结局指标包括死亡率、住院率和生活质量的加权评分。死亡率是次要结局指标之一。该试验采用了一种适应性设计[113]，要求监查委员会评估这一新型主要结局指标的可变性以及正在出现的趋势，以便向试验负责人提出样本量调整建议。采用适应性设计的原因是，对于这种组合结局，之前的数据很少，因此对变异性的估计不足以计算可靠的样本量。对新型结局指标缺乏使用经验也限制了试验关于药物对结局指标潜在影响的评估。使用O'Brien-Fleming类型的Lan-DeMets α消耗函数确定成组序贯检验界值，用于监测试验干预措施在综合结局指标方面的益处或危害，详见第十七章。A-HeFT按计划采用适应性设计，样本量从800增加到1 100。与此同时，监查委员会观察到联合用药有降低死亡率的有利趋势，但没有针对这一结果预先制定序贯审查计划。监查委员会选择使用与主要综合结局指标相同的序贯边界来审查死亡率数据。虽然在试验进行期间并不理想，但监查委员会在死亡率差异变得有显著统计学意义之前完成了数据监查。在监查委员会最后一次预定的会议上，这一差异达到了0.05的显著性水平，但没有越过序贯界限。委员会决定对这些数据进一步评估审查。在那次额外的审查中，死亡率差异在名义上是具有显著的统计学意义的（$P=0.01$），事实上，差异已经越过了序贯O'Brien–Fleming边界。委员会建议提前终止试验，因为既有显著的死亡率降低益处，主要结局指标差异也具有显著的统计学意义，而且综合结局指标各部分和相关亚组的结果均具有一致性。

虽然存在基于新趋势的适应性设计方法用于重置样本量，但这些方法的使用仍在不断发展。下一章将对特定的趋势适应性设计进行更多技术性的讨论。一个值得关注的问题是，根据统计计划使用预先指定的算法，是否可能向那些不了解数据的人揭示新兴趋势的规模和方向。这些算法可以通过"逆向工程"合理地估计出新兴趋势。到目前为止，我们还没有遇到这一趋势揭露引发问题的例子，但原则上，这可能会在受试者选择、受试者招募甚至受试者评估方面产生偏倚。因此，研究者需要了解实施趋势适应性试验的机制，以保障试验的完整性。

如果在重新计算样本量时只考虑对照组事件率而不考虑干预效果，那么当观察到的干预组和对照组之间的实际差异上大于最初的预期时，可以建议增加样本量。因此，在上述描述的假设性案例中，如果早期数据确实显示干预措施能带来30%的收益，那么可能就不需要增加样本量来保持预期的90%的检验效能。因此，尽管现有的适应性设计存在缺陷，但在不考虑干预的观察效果的情况下，人们不愿意提出扩大试验的建议。计算条件检验效能是合并这些结果的一种方法，适应性设计文献中的一些方法已经形式化[112]。条件检验效能定义为基于已有试验数据估计试验完成时能够得出有效结论的可能性，这将在下一章中进行描述。正如其他检验效能计算一样，条件检验效能计算也必须确定各组间结局指标变量的假定真实差异。当早期干预效果优于预期时，条件检验效能就会很大。当干预的效果劣于预期时，条件检验效能就会很小。条件检验效能的概念同时利用了干预组和对照组的结局指标，因此是有争议的。然而，这个概念试图量化扩大试验的决策。

无论对样本量或随访时间做什么调整，都应在试验早期尽早进行，或作为计划的适应性设计策略的一部分。若试验领导者为了看结果是否会达到某种预先确定的显著性水平一直等到最后一分钟才改变研究设计则会招致一些非议，而试验早期便调整研究方案可减少类似情况。下一章将介绍基于中期结果调整样本量的统计方法的技术细节。

如前所述，在使用中期结果的适应性设计中，一个尚未解决的挑战是由谁来进行计算并提出增加样本量的建议。监查委员会当然知道主要结局指标的中期结果，也知道其他次要结局指标和不良事件结果以及总体结果。基于主要事件和新趋势的样本量计算结果可能支持增加样本量的建议，但干预效应的总体概况可能不支持这样的调整。因获知所有的中期结果，DMC可能会陷入尴尬甚至道德困境。

传统上，除了可能提前终止试验外，DMC不会直接参与试验设计。根据我们迄今的经验，我们不建议监查委员会根据新出现的趋势进行适应性设计。

六、加速审批模式

最近的FDA关于糖尿病新型干预措施的指南阐明了扩大试验出现在加速审批模式的一个特殊案例[119]。糖尿病是一种严重的疾病，有致命的和非致命的后果。因此，在临床实践中引入新的干预措施是当务之急。历史上一个典型的监管批准是基于一种药物降低血糖或糖化血红蛋白（HbA1c）的能力，这被认为可以降低糖尿病的风险。然而，糖尿病试验提出了一个问题：事实上新药是否会增加心血管病（cardiovascular，CV）风险。因此，这些新的FDA指南提出了一个两步流程。第一步是排除CV相对风险大幅增加1.8的可能性。如果符合这个标准，制药企业可以提交他们的数据以获得FDA监管部门有条件的批准，并且可以在收集额外数据排除CV风险增加1.3或更高的情况下销售他们的药物。这可以通过两个连续的试验来实现，一个较小的试验用大约200个心血管事件来排除1.8的CV风险，接着是第二个较大的试验，用大约600个心血管事件排除1.3的CV风险。或者可以设计一项大型试验，这样当95%置信区间排除1.8的CV风险时，监查委员会可以提醒主办方这一事实，并开始向监管机构提交药物审批申请。然后该试验将继续收集CV数据以排除1.3的风险。然而，如果新药确实得到了监管部门有条件的批准，继续试验就会出现问题。到那时，临床和私人团体都知道了提交的中期结果排除了1.8的CV风险，并要求分享部分结局指标的细节。假设试验是设盲的，糖尿病患者是否会继续使用他们被分配的试验药物，或甚至同意非随机地进入某干预组，将会是一个严重的问题。如果受试者不能坚持用指定的治疗，风险评估将出现偏倚倾向于无效假设，因此结果将倾向于排除1.3的CV风险。

采用两种序贯试验方法也有问题。首先，它增加了新药研发周期。第二，了解第一次试验的结果，排除了1.8的CV风险，可能会影响第二次试验中糖尿病患者的情况，因为可能是医生或是患者决定不继续参加试验。例如，高风险的患者可能会选择不进行随机分组，从而降低总体CV风险。

参考文献

[1]　Baum M，Houghton J，Abrams K. Early stopping rules—clinical perspectives and ethicalconsiderations[J]. Statist Med，1994，13(13-14)：1459-1469.

[2]　Fleming T R，DeMets D L. Monitoring of clinical trials：issues and recommendations[J]. Control Clin Trials，1993，14(3)：183-197.

[3]　Heart Special Project Committee. Organization，review，and administration of cooperative studies (Greenberg Report)：a report from the Heart Special Project Committee to the National Advisory Heart Council，May 1967[J]. Control Clin Trials，1988，9(2)：137-148.

[4]　Ellenberg S S，Fleming T R，DeMets D L. Data Monitoring Committees in Clinical Trials：A Practical Perspective[M]. New Jersey：Wiley，2003.

[5]　DeMets D L，Furberg C，Friedman L M. Data monitoring in clinical trials：a case studies approach[M]. New York：Springer，2006.

[6]　Fisher M R，Roecker E B，DeMets D L. The role of an independent statistical analysis center in the industry-modified National Institutes of Health model[J]. Drug Inf J，2001，35：115-129.

[7]　Burke G. Discussion of 'early stopping rules—clinical perspectives and ethical considerations'[J]. Statist Med，1994，13：1471-1472.

[8]　Buyse M. Interim analyses，stopping rules and data monitoring in clinical trials in Europe[J]. Statist Med，1993，12(5-6)：509-520.

[9]　Canner P L. Practical Aspects of Decision-Making In Clinical Trials—The Coronary Drug Project as a Case-Study[J]. Control Clin Trials，1981，1(4)：363-376.

[10]　Canner P L. Monitoring of the data for evidence of adverse or beneficial treatment effects[J]. Control Clin Trials，1983，4(4)：467-483.

[11]　Crowley J，Green S，Liu P Y，et al. Data monitoring committees and early stopping guidelines：the Southwest Oncology Group experience[J]. Statist Med，1994，13(13-14)：1391-1399.

[12]　DeMets D L. Data monitoring and sequential analysis—An academic perspective[J]. J Acquir

Immune Defic Syndr, 1990, 3: S124-S133.

[13] DeMets D L, Fleming T R, Whitley R J, et al. The data and safety monitoring board and acquired immune deficiency syndrome (AIDS) clinical trials[J]. Control Clin Trials, 1995, 16(6): 408-421.

[14] Ellenberg S S, Myers M W, Blackwelder W C, et al. The use of external monitoring committees in clinical trials of the National Institute of Allergy and Infectious Diseases[J]. Statist Med, 1993, 12(5-6): 461-467.

[15] Fleming T R, Green S J, Harrington D P. Considerations for monitoring and evaluating treatment effects in clinical trials[J]. Control Clin Trials, 1984, 5(1): 55-66.

[16] Friedman L. The NHLBI model: a 25 year history[J]. Statist Med, 1993, 12(5-6): 425-431.

[17] Geller N L, Stylianou M. Practical issues in data monitoring of clinical trials: summary of responses to a questionnaire at NIH[J]. Statist Med, 1993, 12(5-6): 543-551.

[18] George S L. A survey of monitoring practices in cancer clinical trials[J]. Statist Med, 1993, 12(5-6): 435-450.

[19] Green S, Crowley J. Data monitoring committees for Southwest Oncology Group clinical trials[J]. Statist Med, 1993, 12(5-6): 451-455.

[20] Harrington D, Crowley J, George S L, et al. The case against independent monitoring committees[J]. Statist Med, 1994, 13(13-14): 1411-1414.

[21] Herson J. Data monitoring boards in the pharmaceutical industry[J]. Statist Med, 1993, 12(5-6): 555-561.

[22] O'Neill R T. Some FDA perspectives on data monitoring in clinical trials in drug development[J]. Statist Med, 1993, 12(5-6): 601-608

[23] Parmar M K, Machin D. Monitoring clinical trials: experience of, and proposals under consideration by, the Cancer Therapy Committee of the British Medical Research Council[J]. Statist Med, 1993, 12(5-6): 497-504.

[24] Pater J L. The use of data monitoring committees in Canadian trial groups[J]. Statist Med, 1993, 12(5-6): 505-508.

[25] Peto R, Pike M C, Armitage P, et al. Design and analysis of randomized clinical trials requiring prolonged observation of each patient. I. Introduction and design[J]. Br J Cancer, 1976, 34(6): 585-612.

[26] Pocock S J. Statistical and ethical issues in monitoring clinical trials[J]. Statist Med, 1993, 12(15-16): 1459-1469.

[27] Robinson J. A lay person's perspective on starting and stopping clinical trials[J]. Statist Med, 1994, 13(13-14): 1473-1477.

[28] Rockhold F W, Enas G G. Data monitoring and interim analyses in the pharmaceutical industry: Ethical and logistical considerations[J]. Statist Med, 1993, 12(5-6): 471-479.

[29] Simon R. Some practical aspects of the interim monitoring of clinical trials[J]. Statist Med, 1994, 13(13-14): 1401-1409.

[30] Souhami R L. The clinical importance of early stopping of randomized trials in cancer treatments[J]. Statist Med, 1994, 13(13-14): 1293-1295.

[31] Task Force of the Working Group on Arrythmias of the European Society of Cardiology. The early termination of clinical trials: causes, consequences, and control. With special reference

to trials in the field of arrhythmias and sudden death[J]. Circulation, 1994, 89(6): 2892-2907.

[32] Walters L. Data monitoring committees: the moral case for maximum feasible independence[J]. Statist Med, 1993, 12(5-6): 575-580.

[33] Williams G W, Davis R L, Getson A J, et al. Monitoring of clinical trials and interim analyses from a drug sponsor's point of view[J]. Statist Med, 1993, 12(5-6): 481-492.

[34] Wittes J. Behind closed doors: the data monitoring board in randomized clinical trials[J]. Statist Med, 1993, 12(5-6): 419-424.

[35] Packer M, Rouleau J, Swedberg K, et al. Effect of flosequinan on survival in chronic heart failure: preliminary results of the PROFILE study[J]. Circulation, 1993, 88 (Supp I): 301.

[36] Packer M, Carver J R, Rodeheffer R J, et al. Effect of Oral Milrinone on Mortality in Severe Chronic Heart Failure[J]. N Engl J Med, 1991, 325(21): 1468-1475.

[37] Packer M, O'Connor C M, Ghali J K, et al. Effect of Amlodipine on Morbidity and Mortality in Severe Chronic Heart Failure[J]. N Engl J Med, 1996, 335(15): 1107-1114.

[38] Seltzer J. Clinical Trial Safety-The Goldilocks Dilemma-Balancing Effective and Efficient Safety Monitoring[J]. Drug Development, 2010, 5: 8.

[39] National Institutes of Health. NIH: NIH policy for data and safety monitoring[R]. (1998-06-10).

[40] Food and Drug Administration. Guidance for clinical trial sponsors: Establishment and operation of clinical trial data monitoring committees[R]. 2005.

[41] Raper S E, Chirmule N, Lee F S, et al. Fatal systemic inflammatory response syndrome in a ornithine transcarbamylase deficient patient following adenoviral gene transfer[J]. Mol Genet Metab, 2003, 80(1-2): 148-158.

[42] Shalala D. Protecting research subjects-what must be done[J]. N Engl J Med, 2000, 343(11): 808-810.

[43] Clemens F, Elbourne D, Darbyshire J, et al. Data monitoring in randomized controlled trials: surveys of recent practice and policies[J]. Clin Trials, 2005, 2(1): 22-33.

[44] Freedman B. Equipoise and the ethics of clinical research[J]. N Engl J Med, 1987, 317(3): 141-145.

[45] Meinert C L. Masked monitoring in clinical trials--blind stupidity?[J]. N Engl J Med, 1998, 338(19): 1381-1382.

[46] Whitehead J. On being the statistician on a Data and Safety Monitoring Board[J]. Statist Med, 1999, 18(24): 3425-3434.

[47] Li Z Q, Geller N L. On the Choice of Times for Data Analysis in Group Sequential Clinical Trials[J]. Biometrics, 1991, 47(2): 745-750.

[48] Anscombe F J. Sequential medical trials[J]. J Am Stat Assoc, 1963, 58(302): 365-383.

[49] Armitage P. Restricted sequential procedures[J]. Biometrika, 1957, 44: 9-26.

[50] Armitage P, McPherson C K, Rowe B C. Repeated Significance Tests on Accumulating Data[J]. J R Stat Soc Ser A, 1969, 132: 235-244.

[51] Bross I. Sequential medical plans[J]. Biometrics, 1952, 8: 188-205.

[52] Robbins H. Some aspects of the sequential design of experiments[J]. Bulletin of the American Mathematical Society, 1952, 58: 527-535.

[53] Robbins H. Statistical methods related to the law of the iterated logarithm[J]. The Annals of

Mathematical Statistics, 1970, 41(5): 1397-1409.

[54] The Coronary Drug Project Research Group. Clofibrate and niacin in coronary heart disease[J]. JAMA, 1975, 231(4): 360-381.

[55] Pocock S J. When to stop a clinical trial[J]. BMJ, 1992, 305(6847): 235-240.

[56] DeMets D L. Stopping Guidelines Vs Stopping Rules—A Practitioners Point of View[J]. Commun Stat Theory Methods, 1984, 13(19): 2395-2417.

[57] Freidlin B, Korn EL. Stopping clinical trials early for benefit: impact on estimation[J]. Clin Trials, 2009, 6(2): 119-125.

[58] Goodman S N. Stopping trials for efficacy: an almost unbiased view[J]. Clin Trials, 2009, 6(2): 133-135.

[59] Montori V M, Devereaux P J, Adhikari N K, et al. Randomized trials stopped early for benefit: a systematic review[J]. JAMA, 2005, 294(17): 2203.

[60] Pocock S J. When (not) to stop a clinical trial for benefit[J]. JAMA, 2005, 294(17): 2228-2230.

[61] Report of the committee for the assessment of biometric aspects of controlled trials of hypoglycemic agents[J]. JAMA, 1975, 231(6): 583-608.

[62] Knatterud G L, Meinert C L, Klimt C R, et al. Effects of hypoglycemic agents on vascular complications in patients with adult-onset diabetes: IV. A preliminary report on phenformin results[J]. JAMA, 1971, 217(6): 777-784.

[63] Kolata G B. Controversy over study of diabetes drugs continues for nearly a decade[J]. Science, 1979, 203(4384): 986.

[64] Meinert C L, Knatterud G L, Prout T E, et al. A study of the effects of hypoglycemic agents on vascular complications in patients with adult-onset diabetes. II. Mortality results[J]. Diabetes, 1970, 19: Suppl: 789-830.

[65] The Coronary Drug Project Research Group. The coronary drug project.Initial findings leading to modifications of its research protocol[J]. JAMA, 1970, 214(7): 1303-1313.

[66] The Coronary Drug Project Research Group. The coronary drug project: Findings leading to discontinuation of the 2.5-mg day estrogen group[J]. JAMA, 1973, 226(6): 652-657.

[67] The Coronary Drug Project Research Group. The coronary drug project: Findings leading to further modifications of its protocol with respect to dextrothyroxine[J]. JAMA, 1972, 220(7): 996-1008.

[68] Pocock S J, Wang D, Wilhelmsen L, et al. The data monitoring experience in the Candesartan in Heart Failure Assessment of Reduction in Mortality and morbidity (CHARM) program[J]. Am Heart J, 2005, 149(5): 939-943.

[69] DeMets D L, Williams G W, Brown Jr B W. A case report of data monitoring experience: The Nocturnal Oxygen Therapy Trial[J]. Control Clin Trials, 1982, 3(2): 113-124.

[70] Nocturnal Oxygen Therapy Trial Group. Continuous or Nocturnal Oxygen Therapy in Hypoxemic Chronic Obstructive Lung DiseaseA Clinical Trial[J]. Ann Intern Med, 1980, 93(3): 391-398.

[71] ISIS-2 Collaborative Group. Randomised Trial Of Intravenous Streptokinase, Oral Aspirin, Both, Or Neither Among 17, 187 Cases Of Suspected Acute Myocardial Infarction: ISIS-2[J]. Lancet, 1988, 2(8607): 349-360.

[72] Diabetic Retinopathy Study Research Group. Preliminary report on effects of photocoagulation therapy[J]. Am J Ophthalmol, 1976, 81(4): 383-396.

[73] Diabetic Retinopathy Study Research Group. Diabetic retinopathy study. Report Number 6. Design, methods, and baseline results[J]. Invest Ophthalmol Vis Sci, 1981, 21: 1-226.

[74] Diabetic Retinopathy Study Research Group. Photocoagulation treatment of proliferative diabetic retinopathy: the second report of diabetic retinopathy study findings[J]. Ophthalmology, 1978, 85(1): 82-106.

[75] Ederer F, Podgor M J. Assessing possible late treatment effectsin stopping a clinical trial early: A case study. Diabetic retinopathy study report no. 9[J]. Control Clin Trials, 1984, 5(4): 373-381.

[76] Beta-Blocker Heart Attack Trial Research Group. A randomized trial of propranolol in patients with acute myocardial infarction: I. mortality results[J]. JAMA, 1982, 247(12): 1707-1714.

[77] DeMets D L, Hardy R, Friedman L M, et al. Statistical aspects of early termination in the Beta-Blocker Heart Attack Trial[J]. Control Clin Trials, 1984, 5(4): 362-372.

[78] CIBIS-II Investigators and Committees. The Cardiac Insufficiency Bisoprolol Study II (CIBISII): a randomised trial[J]. Lancet, 1999, 353(9146): 9-13.

[79] MERIT HF Study Group. Effect of Metoprolol CR/XL in chronic heart failure: Metoprolol CR/XL Randomized Interventional Trial in congestive heart failure(MERIT-HF)[J]. Lancet, 1999, 353(9169): 2001-2007.

[80] Packer M, Coats A J S, Fowler M B, et al. Effect of Carvedilol on Survival in Severe Chronic Heart Failure[J]. N Engl J Med, 2001, 344(22): 1651-1658.

[81] Beta-Blocker Evaluation of Survival Trial Investigators. A trial of the beta-blocker bucindolol in patients with advanced chronic heart failure[J]. N Engl J Med, 2001, 344(22): 1659-1667.

[82] The Cardiac Arrhythmia Suppression Trial (CAST) Investigators. Preliminary report: effect of encainide and flecainide on mortality in a randomized trial of arrhythmia suppression after myocardial infarction[J]. N Engl J Med, 1989, 321(6): 406-412.

[83] Friedman L M, Bristow J D, Hallstrom A, et al. Data monitoring in the cardiac arrhythmia suppression trial[J]. Online J Curr Clin Trials, 1993, 79: [5870 words; 53 paragraphs].

[84] Pawitan Y, Hallstrom A. Statistical interim monitoring of the cardiac arrhythmia suppression trial[J]. Statist Med, 1990, 9(9): 1081-1090.

[85] Cardiac Arrhythmia Suppression Trial Investigators. Effect of the antiarrhythmic agent moricizine on survival after myocardial infarction[J]. N Engl J Med, 1992, 327(4): 227-233.

[86] Tricoci P, Huang Z, Held C, et al. Thrombin-Receptor Antagonist Vorapaxar in Acute Coronary Syndromes[J]. N Engl J Med, 2012, 366(1): 20-33.

[87] DeMets D L, Pocock S J, Julian D G. The agonising negative trend in monitoring of clinical trials[J]. Lancet, 1999, 354(9194): 1983-1988.

[88] Furberg C D, Campbell R, Pitt B. ACE Inhibitors after Myocardial Infarction[J]. N Engl J Med, 1993, 328: 966-969.

[89] Pater J L. Timing the collaborative analysis of three trials comparing 5-FU plus folinic acid (FUFA) to surgery alone in the management of resected colorectal cancer: A National Cancer Institute of Canada Clinical trials group (NCIC-CTG) perspective[J]. Statist Med, 1994, 13(13-14): 1337-1340.

[90] Swedberg K, Held P, Kjekshus J, et al. Effects of the early administration of enalapril on

mortality in patients with acute myocardial infarction: results of the Cooperative New Scandinavian Enalapril Survival Study II (CONSENSUS II)[J]. N Engl J Med, 1992, 327(10): 678-684.

[91] Sylvester R, Bartelink H, Rubens R. A reversal of fortune: practical problems in the monitoring and interpretation of an EORTC breast cancer trial. Statist Med, 1994, 13(13-14): 1329-1335.

[92] Hypertension Detection and Follow-up Program Cooperative Group. Five-year findings of the hypertension detection and follow-up program: I. Reduction in mortality of persons with high blood pressure, including mild hypertension[J]. JAMA, 1979, 242(23): 2562-2571.

[93] Aspirin Myocardial Infarction Study Research Group. A randomized, controlled trial of aspirin in persons recovered from myocardial infarction[J]. JAMA, 1980, 243(7): 661-669.

[94] CASS Principle Investigators and Their Associates. Coronary artery surgery study (CASS): a randomized trial of coronary artery bypass surgery. Survival data[J]. Circulation, 1983, 68(5): 939-950.

[95] Multiple Risk Factor Intervention Trial Research Group. Multiple risk factor intervention trial: Risk factor changes and mortality results[J]. JAMA, 1982, 248(12): 1465-1477.

[96] Multiple Risk Factor Intervention Trial Research Group. Mortality after 16 years for participants randomized to the Multiple Risk Factor Intervention Trial[J]. Circulation, 1996, 94(5): 946-951.

[97] The Women's Health Initiative Steering Committee. Effects of conjugated equine estrogen in postmenopausal women with hysterectomy: the Women's Health Initiative randomized controlled trial[J]. JAMA, 2004, 291(14): 1701-1712.

[98] Women's Health Initiative Investigators. Risks and benefits of estrogen plus progestin in healthy postmenopausal women: Principal results from the women's health initiative randomized controlled trial[J]. JAMA, 2002, 288(3): 321-333.

[99] McMurray J J, Teerlink J R, Cotter G, et al. Effects of tezosentan on symptoms and clinical outcomes in patients with acute heart failure: the VERITAS randomized controlled trials[J]. JAMA, 2007, 298(17): 2009-2019.

[100] Tegeler C H, Furberg C D. Lessons from warfarin trials in atrial fibrillation: Missing the window of opportunity[M]. Berlin: Springer, 2006: 312-319.

[101] Ridker P M, Danielson E, Fonseca F A, et al. Rosuvastatin to prevent vascular events in men and women with elevated C-reactive protein[J]. N Engl J Med, 2008, 359: 2195-2207.

[102] Ridker P M. The JUPITER trial results, controversies, and implications for prevention[J]. Circ Cardiovasc Qual Outcomes, 2009, 2(3): 279-285.

[103] Voss E, Rose C P, Biron P. JUPITER, a statin trial without cardiovascular mortality benefit[J]. Circ Cardiovasc Qual Outcomes, 2009, 2: 279-285.

[104] Barter P J, Caulfield M, Eriksson M, et al. Effects of Torcetrapib in Patients at High Risk for Coronary Events[J]. N Engl J Med, 2007, 357(21): 2109-2122.

[105] Hedenmalm K, Melander H, Alvan G. The conscientious judgement of a DSMB—statistical stopping rules re-examined[J]. Eur J Clin Pharmacol, 2008, 64(1): 69-72.

[106] Morrow D A, Braunwald E, Bonaca M P, et al. Vorapaxar in the Secondary Prevention of Atherothrombotic Events[J]. N Engl J Med, 2012, 366(15): 1404-1413.

[107] Liberati A. The relationship between clinical trials and clinical practice: The risks of underestimating its complexity[J]. Statist Med, 1994, 13(13-14): 1485-1491.

[108] O'Neill R T. Conclusions. 2: The relationship between clinical trials and clinical practice: The risks of underestimating its complexity[J]. Statist Med, 1994, 13: 1493-1499.

[109] Brancati F L, Evans M, Furberg C D, et al. Midcourse correction to a clinical trial when the event rate is underestimated: the Look AHEAD (Action for Health in Diabetes) Study[J]. Clin Trials, 2012, 9(1): 113-124.

[110] Collaborative Group on Antenatal Steroid Therapy. Effect of antenatal dexamethasone administration on the prevention of respiratory distress syndrome[J]. Am J Obstet Gynecol, 1981, 141(3): 276-287.

[111] The MIAMI Trial Research Group. Metoprolol in acute myocardial infarction (MIAMI). A randomised placebo-controlled international trial[J]. Eur Heart J, 1985, 6(3): 199-226.

[112] Chen Y H, DeMets D L, Lan K K. Increasing the sample size when the unblinded interim result is promising[J]. Stat Med, 2004, 23(7): 1023-1038.

[113] Cui L, Hung H M J, Wang S J. Modification of Sample Size in Group Sequential Clinical Trials[J]. Biometrics, 1999, 55(3): 853-857.

[114] Lan K K G, Trost D C. Estimation of parameters and sample size re-estimation[C]. Proceedings——Biopharmaceutical Section American Statistical Association. American Statistical Association, 1997.

[115] Proschan M A, Liu Q, Hunsberger S. Practical midcourse sample size modification in clinical trials[J]. Control Clin Trials, 2003, 24(1): 4-15.

[116] Fleming T R. Standard versus adaptive monitoring procedures: a commentary[J]. Statist Med, 2006, 25(19): 3305-3312.

[117] Tsiatis A A, Mehta C. On the Inefficiency of the Adaptive Design for Monitoring Clinical Trials[J]. Biometrika, 2003, 90(2): 367-378.

[118] Taylor A L, Ziesche S, Yancy C, et al. Combination of isosorbide dinitrate and hydralazine in blacks with heart failure[J]. N Engl J Med, 2004, 351(20): 2049-2057.

[119] FDA: Guidance for Industry Diabetes Mellitus[R]. Evaluating Cardiovascular Risk in New Antidiabetic Therapies to Treat Type 2 Diabetes.

翻译：门晓亮，北京市大兴区妇幼保健院

审校：邱斌，中国医学科学院肿瘤医院

第十七章　中期监测中使用的统计学方法

在第十六章中，为了维护受试者的利益和防治潜在危害，我们讨论了如何对数据的质量和结局数据进行中期分析和管理。尽管中期分析的统计学方法具有试验设计意义，但我们直至本章才进行讨论是因为中期分析侧重于对累积数据的监测。即使在试验设计过程中未考虑序贯方法，它们仍可用于辅助数据监测或决策。本章我们将回顾目前被用于监测临床试验中累积数据的序贯分析的统计学方法。这些方法有助于评估中期数据能否作为充分的证据权衡提前终止试验的利弊关系，确定是应该提前终止试验，还是应当继续按计划进行试验，直至计划终点。我们不应将任何单一的统计检验或监测程序作为严格的决策规则，而应将其作为一项证据与所有证据进行整合[1-6]。因此，虽然我们很难就应使用哪种方法提出单一建议，但若以下方法应用得当，可对决策过程起指导作用。

下面我们将较为详细地讨论经典的序贯方法、成组序贯方法和简化检验程序，并简要介绍其他方法。一些文章和教材对经典的序贯方法给予了更多的数理说明，可参考这些文章和教材了解更多详情[7-20]。

一、基本要点

虽然有许多统计学方法可用于协助监测数据，但这些方法不应作为决定终止或继续试验的唯一依据。

二、经典的序贯方法

经典的序贯方法的设计目的是将必须进入研究的受试者数量降至最低，然后根据前期已纳入的受试者的研究结果决定是否继续纳入受试者，这些序贯方法中多数是假定在试验过程中，响应变量结果能在较短的时间内获得。

因此，相较于慢性病，经典的序贯方法更适用于研究急性病。Armitage[20]、Whitehead[18]和Wald[16]等对此方法进行了更为详细的讨论。

由Wald[16]开发，Armitage等[8-9,20]应用于临床试验的经典序贯分析方法主要涉及在单次试验中的对数据进行重复检验。该方法假定只有当其中一组的结果显著优于另一组时才是终止或继续该试验的唯一理由。因为不能保证何时会作出终止决定，Armitage[20]将经典的序贯分析的决策规则称为"开放计划"。严格遵守"开放计划"意味着研究不能固定受试者的样本量，而很少有临床试验能采用这种开放且经典的序贯设计方法。此外，该方法还要求对每组受试者进行配对，但在多数情况下，配对结果不尽如人意。因为配对的受试者间基线差异大，在预后变量上的匹配度不高。如果通过分层来提高匹配度，那么当受试者人数为奇数时，每个分层中就会出现一个无法配对的受试者。此外，每次配对后对数据进行监测这一要求对于多数临床试验可行性不高。Silverman等[21]在一项研究湿度对体重较低新生儿生存率影响的临床试验中采用了"开放计划"。在36个月内一共纳入181对婴儿，其中52对婴儿的结果不一致，9名婴儿因不能配对而被排除，16对婴儿因不匹配而被排除。由于继续试验已不再可行，因此在未作出明确决定的情况下不得不终止研究。本研究举例说明了临床试验中应用经典序贯方法的固有困难。

Armitage[8]引入了限制型（或称为闭锁型）序贯设计方法以确保纳入受试者人数（$2N$）的上限。与"开放计划"一样，需要对每一研究组的观察对象进行数据配对。通过确定早期终止和拒绝无效治疗的标准，设定研究的显著性水平和检验效能（α和$1-\beta$）。在一项比较皮质类固醇与柳氮磺胺吡啶治疗溃疡性结肠炎的研究中使用了这一研究方法[22]，结果表明皮质类固醇相对于柳氮磺胺吡啶治疗带来了短期临床获益，超过了无效治疗的标准。CALGB试验[23]也采用了这种闭锁设计方法。该研究比较了21对患者的治疗缓解率，它的统计值超出了序贯设计的获益边界，该试验被提前终止。

重复检验问题的另一种解决方案被称为"重复显著性检验"，由McPherson和Armitage[24]提出，Armitage[20]又进行了描述。虽然采用的是不同的理论假设，但该方法具有类似限制型序贯模型的特点——观测数据必须配对，最大配对数必须固定。也有人提出了对Armitage的限制型序贯模型的修改[25-27]。我们将在下文介绍这一重要的方法，即成组序贯试验设计。

上述方法在某些情况下也可应用于删失的生存数据的中期分析[25,28-36]。如果受试者同时进入临床试验，并且未发生失访，中期分析的信息则被认为是"逐步删失"。针对这种情况，人们已经开发出了使用修正的秩统计量等序贯方法。事实上，大多数受试者并不是同时进入试验，而是交错进入。也就是说，受试者在所关注的结局事件发生后的一段时间内进入，并接受独立的审查程序。在这种情况下，也可以使用第十五章所述的log-rank统计法进行检验。

经典的序贯方法尚未得到广泛应用，即使在几乎可以立即知道事件发生时间的临床试验中也是如此。一个主要原因是，对于许多临床试验，如果数据由一个定期召开会议的委员会进行监测，那么出于伦理考虑，在每个结果配对之后便进行分析既不可行也没有必要。此外，经典的序贯方法边界要求具有明确的备择假设，这是常规统计检验拒绝零假设所不需要的特征。

三、成组序贯方法

由于经典序贯方法的局限性，人们提出了其他方法来解决重复测量问题。有人建议制定临时规则，以确保对中期结果进行保守解释。其中一种方法是在每次中期分析和最终分析中使用2.6的临界值[1]。另一种方法——Haybittle-Peto法[37-38]主张对所有中期分析（$i<K$）使用较大的临界值，如Z_i=+3.0。那么在重复检验的最终测试中所进行的任何校正都是可以忽略的，并且可以使用常规临界值。但是因为不能保证精确的I类错误水平，所以这些方法是临时性的。然而，它们被视为成组序贯法的前身。

Pocock[39-41]改进了McPherson和Armitage[24]的重复检验方法，开发了一种能避免许多传统方法局限性的应用于临床试验的成组序贯法。他讨论了两个特别值得关注的案例：一个用于比较两组比例大小，另一个用于比较平均反应水平。Pocock的方法是将受试者分为K个样本量相等的组，每组有$2n$例受试者，n例分配到干预组，n例分配到对照组。K是试验过程中对数据进行监测的次数。预期样本总量为$2nK$。一旦纳入第一组的$2n$例受试者的数据获得后便对对照组和干预组进行统计分析，后续每获取$2n$例新纳入受试者的数据就重新进行统计分析。在零假设下，假设检验统计量Z_i的分布近似正态，均值和方差均为零，其中i表示有完整数据的组数（$i \leqslant K$）。将该统计量Z_i与终止边界$\pm ZN_K$进行比较，其中ZN_K已确定。因此，对于至多K次重复试验，试验的总体（双侧）显著性水平将为α。例如，如果K=5，α=0.05（双侧），则ZN_K=2.413。该临界值大于α为0.05的单个假设检验中使用的临界值1.96。如果统计量Z_i落在第i次重复检验的边界之外，则应终止试验，拒绝零假设。如果统计量从未超出边界，则应继续试验，直至$i=K$（最大试验次数）。当$i=K$时，试验将停止，研究者将接受H_0。

O'Brien和Fleming[42]也讨论了一个成组序贯方法。使用上述概念，它们的终止规则是将统计量Z_i与$Z^* \sqrt{(K/i)}$进行比较，其中Z^*是确定的，以便达到所需的显著性水平。例如，如果K=5和α=0.05，Z^*=2.04。如果$K \leqslant 5$，Z^*可近似为正态分布的常用临界值。一个显著的特点是，最后一次检验（$i=K$）使用的临界值与单次检验时使用的临界值大致相同。

如图17-1所示，当K=5和α=0.05（双侧）时给出了所述三种方法的边界。如果$i<5$，则检验统计量超出边界，试验终止，拒绝零假设。否则，试验将持续至$i=5$，此时拒绝或接受零假设。这三个边界具有不同的早期终止属性。O'Brien-Fleming模型不太可能导致早期终止。然而，在后期，与其他两种方法相比，这种方法在研究结束前终止试验的可能性更大。当试验结束时观察到的统计量远远大于常规临界值（双侧0.05显著性水平为1.96）时，Haybittle-Peto和O'brien-Fleming边界均避免了接受零假设的尴尬局面。如图17-1所示，在$i=5$时，观察到的统计量为2.3，说明使用Pocock边界时的结果不显著。但是在前几次分析中使用O'Brien-Fleming边界时可以发现，使用的大的临界值可以调整为一些较小的极值（例如3.5），同时又不会明显改变后面使用的临界值，包括最后的临界值。

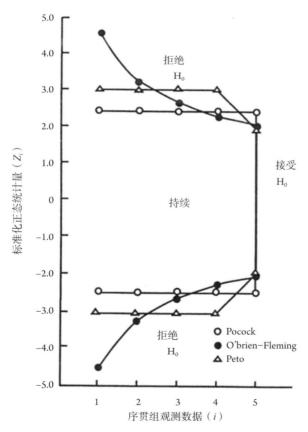

图17-1　三种成组序贯法的标准化正态统计量（Z_i）终止边界最多适用于五个序贯组，双侧显著性水平为0.05[64]

由于之前讨论的不确定性以及一些其他事件可能会对结果造成实质影响，许多监查委员会希望在对早期结果进行解释时稍微保守一点。然而，大多数研究者希望在最终分析中使用常规临界值，而不要求对中期分析进行任何处罚。这意味着传统的固定的抽样方法中使用的临界值与序贯方法中使用的临界值相同，但不会增加样本量。考虑到这一点，通过调整或修改了边界的O'brien-Fleming模型有相当大的吸引力。也就是说，如果中期分析的数量不多（如大于10），试验计划结束时的最终临界值将非常接近常规临界值（例如是2.05，而不是1.96）。与经典的方法相比，成组序贯法有一个优势，即数据不必进行连续检测，单个受试者也不必进行"配对"。这一概念适合大多数大型临床试验的数据审查活动，在这些试验中，监查委员会定期开会。此外，在许多试验中，考虑早期终止是不必要的。Pocock[39-41]更详细地讨论了成组序贯法的好处，其他作者也描述了各种变化[43-47]。

在许多试验中，受试者在一段时间内进入，并随访相对较长的时间。通常情况下，主要结果是某个事件的时间。这并不是在中期分析之间增加新的受试者，而是增加新的事件，正如第十五章中用于比较干预组和对照组的生存分析。考虑到上述方法具有普遍的吸引力，最好将成组序贯法与生存分析结合使用。对于大型研究，已确定可使用的有log-rank或Mantel-Haenszel检验的统计量[48-53]。此外，即使是小型研究，log-rank法结果仍相当稳健。如第十五章所定义的Gehan或修正后的Wilcoxon检验[54-55]并不总是产生具有独立增量的中期值，因此不能同时使用通常的成组序贯法。不过，Wilcoxon法检验生存数据是合适的[56]，生存分析在一般情况下可以应用于成组序贯监测。所述的成组序贯法不是考察同等规模的受试者群体，而是严格要求在观察到另外同等数量的事件后再进行中期分析。由于监查委员会定期召开会议，因此可能无法完全满足事件数量相等这一条件。然而，如果增量不是太悬殊的话，在这些情况下所采用的方法是大致正确的[57]。其他作者也介绍了成组序贯法在生存数据中的应用[58-61]。

在β受体阻滞剂治疗心脏病发作的试验中，采用了O'brien-Fleming成组序贯法[42]评估中期log-rank检验[62-63]。试验安排了七次会议来审查中期数据。该试验设计为双侧0.05显著性水平。由此产生了图17-2所示的成组序贯边界。此外，还显示了前六次会议的log-rank检验的中期结果。从第二次分析开始，超过了常规显著性Z值1.96。尽管如此，试验仍然继续。在第六次会议上，当跨过O'brien-Fleming边界时，研究团队决定终止试验，最终死亡率曲线如前面图16-5所示。然而，需要强调的是，越过边界并不是做出这一决定的唯一影响因素。

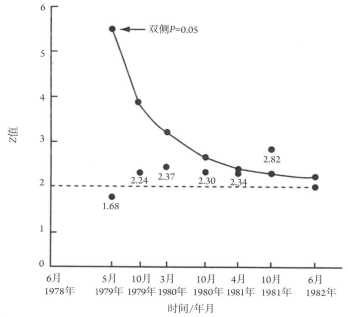

虚线表示$Z=1.96^{[63]}$。

图17-2　绘制了6次数据监查委员会计算的6个β受体阻滞剂治疗心脏病发作试验的中期log-rank检验统计量，使用O'brien-Fleming双侧显著水平边界

四、灵活的成组序贯法：α消耗函数

　　虽然上节所述的成组序贯法是数据监测的重要进展，但BHAT试验[62-63]有两个局限性，一是需要提前指定计划中期分析的次数K，二是要求每次分析之间的受试者或事件数量相等。这也意味着必须预先指定中期分析的确切时间。正如BHAT的例子所示，两次分析之间的死亡人数并不相等，并且恰好确切指定了7次数据分析。

　　如果监查委员会要求在第五次和第六次预定会议之间进行一次额外的分析，O'brien-Fleming成组序贯法就不能直接进行此次修改。然而，这样的要求很常见。为了适应中期分析之间受试者或事件数量的不均等，以及中期分析的数量可能大于或小于预先规定的数量，研究者制订了消除这些限制的灵活方案[64-71]。研究者提出了一个所谓的α消耗函数，该函数允许研究者决定他们在试验过程中如何分配或"消耗"Ⅰ类错误或α。该函数保证在试验结束时，所有Ⅰ类错误将等于预先规定的α值。如下所述，这种方法是对以前的成组序贯法的推广，从而使Pocock[39]和O'brien-Fleming[42]监测程序成为特殊情况。

　　我们首先必须区分试验计划终止日历时间和信息比[70-71]。在试验计划结束时，所有受试者的预期信息就是全部信息。在研究期间的特定时间t下观察到信息比为t^*。这可以近似为在该时间点随机分配的受试者数量n除以预期总数N，或在生存研究中，近似于已经观察到的事件数d除以预期总数D。因此，t^*值必须介于0和1之间。信息比更通常地定义为特定中期分析和最终分析时检验统计量方差的倒数之比。α消耗函数$\alpha(t^*)$决定了在每次中期分析中如何分配预先确定的α作为信息比的函数。在试验开始时，$t^*=0$且$\alpha(t^*)=0$，而在试验结束时$t^*=1$且$\alpha(t^*)=\alpha$。图17-3显示了对应于图17-1所示的Pocock和O'Brien-Fleming边界的α消耗函数，用于双侧0.05的α水平和5次中期分析。这些消耗函数对应于0.2、0.4、0.6、0.8和1.0的信息比的中期分析。然而，在实践中，信息比不一定是等间距的。我们选择这些信息比来表示早期关于成组序贯边界的讨论与α消耗函数之间的联系。Pocock型消耗函数比O'Brien-Fleming型消耗函数分配α的速度更快。对于O'Brien-Fleming型消耗函数在$t^*=0.2$时，$\alpha(0.2)$小于0.0001，这大约对应于图17-1中4.56这个非常大的临界值或边界值。在$t^*=0.4$时，可消耗的α量为$\alpha(0.4)-\alpha(0.2)$，约为0.0006，对应于图17-1中的边值3.23。

　　也就是说，当$\alpha(t^*)$已知，$t^*<t^{**}$且连续，则$\alpha(t^{**})-\alpha(t^*)$决定了$t^{**}$处的边界或临界值。连续获得这些临界值需要对一个类似于Pocock边界的分布函数进行数值积分，这在其他文献中有详细描述[68]。这些消耗函数只近似等同于Pocock或O'Brien-Fleming边界，实际的边界值相近但不完全相同。然而，实际操作中的差异对于提高监控过程的灵活性非常重要。有一些程序可用于这样的计算[72-73]。

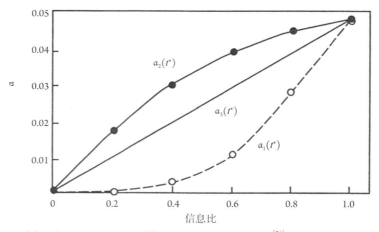

$\alpha_1(t^*)$~O'Brien-Fleming；　$\alpha_2(t)$~Pocock；　$\alpha_3(t)$~uniform[74]。

图17-3　信息比为0.2、0.4、0.6、0.8和1.0时，$K=5$、双侧α=0.05的α消耗函数

　　许多不同的消耗函数是指定的。O'Brien-Fleming型消耗函数$\alpha_1(t^*)$和Pocock型消耗函数$\alpha_2(t^*)$具体如下：

$$\alpha_1\left(t^*\right) = 2 - 2\phi\left(Z_{\alpha/2}\big/\sqrt{t^*}\right)$$

$$\alpha_2\left(t^*\right) = \alpha \ln\left[1 + (e-1)t^*\right]$$

$$\alpha_3\left(t^*\right) = \alpha t^{*\theta} \qquad (\theta > 0)$$

　　当$\theta=1$，消耗函数$\alpha_3(t^*)$使α均匀消耗，消耗率在$\alpha_1(t^*)$和$\alpha_2(t^*)$之间。其他消耗函数也有定义[75-76]。

　　α消耗函数的优势在于无需提前指定中期分析的次数和时间。一旦选择了特定的消耗函数，信息比t_1^*、t_2^*……就能准确地确定临界值或边界值。此外，在试验期间可以改变中期分析的频率，但仍保持事先确定的α水平。即使频率改变的依据取决于新出现的趋势，其对整体Ⅰ类错误率的影响几乎可以忽略不计[77-78]。这些优势使成组序贯监测的消耗函数方法在分析时间上具有灵活性，这是实际临床试验环境中经常需要的[79]。必须强调的是，试验过程中不允许改变消耗函数本身。其他作者也讨论了这种方法的其他方面[80-82]。

五、成组序贯边界的应用

　　如BHAT试验[62-63]所示，标准化log-rank检验可与O'Brien-Fleming、Pocock成组序贯检验或α消耗函数法提供的标准化边界进行比较。然而，这些成组序贯检验方法在统计检验中具有广泛的适用性。在通常情况下，任何检验来自参数或半参数模型的单个参数的统计量都是正态或渐近正态分布的，在中期分析之间具有独立的信息增量，这对于这种方法是足够的[83-84]，临床试验中使用的许多常用检验统计量都具有此特点。除log-rank和其他生存检验外，还可使用此方法监测平均值、比例[39,85]和线性回归斜率的比较[86-91]。对于平均值和比例，可用观察到的受试者人数与总预期人数之比近似计算信息比。对于回归斜率，信息比最好是用当前和预期最终估计所计算的回归斜率差的方差倒数比确定[86,90-91]。大量的工作已将成组序贯法扩展到更一般的线性和非线性随机效应模型（适用于连续资料），以及重复测量方法（适用于分类资料）[83-84,92]。因此，在临床试验环境中，对于被应用于常见主要结果测量的大多数统计检验而言，可以直接使用灵活的成组序贯法。

　　如果试验持续进行到预定的终点，通常会计算一个p值来指示结果。如果标准化统计检验超过临界值，p值将小于相应的显著性水平。如果试验提前结束或持续到结束，且标准化检验超过或越过边界值，也可计算出p值[93]。这些p值不能是对应于标准化检验统计的名义p值，必须对其进行调整，以考虑到对测量结果的重复测量数据的统计分析方法和所采用的特定监测边界。借助现有的软件包，p值的计算相对简单[72-73]。

假设统计检验只是评估临床试验结果的方法之一。一旦试验按期或提前终止，通常会使用置信区间（CI）来说明估计的治疗或干预效果的不确定性。对于固定样本的研究，CI通常被构建为：

（效应量ES）± $Z(\alpha)$*SE(效应量ES)

其中SE为效应量估计值的标准误。

在成组序贯监测环境中，置信区间也称为朴素估计，因为它没有考虑序贯检验。一般来说，临床试验结束后置信区间的构建并不那么简单[94-107]，但软件可用来进行辅助计算[72]。朴素置信区间的主要问题是，它们可能无法适当覆盖尚且未知但被估计的治疗效果。也就是说，以这种方式构建的置信区间可能不包括具有指定水平（例如95%）的真实效果。例如，置信区间的宽度可能太窄。通过以不同的方式对可能的结果进行排序，几种可用来构建更合适置信区间的方法被提出[94-107]。也就是说，需要一种方法来确定在某一时刻的治疗效果是否比另一时刻的差异更大或更小。所提出的方法并非完美无瑕，但最初由Siegmund[104]提出并由Tsiatis等[105]采用的排序法在大多数情况下似乎是比较合适的。在该排序中，任何一次超过成组序贯边界的统计量都被认为比在以后时间超过序贯边界的任何结果更极端。虽然使用这种可能结果的顺序构建置信区间可能会失败，但这种案例或情况非常不寻常，在实践中也不太可能发生[107]。同样有趣的是，对于常规的监测边界，例如O'Brien-Fleming方法，朴素置信区间并没有表现的那么差，主要是由于边界的极端早期保守性[103]。虽然在这种情况下可以计算更精确的置信区间，但朴素估计可能仍然有用，可以作为使用上述方法[105]后重新计算的快速估计。Pocock和Hughes[102]也建议调整干预效果的点估计，因为提前终止的试验往往会夸大真正治疗差异的大小。其他人也指出了点估计的偏差[96,101]。其中Kim[101]认为，中位数的估计偏差较小。

CI也可以以另一种方式用于中期数据的动态监测。在每个中期分析中，可以为干预效果的参数总和构建一个CI，如平均值、比例或风险比的差异。这被称为重复置信区间（repeated confidence intervals，RCI）[95,98-99]。RCI在排除了无效差异或无效干预后，可终止试验并声称效果显著，无论是有益的还是有害的效果；也可以继续试验，除非CI不仅排除了无差异，还排除了极小的差异或临床上不重要的差异。另一方面，如果临床上有意义的治疗差异的所有值都被排除或落在CI之外，那么该试验可能会被停止，声称临床无效。如前文第五章所述，这种方法对于非劣效性试验设计是有用的。在这里，与终止后的CI一样，朴素的CI是不合适的。Jennison和Turnbull[98-99]提出了一种RCI的方法，基本上是将成组序贯检验倒置。也就是说，虽然CI与朴素估计的形式相同，但系数是由消耗函数决定的标准化边界值。RCI的形式如下：

（效应差异）± $Z(k)$*SE(效应差异)

其中$Z(k)$是第k次中期分析的序贯边界值。例如，如图17-1所示的O'Brien-Fleming边界，当$k=1$，$t^*=0.2$时，系数为4.56；当$k=2$，$t^*=0.4$时，系数为3.23。使用以上方法，RCI和原假设的序贯检验将得出相同的结论。

　　RCI的一个特殊应用场景是用于那些旨在证明两种干预或治疗基本等效的试验，即其效果被认为在规定的可接受范围内，并且可以互换使用。如第五章所示，如果疗效足够接近，临床医生可能选择更便宜、毒性更小或创伤更小的干预措施。一般认为，"足够接近"或"等效"指的是不同治疗间的疗效差异在20%以内[108-109]。因此，包含在20%范围内的RCI将表明结果符合等效性的定义。例如，如果在估算相对风险的同时估算RCI，那么等效性的范围将是0.8~1.2，其中值越大表示干预效果越差。只要RCI的上限超过1.2，试验就会继续进行，因为我们不会放弃使疗效降低20%或更多的干预措施。结合试验和干预措施实际情况，试验也可能继续进行，直至RCI下限大于0.8，表明疗效改善不超过20%。

　　如第五章所述，等效性设计和非劣效性设计之间有着根本的区别。前者是一种双侧检验，目的是确定新的干预措施与标准之间可能存在的差异的狭窄范围，或者说任何差异都在一个狭窄的范围内。非劣效性设计旨在确定在一些预先确定的边界内新干预措施不会比标准措施差。两种设计中的边界可能设置为相同的值。从数据监查的角度来看，这两种设计都最好采用序贯置信区间[99]。当数据出现时，RCI法会考虑事件发生率或可变性、重复检验情况以及置信区间水平。上下边界既可以解决对等效性的判断，也可以解决无差异的非劣效性范围。

六、不对称边界

　　大多数试验的主要目的是检验干预组是否优于对照组。在通常的显著性水平上，继续研究以证明干预措施相对于安慰剂或标准对照是有害的，这并不符合伦理。这一点已经被部分研究者提到[110-111]，他们讨论了成组序贯试验设计的方法，其中待检验的是单侧假设，即检验干预是否优于对照。他们建议保留Pocock、Haybittle-Peto或O'Brien-Fleming等方法的成组序贯上限，以此来拒绝H_0，同时建议采用各种形式的下限"接受"H_0。一种简单的方法是将下边界设置为任意的Z_i值，例如-1.5或-2.0。如果试验统计值低于该值，则数据可能充分表明存在有害作用，有理由终止试验。这种不对称边界试图反映许多监查委员会的行为或态度——一旦干预措施显示出对主要事件不利的影响，但趋势尚不显著，监查委员会即建议停止研究。Emerson和Fleming[112]推荐了一个接受零假设的下限，该下限允许更改上限以精确保留Ⅰ类错误。Gould和Pecore[113]提出了早期接受零假设的方法，同时也考虑了成本。对于新的干预措施，当出现阳性或有益结果的可能性似乎很小时，很可能会终止试验（在下一节中讨论）。然而，如果干预组正在与标准治疗措施进行比较，但干预措施已经被广泛使用，那么区分没有益处和有危害很重要[114]。例如，如果干预措施对主要结果没有用处，也没有害处，但如果它对其他次要临床结果、生活质量仍有益处，或能减少不良事件的发生，它仍可成为一种治疗措施。在这种情况下，主要结果的对称边界可能是合适的。

CAST试验提供了一个非对称成组序贯边界的例子。试验的两组药物（恩卡胺和氟卡尼各分别与安慰剂比较）使用对称的双侧边界提前终止，尽管作者将危害的下限描述为建议性的[115-117]。第三组比较（莫雷西嗪与安慰剂）继续进行。然而，根据恩卡胺组和氟卡尼组的经验，危害的下限被修改得比原来更松散，即使用非对称边界[115]。

如图17-4所示，MERIT-HF试验使用了修改后的Haybittle-Peto边界，效益临界值接近+3.0且边界相似但不对称，危害临界Z值接近2.5。此外，在建议提前终止研究之前，至少要观察50%的暴露人年。计划中考虑获益的中期分析是在预期目标事件数的25%、50%和75%时进行。由于有人担心使用β受体阻滞剂治疗心力衰竭可能有害，因此要求监查委员会以较低的成组序贯边界作为指导，每月评估一次安全性。在25%中期分析中，log-rank检验的统计量为+2.8，刚好低于受益边界。在50%的中期分析中，观察到的log-rank统计为+3.8，明显超过了受益边界。它也符合图17-4中理想的暴露年限。这一经验的细节在其他地方也有描述[118]。关于临床试验中期分析的成组序贯法的更详细介绍可参见Jennison和Turnbull[119]以及Proschan、Lan和Wittes[120]的书籍。

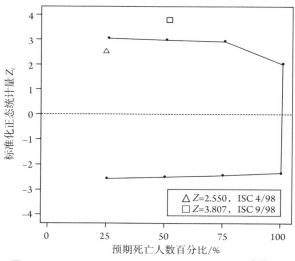

图17-4　MERIT-HF死亡率的成组序贯监测边界[118]

七、缩减抽样和条件效能程序

在监测累积数据的过程中，经常提出的一个问题是，目前数据的趋势是否给人留下深刻印象——确定或至少接近确定接受还是拒绝H_0。如果试验结果表明结论是确定的，那么无论未来的结果如何，都可以考虑提前终止试验。用体育赛事类比，一支棒球队在赢得了一场特定的比赛后获得了冠军。届时无论剩下的比赛结果如何，谁赢了、谁没有赢得锦标赛或联赛，冠军都是确定的，打剩下的比赛是出于决定冠军以外的原因（如财政原因）。这种想法已经被开发用于临床试验，通常被称为确定性缩减抽样。需要注意的是，成组序贯法关注的是现有数据，而缩减抽样法则考虑了尚未观察到的数据。

Alling[121-122]在考虑早期终止试验问题并比较两组患者的生存资料时，开发了一种密切相关的方法。他对两个样本采用Wilcoxon检验——一种常用的非参数检验，对存活时间进行排序，它是一种主要生存分析技术的基础。Alling的方法可以根据试验期间的数据来决定是否停止试验。如果未来的数据不能改变关于零假设的最终结论，试验将被终止。无论所有受试者是在同一时间进入，还是在较长时间内持续被招募进入试验，该方法都适用。然而，当事件发生的平均时间相对于招募受试者所需的时间短时，该方法有局限性。由于任何拒绝零假设的决定都是基于研究结束时的显著性检验，所以重复检验问题显得不那么重要。因此，在试验过程中频繁使用该方法不会引起显著性水平和效能方面的问题。

许多以生存时间作为因变量的临床试验，其观测值都是删失的，即随访受试者一段时间后，在某一时间点上失去更多关于受试者的信息或受试者信息无法收集。Halperin和Ware[123]利用Wilcoxon秩统计量将Alling方法推广到删失数据的情况。使用这种方法，当零假设为真或组间预期差异较大时，提前终止试验的可能性特别大。该研究显示，相比大样本，该方法对小样本研究更有效。提前终止试验的Alling方法也被应用于另一个常用的检验——Mantel-Haenszel统计量。然而，Wilcoxon统计量似乎比Mantel-Haenszel统计量具有更好的早期终止特性。

目前已经开发了一个确定性缩减程序[124]用于双样本t检验，比较两个有界随机变量的平均值。它设定因变量必须介于A和B两个值之间（$A<B$）。一个解决办法是使用一种极值法。首先，给一组中所有估计的剩余因变量赋予最大的有利结果，另一组中所有剩余的因变量都被赋予最差的结果，然后计算统计量。接下来以相反的方式分配因变量并计算第二个统计量。如果这两个极值都没有使结论改变，就不需要额外的数据来检验假设。虽然这种确定性缩减法为这个有趣的问题提供了答案，但该方法对于保守检验且结果绝对确定的情形发生提前终止的可能性较小。

在一些临床试验中，最终结果可能虽然不是绝对确定的，但又几乎是确定的。再次用棒球的比喻来类比，一个排名第一的球队可能还没有获得冠军，但却领先第二名的球队很多场比赛，事实上，它不获得冠军的可能性非常小。或者另一支球队可能落后得太多以至于客观来说它很难追赶上前面的球队。在临床试验中，这种思想通常被称为随机缩减抽样或条件效能。这与扩大试验一节中讨论的条件效能的概念是一样的。

条件效能概念最早的应用之一是在CDP试验[1,125]中。在这项试验中，用于评估降胆固醇药物的几个治疗组在中期结果中出现了负面趋势。根据中期分析时的观测数据，通过模拟计算了获得积极或有益结果的概率。无条件效能是在试验开始时，在预先指定的α水平和预先指定的替代治疗效果下，取得统计学意义结果的概率。理想情况下，试验设计的效能应为0.80~0.90或更高。然而，一旦数据开始积累，获得显著结果的可能性会随着积极趋势或消极趋势的出现而增加或减少。一旦某些数据可用，计算拒绝无效零假设的概率就是条件效能。

Lan等[126]考虑了随机缩减或条件效能过程中对Ⅰ类和Ⅱ类错误率的影响。如果在时间t使用统计量$S(t)$检验零假设H_0，则在时间T的试验预定结束时，统计量将是$S(T)$。我们考虑两种情况。首先，假设在时间$t<T$时观察到有利于拒绝H_0的趋势，即干预优于对照。然后计算在时间T拒绝H_0的条件概率γ_0；即假设H_0为真，并给定当前数据$S(t)$，则$S(T)>Z_\alpha$。如果这种可能性足够大，可以认为这种有利趋势不会消失。其次，假设在某一时刻t，出现了负面的趋势或数据符合无差异的零假设。然后我们计算在试验结束时间T拒绝H_0的条件概率γ_1，假设某个备择假设H_1为真。这实质上是在问，在当前的消极趋势被逆转之前，真实的效应必须要多大。如果在现实范围内的备择假设下，趋势逆转的可能性极小，则可考虑终止试验。

由于结果发生变化的概率很小，Ⅰ类错误率或Ⅱ类错误率的风险将比试验持续到预定结束时稍大[127]。然而，研究表明，α/γ_0非常保守地限定了Ⅰ类错误的发生，β/γ_1限定了Ⅱ类错误的发生。例如，如果在给定现有数据的情况下，拒绝零假设的概率为0.85，则实际Ⅰ类错误发生的概率将不超过0.05/0.85或0.059，而不是0.05。虽然实际上限十分接近0.05，但依然需要计算机模拟。这些概率的计算相对简单，细节已由Lan和Wittes[128]描述。下面采用DeMets[74]的方法，对这些方法进行总结。

用$Z(t)$表示信息比t的标准化统计量。信息比可以定义为到目前为止观察到的预期受试者或事件的比例。对于某些替代干预效应θ，使用Ⅰ类错误α的临界值Z_α，条件效能CP计算如下：

$$P\left[Z(1)\ge Z_\alpha \mid Z(t),\theta\right]=1-\Phi\left\{\left|Z_\alpha-Z(t)\sqrt{t}-\theta(1-t)\right|\middle/\sqrt{1-t}\right\}$$

其中θ=E(Z(t= 1)），即试验完全结束时试验统计量的期望值。对于不同的结局，备选方案θ的定义如下：

（1）生存结局（D=总事件数）

$$\theta = \sqrt{D/4} \, \mathrm{Log}(\lambda_C/\lambda_T)$$

λ_C和λ_T分别为对照组和干预组的风险率。

（2）二分类结局（2n=N，n/组或N=总样本量）

$$\theta = \frac{P_C - P_T}{\sqrt{2\overline{p}\left(1-\overline{p}\right)/(n/2)}} = \frac{\left(P_C - P_T\right)\sqrt{N/4}}{\sqrt{\overline{p}\left(1-\overline{p}\right)}} = 1 \Big/ 2\frac{\left(P_C - P_T\right)\sqrt{N}}{\sqrt{pq}}$$

其中P_C和P_T分别为对照组和干预组的事件发生率，$\overline{p}$为共同事件发生率。

（3）连续变量结局（平均值）（N=总样本量）

$$\theta = \left(\frac{\mu_C - \mu_T}{\sigma}\right)\sqrt{N/4} = 1\Big/2\left(\frac{\mu_C - \mu_T}{\sigma}\right)\sqrt{N}$$

其中μ_C和μ_T分别为对照组和干预组的平均反应水平，σ为共同标准差。

如果我们将条件效能的某个特定值指定为γ，则还可以产生一个边界，该边界表明如果检验统计量低于该值，则在试验结束时发现显著结果的可能性小于γ[127]。例如，在图17-5中，较低的无效性边界是基于指定的条件效能γ，范围从10%到30%，其可用于在试验结束时声称发现积极的有益主张是无效的。例如，如果标准化统计量超过20%的下限，则对于指定的替代方案，试验结束时其有益结果的条件效能小于0.20。

条件效能计算是针对特定的替代方案进行的，但实际上，监查委员会可能会考虑一系列的可能性。这些指定替代方案的范围可能介于无效的零假设和基于预先指定设计的替代治疗效果之间。在某些情况下，监查委员会可能会考虑更极端的有益效果，为了达到治疗的有效性，应该提高多少条件效能才能达到所需水平。这些条件效能的结果可以用表格或图表来汇总，然后监查委员会可以根据这些评估从明显的负面趋势中恢复的可能性有多大。

VEST试验中利用了条件效能计算[129]。表17-1提供了一系列监查委员会会议上信息比的log-rank检验的检验统计。表17-2提供了三次VEST中期分析时的条件效能。其中使用了一系列的干预效应，包括在以前的维司力农试验中观察到的有益效应（危险率小于1）和负面趋势（危险率为1.3和1.5）。很明显，到本试验的中期，有益效果的条件效能非常低，为无效或更差。事实上，即使是最初假设的效果，条件效能也并不令人满意。正如DeMets等[114]所描述的那样，由于之前有一项试验表明死亡率大幅降低，而不是因为VEST中观察到的有害效应，因此试验继续进行。

β受体阻滞剂治疗心脏病发作试验[62-63]大量使用了这种方法。如前所述，中期结果虽然令人印象深刻，但仍需1年时间的随访。现在的问题是，强有利的趋势（$Z=2.82$）是否会在这1年中消失。考虑到现有趋势（γ_0），在试验预定结束时拒绝H_0的概率约为0.90。这意味着假阳性或Ⅰ类错误不超过$\alpha/\gamma_0=0.05/0.90$或0.056。

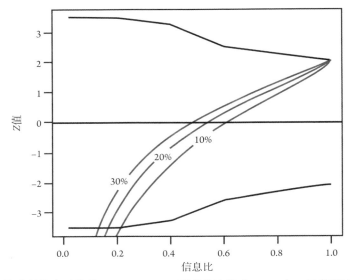

外边界代表对称的O'Brien-Fleming型序贯边界（$\alpha=0.05$）。三条下边界代表10%、20%和30%条件效能的边界，用以获得试验结论的显著（$P<0.05$）结果[74]。

图17-5　条件效能边界

表17-1　VEST试验的累积结果[129]

信息比	log-rank Z值（高剂量）
0.43	+0.99
0.19	−0.25
0.34	−0.23
0.50	−2.04
0.60	−2.32
0.67	−2.50
0.84	−2.22
0.20	−2.43
0.95	−2.71
1.0	−2.41

表17-2　VEST试验的条件效能[129]

相对风险	信息比		
	0.50	0.67	0.84
0.50	0.46	<0.01	<0.01
0.70	0.03	<0.01	<0.01
1.0	<0.01	<0.01	<0.01
1.3	<0.01	<0.01	<0.01
1.5	<0.01	<0.01	<0.01

八、其他方法

对积累数据进行中期分析的其他技术也受到关注。这些方法包括二项式抽样策略[15]、决策理论模型[130]、似然估计或贝叶斯方法[131-140]。贝叶斯方法要求指定未知参数可能值的先验概率。基于获得的数据，在试验的基础上，对先验概率进行调整。如果调整幅度足够大，研究者可能会改变他的意见（即他先前的观点）。Spiegelhalter等[139]和Freedman等[135]实现了贝叶斯方法，这些方法的频率特性与Pocock或O'Brien-Fleming类型的边界非常相似。令人欣慰的是，这两种方法虽然来自不同的理论框架，但它们也能提供相似的监测程序。由于随意性比较强，贝叶斯观点对假设检验方法持批判态度，尽管如此，贝叶斯方法可能主要还是受到研究者需要正式指定一个先验概率的要求的阻碍。然而，如果在决策过程使用了本章中讨论的所有因素和方法，那么就会涉及贝叶斯方法，尽管它是一种非常不正式的方法。

一种被广泛使用的评估无用性的贝叶斯方法被称为预测能力，它与条件检验效能的概念有关。在这种情况下，一系列可能的备择干预效应 θ，由 θ 的先验分布来代表，即各备择干预效应的条件概率分布。先验概率分布可以根据当前趋势进行修正，得到"θ"的更新后验概率。对于"θ"的特定的数值，条件效能的计算如前所述。然后，通过对"θ"的后验概率分布的条件效能进行积分，计算出预测或平均效能：

$$p\left(X_f \in R|x_0\right) = \int p\left(X_f \in R|\theta\right) p\left(\theta|x_0\right) d\theta$$

监查委员会可以利用这一数据来评估试验是否仍然可行，在VEST中进行的中期分析计算得出的结果见表17-3[129]。在本例中，先验概率的数据取自维司力农早期试验，观察到死亡率降低超过60%（相对风险为0.40）。对于这些计算，先验首先设置在风险比等于0.40的点估计值。使用这种方法，很明显在VEST结束时不太可能显示出获益。

　　我们已经指出，监查委员会应了解在试验开始之前就存在的和在试验过程中出现的干预措施使用方面的所有相关信息。有些人认为，所有这些信息应该以正式的统计方式按顺序汇集、合并和更新[141]。这被称为累积Meta分析（见第十八章）。我们一般不支持将累积或序贯Meta分析作为试验监测的主要方法。我们认为，正在进行的试验的结果首先应被单独而详细地介绍，包括基线比较、主要和次要结果、不良事件和相关实验室数据（见第十六章）。作为继续或终止试验的支持性证据，可使用外部完成试验的结果或其他分析，包括对所有可用外部数据的汇总分析。

表17-3　VEST试验中的预测概率[129]

日期	信息比	概率
		风险比=0.40
2/7/96	0.50	0.28
3/7/96	0.60	0.18
4/10/96	0.67	<0.0001
5/19/96	0.84	<0.0001
6/26/96	0.90	<0.0001

九、趋势适应设计和样本量大小调整

　　长期以来，我们在不了解中期趋势的情况下，根据总体事件率或结果变异性进行样本量调整来恢复试验的统计效能，而不影响Ⅰ类错误或其他设计问题。然而，虽然最初并不被鼓励通过比较干预组和对照组中出现的趋势来进行样本量调整，但现在的统计方法允许试验人员调整样本量，并在重新获得统计效能的同时保持Ⅰ类错误[142-164]。如果预先指定了适应性，就有可能拥有统计上有效或接近有效的设计[154]。尽管在整个随访过程中进行多次调整是可能的，最大的收获是来自一个单一的适应性调整。

　　这些方法必须由某个知道新趋势的个人或团体来实施。一般来说，我们不建议监查委员会履行这一职能，因为它可能知道其他因素会妨碍样本量的增加，但不能与研究者或赞助商分享这些问题。这可能会给监查委员会带来尴尬，如果不是道德上的困境的话。相反，一个只知道新兴趋势的人应向研究者提出样本量调整的建议。无论使用哪种趋势适应方法，都必须考虑到第十八章中即将讨论的最终分析，因为它会影响最终的临界值。我们将简要描述其中的一些方法[145,147,159]。

　　如Cui等[146-147]提出的用于群体自适应调整的方法顺序设置，假设我们测量一个结局变量，记为X，其中X有$N(0，1)$分布，N是当前样本容量，N_0是初始总样本量，N为新目标样本量，θ为假设干预效应，t为n/N_0。在这种情况下，我们可以估计干预效果和基于n个观察的检验统计量。

$$\hat{\theta} = \sum_i^n x_i \Big/ n$$

$$z^{(n)} = \sum_i^n x_i \Big/ \sqrt{n}$$

然后，假设有相同的初始Ⅰ类错误和期望的把握度，我们根据当前趋势计算一个修正的样本容量N。我们把一个新的检验统计量定义为结合已经观测到的数据和尚未获得的数据。

$$Z_W^{(N)} = \sqrt{t}Z^{(n)} + \sqrt{1-t}\left(N-n\right)^{-\frac{1}{2}}\sum_{n+1}^N x_i$$

在此设置中，如果$Z_W^{(N)} > Z_\alpha$，我们将会拒绝无治疗效果的无效假设H_0。这个修正的检验统计量会在预期的水平控制Ⅰ类错误。然而，由于分配给新的或额外的观察值的权重较小，产生了所谓的加权Z统计量。也就是说，任何样本量调整前给每个受试者的权重都大于调整后的权重，违反了"一人一票"的原则。由于科学和伦理原因，这种情形可能不被接受[144,164]。

也有人提出了其他办法。Chen等[145]提出的修正要求是加权检验统计量和非加权检验统计量均应超过标准临界值。

$$Z^{(N)}和Z_W^{(N)} > Z_\alpha$$

在这种情况下，Ⅰ类错误$<\alpha$并且没有把握度的损失。另一个方法是由Proschan等[159-160]提出的调整p值的方法，即在允许增加样本量之前需要一个"有希望的"p值。然而，如果第一阶段的p值不理想，这种方法则需要被停止。在第二阶段还需要有一个较大的临界值来控制Ⅰ类错误。例如，假定一个单侧显著性水平，即$\alpha=0.05$，对于最终的检验统计量，它通常具有一个临界值1.645。在这种情况下，无论第二阶段的样本量大小，"有希望的"p值即p'和最终的临界值Z'如表17-4。

表17-4　p'和Z'的值

分类	值
p'	0.10，0.15，0.20，0.25，0.50
Z'	1.77，1.82，1.85，1.875，1.95

这种简单的方法可以控制Ⅰ类错误，但实际上可能使Ⅰ类错误小于

0.05。使用如下所述的条件检验效能计算方法[127]，我们开发了一种方法以获得确切的 I 类误差作为$Z(t)$函数和调整的样本量大小N。

条件检验效能（CP）是一种有用的算法，它可用于评估试验结束时超过临界值的可能性，如本章前面所述，假如能给出中期试验统计的当前数据或值，它能对未来干预效果进行假设[67,126,128]。在这种情况下，条件检验效能的计算相对简单。假设θ是干预效果的函数，如前所述，则有：

$$CP\left[Z(t),\theta\right]=P\left[Z(T)\ge Z_{\alpha}\left|Z(t),\theta\right.\right]$$
$$=1-\Phi\left\{\left|Z_{\alpha}-Z(t)\sqrt{t}-\theta(1-t)\right|\middle/\sqrt{(1-t)}\right\}$$

将条件检验效能的思想应用到趋势自适应设计中，我们可以定义一种算法来调整样本量，同时仍然控制 I 类错误[146]。例如，当Δ为观察效果，δ为假定效果。如果我们观察到$\theta(\Delta)$为观察效果Δ的函数，$\theta(\delta)$为假定δ的函数，那么如果满足：

$CP\left[Z(t),\theta(\Delta)\right]>1.2CP\left[Z(t),\theta(\delta)\right]$，$N$减少

$CP\left[Z(t),\theta(\Delta)\right]<0.8CP\left[Z(t),\theta(\delta)\right]$，$N$增加

N是最终的目标样本量。这一过程的性能尚未得到很好的研究，但其思想与其他条件检验效能方法有关[153]。如果当前趋势计算的条件检验效能是临界的，并对 I 类错误有微不足道的影响，这些条件检验效能步骤则可以调整样本量大小。例如，定义一个下限（c_{e}）和一个上限（c_{u}），当前的趋势$\theta(\Delta)$为：

（1）如果$CP\left[Z(t),\theta(\Delta)\right]<c_{e}$，那么结束无用性并接受无效假设（必须要求）。

（2）如果$CP\left[Z(t),\theta(\Delta)\right]>c_{u}$，那么样本量仍无变化。

（3）如果$c_{e}<CP\left[Z(t),\theta(\Delta)\right]<c_{u}$，那么从$N_0$增加样本量至$N$以使条件检验效能达到理想水平。

Chen等[145]提出了一个适度的替代方案。如果条件检验效能是50%或更大，那么增加样本量可以得到期望的效能。通常对样本量增加到多少设置上限。如果中期结果是"有希望的"，增加N_0，定义条件检验效能>50%为当前趋势，但是N_0的增长不能超过1.75倍。在这些条件下，I 类错误不会增加，效能也没有实际损失。这种方法是我们喜欢的，因为它容易实现，易于理解，并且保留了设计特点。

自适应设计之所以有吸引力是因为在研究方案制定期间作出的假设往往不能准确地适用于已经开始的试验，因此调整是有用的，甚至是研究成功所必要的。然而，自适应设计也依赖一些假设，这些假设在实践中被证明是不符合的，因此理论收益不一定能实现。例如，观察到的事件发生率经常低于预期，或干预效果不像假设的那么大。Tsiatis和Mehta[163]提供了自适应设计的

分组序贯试验比适应性设计更有效的条件，尽管Mehta也认为，经济因素和受试者资源分配等因素可能与统计效率同样重要[157]。任何情况下自适应设计的需求是显而易见的，包括趋势自适应设计。我们很幸运，通过几种新方法取得了技术进步。研究还在继续开展，研究人员还在继续寻找可以应用于不同试验场景的方法[143,150-152,154-158,161,164]。

也许最大的挑战是在不引入偏倚或为偏倚敞开大门的情况下实现趋势自适应设计。如果有人使用上述趋势自适应设计方法中的一种，任何知道该方法细节的人都可以对该试验进行"逆向工程"，并获得当前趋势$Z(t)$的合理估计，以生成校正后的样本量N。鉴于这些趋势自适应设计还没有被广泛使用，没有足够的经验来建议最好能做些什么来减少偏倚。然而，如前所述，一个只知道新出现的趋势而不知道其他次要数据或安全数据的第三方可能最适合进行这些计算，并将结果提供给研究者。

参考文献

[1] Canner P L. Practical Aspects of Decision-Making In Clinical Trials——The Coronary Drug Project as a Case-Study[J]. Control Clin Trials, 1981, 1(4): 363-376.

[2] DeMets D L. Data monitoring and sequential analysis——An academic perspective[M]. J Acquir Immune Defic Syndr, 1990, 3 Suppl 2: S124-S133.

[3] DeMets D L, Furberg C, Friedman L M. Data monitoring in clinical trials: a case studies approach[M]. New York: Springer, 2006.

[4] Ellenberg S S, Fleming T R, DeMets D L. Data Monitoring Committees in Clinical Trials: A Practical Perspective[M]. Hoboken: Wiley, 2003.

[5] Fisher M R, Roecker E B, DeMets D L. The role of an independent statistical analysis center in the industry-modified National Institutes of Health model[J]. Drug Inf J, 2001, 35: 115-129.

[6] Fleming T R, DeMets D L. Monitoring of clinical trials: issues and recommendations[J]. Control Clin Trials, 1993, 14(3): 183-197.

[7] Anscombe F J. Sequential medical trials[J]. J Am Stat Assoc, 1963, 58(302): 365-383.

[8] Armitage P. Restricted sequential procedures[J]. Biometrika, 1957, 44: 9-26.

[9] Armitage P, McPherson C K, Rowe B C. Repeated Significance Tests on Accumulating Data[J]. J R Stat Soc Ser A, 1969, 132(2): 235-244.

[10] Bross I. Sequential medical plans[J]. Biometrics, 1952, 8(3): 188-205.

[11] Cornfield J. Sequential trials, sequential analysis and the likelihood principle[J]. Am Stat, 1966, 20(2): 18-23.

[12] DeMets D L, Lan K K G. An Overview of Sequential-Methods and Their Application in Clinical-Trials[J]. Commun Stat Theory Methods, 1984, 13(19): 2315-2338.

[13] Robbins H. Some aspects of the sequential design of experiments[J]. Bulletin of the American Mathematical Society, 1952, 58: 527-535.

[14] Robbins H. Statistical methods related to the law of the iterated logarithm[J]. Ann Math Stat, 1970, 41(5): 1397-1409.

[15] Simon R, Weiss G H, Hoel D G. Sequential Analysis of Binomial Clinical Trials[J]. Biometrika, 1975, 62(1): 195-200.

[16] Wald A. Sequential Analysis[M]. American: Dover Publications, 2013.

[17] Whitehead J, Stratton I. Group Sequential Clinical Trials with Triangular Continuation Regions[M]. Biometrics, 1983, 39(1): 227-236.

[18] Whitehead J. The Design and Analysis of Sequential Clinical Trials[M]. Hoboken: Wiley, 1997.

[19] Whitehead J, Jones D. The analysis of sequential clinical trials[J]. Biometrika, 1979, 66(3): 443-452.

[20] Armitage P. Sequential medical trials[M]. 2nd ed. New York: Wiley, 1975.

[21] Silverman W A, Agate F J, Fertig J W. A sequential trial of the nonthermal effect of atmospheric humidity on survival of newborn infants of low birth weight[J]. Pediatrics, 1963, 31: 719-724.

[22] Truelove S C, Watkinson G, Draper G. Comparison of corticosteroid and sulphasalazine therapy in ulcerative colitis[J]. Br Med J, 1962, 2(5321): 1708-1711.

[23] Freireich E J, Gehan E, Frei E, et al. The effect of 6-mercaptopurine on the duration of steroidinduced remissions in acute leukemia: A model for evaluation of other potentially useful therapy[J]. Blood, 1963, 21(6): 699-716.

[24] McPherson C K, Armitage P. Repeated significance tests on accumulating data when the null hypothesis is not true[J]. J R Stat Soc, 1971, 134(1): 15-25.

[25] Chatterjee S K, Sen P K. Nonparametric testing under progressive censoring[J]. Calcutta Statist Assoc Bull, 1973, 22(1-4): 13-50.

[26] Dambrosia J M, Greenhouse S W. Early stopping for sequential restricted tests of binomial distributions[J]. Biometrics, 1983, 39: 695-710.

[27] Whitehead J, Jones D R, Ellis S H. The analysis of a sequential clinical trial for the comparison of two lung cancer treatments[J]. Statist Med, 1983, 2(2): 183-190.

[28] Breslow N E, Haug C. Sequential comparison of exponential survival curves[J]. J Am Stat Assoc, 1972, 67(339): 691-697.

[29] Canner P L. Monitoring treatment differences in long-term clinical trials[J]. Biometrics, 1977, 33(4): 603-615.

[30] Davis C E. A two sample Wilcoxon test for progressively censored data[J]. Commun Stat Theory Methods, 1978, 7(4): 389-398.

[31] Joe H, Koziol J A, Petkau A J. Comparison of procedures for testing the equality of survival distributions[J]. Biometrics, 1981, 37(2): 327-340.

[32] Jones D, Whitehead J. Sequential forms of the log rank and modified Wilcoxon tests for censored data[J]. Biometrika, 1979, 66(1): 105-113.

[33] Koziol J A, Petkau A J. Sequential testing of the equality of two survival distributions using the modified Savage statistic[J]. Biometrika, 1978, 65(3): 615-623.

[34] Muenz L R, Green S B, Byar D P. Applications of the Mantel-Haenszel statistic to the comparison of survival distributions[J]. Biometrics, 1977, 33(4): 617-626.

[35] Nagelkerke N J D, Hart A A M. The sequential comparison of survival curves[J]. Biometrika, 1980, 67(1): 247-249.

[36] Sellke T, Siegmund D. Sequential analysis of the proportional hazards model[J]. Biometrika,

1983,70(2): 315-326.

[37] Haybittle J L. Repeated assessment of results in clinical trials of cancer treatment[J]. Br J Radiol, 1971, 44(526): 793-797.

[38] Peto R, Pike M C, Armitage P, et al. Design and analysis of randomized clinical trials requiring prolonged observation of each patient. I. Introduction and design[J]. Br J Cancer, 1976, 34: 585-612.

[39] Pocock S J. Group Sequential Methods in Design and Analysis of Clinical-Trials[J]. Biometrika, 1977, 64(2): 191-200.

[40] Pocock S J. Size of cancer clinical trials and stopping rules[J]. Br J Cancer, 1978, 38: 757-766.

[41] Pocock S J. Interim analyses for randomized clinical trials: the group sequential approach[J]. Biometrics, 1982, 38(1): 153-162.

[42] O'Brien P C, Fleming T R. A multiple testing procedure for clinical trials[J]. Biometrics, 1979, 35(3): 549-556.

[43] DeMets D L. Practical aspects in data monitoring: a brief review[J]. Stat Med, 1987, 6(7): 753-760.

[44] Emerson S S, Fleming T R. Interim analyses in clinical trials[J]. Oncology, 1990, 4: 126.

[45] Fleming T R, Watelet L F. Approaches to monitoring clinical trials[J]. J Natl Cancer Inst, 1989, 81(3): 188-193.

[46] Freedman L S, Lowe D, Macaskill P. Stopping rules for clinical trials[J]. Statist Med, 1983, 2: 167-174.

[47] Jennison C, Turnbull B W. Statistical approaches to interim monitoring of medical trials: a review and commentary[J]. Stat Sci, 1990, 5(3): 299-317.

[48] Gail M H, DeMets D L, Slud E V. Simulation studies on increments of the two-sample logrank score test for survival time data, with application to group sequential boundaries[J]. Lecture Notes-Monograph Series, 1982, 2: 287-301.

[49] Harrington D P, Fleming T R, Green S J. Procedures for serial testing in censored survival data[M]//Crowley J, Johnson R A, Gupta S S (eds): Survival Analysis. Hayward, CA: Institute of Mathematical Statistics, 1982: 269-286.

[50] Mantel N. Evaluation of survival data and two new rank order statistics arising in its consideration[J]. Cancer chemotherapy reports Part 1, 1966, 50: 163-170.

[51] Tsiatis A A. The asymptotic joint distribution of the efficient scores test for the proportional hazards model calculated over time[J]. Biometrika, 1981, 68(1): 311-315.

[52] Tsiatis A A. Group sequential methods for survival analysis with staggered entry[J]. Lecture Notes-Monograph Series, 1982, 2: 257-268.

[53] Tsiatis A A. Repeated Significance Testing for A General-Class of Statistics Used in Censored Survival Analysis[J]. J Am Stat Assoc, 1982, 77(380): 855-861.

[54] Gehan E A. A Generalized Wilcoxon Test for Comparing Arbitrarily Singly-Censored Samples[J]. Biometrika, 1965, 52(1-2): 203-223.

[55] Slud E, Wei L J. Two-Sample Repeated Significance Tests Based on the Modified Wilcoxon Statistic[J]. J Am Stat Assoc, 1982, 77(380): 862-868.

[56] Peto R, Peto J. Asymptotically Efficient Rank Invariant Test Procedures[J]. J R Stat Soc Ser A, 1972, 135(2): 185-198.

[57] DeMets D L, Gail M H. Use of logrank tests and group sequential methods at fixed calendar times[J]. Biometrics, 1985, 41(4): 1039-1044.

[58] George S L. Sequential Methods Based on the Boundaries Approach for the Clinical Comparison Of Survival Times-Discussion[J]. Statistics in Medicine, 1994, 13(13-14): 1369-1370.

[59] Kim K, Tsiatis A A. Study Duration for Clinical-Trials with Survival Response and Early Stopping Rule[J]. Biometrics, 1990, 46(1): 81-92.

[60] Kim K. Study duration for group sequential clinical trials with censored survival data adjusting for stratification[J]. Statist Med, 1992, 11(11): 1477-1488.

[61] Whitehead J. Sequential methods based on the boundaries approach for the clinical comparison of survival times[J]. Statist Med, 1994, 13(13-14): 1357-1368.

[62] Beta-Blocker Heart Attack Trial Research Group. A randomized trial of propranolol in patients with acute myocardial infarction: I. mortality results[J]. JAMA, 1982, 247(12): 1707-1714.

[63] DeMets D L, Hardy R, Friedman L M, et al. Statistical aspects of early termination in the Beta-Blocker Heart Attack Trial[J]. Control Clin Trials, 1984, 5(4): 362-372.

[64] DeMets D L, Lan K K. Interim analysis: the alpha spending function approach[J]. Stat Med, 1994, 13(13): 1341-1352.

[65] Kim K, DeMets D L. Design and Analysis of Group Sequential Tests Based on the Type I Error Spending Rate Function[J]. Biometrika, 1987, 74(1): 149-154.

[66] Lan K K G, Rosenberger W F, Lachin J M. Use of spending functions for occasional or continuous monitoring of data in clinical trials[J]. Stat Med, 1993, 12(23): 2219-2231.

[67] Lan K K G, Zucker D M. Sequential monitoring of clinical trials: the role of information and Brownian motion[J]. Stat Med, 1993, 12(8): 753-765.

[68] Lan K K G, DeMets D L. Discrete Sequential Boundaries for Clinical-Trials[J]. Biometrika, 1983, 70(3): 659-663.

[69] Lan K K G, DeMets D L, Halperin M. More Flexible Sequential and Non-Sequential Designs in Long-Term Clinical-Trials[J]. Commun Stat Theory Methods, 1984, 13(19): 2339-2353.

[70]ʾ Lan K K G, Reboussin D M, DeMets D L. Information and Information Fractions for Design and Sequential Monitoring of Clinical-Trials[J]. Commun Stat Theory Methods, 1994, 23(2): 403-420.

[71] Lan K K G, DeMets D L. Group sequential procedures: calendar versus information time[J]. Stat Med, 1989, 8(10): 1191-1198.

[72] Reboussin D M, DeMets D L, Kim K, et al. Lan-DeMets Method—Statistical Programs for Clinical Trials[R]. [2.1]. (2003-11-17).

[73] Reboussin D M, DeMets D L, Kim K, et al. Computations for group sequential boundaries using the Lan-DeMets spending function method[J]. Control Clin Trials, 2000, 21(3): 190-207.

[74] DeMets D L. Futility approaches to interim monitoring by data monitoring committees[J]. Clin Trials, 2006, 3(6): 522-529.

[75] Hwang I K, Shih W J, De Cani J S. Group sequential designs using a family of type I error probability spending functions[J]. Statist Med, 1990, 9(12): 1439-1445.

[76] Wang S K, Tsiatis AA.Approximately optimal one-parameter boundaries for group sequential trials[J]. Biometrics, 1987, 43(1): 193-199.

[77] Lan K K G, DeMets D L. Changing frequency of interim analysis in sequential monitoring[J].

Biometrics, 1989, 45(3): 1017-1020.

[78] Proschan M A, Follmann D A, Waclawiw M A. Effects of assumption violations on type I error rate in group sequential monitoring[J]. Biometrics, 1992, 48(4): 1131-1143.

[79] Geller N L. Discussion of "Interim analysis: the alpha spending approach"[J]. Statist Med, 1994, 13: 1353-1356.

[80] Falissard B, Lellouch J. A new procedure for group sequential analysis in clinical trials[J]. Biometrics, 1992, 48(2): 373-388.

[81] Lan K K G, Lachin J M. Implementation of group sequential logrank tests in a maximum duration trial[J]. Biometrics, 1990, 46(3): 759-770.

[82] Li Z Q, Geller N L. On the Choice of Times for Data Analysis in Group Sequential Clinical Trials[J]. Biometrics, 1991, 47(2): 745-750.

[83] Jennison C, Turnbull B W. Group-sequential analysis incorporating covariate information[J]. J Am Stat Assoc, 1997, 92(440): 1330-1341.

[84] Scharfstein D O, Tsiatis A A, Robins J M. Semiparametric Efficiency and Its Implication on the Design and Analysis of Group-Sequential Studies[J]. J Am Stat Assoc, 1997, 92(440): 1342-1350.

[85] Kim K, DeMets D L. Sample size determination for group sequential clinical trials with immediate response[J]. Stat Med, 1992, 11(10): 1391-1399.

[86] Lee J W, DeMets D L. Sequential Comparison of Changes with Repeated Measurements Data[J]. J Am Stat Assoc, 1991, 86(415): 757-762.

[87] Lee J W, DeMets D L. Sequential Rank-Tests with Repeated Measurements in Clinical-Trials[J]. J Am Stat Assoc, 1992, 87(417): 136-142.

[88] Lee J W. Group sequential testing in clinical trials with multivariate observations: a review[J]. Statist Med, 1994, 13(2): 101-111.

[89] Su J Q, Lachin J M. Group Sequential Distribution-Free Methods for the Analysis of Multivariate Observations[J]. Biometrics, 1992, 48(4): 1033-1042.

[90] Wei L J, Su J Q, Lachin J M. Interim Analyses with Repeated Measurements in A Sequential Clinical-Trial[J]. Biometrika, 1990, 77(2): 359-364.

[91] Wu M C, Lan G K K. Sequential Monitoring for Comparison of Changes in a Response Variable in Clinical Studies[J]. Biometrics, 1992, 48(3): 765-779.

[92] Gange S J, DeMets D L. Sequential monitoring of clinical trials with correlated responses[J]. Biometrika, 1996, 83(1): 157-167.

[93] Fairbanks K, Madsen R. P values for tests using a repeated significance test design[J]. Biometrika, 1982, 69(1): 69-74.

[94] Chang M N, O'Brien P C. Confidence intervals following group sequential tests[J]. Control Clin Trials, 1986, 7(1): 18-26.

[95] DeMets D L, Lan K K G. Interim analyses: The repeated confidence interval approach by C. Jennison and BW Turnbull[J]. J R Stat Soc Series B Stat Methodol, 1989, 51: 344.

[96] Emerson S S, Fleming TR. Parameter Estimation Following Group Sequential Hypothesis Testing[J]. Biometrika, 1990, 77(4): 875-892.

[97] Hughes M D, Pocock S J. Stopping rules and estimation problems in clinical trials[J]. Stat Med, 1988, 7(12): 1231-1242.

[98] Jennison C, Turnbull B W. Repeated Confidence-Intervals for Group Sequential Clinical Trials[J]. Control Clin Trials, 1984, 5(1): 33-45.

[99] Jennison C, Turnbull B W. Interim Analyses: The Repeated Confidence Interval Approach[J]. J R Stat Soc Series B Stat Methodol, 1989, 51(3): 305-361.

[100] Kim K, DeMets D L. Confidence Intervals Following Group Sequential Tests in Clinical Trials[J]. Biometrics, 1987, 43(4): 857-864.

[101] Kim K. Point Estimation Following Group Sequential Tests[J]. Biometrics, 1989, 45(2): 613-617.

[102] Pocock S J, Hughes M D. Practical problems in interim analyses, with particular regard to estimation[J]. Control Clin Trials, 1989, 10(4 Suppl): 209S-221S.

[103] Rosner G L, Tsiatis A A. Exact confidence intervals following a group sequential trial: A comparison of methods[J]. Biometrika, 1988, 75(4): 723-729.

[104] Siegmund D. Estimation following sequential tests[J]. Biometrika, 1978, 65(2): 341-349.

[105] Tsiatis A A, Rosner G L, Mehta C R. Exact confidence intervals following a group sequential test[J]. Biometrics, 1984, 40(3): 797-803.

[106] Whitehead J. On the bias of maximum likelihood estimation following a sequential test[J]. Biometrika, 1986, 73(3): 573-581.

[107] Whitehead J, Facey K M. Analysis after a sequential trial: A comparison of orderings of the sample space[Z]. Brussels: Joint Society for Clinical Trials, 1991.

[108] Fleming T R. Treatment evaluation in active control studies[J]. Cancer Treat Rep, 1987, 71(11): 1061-1065.

[109] Fleming T R. Evaluation of active control trials in AIDS[J]. J Acquir Immune Defic Syndr, 1990, 3: S82-S87.

[110] DeMets D L, Ware J H. Group Sequential Methods for Clinical Trials with A One-Sided Hypothesis[J]. Biometrika, 1980, 67(3): 651-660.

[111] DeMets D L, Ware J H. Asymmetric Group Sequential Boundaries for Monitoring Clinical Trials[J]. Biometrika, 1982, 69(3): 661-663.

[112] Emerson S S, Fleming T R. Symmetric Group Sequential Test Designs[J]. Biometrics, 1989, 45(3): 905-923.

[113] Gould A L, Pecore V J. Group sequential methods for clinical trials allowing early acceptance of Ho and incorporating costs[J]. Biometrika, 1982, 69(1): 75-80.

[114] DeMets D L, Pocock S J, Julian D G. The agonising negative trend in monitoring of clinical trials[J]. Lancet, 1999, 354(9194): 1983-1988.

[115] Cardiac Arrhythmia Suppression Trial Investigators. Effect of the antiarrhythmic agent moricizine on survival after myocardial infarction[J]. N Engl J Med, 1992, 327(4): 227-233.

[116] Friedman L M, Bristow J D, Hallstrom A, et al. Data monitoring in the cardiac arrhythmia suppression trial[J]. Online Journal of Current Clinical Trials, 1993, 79: [5870 words; 53 paragraphs].

[117] Pawitan Y, Hallstrom A. Statistical interim monitoring of the cardiac arrhythmia suppression trial[J]. Statist Med, 1990, 9(9): 1081-1090.

[118] Feyzi J, Julian D G, Wikstrand J, et al. Data monitoring experience in the Metoprolol CR/XL randomized intervention trial in chronic heart failure: Potentially high-risk treatment in high-risk patients[M]. New York: Springer, 2006: 136-147.

[119] Jennison C, Turnbull B W. Group Sequential Methods with Applications to Clinical Trials[M]. Boca Raton: Taylor & Francis, 1999.

[120] Proschan M A, Lan K K G, Wittes J T. Statistical Monitoring of Clinical Trials: A Unified Approach[M]. New York: Springer, 2006.

[121] Alling D W. Early decision in the Wilcoxon two-sample test[J]. J Am Stat Assoc, 1963, 58(303): 713-720.

[122] Alling D W. Closed sequential tests for binomial probabilities[J]. Biometrika, 1966, 53: 73-84.

[123] Halperin M, Ware J. Early decision in a censored Wilcoxon two-sample test for accumulating survival data[J]. J Am Stat Assoc, 1974, 69(346): 414-422.

[124] DeMets D L, Halperin M. Early stopping in the two-sample problem for bounded random variables[J]. Control Clin Trials, 1982, 3(1): 1-11.

[125] Canner P L. Monitoring of the data for evidence of adverse or beneficial treatment effects[J]. Control Clin Trials, 1983, 4(4): 467-483.

[126] Lan K K G, Simon R, Halperin M. Stochastically curtailed tests in long-term clinical trials[J]. Seq Anal, 1982, 1(3): 207-219.

[127] Halperin M, Gordon Lan K K, Ware J H, et al. An aid to data monitoring in long-term clinical trials[J]. Control Clin Trials, 1982, 3(4): 311-323.

[128] Lan K K G, Wittes J. The B-value: a tool for monitoring data[J]. Biometrics, 1988, 44(2): 579-585.

[129] Cohn J N, Goldstein S O, Greenberg B H, et al. A dose-dependent increase in mortality with vesnarinone among patients with severe heart failure[J]. N Engl J Med, 1998, 339(25): 1810-1816.

[130] Colton T. A model for selecting one of two medical treatments[J]. J Am Stat Assoc, 1963, 58(302): 388-400.

[131] Carlin B P, Louis T A. Bayes and Empirical Bayes Methods for Data Analysis, Second Edition[M]. Boca Raton: Taylor & Francis, 2000.

[132] Choi S C, Pepple P A. Monitoring Clinical Trials Based on Predictive Probability of Significance[J]. Biometrics, 1989, 45(1): 317-323.

[133] Cornfield J. A Bayesian test of some classical hypotheses—with applications to sequential clinical trials[J]. J Am Stat Assoc, 1966, 61(315): 577-594.

[134] Cornfield J. Recent methodological contributions to clinical trials[J]. Am J Epidemiol, 1976, 104(4): 408-421.

[135] Freedman L S, Spiegelhalter D J, Parmar M K. The what, why and how of Bayesian clinical trials monitoring[J]. Statist Med, 1994, 13(13-14): 1371-1383.

[136] George S L, Li C, Berry D A, et al. Stopping a clinical trial early: Frequentist and bayesian approaches applied to a CALGB trial in non-small-cell lung cancer[J]. Statist Med, 1994, 13(13-14): 1313-1327.

[137] Grieve A P, Choi S C, Pepple P A. Predictive Probability in Clinical Trials[J]. Biometrics, 1991, 47(1): 323-330.

[138] Machin D. The what, why and how of Bayesian clinical trials monitoring[J]. Statist Med, 1994, 13(13-14): 1385-1389.

[139] Spiegelhalter D J, Freedman L S, Blackburn P R. Monitoring clinical trials: Conditional or

predictive power?[J]. Control Clin Trials, 1986, 7(1): 8-17.

[140] Spiegelhalter D J. Probabilistic prediction in patient management and clinical trials[J]. Statist Med, 1986, 5(5): 421-433.

[141] Lau J, Antman E M, Jimenez-Silva J, et al. Cumulative meta-analysis of therapeutic trials for myocardial infarction[J]. N Engl J Med, 1992, 327(4): 248-254.

[142] Bauer P, Kohne K. Evaluation of Experiments with Adaptive Interim Analyses[J]. Biometrics, 1994, 50(4): 1029-1041.

[143] Berry D A. Adaptive clinical trials: the promise and the caution[J]. J Clin Oncol, 2011, 29(6): 606-609.

[144] Burman C F, Sonesson C. Are Flexible Designs Sound?[J]. Biometrics, 2006, 62(3): 664-669.

[145] Chen Y H, DeMets D L, Lan K K. Increasing the sample size when the unblinded interim result is promising[J]. Stat Med, 2004, 23(7): 1023-1038.

[146] Cui L, Hun H M J, Wang S J. Impact of changing sample size in a group sequential clinical trial[C]. Proceedings of the Biopharmaceutical Section, American Statistical Association, 1997: 52-57.

[147] Cui L, Hung H M J, Wang S J. Modification of Sample Size in Group Sequential Clinical Trials[J]. Biometrics, 1999, 55(3): 853-857.

[148] Fisher L D. Self-designing clinical trials[J]. Statist Med, 1998, 17(14): 1551-1562.

[149] Fleming T R. Standard versus adaptive monitoring procedures: a commentary[J]. Statist Med, 2006, 25(19): 3305-3312.

[150] Hu F, Zhang L X, He X. Efficient randomized-adaptive designs[J]. Ann Stat, 2009, 37: 2543-2560.

[151] Hung H M J, Wang S J. Sample Size Adaptation in Fixed-Dose Combination Drug Trial[J]. J Biopharm Stat, 2012, 22(4): 679-686.

[152] Irle S, Schafer H.Interim design modifications in time-to-event studies[J]. J Am Stat Assoc, 2012, 107(497): 341-348.

[153] Lan K K G, Trost D C. Estimation of parameters and sample size re-estimation[C]. Proceedings-Biopharmaceutical Section American Statistical Association, 1997: 48-51.

[154] Levin G P, Emerson S C, Emerson S S. Adaptive clinical trial designs with pre-specified rules for modifying the sample size: understanding efficient types of adaptation[J]. Statist Med, 2013, 32(8): 1259-1275.

[155] Lui K J. Sample size determination under an exponential model in the presence of a confounder and type I censoring[J]. Control Clin Trials, 1992, 13(6): 446-458.

[156] Luo X, Li M, Shih W J, et al. Estimation of Treatment Effect Following a Clinical Trial with Adaptive Design[J]. J Biopharm Stat, 2012, 22(4): 700-718.

[157] Mehta C R. Adaptive clinical trial designs with pre-specified rules for modifying the sample size: a different perspective[J]. Statist Med, 2013, 32(8): 1276-1279.

[158] Posch M, Proschan M A. Unplanned adaptations before breaking the blind[J]. Statist Med, 2012, 31(30): 4146-4153.

[159] Proschan M A, Hunsberger SA. Designed Extension of Studies Based on Conditional Power[J]. Biometrics, 1995, 51(4): 1315-1324.

[160] Proschan M A, Liu Q, Hunsberger S. Practical midcourse sample size modification in clinical

trials[J]. Control Clin Trials,2003,24(1): 4-15.

[161] Proschan M A. Sample size re-estimation in clinical trials[J]. Biom J,2009,51(2): 348-357.

[162] Shen Y, Fisher. Statistical Inference for Self-Designing Clinical Trials with a One-Sided Hypothesis[J]. Biometrics,1999,55(1): 190-197.

[163] Tsiatis A A, Mehta C. On the Inefficiency of the Adaptive Design for Monitoring Clinical Trials[J]. Biometrika,2003,90(2): 367-378.

[164] van der Graaf R, Roes K C, van Delden J J. Adaptive trials in clinical research: scientific and ethical issues to consider[J]. JAMA,2012,307(22): 2379-2380.

翻译：陈奕杉，北京中医医院怀柔医院
　　　韩芳，首都医科大学附属北京中医医院
　　　于慧前，复旦大学附属眼耳鼻喉科医院
审校：梅祖兵，上海中医药大学附属曙光医院
　　　周支瑞，复旦大学附属华山医院
　　　张天嵩，复旦大学附属静安区中心医院
　　　王绍佳，云南省肿瘤医院（昆明医科大学第三附属医院）
　　　贾岳，云南省肿瘤医院（昆明医科大学第三附属医院）

第十八章　数据分析中的问题

对临床试验中获得的数据进行分析，可以呈现出研究设计和试验实施的结果。临床试验提出的主要问题和次要问题可以通过数据分析得到检验，并由此产生新的研究假设。人们往往认为数据分析较为简单、直接，只需花费很少的时间、精力或费用。然而，高质量的数据分析却通常需要在这三个方面进行大量的投入。研究人员必须像关注试验设计或数据收集一样来重视数据分析。更为重要的是，不恰当的数据分析会引起偏倚，产生错误的结论，大大削弱研究的可靠性。

在临床试验中，"偏倚"一词有多种含义。其中一种被称为实验者偏倚，是指研究者有意识或无意识的行为差异，这取决于他们对试验干预的看法。例如，在一项非盲试验，或者在一项分组方案容易被破盲的试验中，研究者可能会根据自身对受试者是否接受了试验干预措施的判断，对受试者或其相关数据进行不同的处理。这些行为上的差异可能会进一步导致另一种更具专业性定义的偏倚，我们称之为估计偏倚。如果试验目的是估计干预措施如何影响特定人群转归，那么这时偏倚就是指该估计值与真实结果之间的差异，而这种差异不是由随机变异引起的。

在一项随机双盲临床试验中，即使其不受任何实验者偏倚的影响，但由于排除了随机化的受试者或观察结果，或者选择了不恰当的统计分析方法，抑或者干预组和对照组之间处理机制不同而导致数据缺失或数据质量较差，这些都可能导致估计的效应值存在偏倚。因此，本章将重点讨论如何避免在临床试验数据分析中引入估计偏倚。

一些统计学入门书籍[1-8]对很多基本的数据分析方法进行了详细介绍。本书第十五章介绍了生存数据分析的要点，因为它们经常在临床试验中备受关注。本章将重点讨论在医学研究领域中容易引起混淆的数据分析问题。有些解决方案比较简单直接，还有些则需要进行判断。这些都反映了本章作者和许多同事在三四十年间多次合作中形成的对于偏倚的理解。尽管有人[9-12]对此持相似的观点，而另一些人[13-16]在一些问题上持有相反的观点，并且一些已发表的研究[17]更支持相反的观点。

　　本章讨论的分析方法主要适用于临床试验的后期阶段（Ⅲ期和Ⅳ期）。在临床试验早期阶段（Ⅰ期和Ⅱ期），各种探索性的分析方法有可能是完全合理的，因为它们的目的是获得研究初步信息，以便更好地设计后续试验。不管怎样，本章所提出的一些基本原理可能仍然对这些早期临床试验是有价值的。我们列举了一些早期的研究案例，这些例子对于构建分析原理很有帮助，同时我们也补充了新的研究案例来进一步强化这些分析原理。但是，由于临床试验数量庞大，在众多优秀的临床试验案例中，只能列举出一小部分。

一、基本要点

　　在对结果及其他因变量的分析与亚组分析中，将随机受试者或观察结果从中删除，可能会导致偏倚，且这些偏倚的影响程度和方向可能是未知的。

二、需要对哪些受试者进行分析？

　　在临床试验中，"退出"一词有不同的用法。在本章中，"一个受试者退出"通常意味着从分析中删除受试者提供的数据，而该受试是随机分配的，并且可能已经被随访了一段时间。"退出"常指受试者虽然是随机分配的，但其随访数据因研究者的决定而造成故意未收集或仅部分收集。"退出"的另一个含义是指那些随机分配的受试者拒绝继续参与试验。"排除"一词的含义也可能是模棱两可的，有时是指一个受试者在研究筛选阶段不符合纳入标准，有时是指受试者的数据在分析中未被使用。由于删除或不使用随机分配的受试者的数据就可能会导致偏倚，因此应该对哪些受试者的数据进行分析就成为了一个重要的问题。本章部分采用了Peto等[12]使用的专业术语，并根据受试者的性质和参与程度对其进行分类。

　　在临床试验中，经常会出现关于哪些受试者应该被纳入数据分析的讨论。实验室研究可能已经很细致地规范了实验条件，但即使是设计和管理俱佳的临床试验也可能无法完美地得以实施。例如：因变量数据可能会有缺失，对研究方案未实现完全遵循，以及在回顾性研究中某些受试者可能会不符合纳入标准。在试验完成后，一些研究者可能倾向于将不符合纳入标准或者未完全遵循研究方案的受试者从分析中剔除。相反，另一些人则认为一旦受试者被随机化分组，就应该始终对该受试者进行随访并将其纳入分析。

意向性分析（intention-to-treat，ITT）原则指出，所有随机化的受试者及研究方案定义的结局事件，都应该在主要分析中加以考虑[12]。这一要求在人用药品注册技术规范国际协调会（ICH）和美国食品药品监督管理局（FDA）指南[18-19]中均有说明。我们也常常会提到校正的意向性分析（modified intention-to-treat，mITT），遵循研究方案（per protocol，PP）分析或遵循治疗方案分析，这些分析方案都提出只有那些至少接受了一种干预措施的受试者才能被纳入分析。然而，正如我们将要讨论的那样，任何偏离严格ITT的行为都有可能产生偏倚，应予以避免，或至少应与ITT结果一起呈现。许多已经发表的研究声称遵循了ITT原则，但并没有包括所有随机化的受试者和所有结局事件。尽管ITT这一方法被广泛使用，但PP分析表明该分析是研究方案中首选的分析方法。在这些分析方案中，我们认为PP分析能更准确地反映研究的实际情况。

排除是指在随机临床试验中，被筛选为潜在的研究对象、但又不符合所有纳入标准的人，因此并不是随机抽取的。排除的原因可能与年龄、疾病的严重程度、拒绝参与研究或者很多在随机化之前被判定的其他决定性因素有关。由于这些潜在的受试者并不是随机抽取的，排除他们并不会影响干预组与对照组之间的任何对比（有时称之为内部有效性）。然而，排除受试者确实会影响临床试验结果，使得其解释性和适用性（外部有效性）不够广泛。在某些情况下，如WHI试验[20-21]所做的那样，对排除的受试者进行随访将有助于确定研究结果可以外推到多大程度。如果对照组的不良事件发生率远低于预期，那么研究人员就可能需要确定是否排除了大多数的高危人群，或者研究最初的假设是否有误。

从分析中退出是指那些已经被随机化分组的受试者，又被故意排除在分析之外。正如在本章基本要点中所述，分析删除受试者可能会使研究结果产生偏倚[22]。如果受试者被退出分析，研究者就有责任说明并让大家相信试验分析是没有偏倚的。然而，这基本上是不可能的，因为没有人能够确定受试者可以毫无差异地从研究中退出。即使每一组被删除的受试者数量相同，也可能会存在因退出而产生的差异，因为每组退出的原因可能不同，那么其发生主要结局、次要结局和不良事件的风险也就可能不同。因此，在随机分组中所保留下来的受试者可能并不再具有可比性，这是破坏多个随机化分组的原因之一。

不将某些受试者的数据纳入分析的原因有很多，其中包括不符合纳入标准及依从性差。

（一）受试者不符合纳入标准

先前提到的一个常见退出原因是部分受试者不符合纳入标准，这种违反研究方案的情况在招募受试者时是不知晓的。纳入不合格的受试者可能仅仅是一个简单的笔误、实验室错误、误解或错误分类的结果。书写错误如填入错误的性别或年龄可能是显而易见的。其他的错误可能是由于对心电图、X线片或组织活检等诊断的不同解读而引起的。在早期的文献中不难找到这样的例子[23-31]。因受试者不符合纳入标准而退出的做法在过去非常普遍，但现在似乎并不多见了，至少在主流期刊上发表的论文中是这样。

　　因不符合纳入标准而退出可能会涉及大量受试者。在加拿大合作研究小组（Canadian Cooperative Study Group，CCSG）[30]的一项早期试验中，649例入选的脑卒中患者中，有64例（10%）后来被发现不合格。在这项包含四组研究对象的研究中，各组不合格的受试者人数从10人到25人不等。但是研究并未报告这64例受试者不合格的原因，也没有报告其结局情况。在癌症合作组织进行电话联系或电子资格审查之前，进入试验的10%~20%的受试者可能会在进一步审查后被认为不合格。因此在随机化分组时要更加小心谨慎，尽可能地将不合格的受试者数量降低到一个非常小的比例[32]。目前，以网络为基础的系统或交互式语音记录系统被用于多中心和跨国临床试验中[33]。这些交互系统可以引导医务人员在随机分组之前对关键的纳入标准进行审查，从而降低受试者的不合格率。如今有一些试验已经采用了这些方法[34-38]。

　　研究方案可能要求在确定结局事件后的规定时间内进行招募。由于时间有限，在决定是否将受试者纳入时，有关受试者纳入标准的数据可能还无法获得或无法确认。例如，BHAT试验观察了因急性心肌梗死而在住院期间服用β受体阻滞剂的患者被随访2~4年的死亡情况[23]。由于一些已知的心电图解读差异，研究方案中要求心电图诊断由一家研究中心统一解读。然而，这项核查工作需要花费几个星期才能完成。因此，先由当地研究人员对心电图进行解读，并决定患者是否符合受试者入选标准。然后根据中心解读的结果，差不多有10%入选的受试者未被确认为心肌梗死，这些人被"错误地"进行了随机分组。于是，问题出现了：是否应该将这些受试者保留在试验中，并将其纳入对最终结局的分析。BHAT的研究方案要求对所有随机化分组的受试者进行随访和分析。在这种情况下，对于符合纳入标准和不符合纳入标准的受试者，试验所观察到的干预措施益处是相近的。

　　还有一种更为复杂的情况，研究设计要求在获得受试者纳入标准数据之前就要开始实施干预措施，但组数据往往需要数个小时或数天之后才能获得。例如，在MILIS试验中，某些情况下，普萘洛尔、透明质酸酶或安慰剂是在患者因疑似急性心肌梗死入院后不久就开始服用的，直到监测了数日心电图和血清酶的变化之后，才可确定心肌梗死的诊断。因此，这些受试者是在心肌梗死的初步诊断基础上进入随机分组的。后续的检测可能并不支持初始诊断。关于这个问题的另一个例子是一项关于孕妇的研究，这些孕妇可能会早产，因此他们的孩子患呼吸窘迫综合征的风险增高[24]。孕妇在分娩前服用糖皮质激素可预防早产儿患上该综合征。尽管孕妇在被随机分入干预组或对照组时，研究人员并不能确定是否会出现早产，但需要决定是否将其纳入研究。其他的例子如评估溶栓剂在急性心肌梗死期间和之后的使用对降低心肌梗死发病率和病死率的试验。在这些试验中，必须在确诊急性心肌梗死前迅速给药[39]。

更为复杂的是，给予受试者的干预措施会影响或改变决定纳入的诊断。例如，在上述提到的MILIS试验中，由于需要在心肌梗死确诊前就开始进行干预，没有发生心肌梗死的受试者将会被随机分组。此外，如果干预措施成功地限制了心肌梗死面积，其可能会影响心电图和血清酶的水平。干预组中心肌梗死面积较小的受试者，由于接受干预措施后梗死面积缩小或受限，可能达不到心肌梗死的诊断条件。因此，这些受试者似乎并不符合纳入标准。然而，在安慰剂对照组就不会存在这种情况。如果研究者回顾性地剔除那些不符合心肌梗死诊断标准的受试者，那么他们从干预组（没有记录到心肌梗死的患者以及梗死面积较小的患者）中剔除的受试者会比从对照组（未发生心肌梗死的人群）中剔除的受试者更多。这种做法将导致在后续的比较中产生偏倚。另一方面，假设有数量相近的真正不合格的受试者被随机分配到干预组或对照组，为了保持组间的可比性，研究人员需要从每组中剔除相同数量的受试者。对照组中不合格的受试者可以很容易地被识别出来。然而，研究者必须将干预组中真正不合格的受试者与那些因为干预措施的影响而显得不合格的受试者区分开来。这并不是不可能，但是会非常困难。以MILIS试验为例，所有被随机分组的受试者都被保留在分析中了[26]。

另一个可能因为不合格受试者退出而产生偏倚的案例是苯磺唑酮再梗死试验，该试验在近期发生心肌梗死的受试者中比较了苯磺唑酮与安慰剂的疗效差异[27-29]。如表18–1所示，在1 629名随机化分组的受试者中（813人服用苯磺唑酮，816人服用安慰剂），71人随后被发现不符合纳入标准。71人中有38人已经被分配到苯磺唑酮组，33人已经被分配到安慰剂组。虽然入选标准的定义相对明确，退出的受试者人数相当，但苯磺唑酮组中不合格受试者的死亡率为26.3%（10/38），而安慰剂组仅为12.1%（4/33）[27]。安慰剂组合格受试者的死亡率为10.9%，与不合格受试者12.1%的死亡率相近。相比之下，苯磺唑酮组合格受试者的死亡率为8.3%，比不合格受试者死亡率低了近1/3。对所有1 629例受试者的分析表明，苯磺唑酮组的死亡率为9.1%，安慰剂组的死亡率为10.9%（$P=0.20$）。剔除71例不合格受试者后（包括14例死亡的受试者，苯磺唑酮组和安慰剂组分别死亡10例和4例），得出了几乎接近统计学显著性的结果（$P=0.07$）。

表18-1 苯磺唑酮再梗死试验中不同研究分组的死亡率

组别	随机化人数/人	死亡率/%	不合格人数/人	死亡率/%	合格人数/人	死亡率/%
苯磺唑酮	813	9.1	38	26.3	775	8.3
安慰剂	816	10.9	33	12.1	783	10.9

　　由于这项研究倍受批判，研究人员重新评估了苯磺唑酮再梗死试验的结果。一个独立的评审小组审查了试验中所有的死亡报告[29]。审查发现，死亡的受试者中不合格的不是14人，而是19人，其中12人在苯磺唑酮组，7人在安慰剂组。综上所述，不合格标准明确与否可以影响判断结果。这项试验是早期肯定ITT原则价值的典型案例。

　　Peto等[12]讨论了三种由于违反纳入标准导致受试者退出试验的设计原则。第一种原则是在所有诊断性检查都得到确认、并且所有纳入标准都经过仔细审查之前，不允许招募受试者，受试者一旦被纳入，就不允许退出试验。但对于一些研究，例如MILIS试验，这种方法并不适用，因为在必须开始干预之前无法做出确切的诊断。

　　第二种原则是纳入临界的病例，然后在分析时剔除那些被证明为误诊的受试者。但是，只有在基于纳入前收集的数据来决定是否剔除的前提下，才允许这样做。任何决定受试者从研究中退出的过程都应该与受试者的试验结局和分组无关。

　　第三种原则是纳入一些未确诊的受试者，并且不允许其退出。研究者在评价随机分组的两个组基线水平的可比性时，这一方法始终是有效的。然而，这一原则相对保守，因为每一组都有一些受试者可能不会从干预措施中获益，因此，整个试验可能缺乏发现获益差异的说服力。

　　因此有人建议对这三项原则进行调整[22]。在进行随机分组之前，应尽力去确定受试者是否符合纳入标准。分析应包括所有已招募的受试者，不允许受试者退出。只有真正符合纳入条件的人才可以接受分析。如果招募的所有受试者和符合纳入条件受试者的数据分析结果一致，则至少在受试者入选资格方面，对结果的解释是比较明确的。但是，如果出现不同的结果，研究者在解释时就必须非常谨慎。一般来说，研究者应该注重对所有受试者的数据进行分析，因为这种分析始终是有效的。

　　在研究开始前，任何关于退出试验的条款都应该在研究方案中进行说明。虽然，入选人群从来都不是一个随机的样本，但总的来说，理想的目标是使被招募的人群尽可能地与将来在临床实践中该干预措施即将应用的人群相似，因此在决定给予治疗措施后，从试验中剔除受试者或从分析中剔除受试者的情况应该要尽力避免。对于剔除特定受试者的决定，应该在研究团队不知情的情况下作出，最好是由不直接参与试验的人员作出。基于对选定病例的审查结果作出的剔除决定，特别是当这个决定具有很大的主观性时，就需要引起特别的注意。即使是在双盲试验中，盲法也不一定是完美的，研究者可能会因为研究组和健康状况的不同，为资格评估提供不同的信息。因此，剔除受试者应该发生在随访早期结局事件发生之前，并且在研究者和决定让受试者退出试验的人之间进行最少交流的前提下。这种剔除的方法，并不会阻碍读者基于潜在的偏倚而提出质疑。但是，这应该消除人们对剔除原则是基于研究结果的担忧。即使在遵循这些指导原则的情况下，剔除原则也不应该基于研究结果，如果剔除的人数很多，或者违反纳入标准的人数在不同研究组之间有很大差异，又或者被剔除受试者的事件发生率在两组之间是不同的，那么肯定就会出现一个问题，即偏倚是否在剔除受试者的决定中起了作用。

（二）受访者依从性差产生的偏倚

偏离研究方案规定的干预措施或对照方案是受试者退出分析的另一个原因[40-59]。其中一种情况是在研究方案中制定一个名为"遵循治疗方案程度"的标准，用以排除任何不能在规定程度内遵循研究方案所规定的干预措施的受试者。另一种情况是中途退出和中途添加（见第十四章）。中途退出是指干预组的受试者没有坚持遵循治疗方案。中途添加则是指对照组的受试者接受了干预措施。不遵守研究方案所规定的干预的决定可由受试者、主治医生或试验研究者作出。依从性差偏倚的诱因可能包括干预组或对照组的不良反应事件、受试者对研究失去兴趣或未获益、受试者基本状况的变化或其他原因。

不遵守研究方案所规定的干预措施的受试者通常会被建议退出分析。将依从性差的受试者从研究中剔除的动机往往是如果保留这部分受试者，此研究将不再是对理想的干预措施的一个"公平的测试"。例如，干预组中有一些受试者可能接受了很少治疗或根本没有接受治疗。有人可能会说，如果受试者没有服药，他们肯定无法从中获益。对照组中也可能有经常服用研究药物的受试者。干预组和对照组因此被"污染"。支持剔除依从性差的受试者的学者认为，排除这些受试者会使试验更接近设计初衷，即最佳干预状态与对照组进行比较。依从性差将导致与对照组相比，干预组中任何观察到的获益被低估，从而使试验不如设计有效。例如，Newcombe[11]讨论了依从性对试验分析以及研究设计和样本量的影响。我们在第八章讨论了这个问题。

由于受试者的依从性差而令其退出分析的原则也可能会导致偏倚。其中最主要的原因是受试者对于研究方案的依从性可能与试验结果相关。换言之，依从性可能会对结果产生独立于干预措施的影响。当然，如果一组的依从性比另一组差，例如，如果干预措施导致了许多不良事件的发生，当依从性差的受试者退出时就可能会导致偏倚。即使干预组和对照组中依从性差的受试者人数相近，但每组依从性差的原因可能不同，可能涉及不同类型的受试者。人们最关心的还是同一类型受试者是否以相同的比例从每组中退出，或者其是否破坏了组间的均衡性。当然，研究者可能既不能证实也不能反驳存在偏倚的可能性。

对于非劣效性试验（见第三章和第五章），依从性差可能使两组干预措施效果更为接近，从而对非劣效性的验证产生偏倚[13,60]。在非劣效性试验中只使用依从者的数据进行分析，可能会导致未知方向的偏倚，从而使结果无法解释。那么最好的策略就是设计一个高质量的试验来最大程度地减少患者的不依从性，提高研究抵抗无法预知的不依从的能力，然后使用ITT原则对结果进行分析。

CDP试验评估了数种降脂药物在患者心肌梗死数年后的治疗效果。服用氯贝特受试者的5年总死亡率为18.2%，而对照组为19.4%。在氯贝特组的受试者中，药物依从性达到80%及以上患者的死亡率为15%，而依从性差患者的死亡率为24.6%（表18-2）。遗憾的是，服用氯贝特看似获益的效果，在安慰剂组也得到了印证，在安慰剂组依从性好和依从性差的受试者的死亡率分别为15.1%和28.2%。同样，在AMIS试验中也发现了类似现象（表18-3）[58]。总的来说，阿司匹林治疗组（10.9%）和安慰剂治疗组（9.7%）的总死亡率并没有差异。阿司匹林组依从性好的受试者死亡率为6.1%，依从性差的受试者死亡率为21.9%。安慰剂组依从性好和依从性差受试者的死亡率则分别为5.1%和22.0%。

一项针对癌症患者的抗生素预防试验也证明了干预组和安慰剂组的依从性和获益之间的关系[43]。在干预组的受试者中，依从性极佳、依从性良好、依从者性差的受试者，减少发烧或感染的有效性分别为82%、64%和31%。在安慰剂组，则分别为68%、56%和0%。

表18-2　CDP按研究分组和依从性大小计算的死亡率

组别	总死亡率/%	死亡率/%	
		药物依从性≥80%	药物依从性<80%
氯贝特组	18.2	15.0	24.6
安慰剂组	19.4	15.1	28.2

表18-3 AMIS按研究分组和依从性大小计算的死亡率

组别	总死亡率/%	死亡率/%	
		依从性好	依从性差
阿司匹林组	10.9	6.1	21.9
安慰剂组	9.7	5.1	22.0

在一项由两种β受体阻滞剂普萘洛尔和阿替洛尔与安慰剂比较的三臂试验中还存在另一种形式[59]。每组约有相同数量的受试者停止服药。在安慰剂组，依从性好和依从性差的受试者死亡率相近，分别为11.2%和12.5%。然而在干预组，依从性差的受试者死亡率是依从性好的受试者死亡率的数倍：普萘洛尔组死亡率为15.9%~3.4%，阿替洛尔组死亡率为17.6%~2.6%。因此，即使每组依从性差的受试者数量相近，但是从死亡率所反映出来的风险特点是截然不同的。

Pledger[51]列举了一个有关精神分裂症试验的例子。受试者被随机分为氯丙嗪组和安慰剂组，并在1年后观察其复发率。总体比较，氯丙嗪组复发率为27.8%，安慰剂组复发率为52.8%。然后研究进一步将受试者分成依从性差或依从性好两个亚组。在氯丙嗪组的受试者中，依从性差的受试者的复发率为61.2%，依从性好的受试者的复发率为16.8%。然而，安慰剂组相应依从性的受试者复发率分别为74.7%和28.0%。

Oakes等[49]报道了另一个有关安慰剂依从性的例子。这是一项针对2 466例心脏病患者开展的试验，以4年内第一次心脏事件作为主要终点，来比较地尔硫卓与安慰剂的疗效。心源性死亡率或全因死亡率是次要结局指标。试验最初采用ITT，治疗效果无显著性统计学差异。分析发现肺淤血与干预措施之间存在交互作用，其中地尔硫卓对没有肺淤血的患者更加有益，而安慰剂对肺淤血患者有益。有趣的是，对于没有肺淤血的受试者，地尔硫卓组与安慰剂组第一次心脏事件发生的危险度或相对风险为0.92。对于有肺淤血的受试者，地尔硫卓组与安慰剂组的危险度为2.86。而心源性死亡和全因死亡的风险度在两个有或无肺淤血的亚组人群中均超过了1.68。这个例子也再次表明安慰剂依从性是一个强有力的预后指标，并为ITT提供了依据。

依从性的定义也会对分析产生重大影响。Redmond等[52]对一项乳腺癌试验进行了重新分析，证明了这一点。该试验以无病生存率为主要结局，比较了复杂化疗方案与安慰剂作为术后辅助治疗的效果。为了说明尝试调整依从性分析带来的挑战，研究者提出了两种依从性定义。依从性被定义为在研究期间接受的化疗占整个疗程的比例。第一次分析（方法一）是将受试者分为依从性好（≥85%）、依从性一般（65%~84%）和依从性差（<65%）三组。

根据这一定义，安慰剂组依从性好者的无病生存率高于依从性一般者，而依从性一般者的无病生存率又高于依从性差者（图18-1）。安慰剂组的这种结果模式类似于CDP试验的例子。作者又进行了第二次分析（方法二），这次稍微改变了依从性的定义，依从性被定义为研究期间接受的化疗占由于某种原因而停止治疗之前应接受的化疗疗程的比例。请注意，先前的定义（方法一）是将受试者实际接受的化疗与受试者存活到最后并完全依从的化疗进行了比较。这种定义上的细微差别改变了安慰剂组的结局顺序。此时，安慰剂组依从性差者具有最高的无病生存率，而依从性好者的无病生存率则介于依从性一般与依从性差者之间。特别重要的是，这个例子中的受试者都在服用安慰剂。因此，依从性本身就是一种结局，试图用一个结局（依从性）去调整另一个结局（主要结局变量）可能会导致错误的结果。

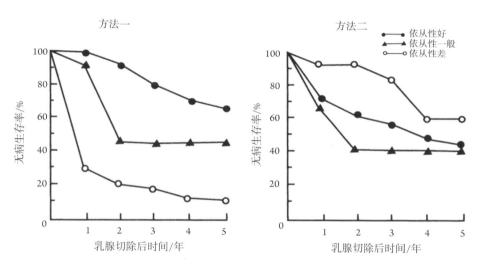

方法一和方法二在美国乳腺外科辅助治疗项目中对于依从性的定义。依从性的三个级别分别为：好（≥85%），一般（65%~84%），差（<65%）[52]。

图18-1　与安慰剂依从性水平相关的无病生存率

Detre和Peduzzi认为，尽管作为一般原则，依从性差的受试者应该在其被分配到的研究组时进行分析，但也有例外。他们列举了一项美国退伍军人管理局冠状动脉搭桥手术研究的例子[40]。在这项试验中，一些原本被分配到内科干预组的受试者被转移到了外科手术组。与预期相反的是，在调整各种基线因素后，这些受试者与那些没有交叉的受试者发生结局事件的风险相似。因此，作者认为依从性差的受试者应该保留在其原来的研究组中，但是可以在交叉时进行审查。这可能是正确的，但正如CDP试验[57]所示，对已知变量进行调整也无法满意地解释观察到的现象。即使在调整之后，依从性好者与依从性差者之间的死亡率差异仍然存在。因此，其他未知或未测量的变量是至关重要的。

有些人可能会认为，如果事先规定了受试者退出的规则，那么因依从性差而被剔除是合理的。然而，潜在的偏倚不会仅仅因为研究者事先声明了受试者退出的规则而避免。即使受试者退出时研究人员并不知道其分组情况也是如此。然而，即便事先规定了允许依从性差的受试者退出的原则，仍将获得上述结果。受试者退出的类型在干预组和对照组中的不同，将导致留下的依从性好的受试者不具有可比性。遗憾的是，如前所述，可能的偏倚模式会有所不同，其根据依从性的精确定义而变化。这种偏倚的大小和方向在分析中将不容易被评估或补偿。

依从性也是对干预措施的一种反映。如果受试者对干预措施的依从性比对照组差，那么可能就无法合理预期这种疗法在临床实践中能够得到广泛应用。干预措施可能是有效的，但如果大部分受试者不能接受，那么这种干预措施的价值可能就微乎其微。例如，在CDP试验中，与安慰剂组相比，烟酸在7年死亡率方面表现出良好的获益趋势，但烟酸会引起"潮热"，并且不容易耐受[31]。缓释制剂的研发降低了体内药物浓度的峰值，减少了不良反应的发生。

因此，在依从性欠佳的优效性试验中，建议将所有的受试者纳入分析。研究者必须为这项原则付出的代价可能是降低统计把握度，因为一些被纳入分析的受试者可能没有得到最佳干预。对于有限或适度的不依从性情况，如第八章所述，可以通过增加样本量来进行补偿，尽管这样做需要付出高昂的代价。

三、数据缺失或低质量

在大多数试验中，受试者会由于各种原因导致数据缺失。可能是因为他们无法如期到门诊完成访视，或者无法进行或接收特定的流程或评估。在有些情况下，对受试者的随访没有按照试验方案中的规定去完成。如何处理缺失或质量很差的数据是一个挑战。一种方法是将数据较差的受试者从分析中完全剔除[26,61-62]。然而，剩余的子集可能不再代表随机化抽样的总体，并且也不能保证在这个过程中保持随机化的有效性。

大量文献中有关于处理缺失数据的方法[63-73]。其中许多方法都假设数据是随机缺失的，也就是说，测量结局没有被检测到的概率并不取决于其具体数值。在某些情况下，这可能是一个合理的假设，但是对于临床试验和一般的临床研究来说，这很难得到证实。事实上，这可能不是一个有效的假设，因为数据缺失的原因通常与受试者的健康状况有关。因此，在试验设计和实施的过程中，必须尽量减少数据缺失。如果缺失的数据量相对较少，那么可用的分析方法可能会有所帮助。如果丢失的数据量很大，可能没有任何方法能够挽救试验。在本节中，我们将讨论在分析有数据缺失的试验时必须牢记的一些问题。

Rubin[72]提出了缺失数据机制的定义。如果数据缺失的原因与观察到的测量无关，与协变量无关，则数据为"完全随机缺失"。当数据随机缺失或完全随机缺失时，基于似然推断的统计分析是有效的。如果有一种测量方法或指标可以让研究人员估计数据缺失的概率，比如对一个研究方案依从性差的受试者，那么使用Rubin和其他人提出的方法可能会允许其进行一些调整来减少偏倚[66,71-72,74]。然而，如前所述，依从性通常与受试者的结局相关联，而尝试调整依从性可能导致产生错误的结果。

如果受试者无法依从干预措施，也没有进行随访，除非是生存或是某些容易确定的事件，否则将无法获得所测量的主要结局。在这种情况下，ITT是不可行的，也没有一种分析方法是完全令人满意的。由于已知受试者退出分析是有问题的，有一种应对方法是插补或填补缺失的数据，以便进行标准分析。如果可以在不引入偏倚的情况下完成插补过程，这是最为理想的情况。插补缺失数据有很多方法，基于多重插补的方法比单一插补更为可靠[75]。

有一种常用的单一插补方法为末次观测值结转法。这种方法也被称为终点分析，它建立在一个非常有力且不可验证的假设基础之上，即未来后续所有的观测值，如果可以获得的话都将保持不变[51]。虽然这种方法很常用，但一般并不推荐[71,73]。使用所有受试者获得数据的平均值，或使用回归模型来预测缺失值，都是可选的方法，但是在任何一种情况下，为了做出正确的推断，都必须要求数据是随机缺失的。

还有一种更为复杂的方法是进行多重插补，通常使用回归的方法，然后对每次插补进行标准分析。最后的分析应考虑到插补的变异性。与单次插补一样，基于多重插补的推断依赖于数据是随机缺失的假设。其他方法在这里没有描述，但是在临床试验的背景下，可能没有一个方法会令人满意。

还有一些其他方法可用于填补缺失值[63-73,75]。Espeland等在一项使用超声测量多个解剖部位颈动脉厚度的试验中列出了其中一些方法的例子[61]。在这种类型的诊断试验中，通常并不能进行所有的测量。几种基于混合效应的线性模型的插补方法估计了回归系数和协方差结构（即方差和相关性）。一旦了解了这些，回归方程就是插补的基础。根据参数估计的不同方法以及假设治疗是否具有差异，可以选择不同的插补策略。大多数插补策略得出了类似的分析结果。该结果表明，与使用平均值插补相比，这种插补方法的效率提高了20%。

对于重复测量，如果数据是随机缺失的，此类插补方法是有效的，也就是说，数据缺失的概率不取决于观察到的测量值或之前的测量值。遗憾的是，数据不太可能随机缺失。因此，最好的解决办法是进行一系列分析，每一种分析都尝试使用不同的方法来解决插补问题。如果所有的分析结果，或者大部分分析结果是一致的，那么结果就更有说服力。所有的分析结果都应该呈现出来，而不是仅仅挑选好的结果来呈现。

在长期试验中，受试者可能会失访或拒绝继续参与试验。在这种情况下，有关受试者的任何结局变量都将无法确定。如果死亡率是主要结局，受试者没有复诊，其生存状态仍然可以获得。如果已经发生死亡，就可以确定死亡日期。CDP试验[31]中，其主要结局指标为60个月以上的生存情况，在5 011例受试者中有4例失访（安慰剂组1例，一个治疗组3例，另一个治疗组没有失访）。脂质研究冠状动脉疾病临床一级预防试验[47]对3 800多例受试者进行了平均7.4年的随访，并评估了所有人的生存状况。医生健康研究[76]对超过20 000例美国男性医生的生存状态进行了完整的随访。还有很多其他大型试验，例如GUSTO试验[39]，都有类似几乎完整的随访经验。然而，要保证如此低的失访率需要很大的努力。在WHI中，研究者评估了绝经后妇女激素替代疗法（雌激素加孕激素）与安慰剂对比的可能获益。在16 025例受试者中，有3.5%的人失访，并且无法提供其18个月的随访数据[77]。

在某些情况下，例如药物滥用的治疗试验，许多受试者无法返回进行随访，缺失数据所占比例可能达到25%~30%甚至更多。因此必须努力弥补缺失的数据，并认识到缺失数据可能带来的偏倚。

研究者可能无法获得任何关于某些结局变量的信息。例如，如果一名受试者需要在随机分组后第12个月的最后一次随访中测量血压，但是该受试者没有参与此次随访，那么其该时刻血压值可能永远无法补缺。即使是后来与该受试者取得了联系，但后来的测量结果也不能真正代表第12个月的血压值。在某些情况下，可能允许替换，但一般来说，这并不是一个令人满意的解决办法。研究者需要尽一切努力让受试者在预定时间里回来接受访视，以便将失访率降到最低。在IPPB试验中，慢性阻塞性肺疾病患者需要反复测量肺功能[62]。然而，一些病情恶化的受试者无法完成所要求的检查。类似问题同样也出现在MILIS试验中，对于许多病情严重的受试者，将无法获得其梗死面积的数据[26]。

慢性阻塞性肺疾病患者的肺功能通常会下降，这种下降可能会导致死亡，正如IPPB试验中的一些受试者那样。在这种情况下，数据缺失不是随机发生的，数据审核会提供丰富信息。对于像IPPB试验这样的病例，一个简单有效的方法就是定义一个能够反映临床表现恶化的水平作为一个临床事件。然后观察这一临床恶化事件或死亡发生的时间，结合这两条信息进行分析。

生存分析则是假设失访是随机的，并且与事件的发生风险无关。基于数据随机缺失假设的处理方法已经被很多学者提出[78-79]，但是仍需要其他强有力的假设，这些假设的细节不在本章讨论的范围内。

如果不同研究组失访的受试者数量不同，那么数据分析就可能会产生偏倚。例如，受试者正在服用一种新药，可能会因为不良反应而失访。临床事件可能会发生，但无法被观察到。这些失访可能与对照组不同。在这种情况下，分析结果就会产生偏倚，倾向于支持新药的疗效。即使在每个研究组中失访的人数相同，偏倚产生的可能性仍然存在，因为一组失访者可能与另一组失访者会有截然不同的预后和结局。

COMPANION试验[80]就是一个关于随访差异的案例。COMPANION试验在慢性心力衰竭患者中比较了心脏起搏器、起搏器加除颤器与药物治疗间的差异。研究纳入了超过1 500例受试者进行随机分组。试验设定了两个主要结局，死亡和死亡加住院治疗。受试者被随机分配到其中一个仪器治疗组，他们并不知道自己使用的具体仪器设备，但是药物治疗组知晓自己未使用任何仪器设备。在试验过程中，由两家不同制造商生产的起搏器和除颤器获得了监管机构的批准。结果药物治疗组的受试者开始退出试验，一些受试者也撤回了知情同意。很多人都要求使用新批准的两种仪器之一。因此，当试验快要完成时，药物治疗组和仪器组的退出率分别为26%和6%~7%。而且，那些撤回知情同意的受试者就无法进一步收集其随访信息。很显然，退出时的删失并不是随机的，也不能排除与疾病状况有关的可能性，从而可能造成严重的偏倚。对于有严重疾病的受试者，这种情况很可能也会危及其他精心设计和实施的试验。然而，研究人员采取了一种艰难的做法，重新取得受试者的知情同意，以便研究者能够收集主要结局信息。完成这一过程后，药物治疗组中死亡或住院的受试者比例为91%，生存状态的受试者比例为96%。两个仪器组的结局评估率为99%或更高。最终结果表明起搏器和起搏器加除颤器可以减少死亡和住院风险，而且起搏器加除颤器能进一步降低死亡率。这项结果对于慢性心力衰竭的治疗具有重要意义。然而，如果不对最初失访的差异进行校正，可能会导致COMPANION试验数据无法解释。在图18-2中，两个干预组死亡率的Kaplan-Meier曲线提供了最完整的数据。

通常，试验设计方案要求，研究者要在受试者终止接受干预的一段时间（如7天、14天或30天）后结束对受试者的后续随访。即使在预设的干预时间并没有结束的情况下，有一种观点认为"结束干预"也就意味着"退出研究"，即当干预结束时，对于依从性差者的评估也就结束了。但我们并不赞成这一观点。虽然在最后一次随访时删失了事件发生时间，但停止干预措施或对照方案不太可能是随机的，而且可能与受试者的健康状况有关。重要的临床事件，包括严重的不良反应，可能发生在随访之后，可能与干预措施有关。然而，如上所述，生存分析假设删失要独立于主要结局。不把发生在干预终止时或不久之后的结局事件统计在内，这种做法非常普遍，可能会导致最终结果的解释出现问题。APPROVe试验就是一个很有启发性的案例[81]。这项随机双盲试验在有结直肠腺瘤病史的人群中比较了环氧合酶Ⅱ（COX-2）抑制剂与安慰剂的疗效。既往有关COX-2抑制剂的试验引起了人们对长期心血管病风险的关注。因此，虽然APPROVe试验是一项癌症预防试验，但研究的目的也聚焦在心血管事件上，特别是血栓性事件和心血管死亡、非致死性心肌梗死和非致死性脑卒中。然而，对于试验期间停止服药的受试者，在停药14天后没有继续随访。心血管病风险的Kaplan-Meier曲线如图18-3所示。请注意，在前18个月，两条曲线是相似的，然后逐渐开始分离。关于这种COX-2抑制剂导致心血管事件的发生是否存在18个月的滞后期，引起了人们的争议[82-83]。

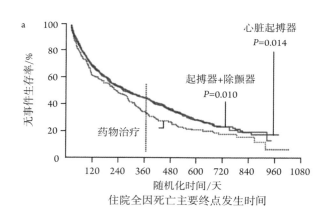

住院全因死亡主要终点发生时间

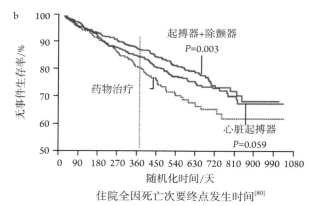

住院全因死亡次要终点发生时间[80]

图18-2　COMPANION试验Kaplan-Meier曲线图

　　因为这一争议，研究者和主办方开始努力收集所有试验受试者在停止研究治疗后至少一年的随访信息。这个延长的随访，被记为APPROVe+1，收集了指定的心血管病事件，包括非致死性心肌梗死、非致死性脑卒中和心血管死亡[84]，如图18-4所示。Kaplan-Meier曲线从最初就开始分离，并在延长的随访期间内持续分离，风险比为1.8（P=0.006）。相应的死亡率在统计学上没有显著意义的升高。

　　当受试者结束干预时，删失是一个普遍的错误，会导致产生像APPROVe试验中所遇到的问题。停止干预，然后删除数天后的随访数据，不太可能独立于疾病的进程或受试者的行为。至少想要证明这种独立性是非常困难的。然而，生存分析和大多数其他分析方法仍然假定删失是独立的，所以"终止干预"并不意味着"终止研究"。

　　离群值是指与其他值显著不同的极端值。那么，有一个问题就是样本中的极值是否应该纳入到分析中。这个问题在实验室数据中，当数据来自一家医院多个区域中的某个，或多中心临床试验中的某一中心时，都可能会遇到。除非可以很明确地证明数据是错误的，否则不建议删除异常值。即使某个值可能是一个离群值，它也可能是正确的，这表明在某些情况下可能会出现极端的结果。这个事实可能非常重要，不应该被忽略。

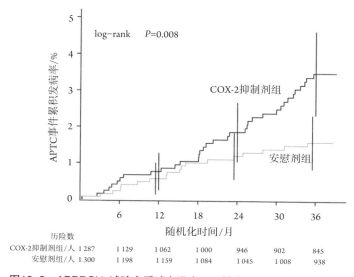

图18-3　APPROVe试验在受试者退出干预措施14天后进行删失处理的 APTC（Antiplatelet Trialists' Collaboration）结局（血栓性事件、非致死性心肌梗死、非致死性脑卒中和心血管死亡）进行统计估算的死亡时间的Kaplan-Meier曲线[84]

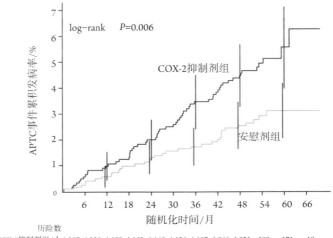

历险数

COX-2抑制剂组/人	1 287	1 220	1 188	1 162	1 140	1 126	1 107	1 046	1 025	580	171	19
安慰剂组/人	1 300	1 249	1 228	1 196	1 181	1 165	1 148	1 079	1 061	595	183	19

图18-4　APPROVe试验在试验最初结束后进行延长1年的随访时间后，将所有观察到的APTC（Antiplatelet Trialists' Collaboration）结局（血栓性事件、非致死性心肌梗死、非致死性脑卒中和心血管死亡）进行统计后估算的死亡时间的Kaplan-Meier曲线[84]

很早以前，Kruskal[85]建议进行包含和不包含"不切实际的观察结果"的比较分析。如果分析时包含或不包含离群值所得的结果有所不同，那么就应该谨慎地看待所得出的结论。有学者已经探讨了检测极端值的方法[86-89]，可以参考引用文献了解更多详细信息。

Canner等[86]列举了一个关于CDP试验的有趣例子。作者根据4个因变量，绘制了参加一项多中心试验的53家诊所的分布图。以总死亡率作为因变量，没有一家诊所离群。当非致死性心肌梗死作为因变量时，只有一家诊所离群。当应用充血性心力衰竭和心绞痛这两个界定明确的事件作为因变量时，分别有9家和8家诊所离群。

总之，缺失数据会带来很多问题。尽管有些分析方法允许缺失数据的存在，但这需要某些失实的假设作为基础。每一次试验都应该尽量减少数据的缺失，研究人员应该意识到其中潜在的偏倚。

四、竞争性事件

竞争性事件是指除主要结局变量外的事件，可以通过减少接受随访的受试者数量来减少试验的说服力。如果干预措施可以影响竞争性事件，那么也会存在一定的偏倚风险。在一些临床试验中，主要的因变量可能是特定死因的死亡率，如心肌梗死或猝死，而不是总死亡率[90-93]。把病因特异性死亡率作为因变量，其中一个原因是因为该治疗方法通常具有特定的作用机制，可能仅对某种疾病或状况有效。在这种情况下，如果测定全因死亡，那么其中至少有一些死亡并不是因为受到干预措施的影响，这可能会"稀释"结果。例如，一种研究药物的主要作用可能是抗心律失常，因此心源性死亡可能被选为因变量。而其他的死亡原因，如癌症和意外事故，将是竞争性事件。

即使因变量不是疾病特异性死亡率，死亡也可能是分析中的一个影响因素。在老年人或高危人群的长期试验中，这一问题尤为突出。如果受试者死亡，未来的测量数据将会缺失。对存活者的非致死性事件进行的分析有可能会产生偏倚，特别是当两组死亡率不同时。

在一项以疾病特异性死亡率为主要因变量的研究中，对因其他原因引起的死亡进行统计分析时，失访会被视为从受试者死亡之时就发生了（见第十五章），并且研究者在分析时也不会将这些死亡计算在内。然而，在这种情况下，分析不能仅仅局限于检验主要的因变量。干预措施在受试者获益方面可能有效也可能无效，但在其他方面却可能有害。因此，应同时考虑总死亡率及疾病特异性死亡事件。在使用非致死性事件作为主要因变量的研究中，当发生死亡时，也需要考虑到这一点。此时我们可以考虑用列表统计个案事件发生的次数及平均每人事件的发生率。对于竞争性事件的处理，目前还没有完全令人满意的解决方案。但至少研究者应该报告所有主要结局事件的类别，例如总死亡率及疾病特异性死亡率和疾病事件。

在许多情况下，可能会有重复发生的事件。许多试验只是评估第一次事件发生的时间，在进行生存分析时没有统计增加的事件。列表可以显示每个干预组中的事件总数。有些试验对复发性事件尝试进行了进一步分析，例如来自COMPANION试验的数据[80,90]。针对各种方法都有相应的软件系统[94-95]，但是这些方法的技术细节很复杂，本章将不作介绍。

五、复合终点

近年来，许多试验将临床结局和其他结局组合起来作为一个复合终点[90-93]。一个主要的原因是这样可以提高事件发生率，从而减少样本量，否则可能就只能选择其中一个结局作为主要结局。另一个原因是将具有假定常见病因的事件进行合并，从而得到一个总体效应的估计。样本量大小通常不基于任何单一的组成成分。

在使用复合终点时也存在一定挑战[96-97]。这些复合终点的组成可能不具有同等的权重或临床重要性，尤其是当增加了软终点时。这些终点的组成部分的效应可能是相反的，或者至少与所展现的干预效果不一致。其中一个组成部分可能会在复合终点中占有主导地位。任何单个事件的结果都是基于较少数量的事件，因此该结局的把握度将大大降低。我们很少发现其中一个组成部分的意义，也不应该期望其有普遍意义。不管复合终点的组成部分是什么，都应该对每种组成部分或某些级联序列成分进行分析。例如，如果复合终点是死亡、心肌梗死、脑卒中或心力衰竭住院，则分析顺序可能是死亡、死亡加心肌梗死或脑卒中、死亡加心力衰竭住院。包括死亡的原因，除了关注其明显的临床意义外，还应考虑其他组成部分的死亡风险。

如第三章所述，在复合终点第一次发生后，继续随访是非常必要的。分析时不仅要包括检验每个组成部分对总体的贡献，也应包括每个组成部分的生存分析。如前所述，如果不能继续随访，每个组成部分只能得到部分结果，单独分析这些事件可能会产生偏倚。

不乏有案例使用这样的复合终点，如死亡、心肌梗死和脑卒中作为主要结局或次要结局[34,36-38]。这些结局都与临床相关。在这些试验中，结局都趋于同一个方向。然而，情况并非总是如此。

在PROVE-IT试验中，80 mg阿托伐他汀相较40 mg普伐他汀，在减少死亡、心肌梗死、脑卒中、因不稳定心绞痛和血运重建而住院治疗等方面更有效[91]。对于脑卒中的结果，其中一个关键的结局终点组成部分，却朝着相反的方向发展。这些结果使解释变得更加复杂。研究者是应该认为阿托伐他汀可以改善复合终点，还是应该认为仅仅是那些与复合终点方向相同的组成部分改善了复合终点？正如预期的那样，各结局终点组成部分之间的差异本身在统计学上并没有显著性。

另一个有趣的案例是WHI试验，它是针对绝经后妇女的一项大型析因设计试验[77]。如前文和第十六章所述，其中一部分涉及激素替代疗法，包括两个亚组：有子宫的妇女和没有子宫的妇女。有子宫的妇女接受雌激素加孕激素或相应的安慰剂治疗；没有子宫的妇女仅接受雌激素或相应的安慰剂进行治疗。由于激素替代疗法的多重作用，一个结局变量是总体死亡率、冠心病、由髋部骨折率所反映的骨丢失情况、乳腺癌、结直肠癌、肺栓塞和脑卒中。如第十六章的图16-7所示，与安慰剂组相比，雌激素加孕激素组对死亡率基本没有影响，对总体指标的影响较小但不显著。然而，如第十六章的图16-6所示，不同的复合终点组成部分的结果方向不同。激素替代治疗对髋部骨折和结直肠癌有良好的疗效。而对于肺栓塞、脑卒中和冠心病的发展是不利的。因此，任何对总体指标的解释都需要仔细检查其复合终点的每个组成部分。当然，很少有试验在设计时对每一个复合终点的组成部分都有足够的把握度，所以在对结果进行解释时一定要谨慎，要寻找生物学上的一致性和合理性。

Look AHEAD试验[98]分析了长期生活方式对减肥的干预是否会降低超重者、肥胖者和2型糖尿病患者心血管疾病的发病率和病死率。其主要结局是心血管疾病死亡、非致死性心肌梗死或非致死性卒中。在随访期间，数据和安全监查董事会（DSMB）提醒研究人员，主要结局事件的发生率显著低于预期，不到预期的1/3[99]。心绞痛住院治疗被添加到主要结局事件中，将它作为提高事件发生率的一种方式，而这一新增复合终点成为了最常见结局，其发生率比原来的复合终点高出了约50%。不幸的是，对于心绞痛住院治疗这一结局，结果显示干预措施的效果很差[100]。使用最初的复合终点分析不会改变试验原有的阴性结果，通过这一案例要强调的是，充分考虑复合终点的候选组成部分对干预措施可能的反应及其事件发生率是非常重要的。

经验表明，应谨慎使用复合终点变量，并且应该只包括那些在临床重要性、发生频率和对干预措施作用机制的预期反应等方面相对同等的组成部分[96]。随着软终点和不太相关结局的加入，解释就变得不清晰，特别是如果不太重要的组成部分比其他部分发生频率更高，从而主导整个分析结果时。任何单个组成部分的重要性都是不可预期的，但各组成部分之间应该有合理的一致性。

六、协变量调整

临床试验的目标是保证各组之间除干预措施不同外，其他因素都具有可比性。即使采用了随机分组的方法，所有预后因素也不可能完全均衡，尤其在小样本研究中。即使在统计学意义上，预后因素之间没有显著的差异，然而，研究者仍然可以观察到一个或多个因素可能对其中一组有利。无论哪种情况，在分析中都可以使用协变量调整的方法，最大程度地减少差异的影响，但并不能消除这些差异的影响。许多文章已经对有关临床试验的协方差分析进行了综述[101-122]。

协变量调整还可以减小检验统计量中的方差。如果协变量与结局高度相关，则可以进行更敏感的分析。具体的调整过程取决于要调整的协变量类型及要分析的结局指标类型。如果协变量是离散变量，或者如果将一个连续变量转换成区间使其变为离散变量，则该分析方法通常被称为"分层"。一般而言，分层分析意味着将研究的受试者细分为更小、更同质的组或层。在每一层内进行组间比较，然后以所有层为基础计算均值，以得出结局指标的最终结果。通过离散协变量，可以对组间不平衡造成的结果进行调整。如果结局指标是离散变量，例如事件的发生率，分层分析可以采用Mantel-Haenszel统计方法。

如果结局指标是连续变量，则分层分析被称为协方差分析。在协变量中通常使用的是经典的线性模型。举个简单的例子，结局指标Y和协变量X可以表示为$Y=\alpha_j+\beta(X-\mu)+$误差。其中β是代表协变量X重要性的系数，且假定每组中的系数相同；μ为协变量X的平均值；α_j是第j组全部结局指标的贡献参数

（例如，$j=1$ 或 2）。其基本思想是基于两组之间协变量 X 中的任何差异来调整结局指标 Y。在适当的假设下，此方法的优点是不必将连续型协变量 X 分为几类。更多详细内容可以参考统计学教科书[1-6,8,123]。如果一个事件的发生时间是主要的结局指标，则可以使用能对离散型或连续型协变量进行调整的生存分析方法[106]。然而，研究人员无论在任何时候使用模型，都必须谨慎评估所需的假设及满足这些假设的程度。尽管协方差分析很有吸引力，但如果在数据为非线性的情况下而假设其为线性，或各组的回归直线不平行，或者不满足正态性假设，则可能就会被误用[122]。如果协变量的测量误差很大，则会降低统计的精确度[112]。鉴于以上原因，协变量调整模型在数据解释中可能很有用，但不应该被认为是绝对正确的。

无论采用何种调整方法，都应在基线时测量协变量。除了某些因素，如年龄、性别或种族等，干预开始后所评估的任何变量都应被视为结局指标。不建议根据主要结局指标来进行组间对比，并调整其他结局指标。此类分析很难解释，因为可能会丧失组间的可比性。

（一）替代终点作为协变量

建议对各种可替代的结局指标进行调整。在一项氯贝特试验中[101]，作者报告了血清胆固醇水平下降最多的受试者有最好的临床改善。然而，胆固醇的降低可能与干预方案的依从性高度相关。如前所述，由于一组受试者的依从性可能与另一组不同，对依从性的替代指标进行调整分析可能存在偏倚。CDP试验解决了这个问题[56]。调整基线因素后，氯贝特组（$N=997$）5年死亡率为18.8%，而安慰剂组（$N=2\,535$）5年死亡率为20.2%，差异并不显著。对于血清胆固醇基线水平 $\geqslant 250$ mg/dL 的受试者，氯贝特和安慰剂组的死亡率分别为17.5%和20.6%。死亡率在血清胆固醇基线 <250 mg/dL 的两组受试者之间没有显著差异（20.0% vs 19.9%）。

在试验期间，在胆固醇基线水平较低的受试者中，氯贝特组中胆固醇下降者的死亡率为16.0%，而胆固醇升高者的死亡率为25.5%（表18-4）。这一现象支持降低胆固醇对患者有益的假说。但是，在那些胆固醇基线水平较高的受试者中，情况则恰恰相反。胆固醇下降者的死亡率为18.1%，胆固醇升高者的死亡率为15.5%。因此，似乎是那些胆固醇基线水平较低的服用氯贝特后胆固醇水平下降者，或者胆固醇基线水平较高的服用氯贝特后胆固醇水平升高者，能够获得最佳的治疗效果。如前所述，依从性可以潜移默化地影响结果，对于依从性的替代也是如此。

开展针对依从性对危险因素及结局指标影响的模型研究也受到关注[109,115]。回归模型可以根据危险因素的变化量来调整结局以获得最佳依从性。Efron 和 Feldman[109] 提出了一个有关脂类研究的例子。然而，Albert 和 DeMets[115] 指出，这些模型对于依从性、健康状况或因变量独立性的假设非常敏感。如果违反了使用这些回归模型的假设条件，则会产生错误的结果，例如上述氯贝特和血清胆固醇的例子。

表18-4　CDP根据基线胆固醇水平和变化计算的氯贝特组5年死亡率

	死亡率/%	
	基线胆固醇水平<250 mg/dL	基线胆固醇水平≥250 mg/dL
合计	20.0	17.5
胆固醇下降	16.0	18.1
胆固醇升高	25.5	15.5

　　癌症治疗的临床试验通常通过比较应答者与非应答者来分析结局[104,108]。也就是说，将那些症状缓解或肿瘤体积缩小者与那些症状没有缓解或肿瘤体积没有缩小者进行比较。一项早期调查表明，至少有20%已发表的报告进行过此类分析[122]。该调查的作者讨论了由于随机分配缺失所导致的统计问题，以及由于治疗反应的分类和应答者与非应答者之间的固有差异所导致的方法学问题的发生。如Anderson等[104]所说，这些通常会导致错误的结果。研究者指出，受试者中"最终成为应答者的人必须生存了足够长的时间，才能被视为应答者"，这个因素可能会使一些将应答者与非应答者进行比较的统计检验无效。这些作者提出了两种避免偏倚的统计检验方法。尽管如此，他们也指出即使检验表明应答者与非应答者的生存率存在显著差异，也不能得出存活率的提高归因于肿瘤治疗的结论。因此，往往与较高应答相关的积极干预措施可能不能被认为比较低应答相关的低强度干预措施更好。Anderson及其同事指出，只有真正的随机比较才可以说哪种干预方法更好。但他们没有指出的是，从CDP试验的案例可以得出，即使将干预组中反应良好者与对照组中反应良好者进行比较也可能具有误导性，因为产生良好反应的原因可能是不同的。

　　Morgan[48]列举了一个比较癌症患者反应持续时间的相关案例，其中反应持续时间是指从肿瘤（部分或全部）好转到缓解的时间。这是定义治疗后结局亚组的另一种形式，即肿瘤反应。在一项比较小细胞肺癌两种复杂化疗方案（A与B）的试验中，肿瘤缓解率分别为64%和85%，中位持续时间分别为245天和262天。当只对应答者进行分析时，预后因素的轻微不平衡明显增加。两组中分别有48%的应答者和21%的应答者在基线时存在明显的广泛性疾病。因此，虽然理论上可以针对预后因素进行调整，实际上，这种调整可能会减少偏倚，但不会消除偏倚。因为并非所有预后因素都是已知的，任何模型都只是真实关系的一个近似。

用于生存分析的Cox比例风险回归模型（见第十五章）允许回归中的协变量随时间变化[116]，已被建议作为调整诸如依从性和应答水平等因素的方法。应该指出的是，与简单的回归模型一样，这种方法也容易受到本章前面所述偏倚的影响。例如，如果CDP试验中的受试者胆固醇水平和胆固醇降低被用作Cox模型中的时间依赖性协变量，由于表18-4所示的影响，治疗效果的估计值将是有偏倚的。

Rosenbaum[121]在观察性研究和随机试验中，对于受治疗影响的伴随变量的调整进行了很好的概述。他指出，"在估计治疗效果时，除非特殊情况，否则应避免对治疗后的伴随变量进行调整，因为调整本身可能会引入新的偏倚"。

还有许多其他方法也被用于尝试调整依从性的影响。例如，Newcombe[11]建议根据不依从性程度来调整干预措施的估计效果。Robins等[110]提出了一个因果推断模型。Lagakos等[46]评估了删失的生存时间或某结局事件的发生时间，根本原因是受试者不再能够完全从治疗中受益。但是，通过这种方法估算的风险比并不等于受试者未终止治疗估算的风险比。作者指出，通过比较因终止治疗导致删失而估计的风险比来评估治疗获益是不合适的[46]。因果推断模型也被用来探讨临床试验中依从性的影响[124-127]。尽管这些方法具有良好的前景，但它们需要强有力的假设，但这些假设通常已知是不真实或难以验证的，因此不建议将其作为主要分析的一部分。

（二）基线变量作为协变量

在第六章随机化的讨论中首次提出了分层问题。对于大型研究，通常分层随机化并不是必须的，因为总体平衡往往是可以实现的，并且在分析中可以再进行分层。对于较小的研究，可以考虑采用基线校正的方法，但在分析时应包括随机化中使用的协变量。从严格意义上讲，如果在随机化过程中使用分层，则分析时应始终分层。在这种情况下，调整的变量不仅应包括那些组间有差异的协变量，还应包括在随机化过程中的分层协变量。当然，如果在随机化时未进行分层，那么最终的分析就不用那么复杂，因为这只涉及那些基线不平衡或与结果特别相关的协变量。

如第六章所述，随机化的目的是产生具有可比性的分组，使包括已测量和未测量的基线协变量达到均衡。但是，并非所有基线协变量都能很好地匹配。针对这些基线差异是否会影响治疗效果的争论仍在继续。Canner[111]描述了两种观点，其中一种观点认为，"如果选择这样做，分析可能应该仅限于治疗组之间存在差异的协变量，并且最好采用未经调整的分析方法"；另一种观点是，"仅根据先前经验已知的可预测的几个因素

进行调整"。Canner[111]以及Beach和Meier[107]指出，即使在基线可比性方面
存在一定的差异，或者即使协变量具有一定的预测性，协变量调整也可能
对治疗效果的评估产生重要影响。但是，Canner[111]也指出，"为了达到预
期的结果，通常可以从一个大的集合中选择特定的协变量"。此外，他表
明，无论是小型还是大型研究都同样适用于这个问题。因此，选择协变量
的过程必须在研究方案中明确规定，并且在分析时严格遵守。其他协变量
的调整可用于探索性分析。

　　另一个问题是在临床试验中检验协变量的交互作用[105,113-114,118-119]。治疗-
协变量交互作用的定义是，治疗效应随协变量的变化而变化[105]。Peto[118]将治
疗-协变量交互作用定义为定量或定性两方面。定量交互作用表明治疗效果
的大小随协变量的变化而变化，但都倾向于相同的干预措施（图18-5a）。
定性交互作用是指协变量的某些值倾向于干预措施，而另一些值则不利于干
预措施（图18-5b）。例如，如果高血压治疗对死亡率的获益因基线血压水
平的不同而不同，但仍倾向于相同的干预措施（图18-5a），则称为定量的
交互作用。如果降低血压对严重高血压者有益，但对轻度高血压者益处较小
甚至有害，被称为定性交互作用。干预措施的效果可能会因协变量水平的不
同而不同，甚至产生相反效果，因此在解释时必须非常谨慎。相比于检验每
个亚组干预效果的大小，在分析检验交互作用的统计学显著性时，则需要更
加谨慎。Byar[105]提出了一个很好的案例（表18-5），其比较了两种治疗方
法A和B治疗效果的平均差异，即$Y=\bar{X}_A-\bar{X}_B$，SE是Y的标准误。在表中的上半
部分，交互作用检验并不显著，但是对亚组的检验高度提示了交互作用的存
在。表的下半部分对于交互作用更具有说服力，但我们仍然需要检验每个亚
组以了解发生了什么。

　　研究者已经提出了检验总体交互作用的方法[114,119]。然而，Byar[105]的结论
值得注意。他认为，我们应该寻找治疗-协变量之间的交互作用，但是，由于
其在多重比较中具有偶然性，我们应该非常谨慎地以探索性数据分析而不是
正式假设检验的态度来看待。虽然新的统计方法可以帮助决定数据是否足以
支持探讨定性交互作用，允许更精准地确定合理的P值，但在我看来，这些
方法似乎不太可能像医学的合理性和其他研究结果的可重复性一样，成为数
据合理解释的可靠指南。我们通常会被提醒：要预先确定需要检验的交互作
用，以最大程度地减少多重比较问题。但这在实践中通常是不可能的，而且
在任何情况下都无助于评估意外的新发现。最好的建议仍然是寻找治疗-协
变量之间的交互作用，但要以怀疑的态度将其作为假设进行报告，以便在其
他研究中进行调查。

　　如第六章所述，多中心试验中的随机分组应根据临床研究机构进行分层。
严格来说，对这样一项研究的分析应把临床研究机构作为一个分层变量。此

外，应该采用区组随机，以便在随机分组时使受试者的数量随着时间的推移而达到均衡。这些区组也是分层，理想情况下应作为协变量包含在分析中。然而，因为可能会有许多临床研究机构，而且每家研究机构的区组通常有4~8名受试者，由此会产生很多分层。在分析中可能不需要使用这些区组协变量。为了简单起见，会损失一些统计效能，但是这种牺牲应该是很小的。

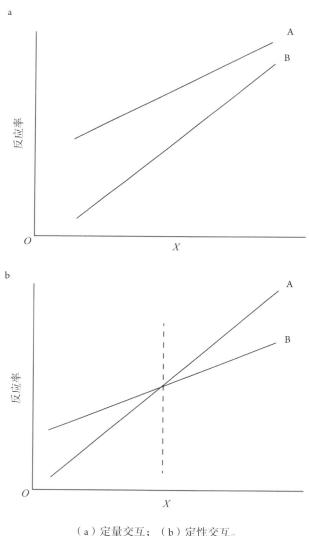

（a）定量交互；（b）定性交互。

图18-5　治疗-协变量交互作用的两种类型

表18-5 治疗-协变量交互作用举例[105]（比较两种治疗方法A和B治疗效果的平均差异）

	$Y=\overline{X}_A-\overline{X}_B$		
	统计量	Y的标准误	双侧P值
缺乏说服力			
总体检验	$Y=2S$	S	0.045
亚组分析	$Y_1=3S$	$S\sqrt{2}$	0.034
	$Y_2=1S$	$S\sqrt{2}$	0.480
交互作用	$Y_1-Y_2=2S$	$2S$	0.317
具有说服力			
总体检验	$Y=2S$	S	0.045
亚组分析	$Y_1=4S$	$S\sqrt{2}$	0.034
	$Y_2=0$	$S\sqrt{2}$	1.000
交互作用	$Y_1-Y_2=2S$	$2S$	0.045

正如Fleiss[10]所描述的，不同研究机构在受试者的人口学特征、临床实践及对试验方案各个方面的依从性上都有所不同。这些因素可能导致不同研究机构之间治疗的反应有所差异。在BHAT试验中[23]，30家研究机构中的大多数（但不是全部）显示出了普萘洛尔对死亡率有获益趋势。也有少数机构显示了相反的趋势。在AMIS试验[102]中，仅有少数研究机构数据表明，阿司匹林对死亡率降低有益，但大多数研究机构的结果显示获益很少甚至没有获益。大多数报告的分析可能未按研究单位进行分层，而只是综合所有研究机构的结果。但是，即使在有临床研究机构-治疗交互作用的情况下，至少有一项主要分析应该是不同研究机构之间的平均差异，这种分析是始终有效的[114]。

七、亚组分析

协方差分析或分层分析依据基线变量对主要结局的总体比较进行调整，另一种常用的分析方法是根据基线特征将入选的受试者进行细分或分为亚组[128-156]。此时，研究人员通常特别关注特定的亚组，而不是整体比较，从而评估不同亚组的受试者对于干预措施的反应是否不同。在试验设计和结果分析时，最常被问到的一个问题是，"干预效果是否对不同水平的重要的基线因素有相同影响？"此时对亚组进行分析检验就显得非常重要。临床试验需要大量的时间和精力来进行，所获得的数据值得最大限度的评价。亚组分析可以支持或详细说明试验总体的主要结果，或者可针对特定亚组提供主要结局的探索性分析结果。例如，对V-HeFT I试验[157-158]数据的分析表明，硝酸异山梨酯和肼苯哒嗪联合治疗可降低黑人的死亡率，但不能降低白人的死亡率。由此启动了一项只针对患有晚期心力衰竭黑人联合用药的随访研究[159]。A-HeFT试验结果显示这种疗法可提高黑人的生存率[160]。但是，这样的成功案例并不常见，所以在解释亚组的研究结果时必须谨慎。

在报告临床试验数据时如何进行亚组分析，一直是一个有争议的话题[140,156]。报告临床试验结果通常包括有关亚组的描述和效果评估，但由于被过度解释或以一种含糊其辞的方式陈述，亚组分析的结果也往往具有误导性[129,149]。自20世纪80年代初以来，大多数已发表的研究都包括一系列针对亚组分析的具体建议：多重比较时要进行调整，应预先指定，并使用交互作用检验（而不是通过组内对治疗效果的估计）对其进行评估[142,143,153,155,156]。通常也建议公布撰写好的研究方案，方案中详细说明了拟设定的亚组以及每个亚组在生物学上合理的假设，并包括执行和呈现亚组分析结果的规划。

随着亚组数量的增加，得出偶然结果的可能性也会随多重比较[132,143-144,155]而增加。因此，如果要对大量的亚组分析进行显著性检验，除非进行调整，否则得到假阳性结果的可能性将会增加。为了控制假阳性结果的数量，对一组定义亚组变量的多次交互作用检验进行调整是必要的。这个调整可以通过Bonferroni校正或其他类似方法来实现。《新英格兰医学杂志》的相关指南建议的另一种可选择方法是报告与P值相关联的假阳性预测值[143,153]。例如，在ACCORD BP研究的结果中就使用了这种方法[152]。然而，即使对多重比较进行调整，对亚组内治疗效果的过度解释也可能导致结论不具有可重复性。

理想情况下，应预先指定要分析的亚组。因为在试验结束后，通过对数据的持续探究，几乎总是有可能发现至少一个提示性的亚组效应，即使干预是完全无效的，也应事先确定要分析的亚组，最好是在考虑到生物学合理性的情况下，才具有最大的可信度。但是，检验亚组间差异的把握度可能会较低[132,155]，并且它们更有可能受到基线特征不平衡的影响[161-162]。因此，研究人员不应该像对待主要结局那样关注亚组问题的统计学意义。由于认识到发现组间显著差异的可能性很小，因此对亚组效应的描述通常是定性的。另一方面，如前所述，检验多重问题可能会增加Ⅰ类错误的可能性。即使预先指定，也有必要保持谨慎。

CHARISMA试验[131]分析了氯吡格雷联合低剂量阿司匹林的长期双联抗血小板治疗与单用阿司匹林相比，对具有心血管疾病或多种危险因素患者在预防心血管事件上的有效性。入组患者或有明显的心血管疾病症状，或有动脉粥样硬化性疾病的多种危险因素（无症状）。两个随机分组之间没有差异，但是研究方案预先设定了20个亚组分析。对于有症状患者和无症状患者，交互作用检验的P值为0.045，有症状患者获益的P值为0.046。研究根据此结果得到氯吡格雷有益的结论。随后的两篇述评[143,148]因多个问题对这一结论提出了异议。作者没有对多重比较进行任何调整，而如果进行了校正，则没有一个亚组分析会接近显著性水平。接下来对有症状患者P值的解释也夸大了其显著性，这种显著性处于临界边缘。此外，交互作用检验的显著性似乎更多是因对无症状患者的危险作用导致的，而不是由有症状患者的获益作用所决定的。最后，从临床的角度来看，有症状患者与无症状患者之间的区别尚不明确，因为无症状组中部分患者在基线时有重大心血管事件的病史。随后研究对确定为一级预防和二级预防的患者再次进行了亚组分析，发现主要结局指标在亚组内并没有显示获益[153]。

即使没有明确的预先设定，亚组分析也可以通过不同方法来确定其结果的可靠性。例如，可以合理推断与随机化分层因素有关的亚组假设，如年龄、性别或疾病分期。即使未在方案中明确规定，纳入研究设计的因素也可能被视为亚组。

当然，此处解释的问题与预设亚组同时发生。PRAISE-1试验是一项大型多中心试验[146]，研究预先指定了数个亚组，此外还分析了用于随机化分层的基线特征，即慢性心力衰竭的缺血性病因与非缺血性病因，作为额外的亚组。慢性心力衰竭患者的随机分组按缺血性和非缺血性病因进行分层。虽然对死亡或心血管住院的主要结局指标并没有统计学意义，次要结局几乎接近于显著性水平（P=0.07），但结果发现几乎所有风险降低都发生在非缺血亚组中。主要结局的风险降低了31%（P=0.04），死亡率降低了46%（P<0.001）。然而，在预期设想中，更有利的结果应出现在缺血亚组中，而不是非缺血亚组中。因此，研究者建议使用几乎相同的方案在非缺血性慢性心力衰竭患者中进行第二次试验，以确认这一意想不到的亚组分析结果[146]。然而PRAISE-2试验的结果却令人失望，主要或次要结局指标均未降低[147]。因此，无法确认先前预设的亚组分析结果是否有效。

有时，在试验的监测过程中，可能会出现特殊的亚组分析结果并引起特别的关注。为了能有更多的受试者被纳入到试验中，一种方法是在后来加入的受试者中检验新的亚组假设。由于试验受试者的人数较少，不太可能发现显著的差异。但是，如果在新的亚组中出现了相同结果，则该假设成立的可能性会大幅度增强。亚组也可能在试验的过程中通过其他类似试验来确定。如果一项研究报告了观察到的干预组与对照组之间的差异似乎集中在一个特定亚组中，则即使该亚组未预先指定，也应查看一下是否在相同干预措施的其他试验中发现了相同结果。这里的问题主要在于对"可比性"的定义。对于不同的试验来说，基线信息足够相似，从而可以描述相同的亚组，这并不常见。例如，在RUTH[133]试验中，年龄组属于预先指定的亚组，但是为了与WHI对年龄组的定义保持一致而进行了修改[77]。由此，尽管来自RUTH和WHI的亚组效应是一致的，但是其中有关实际临床效应的阐述受到了极大的挑战[155]。

亚组分析中最弱的类型包括了事后分析，有时也称为"数据挖掘"或"数据捕捞"。使用这种方法是由数据本身决定的。由于许多对比是理论可行，但显著性检验变得难以解释，且应该受到质疑。这样的分析应该主要用于产生假说，以便在其他试验中进行评估。一个受到质疑的亚组分析实例来自冰岛的一项糖尿病研究。研究显示14岁以下并出生于10月的男孩，患糖尿病酮症的风险最高。Goudie[138]质疑对于出生月份的结论是否来自事后分析，由此对认知的结果产生了偏倚。ISIS-2试验[141]则展示了一个错误的亚组分析结果：双子座或天秤座的人，心肌梗死后服用阿司匹林并无效果。还有一个类似的例子[135]显示，3月份出生的人患支气管癌的风险是其他月份的两倍（$P<0.01$）[130,134]，但这一观察结果无法重复。因此，对于没有生物学合理假设支持的亚组分析应格外谨慎。

即使是生物学上看似合理的亚组分析，其获益效果也常常无法重复。例如，目前对心肌梗死患者进行的一系列β受体阻滞剂试验，有很多都进行了事后亚组分析。一项分析发现，观察到的获益仅限于前壁心肌梗死的患者[145]。另一项研究声称仅在65岁以下的受试者中有所改善[128]。亦有研究者观察到，在BHAT试验中，干预措施获益相对较大的是在梗死期间有并发症[137]。然而，这些亚组研究结果在其他试验中并未得到一致的验证[136]。

事后亚组可以通过比较经历相同事件或有相似结局的受试者来指定。一个早期的例子是1975年发表的一项多中心国际研究[145]所进行的判别分析。研究人员经常想这样做亚组分析，以了解干预措施的作用机制。有时，这种回顾性分析可以提示对受试者可以根据哪些因素或变量进行亚组分组。如本章前面所讨论的，依据任何结局变量（例如依从性）对受试者进行分类会导致结论偏倚。如果要以此方式建立亚组，研究者应在每个随机分组中创建该亚组并进行适当的比较。例如，研究者可能会发现干预组死亡的受试者比对照组死亡的受试者年龄大。这项回顾性观察可能表明年龄是影响干预措施效果的一个因素。检验该假设的适当方法是按年龄对所有受试者进行分组，并对不同年龄的干预组和对照组进行比较。

MERIT-HF试验报告了一个有趣的事后亚组分析[154]。该试验评估了β受体阻滞剂在慢性心力衰竭患者中的治疗效果，有两个主要结局指标，一个是全因死亡率，另一个是死亡和住院率。由于总死亡率显著降低，且死亡和住院率也呈现相似的降低趋势（图18-6），监查委员会提前终止了MERIT-HF试验。在所有预先设定的亚组中，总死亡率、总死亡和住院率、总死亡和心力衰竭住院率的结果都非常一致（图18-7）。

而且，上述结果与其他两项β受体阻滞剂试验的结果非常一致（图18-8

和图18-9）[37-38]。但是，监管机构在审查过程中比较了不同国家的事后分析结果。这些结果如图18-10所示。值得注意的是，在死亡率方面，与整体试验的死亡率结果相比，美国的相对风险结果略支持安慰剂组。而关于总死亡和住院率，以及总死亡和心力衰竭住院率的结果，美国的数据与总体试验结果一致。如Wedel等所述[154]，对交互作用的分析取决于如何形成地区亚组。对观察到的地区差异的偶然性和真实性一直存在争议，但Wedel等分析认为，这与其他外部数据不一致，与MERIT-HF试验内部其他数据也不一致，在生物学上也不合理，因此很可能是由于偶然因素造成的。但是，该结果确实指出了事后亚组分析存在的风险。

无论如何选择亚组，有几个因素可以为研究结果的有效性提供证据支持。如前所述，在几项研究中获得类似结果可以增加说服力。研究中的内部一致性也是一个因素。如果多中心试验中的大多数机构观察到相似的亚组分析结果，则结果更有可能是真实的。当然，并非所有的后续分析和重复试验都会否定最初的亚组发现。然而，相比之下，对于发现的结果，事后在生物学上有必要进行合理解释，但这并不足够。因为对于几乎任何结果，都可以找到听起来合理的解释。

分析亚组效应的两种最常见方法是，①对亚组内效应进行多重假设检验；②对亚组效应进行交互作用检验，使得根据每个感兴趣的变量定义的亚组之间的效果具有同质性。在这两个方法中，诸多文献的共识强烈支持进行交互作用检验。交互作用检验提供了一种全面的评估方式，来确定划分研究队列的分类变量是否与不同程度的治疗效果相关联。

对估计这些效应值及其置信区间，提供了在整个人群中评价治疗效果一致性的探索性指标。相比之下，对亚组内治疗效果的检验需要进行更多的假设检验，并且在显著性水平上存在夸大假阳性结果的可能性[132]。统计效力和其他考虑因素使得总体试验结果比亚组分析结果更能指导对亚组的疗效分析[155-156]。

通常，人们注意力集中在干预-对照差异最大的亚组上。然而，即使只有少数几个亚组，在最极端的亚组结局之间，干预效果存在巨大且虚假差异的可能性也是相当大的[136,140,150]。由于可能会出现较大的随机差异，因此亚组分析的结果很容易被过度解释。Peto认为，在不同亚组之间观察到的结局定量差异是可以预期的，但这并不意味着干预的效果在亚组之间是不一致的[118]。

也有人建议，除非试验最主要的总体差异是显著的，否则研究者在报告亚组结果的显著差异时应特别保守[150,163]。Lee等[144]进行了一项模拟随机试验，在没有开始实质的干预前，受试者被随机分为两组。尽管预期总体上没有差异，但还是发现了一个亚组显示出了显著的差异。进一步的模拟[132]强调了即使在主要结局比较显著的情况下也有产生虚假结果的潜在可能性，同时也强调了基于交互作用检验而不是针对特定亚组检验的重要性。

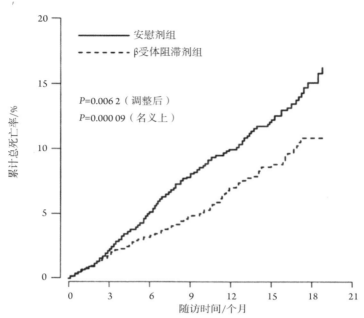

图18-6　MERIT-HF中Kaplan-Meier估计的随机化分组的累计总死亡率–P值并调整了两次中期分析[37]

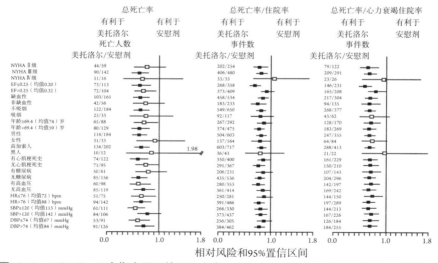

图18-7　MERIT-HF中指定亚组的总死亡率、总死亡和住院率、总死亡和心力衰竭住院率的相对风险和95%置信区间[154]

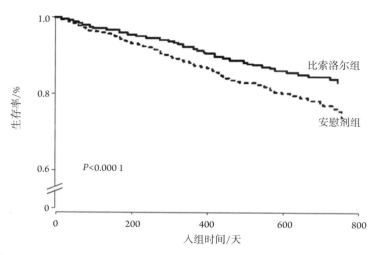

图18-8 CIBIS-II试验比较了比索洛尔组和安慰剂组的Kaplan-Meier生存曲线[34]

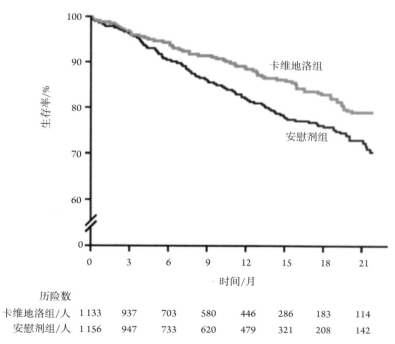

历险数							
卡维地洛组/人	1 133	937	703	580	446	286	183	114
安慰剂组/人	1 156	947	733	620	479	321	208	142

卡维地洛组降低了35%的风险，具有显著性：$P=0.000\,13$（未调整）和$P=0.001\,4$（调整后）[38]。

图18-9 COPERNICUS试验死亡时间的Kaplan-Meier分析，比较了安慰剂组和卡维地洛组

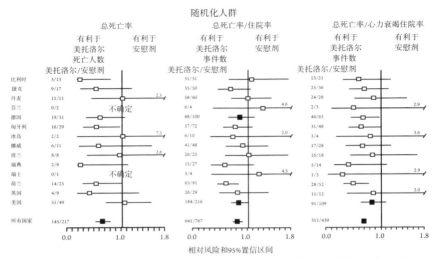

图18-10　MERIT试验中指定亚组的总死亡率、总死亡和住院率、总死亡和心力衰竭住院率的相对风险和95%置信区间[154]

　　总之，亚组分析很重要。但是，必须使用基线数据对其进行设定并谨慎解释。

八、不计算某些事件

　　在预防性试验中，人们往往倾向于把随机化后（随访期内）立即观察到的事件不计算在内。这种做法的合理性在于，快速发生的事件一定是在筛选时就已经存在了，只是未被发现。例如，如果一项癌症预防试验将受试者随机分为维生素组和安慰剂组，则随机化后任何立即发生的癌症事件都无法预防，因为很可能在入组时已经处于亚临床状态了。由于干预措施无法避免这些情况，因此将其纳入研究只会稀释结果并降低统计学把握度。尽管这样的论点颇具吸引力，但也必须谨慎对待。很少有人完全了解治疗或干预措施的作用机制。更重要的是，采用这种方法可能不会轻易或迅速地观察到更具有直接效果的干预措施的负面影响。如果要使用的话（这种情况应该很少使用），数据必须以两种方式呈现，即包含和不包含被排除的事件。
　　放弃早期事件的极端情况可能会发生在外科手术或介入性治疗的试验中。被分配到这种治疗的受试者可能会面临更高的致命性或不可逆转性事件的风险。受试者面临的这些早期风险是整体干预效果的一部分，不应将其从分析中剔除。
　　一些试验已经根据受试者退出研究或不依从性达到特定程度的不同情况定义了各种结局事件的计数规则。例如，苯磺唑酮再梗死试验[28]建议在停用研究药物7天后不再对任何事件进行计数。目前尚不清楚排除事件以避免偏倚的适当时间长度。例如，如果患有急性疾病者的病情持续恶化并因此终止治疗，若是治疗本身的不良反应和毒性而导致的恶化，则可能会引入偏倚。在本章前面所述的APPROVe试验[81-84]中，研究者决定对停药14天后的事件不再进行计数，并且在该时间段后不再随访受试者，引起了争议。实际上，当获得了几乎完整的随访时，结果和解释就不同了[84]。

九、多个结局指标的比较

如果进行了一定次数的假设检验，那么就可能会碰巧出现假阳性结果。多重比较需要讨论重复测量同一结局指标（见第十五章）和多个结局指标的比较这两个问题。许多临床试验有不止一个应答变量，并且通常会预先设定几个本临床试验感兴趣的亚组。因此，很可能会进行大量的统计比较。例如，当进行20次独立比较时，如果使用0.05作为显著性水平，平均而言，仅凭偶然性，在这些结果中就会产生一个有显著性差异的结果。这意味着，如果研究者需要进行多重比较，那么其在解释结果时应该非常谨慎。而另一种选择是要求使用更为保守的显著性水平。如前所述，降低显著性水平将降低临床试验的把握度。Miller[164]讨论了多重比较的问题，其回顾了多个建议使用的评估方法。

解决这个问题的其中一种方法是增加样本量，以便在保持临床试验把握度的同时，可以使用较小的显著性水平。然而，实际上，大多数研究者可能负担不起为满足进行所有比较需要而扩大的临床试验样本量。大致来说，如果研究者进行k次比较，那么每次比较都应该在显著性水平α/k上进行，这一过程被称为Bonferonni校正[164]。因此，对于$k=10$和$\alpha=0.05$，每次检验都需要达到0.005的显著性水平。而要达到0.005的显著性水平，所计算出的受试者数量将显著增加。通常在这种情况时，如果测试的统计有相关性，Bonferonni校正在控制总体α水平或假阳性错误率方面相当保守。因此，依据一个主要的应答变量来计算样本量、同时限制比较的次数，以及谨慎地推断在其他比较中有显著意义结果的做法可能更为合理。

然而，还有其他控制总体α水平的方法，我们简要总结了其中的两个方法[165-166]。假设我们预先设定要测试m个假设，其中涉及多个结局、多个亚组或集合，目标是控制总体α水平。Holm方法[166]是通过将P值从小到大排列为$P(1)$、$P(2)\cdots\cdots P(m)$，而相对应的m个假设为$H(1)$、$H(2)\cdots\cdots H(m)$。如果$P(1)\leqslant\alpha/m$，则Holm计算方法拒绝$H(1)$。当且仅当$H(1)$被拒绝时，我们才能考虑下一个假设。在这种情况下，如果$P(2)\leqslant\alpha/(m-1)$，则$H(2)$可以被拒绝。这个过程将一直持续到我们不能拒绝其中的一个假设检验而停止。如果m个假设可以根据重要性来排序，也可以使用Holm方法。在这个方法中，只有相关的P值小于α/m时，才能拒绝其中最重要的假设$H(1)$。如果$H(1)$被拒绝，那么如果P值小于$\alpha/(m-1)$，则可以拒绝下一个重要的假设$H(2)$。

Hochberg方法[165]也要求提前作出m个假设，并像Holm方法一样，将P值从小到大排序。Hochberg方法允许如果$P(m)\leqslant\alpha/m$，则拒绝所有m个假设。如果不是这种情况，那么如果$P(m-1)\leqslant\alpha/(m-1)$，则剩余的$m-1$个假设可以被拒绝。那么，对所有的$m$个假设进行该检验，直到某个假设被拒绝就停止检验。这两个方法都没有给出精确的拒绝方式，因此，重要的是需要事先指定使用哪个变量进行检验。

在考虑多个结果或亚组时，定性评估结果的一致性非常重要，而不是过分夸大统计分析结果。正式比较前应进行说明。除此之外，专注观察数据的分析，将为后续分析带来思路。

十、使用截点

在数据分析中，通常将连续变量一分为二，例如在数据分析中使用一个随意的"截点"是常见的做法。但在截点是数据提示的情况下，这种做法可能将研究者引入歧途。我们认真思考一下，以表18-6中的数据集作为例证。

在进行干预前，给两组中每组25名受试者测量心率（以每分钟跳动的频率为单位）。使用治疗方法A、B后，再次测量受试者心率。使用标准t检验，则A组和B组间的心率平均变化值没有显著性差异（$P=0.75$）。然而，如果根据心率降低的幅度将受试者分为"应答者"和"无应答者"，再次分析同样的数据，那么结果可能会有所改变。表18-7展示了三种可能性，分别使用心率每分钟减少7次、5次和3次作为应答的定义。如前所述，使用卡方检验或Fisher's精确检验，显著性水平从不显著变为显著，后又回到了不显著。通过这个人为设计的示例可以看出，通过改变截点，数据实际上并没有区别时，可以观察到显著性差异小于0.05的结果。

十一、非劣效性临床试验分析

如第五章所讨论的，非劣效性临床研究在设计、实施和分析中都具有挑战性。我们认为设定非劣效性界值是非常重要的挑战。即便在临床试验开始前已经确定了非劣效性界值的范围，但由于临床和监管的影响，在数据分析时仍有几个问题必须严格分析和报告[13,167-183]。如果我们规定I表示新的干预措施，C表示对照或标准治疗，P表示安慰剂或不治疗，那么我们可以从非劣效性试验中估算出I对C的相对风险，即RR（I/C）或绝对差。在研究设计阶段，必须建立衡量指标，因为样本量和中期监测都取决于此。第一个数据分析的目的是确定新的干预措施是否能达到非劣效性标准，而其中一部分工作则是需要证明估算的95%置信区间上限小于非劣效性界值。

表18-6　A组和B组治疗前后心率（每分钟心率）的差异，每组25人

观察对象	A组			B组		
	治疗前心率/bmp	治疗后心率/bmp	心率改变值/bmp	治疗前心率/bmp	治疗后心率/bmp	心率改变值/bmp
1	72	72	0	72	70	2
2	74	73	1	71	68	−3
3	77	71	6	75	74	1
4	73	78	−5	74	71	3
5	70	66	4	71	73	−2
6	72	76	−4	73	78	−5
7	72	72	0	71	69	2
8	78	76	2	70	74	−4
9	72	80	−8	79	78	1
10	78	71	7	71	72	−1
11	76	70	6	78	79	−1
12	73	77	−4	72	75	−3
13	77	75	2	73	72	1
14	73	79	−6	72	69	3
15	76	76	0	77	74	3
16	74	76	−2	79	75	4
17	71	69	2	77	75	2
18	72	71	1	75	75	0
19	68	72	−4	71	70	1
20	78	75	3	78	74	4
21	76	76	0	75	80	−5
22	70	63	7	71	72	−1
23	76	70	6	77	77	0
24	78	73	5	79	76	3
25	73	73	0	79	79	0
均数	73.96	73.20	0.76	74.40	73.96	0.44
标准差	2.88	3.96	4.24	3.18	3.38	2.66

表18-7 A组和B组分别应用三种截点评估心率变化的比较

心率每分钟减少次数/bmp	<7	≥7	<5	≥5	<3	≥3
A组/人	23	2	19	6	17	8
B组/人	25	0	25	0	18	7
卡方检验	P=0.15		P=0.009		P=0.76	
Fisher's精确检验	P=0.49		P=0.022		P=0.99	

如Pocock等[181]所述（图18-11），如果相对风险的95%置信区间上限小于1，则存在不同程度的优势证据（见案例A）。在非劣效性临床试验中，如果95%置信区间的上限小于非劣效性界值δ，则表示该数据支持非劣效（见案例B和案例C）。如果95%置信区间的上限大于非劣效性界值δ，那么数据则不支持非劣效（见案例D）。正如在第八章中我们所讨论的问题，该设计必须使用充足的样本量和效能，以排除非劣效性的可能性。尽管在临床设计开始前我们可能并没有预料到这个问题，但非劣效性临床试验也可能提示该干预方式可能对患者有害（见案例E）。

非劣效性分析的第二个目的是证明新的干预措施可能优于安慰剂或不治疗，也就是RR（I/P）的估计值。从统计分析看，可以通过计算RR（I/P）=RR（I/C）RR（C/P）来实现。然而，要证明这两者间的关联，我们至少需要满足以下两个非常关键的假设：①治疗效果不会随着时间推移而改变，②使用安慰剂的对照组受试者与目前进行治疗受试者的数量有相关性。但是，这些假设很难，甚至是不可能成立的（见第五章）。在这一节中，我们将把注意力集中在第一个挑战上，即确定干预组与对照组的比较是否小于非劣效性界值。

假设在临床试验中选择了一个阳性对照组，而临床试验在实施过程中要严格遵守目前已有的最佳临床证据，如果新干预措施与原干预措施一样有效或更有效，则能够确定新干预措施对患者有益[172]。否则，如果将新干预措施与有缺陷（问题）的现有治疗方法做对比，那么，会很容易让新干预措施的效果看上去与对照组等效，甚至优于对照组。依从性差和管理欠缺将使结果更倾向于在非劣效性试验中的新干预措施，而不像在优效性试验中，排斥新干预措施[179]。因此，正如第十四章所讲，在评判临床试验的时候，必须收集足够的遵守试验方案的信息，以便进行关键评估。在这种情况下，依从不只意味着受试者是否服用了所有或几乎所有的干预药物和对照药物。受试者服用的其他伴随药物也是一个考虑因素。如果存在很大的不平衡，就很难解释试验结果。

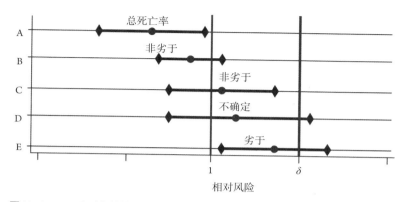

图18-11 一系列有效性试验和非劣效性试验的相对风险和95%置信区间

另一个关键因素是，所选择的结局指标是否能够真正衡量新干预措施和对照组的效果，这被称为检验灵敏度[177]。因此，无论有没有意识到这个问题，研究者通常可能会选择一个使用任何研究干预措施都不会改变的结果，从而保证非劣效性界值的实现。结果应该与阳性对照组和安慰剂组临床试验中的结果相类似。

目前意向性分析或"符合治疗方案"的分析是否最适合非劣效性设计试验仍存在争论。如果使用意向性分析，则不依从性会稀释可能存在的任何差异，从而发生非劣效性偏倚。"符合治疗方案"分析仅比较那些善于坚持的人，或者至少采取了一些预先定义的干预措施，因此更接近测试真实效果。然而，正如我们本章前面所展示的，通过干预措施依从性来分析试验可能存在偏倚，其方向无法预测。因此，我们不建议进行这种分析，因为偏倚及其方向存在不确定性，而是建议设计一项试验，以尽量减少依从性偏离。新干预的真正比较可能介于意向性分析或"符合治疗方案"分析之间，但没有可靠的方法来分离出这一估计。如果两种分析方法都确认非劣效性，假设在非劣效性差值合理的前提下，结论就更有力[178]。

任何试验都依赖于足够的样本量来测试感兴趣的假设，无论是优效性还是非劣效性试验。对于优效性试验，样本量不利于发现差异，但对于非劣效性试验，样本量不足有利于证实非劣效性。在一个过小和过大的非劣效性界值之间保持平衡存在困难，界值小到对样本量要求遥不可及，过大时又使样本量极具诱惑力的试验结果不具说服力。

有许多非劣效性试验的例子，我们将用一个例子来说明其挑战。SPORTIF V试验中，使用口服凝血酶抑制剂预防脑卒中，将新干预措施希美加群与标准干预措施华法林[183]进行比较，脑卒中发病率作为主要结局。此试验涉及若干问题。首先，没有非常好的华法林与安慰剂试验来设置非劣效性界值。其次，试验使用绝对差值作为指标，假设事件发生率在3%左右，而观察到的事件发生率不到一半。因此，由于事件发生率较小，预先确定为2%的非劣效性界值太大。如果假设观测到的事件率为1.5%，则预先确定界值会少得多，可能接近1%。研究观察到的脑卒中发生率为1.2%，在希美加群组为1.6%，95%的CI为-0.13%至1.03%，这符合非劣效性界值的初始幅度。然而，这不足以达到1%的界值。因此，即使可以提前设置界值，结果也可能使假设及界值本身无效。

如将在第二十一章所讨论的，非劣效性试验结果的呈现要比优效性试验复杂得多，因为所有假设都必须被仔细而清晰地列出[181]。

十二、趋势自适应设计分析

正如在第五章和第十七章中讨论的，试验设计可能有一个自适应元素。这可能是一个为终止早期试验安排的成组序贯设计，诱发因素是出现了压倒性的利益、伤害或无效的强烈信号。在自适应设计中，讨论了一些涉及更改样本量的问题。其中一些样本量的改变是由于总体较低的事件发生率，或超出原始样本量估计时假定的主要结局的变异。在这些情况下，将正常进行最终分析。但是，另一种样本量的更改方法依赖于趋势自适应设计。在这些取决于数据新兴趋势的设计中，最终临界值或显著性水平将受到影响，因此必须牢记并在最终分析中加以注意。

例如，有些试验可能监测累积的临时数据，并可能在利益或损害证据出现时提前终止试验。如果成组序贯设计试验使用0.05作为双侧检验水平，若O'Brien-Fleming边界被采用5次，则其近似等价于比较一次的检验水平为0.05的情况，上限和下限的最终临界值不会是+1.96和-1.96，但会接近2.04的值。

对于趋势自适应样本量变化，最终临界值取决于使用哪种方法，但通常都需要一个更保守的值，例如双侧名义检验水平α为0.05（临界值1.96）。

除了调整最终临界值，这些趋势自适应设计的分析还可以使用修改后的统计检验方法。例如，如果使用Cui等[184]的方法增加样本量，则需要用到第十七章中描述的加权统计检验。未来观测结果较早期观测结果的权重低。在这种情况下，通常的测试统计方法不合适。对于第五章、第十七章中描述的其他趋势自适应方法，最终分析通常可以以简单的方式进行标准统计，根据顺序测试的最终临界值进行适当调整。

十三、多项研究的Meta分析

在临床研究领域，通常使用类似受试者进行若干独立试验，并在几年内进行类似的干预策略。有些可能是较大的多中心试验，但可能包含大量小型试验，但其中没有一个是有独立结论的，尽管其可能作为后续较大研究的试点。来自各种医学学科的研究人员经常审查类似试验的累积数据，并试图对总体结果形成一致的结论[185-193]。如果该总结过程遵循一定的规范流程执行，并且使用统计方法将所有数据相结合，则通常称为Meta分析或系统综述。Cochran[194]和Mantel等[195]描述了适合这一目的的方法。其他作者总结了该方法[196-207]。Cochrane协作组的成员是对照试验系统综述的主要贡献者[208]，通常围绕特定的健康领域或问题组织，包括对不良反应的系统综述以及如何进行这种系统综述的建议。旨在提高Meta分析方式和报告的规范性[209-210]。各种医学学科中有许多Meta分析的例子，这里引用了其中几个[211-221]。关于Meta分析的有用性和挑战性，已经有诸多报告对其进行了讨论[222-233]。

（一）理由和问题

研究人员通过进行系统综述和Meta分析，来解决一些重要问题[190]。可能最常见的原因是为了获得更精确的干预效果估计，并增强对影响小但临床意义大的影响因素的观察。通常，能够发现更多的作用小但临床意义大的影响因素，这是激发研究Meta分析的动力。然而，Meta分析也可以评估结果在不同试验、人群和特定干预措施间的普及性。基于小样本量的亚组分析可能不会产生确定的结论，还可能会错失干预效果本质上的差异。由于测试的多重性，导致试验后亚组分析不可靠。预先确定的Meta分析提供了检验独立试验中确定的有限假设的机会。亚组的Meta分析可以通过选择最适合干预的受试者来指导临床医生的实践。此外，Meta分析可以满足向美国食品药品监督管理局提交材料的要求。如果正在启动一项重大临床试验，明智的做法是设计的各方面都基于对现有数据的总结。Meta分析是一个系统的过程，可以提供有关人口和干预的定义、对照组反应率、干预效果的预期规模以及后续观察时间长度的关键信息。最后，如果一种新的治疗或干预手段在应用初期就被广泛普及，Meta分析可能提供一个平衡的视角，并建议其可能需要一项单一、大型的、设计得当的临床试验，以提供明确的验证。此外，如果因为失去均势而不再有机会开展新的大型临床研究，即使我们无法对均势的丧失作出合理解释，Meta分析也必须进行。在这种情况下，Meta分析可能是获得可靠共识的唯一解决方案。

如前所述，Meta分析是对相似的受试者接受相似干预措施后的结局结果的综合评估。按根据临床中心进行分层的多中心试验的标准进行的分析，在某些方面来说是一种理想的Meta分析。每家中心都扮演一项小型试验的角色。试验指南和治疗策略是相同的，并且其受试者比典型的Meta分析试验集合中的受试者更相似。

　　Meta分析与多中心试验之间的这种对比显示了前者的部分局限性。虽然临床协议的实施可能因中心而异，但与独立进行的大型或小型试验集合相比，这种差异可以忽略不计。即使Meta分析通过汇集每项试验的受试者数据[212,217]进行，也不能指望Meta分析能够产生与单一大型临床试验相同的证据水平。在典型的Meta分析中，实际治疗、研究人群、随访时间、结果测量、国际试验的背景医疗水平以及数据质量方面存在重要差异[222,225-228,233]。由于这些差异，Meta分析的潜力绝不应成为进行一系列小型、松散关联研究的理由，或期望通过事后Meta分析可以产生确定性的结果。也许最根本的问题是在决定Meta分析应包括哪些研究时产生的偏倚。这种偏倚的两个例子是选择偏倚和研究员偏倚。

　　许多人支持这样一种概念，即最有效的概述和Meta分析要求进行的所有相关研究都可被列入或至少可加以考虑[190,226]，否则会产生选择偏差，即由分析非代表性样本引起的错误估计。例如， Furberg[228]回顾了对七项降脂试验的Meta分析，每篇文章都提出了不同的纳入标准，如受试者的数量或降低胆固醇的程度。结果因使用的标准而异。Meta分析中选择偏差的另一个例子涉及调查在直接经皮冠状动脉介入治疗（primary percutaneous coronary intervention， PPCI）中添加手动血栓抽吸是否可降低总死亡率。1996—2009年，共开展了约20项相关小型临床试验和一项较大型试验（TAPAS试验[234]），以解决加入血栓抽吸的PPCI是否比单独PPCI的受益更多。这些试验没有为总死亡率提供助力，相对小型的试验也并非始终为阳性，然而，该试验提示人工血栓抽吸可能使死亡率降低了50%。一系列Meta分析试图进行澄清[212,235-240]。尽管目标相同，纳入标准几乎相同，而且获得一小部分相同试验结果，但没有Meta分析纳入了同一组研究，而结果也各不相同。由于结论相互矛盾，没有达成一致意见。TASTE试验以死亡率为主要结果，结论是没有效果[20,241]。但随后的Meta分析，包括TASTE试验，发现虽然对死亡率没有显著影响，但临床结局存在适度降低[242]。

　　不但很难决定要包括哪些已知和已公布的试验结果，而且另一个严重的复杂情况是，由于发表偏倚，一些相关试验结果可能无法在文献中轻易获得[223,231]。经验表明，已发表的试验更有可能具有统计学意义（$P<0.05$）或倾向于进行新的干预。产生中性或无差异结果的试验不太可能公布。Furberg等[227]描述的一个例子说明了这个问题。关于心脏病发作后患者使用普萘洛尔的概述[223]，其报告了45例患者中有7例在医院死亡。相比之下，非随机安慰剂对照组有17例死亡，表明服用普萘洛尔组有明显受益。关于设计限制的争议促使研究人员进行了另外两项随机试验。其中一项试验结果显示没有差异，另一项试验结果显示呈负（有害）趋势。两项试验都没有被发表。Chalmers等[224]指出，MEDLINE文献检索可能只找到30%~60%

已发表的试验。这部分是由于结果的呈现方式，而对典型关键词的搜索可能无法发现相关论文。虽然搜索引擎现在可能更好，但无疑还是有局限性的。Gordon等研究发现，在2000年1月至2011年12月之间完成的244项NHLBI支持的试验中，只有57%在完成后30个月内公布了主要结果[243]。在确定和接触所有相关研究群体方面的困难可能导致研究人员对一些不具有代表性的审判结果进行分析，从而得出结论。因为选择偏倚，这些结论不能反映证据的全部。

　　另一种类型的偏倚被称为研究员偏倚。当研究员忽视或超越任何预先指定的计划，并作出主观决定哪些试验和结果变量将得到报告时，就会发生研究员偏倚。如果研究方案编写良好并被严格遵守，则研究人员的偏倚就不是什么问题。然而，对多个亚组和多个结果的重复检验可能不容易从已发布的报告[229]中检测到。有希望的早期结果可能会引起人们的注意，但如果以后的结果表明干预效果较小，则可能会被忽视，或者更难找到系统审查。此外，系统审查的作者也可能受到研究员的偏倚。也就是说，除非在协议中先验地明确说明元分析的目标，否则通过筛选多次尝试，可以在此分析中找到积极的结果。为了获得所有已知的试验并准确提取相关数据，需要大量的时间和持久性。并非所有的元分析都是以同样程度的彻底性进行的。

　　医学文献中有大量各类试验的Meta分析，涉及广泛的学科[211-221]。心脏病学文献中的几个例子将提供概述。Chalmers等[214]回顾了6项小型研究，这些研究使用抗凝剂来降低心脏病患者的死亡率。虽然这些研究中只有一项结果具有个人显著性，但总的结果表明，死亡率绝对值下降了4.2%。作者建议没有必要进行进一步的试验。然而，由于上述问题，这一分析招致了严厉批评[229]。数年后，Yusuf等[221]回顾了33项纤溶药物相关临床试验，主要关注链球菌激酶的使用。本概述包括剂量、路线、给药时间及设置方面有各种不同性质的试验。虽然静脉注射使用纤溶药物的Meta分析令人印象深刻，作者的结论是结果并非由于报告偏倚，但他们讨论了在广泛使用纤溶药物之前需要进行大规模试验。例如，有些问题，包括这种干预在心脏病发作后开始的时间。也就是说，需要解决时机问题。Canner[213]对6项随机临床试验进行了概述，分析了以前心脏病发作者使用阿司匹林降低死亡率的情况。总体Meta分析显示死亡率降低了10%，但其意义并不显著（$P=0.11$）。然而，结果的异质性显著存在，最大型的试验结果显示死亡率略下降。Hennekens等[215]重复了Canner的综述，并涵盖了之后进行的数项试验。这项最新的分析对这一治疗结果进行了验证。May等[218]对心脏病突发后二级预防的治疗模式进行了早期概述，包括抗心律失常药物、降脂药物、抗凝血药物、β受体阻滞剂和运动。虽然存在用于合并每类治疗研究结果的统计方法是存在的，但他们选择不合并结果，而只是以图形方式提供相对风险和置信区间结果。对试验结果的趋势和变化进行的检查提示进行总结分析的需要。Yusuf等[220]后来提供了β受体阻滞剂治疗试验的更详细概述。在使用类似的图形方式展示时，他们计算了总比值比/优势比及其置信区间。Meta分析也对乳腺癌辅助治疗[216]的癌症试验进行了分析。虽然多种化疗药物显示了3年和5年随访期间无复发生存率和总生存率有所提高，但试验结果之间的差异使得作者呼吁开展更多的试验、得出更理想的结果。

Thompson[232]指出有必要调查异质性的来源。这些差异可能源于研究的人群、干预策略、结果的测量，或是其他任何符合逻辑的方面。鉴于这些差异，单个研究结果的不一致是合情理的。异质性的统计检验即使在中等异质性存在的情况下，统计说服力也往往很低。Thompson[232]认为，我们应该调查研究之间的明显差异所产生的影响，而不是依靠经典统计测试来确保无异质性。在异质性明显存在的情况下，应谨慎解释总体结果。Thompson描述了一个包含28项评估胆固醇降低对冠心病风险影响研究的Meta分析案例。因为异质性明显，简单地给出风险降低的总体评估可能会造成误导。研究提示诸如人群的年龄、治疗时间、研究规模等因素是有影响作用的。考虑到这些因素，异质性变得不那么极端，结果更可解释。一项分析表明，随着受试者病发年龄的降低，风险百分比也会降低，这在整体Meta分析中有体现。然而，研究者也告诫说，必须谨慎解释这种异质性分析，就像任何单一试验中的亚组分析一样。

与典型的文献综述相比，Meta分析通常在结论中使用P值。统计过程可能允许计算P值，但其所代表的精度可能并不适合于此。并非所有相关研究都包括在内的可能性使对P值的解读可信度降低。数据的质量可能因研究而异。一些试验的数据可能不完整，但它的不完整可能未被察觉。因此，只有非常简单和明确的结果变量，如全因死亡率和重大事件，才应该用于Meta分析。

（二）统计方法

自从Meta分析成为总结一系列研究的流行方法以来，许多关于如何解决相关技术问题的统计学文章已经发表[186,194-196,198-201,203,205,207]。大部分内容超出了本书所描述的技术范畴，但有一些关于Meta分析文献可供参考[197,202,204,206]。1954年，Cochran[194]首次提出了两种常见的技术方法。如果Meta分析中包含的所有试验都是针对一种干预方法的同质且真实（但未知）的固定效果予以评估，Mantel-Haenszel 方法[195]可在稍有变化后使用。这类似于生存分析一章中的Log-rank或Mantel-Haenszel法。如果假设试验具有不同或异质的真实干预效果，根据DerSimonian和Laird[200]的建议，可用随机效应模型描述这些效果。另一种有效但不太常见的方法依赖于Bayesain分析[204]，该分析用于评估辅助溶栓治疗对急性心肌梗死作用的文献[239]。

DerSimonian等[200]采用的方法比较了每项研究中的率差，并获取了合并率差的估计值和标准误。合并率差的估计值是单一研究中率差的加权平均值。权重是干预效应组间和组内方差成分之和的反比。如果研究在干预效果上相似或同质，则该方法和固定效应模型会产生非常相似的结果[196]。异质性检验通常不像主效应那样具说服力。然而，如果各试验显示的干预效果存在差别，以上两种方法可以产生不同的结果，如Berlin等[196]及Pocock等[203]所描述的。

通常，在展现Meta分析结果时，OR估计值和95%置信区间绘制在同一图形中，以便为每项试验提供总结。如图18-12所示，Yusuf等[221]总结了24项纤溶治疗对急性心脏病突发患者死亡率影响的试验。散列标记表示估计的OR，横线表示95%置信区间。此图（有时被称为"森林图"）包括了合并所有研究后对每一个研究OR的估计值，其中符号的大小表示每项独立研究的大小。然而，在有严重异质性治疗效果的情况下，必须质疑单点估计是否恰当。如果异质性存在于定性分析中，也就是说，对一些研究的OR估计大于合并结果，而有些估计小于合并结果，那么对合并的估计也许并不明智。如果这些估计展示出时间趋势，当剂量和受试者的选择随着更多新干预经验的获得而改变，那么这种趋势就可能发生。

关于使用哪种模型进行Meta分析是一个有争议的话题，但没有一个模型完全正确。随机效应模型有一个不可取的方面，就是小样本试验可能主导最终估计。使用固定效果模型，较大样本试验能获得更大的权重。但是，由于对现有试验进行Meta分析时，其所包括的受试者样本不太可能很好地代表将会使用所研究干预措施的一般人群。也就是说，现有试验不包含来自目标人群的随机抽样人员，而是自愿参加的受试者，这些受试者在诸多方面可能不具有代表性。因此，对干预效果的估计与干预是否有效相比，估计就显得不那么重要。我们更喜欢固定效果模型，但建议用这两个模型来共同检查是否存在某种差异（如果差异存在）。

Chalmers是临床试验的坚定倡导者，他认为受试者的随机分配应该在形成新干预和评估的早期完成[244]。基于这种倡导，以及在新的干预措施发展初期，小型研究总是在大型研究之前进行，早期Meta分析很可能包括许多小型研究。有时，仅仅是对小型试验的Meta分析就很可能会产生重要的结果。

因此，许多人认为Meta分析是需要非凡努力和成本才可完成的具有足够说服力的单独试验的替代方案。与其将其视为解决方案，不如将其视为一种总结现有数据的方式，以及一种优缺点并存的方法，必须对其进行批判性评估。显然，最好是将资源前瞻性地结合起来，并在一项大型研究中进行协作。不同研究的合并结果不能取代单个的、实施良好的多中心试验。

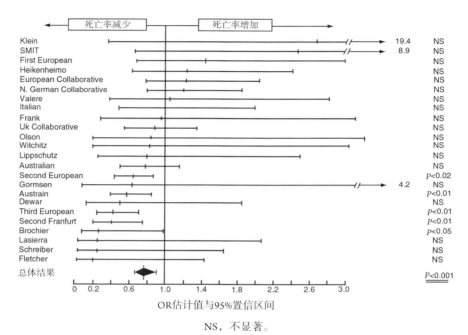

NS，不显著。

图18-12　在急性心肌梗死静脉治疗的随机试验中纤溶治疗对死亡率的明显影响

（三）有害影响的分析

如果对主要和次要结局的获益分析已经十分具有挑战性，通过对不良反应分析进行的安全性研究其实更加复杂，也更具挑战性。当然，主要或次要结局指标中的任何一个向错误趋势发展，都将变得有害，而非获益。然而，一些有害的影响可能通过非主要或次要结局的其他变量来表现。一些不良事件可以预先规定，例如心电图QT间期变化或肝功能检查（liver function test，LFT）异常，但实际上还有许多其他可能。

在Ⅲ期临床试验中收集不良事件数据的传统做法是被动的方式，如患者自诉或医生发现的不良事件以文字汇总，这些信息将被不良事件编码系统编码（见第十二章）。如果患者未说明或医生没有记录，那么不良事件通常不会被积极上报，也不会被编码。事实上，如果患者每次以不同方式描述不良事件，那么同一不良事件又可能有许多不同的编码。如果医生使用不同语句描述同一个不良反应，那么该不良反应也可能会有多个编码。追踪同一患者在不同就诊时间的同一不良事件已经具有挑战性了，如果出现上述情况，追踪将变得更加困难。这类编码系统的另一个问题是，如果根据患者如何投诉或医生如何在患者病案中记录自己的观察结果，该系统可以为同一问题生成大量类别。

因此，这种系统的不良事件表可以包括很多行，而每行只有几个事件，虽然针对的是相同的基本不良反应。此类数据不太可能产生统计意义或潜在问题。数据非常精细、琐碎，不良事件的信号无法被轻易观察到。这些编码系统可以叠加精细类别形成高阶术语，这样做增加的不良事件是真实的，但不是非常严重或不具重要临床意义的事件。也就是说，杂音淹没了更具意义的不良反应信号。

因此，分析这类数据需要仔细审查诸多的详细类别，以期从中找到那些似乎表明是有意义的临床问题，并且这些数据信息可能来自不同的、较高级别的类别。这个过程可能非常主观，很难被另一个调查小组重复。

替代这种被动不良事件汇报的方法之一是在研究方案中具体规定感兴趣的特殊不良事件，并在事件发生时积极向受试者收集信息，或采取必要的实验室检测来评估该事件是否确实发生。具有决定意义的不良反应检测示例如QT间期增加或LFT水平增高。在这类事件中，任何实质性、具有统计学意义或具有临床意义的不平衡都足以使试验及早终止，或扼杀干预措施的进一步发展，无论是药物、设备还是生物制剂。可能有多于10个但少于100个有决定意义的检测指标，其选择取决于所研究的疾病和干预措施。当然，其他不良事件信息可以以文字形式收集在患者病案中，然后根据需要使用最新开发的自然语言处理系统进行检索。如果在此类审查中发现不正常，应尽可能使用大型电子健康记录系统的仓储数据进行确认。

参考文献

[1]　Geller N L. Advances in Clinical Trial Biostatistics[M]. Boca Raton：Taylor & Francis，2003.

[2]　Van Belle G，Fisher L D，Heagerty P J，et al. Biostatistics：A Methodology For the Health Sciences[M]. New York：Wiley，2004.

[3]　Piantadosi S. Clinical Trials：A Methodologic Perspective[M]. New York：Wiley，2013.

[4]　Cook T D，DeMets D L. Introduction to Statistical Methods for Clinical Trials[M]. Boca Raton：Taylor & Francis，2007.

[5]　Pagano M，Gauvreau K. Principles of Biostatistics[M]. Duxbury：Cengage Learning，2000.

[6]　Hill A B. Principles of medical statistics[M]. Oxford：Oxford University Press，1971.

[7]　Armitage P，Berry G，Matthews J N S. Statistical Methods in Medical Research[M]. New York：Wiley，2008.

[8]　Woolson R F，Clarke W R. Statistical Methods for the Analysis of Biomedical Data[M]. New York：Wiley，2011.

[9]　Armitage P. The analysis of data from clinical trials[J]. Statistician，1979，28(3)：171-183.

[10]　Fleiss J L. Analysis of data from multiclinic trials[J]. Control Clin Trials，1986，7(4)：267-275.

[11]　Newcombe R G. Explanatory and pragmatic estimates of the treatment effect when deviations from allocated treatment occur[J]. Statist Med，1988，7(11)：1179-1186.

[12]　Peto R，Pike M C，Armitage P，et al. Design and analysis of randomized clinical trials

requiring prolonged observation of each patient. I. Introduction and design[J]. Br J Cancer, 1976, 34(6): 585-612.

[13] Temple R, Ellenberg S S. Placebo-Controlled Trials and Active-Control Trials in the Evaluation of New Treatments. Part 1: Ethical and Scientific Issues[J]. Ann Intern Med, 2000, 133(6): 455-463.

[14] Jones B, Jarvis P, Lewis J A, et al. Trials to assess equivalence: the importance of rigorous methods[J]. BMJ, 1996, 313(7048): 36-39.

[15] Sackett D L, Gent M. Controversy in Counting and Attributing Events in Clinical Trials[J]. N Engl J Med, 1979, 301(26): 1410-1412.

[16] Schwartz D, Lellouch J. Explanatory and pragmatic attitudes in therapeutical trials[J]. J Chronic Dis, 1967, 20(8): 637-648.

[17] Gillespie S H, Crook A M, McHugh T D, et al. Four-Month Moxifloxacin-Based Regimens for Drug-Sensitive Tuberculosis[J]. N Engl J Med, 2014, 371: 1577-1587.

[18] Food and Drug Administration.International Conference on Harmonization-Efficacy: Statistical principles for clinical trials[R]. Maryland: FDA, 1998.

[19] Lewis J A. Statistical principles for clinical trials (ICH E9): an introductory note on an international guideline[J]. Statist Med 1999, 18(15): 1903-1942.

[20] Frobert O, Lagerqvist B, Olivecrona GrK, et al. Thrombus Aspiration during ST-Segment Elevation Myocardial Infarction[J]. N Engl J Med, 2013, 369: 1587-1597.

[21] The Women's Health Initiative Study Group. Design of the Women's Health Initiative Clinical Trial and Observational Study[J]. Control Clin Trials, 1998, 19(1): 61-109.

[22] May G S, DeMets D L, Friedman L M, et al. The randomized clinical trial: bias in analysis[J]. Circulation, 1981, 64(4): 669-673.

[23] Beta Blocker Heart Attack Trial Research Group. A randomized trial of propranolol in patients with acute myocardial infarction: I. mortality results[J]. JAMA, 1982, 247(12): 1707-1714.

[24] Collaborative Group on Antenatal Steroid Therapy. Effect of antenatal dexamethasone administration on the prevention of respiratory distress syndrome[J]. Am J Obstet Gynecol, 1981, 141(3): 276-287.

[25] Ingle J N, Ahmann D L, Green S J, et al. Randomized Clinical Trial of Diethylstilbestrol versus Tamoxifen in Postmenopausal Women with Advanced Breast Cancer[J]. N Engl J Med, 1981, 304(1): 16-21.

[26] Roberts R, Croft C, Gold H K, et al. Effect of Propranolol on Myocardial-Infarct Size in a Randomized Blinded Multicenter Trial[J]. N Engl J Med, 1984, 311(4): 218-225.

[27] Temple R, Pledger G W. The FDA's Critique of the Anturane Reinfarction Trial[J]. N Engl J Med, 1980, 303(25): 1488-1492.

[28] The Anturane Reinfarction Trial Research Group. Sulfinpyrazone in the Prevention of Sudden Death after Myocardial Infarction[J]. N Engl J Med, 1980, 302(5): 250-256.

[29] The Anturane Reinfarction Trial Research Group. The Anturane Reinfarction Trial: Reevaluation of Outcome[J]. N Engl J Med, 1982, 306(16): 1005-1008.

[30] The Canadian Cooperative Study Group. A Randomized Trial of Aspirin and Sulfinpyrazone in Threatened Stroke[J]. N Engl J Med, 1978, 299(2): 53-59.

[31] The Coronary Drug Project Research Group. Clofibrate and niacin in coronary heart

disease[J].JAMA,1975,231(4): 360-381.

[32] Soran A, Nesbitt L, Mamounas E P, et al. Centralized medical monitoring in phase III clinical trials: the National Surgical Adjuvant Breast and Bowel Project (NSABP) experience[J]. Clin Trials,2006,3(5): 478-485.

[33] Reboussin D, Espeland M A. The science of web-based clinical trial management[J]. Clin Trials,2005,2(1): 1-2.

[34] CIBIS-II Investigators and Committees. The Cardiac Insufficiency Bisoprolol Study II (CIBIS II): a randomised trial[J]. Lancet,1999,353(9146): 9-13.

[35] Ambrosius W T, Sink K M, Foy C G, et al. The SPRINT Study Research Group. The design and rationale of a multicenter clinical trial comparing two strategies for control of systolic blood pressure: The Systolic Blood Pressure Intervention Trial (SPRINT)[J]. Clin Trials 2014,11(5): 532-546.

[36] Kjekshus J, Apetrei E, Barrios V, et al. Rosuvastatin in Older Patients with Systolic Heart Failure[J]. N Engl J Med,2007,357(22): 2248-2261.

[37] MERIT HF Study Group. Effect of Metoprolol CR/XL in chronic heart failure: Metoprolol CR/XL Randomized Interventional Trial in congestive heart failure (MERIT-HF)[J]. Lancet, 1999,353(9169): 2001-2007.

[38] Packer M, Coats A J S, Fowler M B, et al. Effect of Carvedilol on Survival in Severe Chronic Heart Failure[J]. N Engl J Med,2001,344(22): 1651-1658.

[39] The GUSTO Investigators. An International Randomized Trial Comparing Four Thrombolytic Strategies for Acute Myocardial Infarction[J]. N Engl J Med,1993,329(10): 673-682.

[40] Detre K, Peduzzi P. The problem of attributing deaths of nonadherers: The VA coronary bypass experience[J]. Control Clin Trials,1982,3(4): 355-364.

[41] Diggle P J. Testing for Random Dropouts in Repeated Measurement Data[J]. Biometrics, 1989,45(4): 1255-1258.

[42] Dillman R O, Seagren S L, Propert K J, et al. A Randomized Trial of Induction Chemotherapy plus High-Dose Radiation versus Radiation Alone in Stage III Non-Small-Cell Lung Cancer[J]. N Engl J Med,1990,323(14): 940-945.

[43] Dolin R, Reichman R C, Madore H P, et al. A Controlled Trial of Amantadine and Rimantadine in the Prophylaxis of Influenza a Infection[J]. N Engl J Med,1982,307(10): 580-584.

[44] Heyting A, Tolboom J T B M, Essers J G A. Statistical handling of drop-outs in longitudinal clinical trials[J]. Statist Med,1992,11(16): 2043-2061.

[45] Hoover D R, Munoz A, Carey V, et al. Using Events from Dropouts in Nonparametric Survival Function Estimation with Application to Incubation of AIDS[J]. J Am Stat Assoc, 1993,88(421): 37-43.

[46] Lagakos S W, Lim L L Y, Robins J M. Adjusting for early treatment termination in comparative clinical trials[J]. Statist Med,1990,9(12): 1417-1424.

[47] Lipid Research Clinics Program. The lipid research clinics coronary primary prevention trial results: I. reduction in incidence of coronary heart disease[J].JAMA,1984,251(3): 351-364.

[48] Morgan T M. Analysis of duration of response: A problem of oncology trials[J]. Control Clin Trials,1988,9(1): 11-18.

[49] Oakes D, Moss A J, Fleiss J L, et al. Use of Compliance Measures in an Analysis of the Effect of Diltiazem on Mortality and Reinfarction After Myocardial Infarction[J]. J Am Stat Assoc, 1993,88(421): 44-49.

[50] Pizzo P A, Robichaud K J, Edwards B K, et al. Oral antibiotic prophylaxis in patients with cancer: a double-blind randomized placebo-controlled trial[J]. J Pediatr, 1983, 102(1): 125-133.

[51] Pledger G W. Basic statistics: importance of compliance[J]. Journal of clinical research and pharmacoepidemiology, 1992,6: 77-81.

[52] Redmond C, Fisher B, Wieand H S. The methodologic dilemma in retrospectively correlating the amount of chemotherapy received in adjuvant therapy protocols with disease-free survival[J]. Cancer Treat Rep, 1983,67(6): 519-526.

[53] Ridout M S.Testing for Random Dropouts in Repeated Measurement Data[J]. Biometrics, 1991,47(4): 1617-1621.

[54] Simon R, Makuch R W. A non-parametric graphical representation of the relationship between survival and the occurrence of an event: Application to responder versus non-responder bias[J]. Statist Med, 1984,3(1): 35-44.

[55] Sommer A, Zeger S L. On estimating efficacy from clinical trials[J]. Statist Med, 1991,10(1): 45-52.

[56] The Coronary Drug Project Research Group. The coronary drug project: Initial findings leading to modifications of its research protocol[J]. JAMA, 1970,214(7): 1303-1313.

[57] The Coronary Drug Project Research Group. Influence of Adherence to Treatment and Response of Cholesterol on Mortality in the Coronary Drug Project[J]. N Engl J Med, 1980, 303(18): 1038-1041.

[58] Verter J, Friedman L. Adherence measures in the aspirin myocardial infarction study (AMIS)[J]. Control Clin Trials, 1984,5: 306.

[59] Wilcox R G R, Roland J, Banks D, et al. Randomised trial comparing propranolol with atenolol in immediate treatment of suspected myocardial infarction[J]. BMJ, 1980, 280(6218): 885-888.

[60] Food and Drug Administration. FDA Guidance for Industry: Non-Inferiority Clinical Trials[R]. Maryland: FDA, 2010.

[61] Espeland M A, Byington R P, Hire D, et al. Analysis strategies for serial multivariate ultrasonographic data that are incomplete[J]. Statist Med, 1992,11(8): 1041-1056.

[62] The Intermittent Positive Pressure Breathing Trial Group. Intermittent Positive Pressure Breathing Therapy of Chronic Obstructive Pulmonary Disease. A Clinical Trial[J]. Ann Intern Med, 1983,99(5): 612-620.

[63] Conaway M R, Rejeski W J, Miller M E. Statistical issues in measuring adherence: Methods for incomplete longitudinal data; in Riekert K A, Judith K O, Shumaker S A (eds): The Handbook of Health Behavior Change[M]. New York: Springer, 2008: 375-391.

[64] Dempster A P, Laird N M, Rubin D B. Maximum likelihood from incomplete data via the EM algorithm[J]. J R Stat Soc Series B Stat Methodol, 1977,39(1): 1-22.

[65] Efron B. Missing Data, Imputation, and the Bootstrap[J]. J Am Stat Assoc, 1994,89(426): 463-475.

[66] Fitzmaurice G M, Laird N M, Ware J H. Applied longitudinal analysis[M]. 2nd ed. Chichester: John Wiley & Sons, 2011.

[67] Greenlees J S, Reece W S, Zieschang K D. Imputation of Missing Values when the Probability of Response Depends on the Variable Being Imputed[J]. J Am Stat Assoc, 1982, 77(378): 251-261.

[68] Laird N M. Missing data in longitudinal studies[J]. Statist Med, 1988, 7(1-2): 305-315.

[69] Little R J A, Rubin D B. Statistical Analysis with Missing Data[M]. New York: Wiley, 2002.

[70] Little R J A. Modeling the Drop-Out Mechanism in Repeated-Measures Studies[J]. J Am Stat Assoc, 1995, 90(431): 1112-1121.

[71] Molenberghs G, Kenward M. Missing Data in Clinical Studies[M]. New York: Wiley, 2007.

[72] Rubin D B. Inference and missing data[J]. Biometrika, 1976, 63(3): 581-592.

[73] Shao J, Zhong B. Last observation carry-forward and last observation analysis[J]. Statist Med, 2003, 22(15): 2429-2441.

[74] O'Kelly M, Ratitch B. Clinical Trials with Missing Data: A Guide for Practitioners[M]. New York: Wiley, 2014.

[75] Rubin D B. Multiple Imputation for Nonresponse in Surveys[M]. New York: Wiley, 2009.

[76] Steering Committee of the Physicians' Health Study Research Group. Final Report on the Aspirin Component of the Ongoing Physicians' Health Study[J]. N Engl J Med, 1989, 321(3): 129-135.

[77] Women's Health Initiative Investigators. Risks and benefits of estrogen plus progestin in healthy postmenopausal women: Principal results from the women's health initiative randomized controlled trial[J]. JAMA, 2002, 288(3): 321-333.

[78] Wu M C, Carroll R J. Estimation and Comparison of Changes in the Presence of Informative Right Censoring by Modeling the Censoring Process[J]. Biometrics, 1988, 44(1): 175-188.

[79] Wu M C, Bailey K R. Estimation and comparison of Changes in the Presence of Informative Right Censoring: Conditional Linear Model[J]. Biometrics, 1989, 45(3): 939-955.

[80] Bristow M R, Saxon L A, Boehmer J, et al. Cardiac-Resynchronization Therapy with or without an Implantable Defibrillator in Advanced Chronic Heart Failure[J]. N Engl J Med, 2004, 350(21): 2140-2150.

[81] Bresalier R S, Sandler R S, Quan H, et al. Cardiovascular Events Associated with Rofecoxib in a Colorectal Adenoma Chemoprevention Trial[J]. N Engl J Med, 2005, 352(11): 1092-1102.

[82] Lagakos S W. Time-to-Event Analyses for Long-Term Treatments—The APPROVe Trial[J]. N Engl J Med, 2006, 355(2): 113-117.

[83] Nissen S E. Adverse Cardiovascular Effects of Rofecoxib[J]. N Engl J Med, 2006, 355(2): 203-205.

[84] Baron J A, Sandler R S, Bresalier R S, et al. Cardiovascular events associated with rofecoxib: final analysis of the APPROVe trial[J]. Lancet, 2008, 372(9651): 1756-1764.

[85] Kruskal W H. Some remarks on wild observations[J]. Technometrics, 1960, 2(1): 1-3.

[86] Canner P L, Huang Y B, Meinert C L. On the detection of outlier clinics in medical and surgical trials: I. Practical considerations[J]. Control Clin Trials, 1981, 2(3): 231-240.

[87] Canner P L, Huang Y B, Meinert C L. On the detection of outlier clinics in medical and surgical trials: II. Theoretical considerations[J]. Control Clin Trials, 1981, 2(3): 241-252.

［88］ Dixon W J. Processing Data for Outliers［J］. Biometrics，1953，9(1)：74-89.

［89］ Grubbs F E. Procedures for detecting outlying observations in samples［J］. Technometrics，1969，11(1)：1-21.

［90］ Anand I S，Carson P，Galle E，et al. Cardiac Resynchronization Therapy Reduces the Risk of Hospitalizations in Patients With Advanced Heart Failure：Results From the Comparison of Medical Therapy，Pacing and Defibrillation in Heart Failure (COMPANION) Trial［J］. Circulation，2009，119(7)：969-977.

［91］ Cannon C P，Braunwald E，McCabe C H，et al. Intensive versus Moderate Lipid Lowering with Statins after Acute Coronary Syndromes［J］. N Engl J Med，2004，350(15)：1495-1504.

［92］ Shepherd J，Cobbe S M，Ford I，et al. Prevention of Coronary Heart Disease with Pravastatin in Men with Hypercholesterolemia［J］. N Engl J Med，1995，333(20)：1301-1308.

［93］ Scandinavian Simvastatin Survival Study Group. Randomised trial of cholesterol lowering in 4444 patients with coronary heart disease：the Scandinavian Simvastatin Survival Study (4S)［J］. Lancet，1994，344(8934)：1383-1389.

［94］ R Core Team. R：A Language and Environment for Statistical Computing［R］. Vienna，Austria：R Foundation for Statistical Computing，2013.

［95］ SAS Institute. SAS/STAT 12.1 User's Guide：Survival Analysis［R］. SAS Institute，2012.

［96］ Ferreira-Gonzalez I，Busse J W，Heels-Ansdell D，et al. Problems with use of composite end points in cardiovascular trials：systematic review of randomised controlled trials［J］. BMJ，2007，334(7597)：786.

［97］ Tomlinson G，Detsky A S. Composite end points in randomized trials：There is no free lunch［J］. JAMA，2010，303(3)：267-268.

［98］ The Look AHEAD Research Group. Look AHEAD (Action for Health in Diabetes)：design and methods for a clinical trial of weight loss for the prevention of cardiovascular disease in type 2 diabetes［J］. Control Clin Trials，2003，24(5)：610-628.

［99］ Brancati F L，Evans M，Furberg C D，et al. Midcourse correction to a clinical trial when the event rate is underestimated：the Look AHEAD (Action for Health in Diabetes) Study［J］. Clin Trials，2012，9(1)：113-124.

［100］ Look AHEAD Research Group. Cardiovascular Effects of Intensive Lifestyle Intervention in Type 2 Diabetes［J］. N Engl J Med，2013，369：145-154.

［101］ Committee of Principal Investigators，World Health Organization. A co-operative trial in the primary prevention of ischaemic heart disease using clofibrate［J］. Br Heart J，1978，40(10)：1069-1118.

［102］ Aspirin Myocardial Infarction Study Research Group. A randomized，controlled trial of aspirin in persons recovered from myocardial infarction［J］. JAMA，1980，243(7)：661-669.

［103］ Crager M R. Analysis of Covariance in Parallel-Group Clinical Trials with Pretreatment Baselines［J］. Biometrics，1987，43(4)：895-901.

［104］ Anderson J R，Cain K C，Gelber R D. Analysis of survival by tumor response［J］. J Clin Oncol，1983，1(11)：710-719.

［105］ Byar D P. Assessing apparent treatment—covariate interactions in randomized clinical trials［J］. Statist Med，1985，4(3)：255-263.

［106］ Thall P F，Lachin J M. Assessment of stratum-covariate interactions in Cox's proportional hazards regression model[J]. Statist Med, 1986, 5(1): 73-83.

[107] Beach M L, Meier P. Choosing covariates in the analysis of clinical trials[J]. Control Clin Trials, 1989, 10(4 Suppl): 161-175.

[108] Weiss G B, Bunce III H, James A. Comparing survival of responders and nonresponders after treatment: A potential source of confusion in interpreting cancer clinical trials[J]. Control Clin Trials, 1983, 4(1): 43-52.

[109] Efron B, Feldman D. Compliance as an Explanatory Variable in Clinical Trials[J]. J Am Stat Assoc, 1991, 86(413): 9-17.

[110] Robins J M, Tsiatis A A. Correcting for non-compliance in randomized trials using rank preserving structural failure time models[J]. Commun Stat Theory Methods, 1991, 20(8): 2609-2631.

[111] Canner P L. Covariate adjustment of treatment effects in clinical trials[J]. Control Clin Trials, 1991, 12(3): 359-366.

[112] Morgan T M, Elashoff R M. Effect of covariate measurement error in randomized clinical trials[J]. Statist Med, 1987, 6(1): 31-41.

[113] Canner P L. Further aspects of data analysis[J]. Control Clin Trials, 1983, 4: 485-503.

[114] Shuster J, van Eys J. Interaction between prognostic factors and treatment[J]. Control Clin Trials, 1983, 4(3): 209-214.

[115] Albert J M, DeMets D L. On a model-based approach to estimating efficacy in clinical trials[J]. Statist Med, 1994, 13(22): 2323-2335.

[116] Cox D R. Regression Models and Life-Tables[J]. J R Stat Soc Series B Stat Methodol, 1972, 34(2): 187-220.

[117] Oye R K, Shapiro M F. Reporting results from chemotherapy trials: Does response make a difference in patient survival?[J]. JAMA, 1984, 252(19): 2722-2725.

[118] Peto R. Statistical aspects of cancer trials[M]//Halnan KE (ed): Treatment of Cancer. London: Chapman and Hall, 1982.

[119] Gail M H, Simon R. Testing for Qualitative Interactions between Treatment Effects and Patient Subsets[J]. Biometrics, 1985, 41(2): 361-372.

[120] Yates F. The Analysis of Multiple Classifications with Unequal Numbers in the Different Classes[J]. J Am Stat Assoc, 1934, 29(185): 51-66.

[121] Rosenbaum P R. The Consequences of Adjustment for a Concomitant Variable That Has Been Affected by the Treatment[J]. J R Stat Soc Ser A, 1984, 147(5): 656-666.

[122] Egger M J, Coleman M L, Ward J R, et al. Uses and abuses of analysis of covariance in clinical trials[J]. Control Clin Trials, 1985, 6(1): 12-24.

[123] Armitage P, Berry G, Mathews J. Statistical Methods in Medical Research[M]. 4th ed. Hoboken: Blackwell Publishing, 2002.

[124] Balke A, Pearl J. Bounds on Treatment Effects From Studies With Imperfect Compliance[J]. J Am Stat Assoc, 1997, 92(439): 1171-1176.

[125] Loeys T, Goetghebeur E. A Causal Proportional Hazards Estimator for the Effect of Treatment Actually Received in a Randomized Trial with All-or-Nothing Compliance[J]. Biometrics, 2003, 59(1): 100-105.

[126] Sagarin B J, West S G, Ratnikov A, et al. Treatment noncompliance in randomized

experiments: Statistical approaches and design issues[J]. Psychol Methods, 2014, 19(3): 317-333.

[127] Ten Have T R, Normand S L, Marcus S M, et al. Intent-to-treat vs. non-intent-to-treat analyses under treatment non-adherence in mental health randomized trials[J]. Psychiatr Ann, 2008, 38(12): 772-783.

[128] Andersen M P, Frederiksen J, Jnrgensen H, et al. Effect of Alprenolol on Mortality Among Patients With Definite or Suspected Acute Myocardial Infarction[J]. Lancet, 1979, 314: 865-868.

[129] Assmann S F, Pocock S J, Enos L E, et al. Subgroup analysis and other (mis)uses of baseline data in clinical trials[J]. Lancet, 2000, 355(9209): 1064-1069.

[130] Baas C, Strackee J, Jones I. Lung Cancer and Month of Birth[J]. Lancet, 1964, 283: 47.

[131] Bhatt D L, Fox K A A, Hacke W, et al. Clopidogrel and Aspirin versus Aspirin Alone for the Prevention of Atherothrombotic Events[J]. N Engl J Med, 2006, 354(16): 1706-1717.

[132] Brookes S T, Whitely E, Egger M, et al. Subgroup analyses in randomized trials: risks of subgroup-specific analyses; power and sample size for the interaction test[J]. J Clin Epidemiol, 2004, 57(3): 229-236.

[133] Collins P, Mosca L, Geiger M J, et al. Effects of the Selective Estrogen Receptor Modulator Raloxifene on Coronary Outcomes in The Raloxifene Use for the Heart Trial: Results of Subgroup Analyses by Age and Other Factors[J]. Circulation, 2009, 119(7): 922-930.

[134] Davies J M. Cancer and Date of Birth[J]. BMJ, 1963, 2(5371): 1535.

[135] Dijkstra B K S. Origin of carcinoma of the bronchus[J]. J Natl Cancer Inst, 1963, 31: 511-519.

[136] Furberg C D, Byington RP. What do subgroup analyses reveal about differential response to beta-blocker therapy? The Beta-Blocker Heart Attack Trial experience[J]. Circulation, 1983, 67(6 Pt 2): I98-I101.

[137] Furberg C D, Hawkins CM, Lichstein E. Effect of propranolol in postinfarction patients with mechanical or electrical complications[J]. Circulation, 1984, 69(4): 761-765.

[138] Goudie R B. The Birthday Fallacy and Statistics of Icelandic Diabetes[J]. Lancet, 1981, 2(8256): 1173.

[139] Helgason T, Jonasson M R. Evidence For A Food Additive As A Cause Of Ketosis-Prone Diabetes[J]. Lancet, 1981, 2(8249): 716-720.

[140] Ingelfinger J A, Mosteller F, Thibodeau L A, et al. Biostatistics in clinical medicine[M]. New York: MacMillan, 1983.

[141] ISIS-2 Collaborative Group. Randomised Trial Of Intravenous Streptokinase, Oral Aspirin, Both, Or Neither Among 17 187 Cases Of Suspected Acute Myocardial Infarction: ISIS-2[J]. Lancet, 1988, 332: 349-360.

[142] Kaul S, Diamond G A. Trial and Error: How to Avoid Commonly Encountered Limitations of Published Clinical Trials[J]. J Am Coll Cardiol, 2010, 55(5): 415-427.

[143] Lagakos S W. The Challenge of Subgroup Analyses—Reporting without Distorting[J]. N Engl J Med, 2006, 354(16): 1667-1669.

[144] Lee K L, McNeer J F, Starmer C F, et al. Clinical judgment and statistics. Lessons from a simulated randomized trial in coronary artery disease[J]. Circulation, 1980, 61(3): 508-515.

[145] Multicentre International Study. Improvement in prognosis of myocardial infarction by longterm beta-adrenoreceptor blockade using practolol. A multicentre international study[J].

BMJ, 1975, 3(5986): 735-740.

[146] Packer M, O'Connor C M, Ghali J K, et al. Effect of Amlodipine on Morbidity and Mortality in Severe Chronic Heart Failure[J]. N Engl J Med, 1996, 335(15): 1107-1114.

[147] Packer M, Carson P, Elkayam U, et al. Effect of Amlodipine on the Survival of Patients With Severe Chronic Heart Failure Due to a Nonischemic Cardiomyopathy: Results of the PRAISE-2 Study (Prospective Randomized Amlodipine Survival Evaluation 2)[J]. JACC Heart Fail, 2013, 1(4): 308-314.

[148] Pfeffer M A, Jarcho J A. The Charisma of Subgroups and the Subgroups of CHARISMA[J]. N Engl J Med, 2006, 354(16): 1744-1746.

[149] Pocock S J, Assmann S E, Enos L E, et al. Subgroup analysis, covariate adjustment and baseline comparisons in clinical trial reporting: current practice and problems[J]. Statist Med, 2002, 21(19): 2917-2930.

[150] Simon R. Patient subsets and variation in therapeutic efficacy[J]. Br J Clin Pharmacol, 1982, 14(4): 473-482.

[151] Thackray S, Witte K, Clark A L, et al. Clinical trials update: OPTIME-CHF, PRAISE-2, ALLHAT[J]. Euro J Heart Fail, 2000, 2(2): 209-212.

[152] The ACCORD Study Group. Effects of Intensive Blood-Pressure Control in Type 2 Diabetes Mellitus[J]. N Engl J Med, 2010, 362(17): 1575-1585.

[153] Wang R, Lagakos S W, Ware J H, et al. Statistics in medicine— Reporting of subgroup analyses in clinical trials[J]. N Engl J Med, 2007, 357(21): 2189-2194.

[154] Wedel H, DeMets D, Deedwania P, et al. Challenges of subgroup analyses in multinational clinical trials: experiences from the MERIT-HF trial[J]. Am Heart J, 2001, 142(3): 502-511.

[155] Wittes J. On Looking at Subgroups[J]. Circulation, 2009, 119(7): 912-915.

[156] Yusuf S, Wittes J, Probstfield J, et al. Analysis and interpretation of treatment effects in subgroups of patients in randomized clinical trials[J]. JAMA, 1991, 266(1): 93-98.

[157] Carson P, Ziesche S, Johnson G, et al. Racial differences in response to therapy for heart failure: Analysis of the vasodilator-heart failure trials[J]. J Card Fail, 1999, 5(3): 178-187.

[158] Cohn J N, Archibald D G, Francis G S, et al. Veterans Administration Cooperative Study on Vasodilator Therapy of Heart Failure: influence of prerandomization variables on the reduction of mortality by treatment with hydralazine and isosorbide dinitrate[J]. Circulation, 1987, 75(5 Pt 2): IV49-IV54.

[159] Franciosa J A, Taylor A L, Cohn J N, et al. African-American Heart Failure Trial (A-HeFT): Rationale, design, and methodology[J]. J Card Fail, 2002, 8(3): 128-135.

[160] Taylor A L, Ziesche S, Yancy C, et al. Combination of isosorbide dinitrate and hydralazine in blacks with heart failure[J]. N Engl J Med, 2004, 351(20): 2049-2057.

[161] Hennekens C H, DeMets D. The need for large-scale randomized evidence without undue emphasis on small trials, meta-analyses, or subgroup analyses[J]. JAMA, 2009, 302(21): 2361-2362.

[162] Sedgwick P. Randomised controlled trials: subgroup analyses[J]. BMJ, 2014, 349: g7513.

[163] Peto R, Pike M C, Armitage P, et al. Design and analysis of randomized clinical trials requiring prolonged observation of each patient. II. Analysis and examples[J]. Br J Cancer, 1977, 35(1): 1-39.

[164] Miller R G. Simultaneous Statistical Inference[M]. 2nd ed. New York: Springer, 2011.

[165] Hochberg Y. A sharper Bonferroni procedure for multiple tests of significance[J]. Biometrika, 1988, 75(4): 800-802.

[166] Holm S. A Simple Sequentially Rejective Multiple Test Procedure[J]. Scandinavian Journal of Statistics, 1979, 6(2): 65-70.

[167] Blackwelder W C. "Proving the null hypothesis" in clinical trials[J]. Control Clin Trials, 1982, 3(4): 345-353.

[168] Califf R M. A perspective on the regulation of the evaluation of new antithrombotic drugs[J]. Am J Cardiol, 1998, 82(8B): 25P-35P.

[169] D'Agostino R B, Massaro J M, Sullivan L M. Non-inferiority trials: design concepts and issues—the encounters of academic consultants in statistics[J]. Statist Med, 2003, 22(2): 169-186.

[170] Diamond G A, Kaul S. An Orwellian discourse on the meaning and measurement of noninferiority[J]. Am J Cardiol, 2007, 99(2): 284-287.

[171] Ellenberg S S, Temple R. Placebo-controlled trials and active-control trials in the evaluation of new treatments. Part 2: practical issues and specific cases[J]. Ann Intern Med, 2000, 133(6): 464- 470.

[172] Fleming T R. Current issues in non-inferiority trials[J]. Statist Med , 2008, 27(3): 317-332.

[173] Hasselblad V, Kong D F. Statistical methods for comparison to placebo in active-control trials[J]. Drug Inf J, 2001, 35: 435-449.

[174] James Hung H M, Wang S J, Tsong Y, et al. Some fundamental issues with non-inferiority testing in active controlled trials[J]. Stat Med , 2003, 22(2): 213-225.

[175] Hung H M J, Wang S, O'Neill R. A Regulatory Perspective on Choice of Margin and Statistical Inference Issue in Non-inferiority Trials[J]. Biom J, 2005, 47(1): 28-36.

[176] Kaul S, Diamond G A, Weintraub W S. Trials and tribulations of non-inferiority: the ximelagatran experience[J]. J Am Coll Cardiol, 2005, 46(11): 1986-1995.

[177] Kaul S, Diamond G A. Good enough: a primer on the analysis and interpretation of noninferiority trials[J]. Ann Intern Med, 2006, 145(1): 62-69.

[178] Kaul S, Diamond G A. Making sense of noninferiority: a clinical and statistical perspective on its application to cardiovascular clinical trials[J]. Prog Cardiovasc Dis, 2007, 49(4): 284-299.

[179] Koch A, Röhmel J. The impact of sloppy study conduct on noninferiority studies[J]. Drug Inf J, 2002, 36: 3-6.

[180] Piaggio G, Elbourne D R, Altman D G, et al. CONSORT Group. Reporting of noninferiority and equivalence randomized trials: An extension of the consort statement[J]. JAMA, 2006, 295(10): 1152-1160.

[181] Pocock S J, Ware J H. Translating statistical findings into plain English[J]. Lancet, 2009, 373(9679): 1926-1928.

[182] Siegel J P. Equivalence and noninferiority trials[J]. Am Heart J, 2000, 139: S166-S170.

[183] SPORTIF Executive Steering Committee for the SPORTIF. Ximelagatran vs warfarin for stroke prevention in patients with nonvalvular atrial fibrillation: A randomized trial[J]. JAMA, 2005, 293(6): 690-698.

[184] Cui L, Hung H M J, Wang S J. Modification of Sample Size in Group Sequential Clinical

Trials[J]. Biometrics,1999,55(3): 853-857.

[185] Altman D G, Dore C J. Randomisation and baseline comparisons in clinical trials[J]. Lancet, 1990,335(8682): 149-153.

[186] DeMets D L. Methods for combining randomized clinical trials: Strengths and limitations[J]. Statist Med,1987,6(3): 341-348.

[187] Goodman S N. Meta-analysis and evidence[J]. Control Clin Trials,1989,10: 188-204.

[188] Hennekens C H, Buring J E, Hebert P R. Implications of overviews of randomized trials[J]. Statist Med,1987,6(3): 397-402.

[189] Meinert C L. Meta-analysis: Science or religion?[J]. Control Clin Trials,1989,10(4 Suppl): 257S-263S.

[190] Peto R. Why do we need systematic overviews of randomized trials?(Transcript of an oral presentation, modified by the editors)[J]. Statist Med,1987,6: 233-240.

[191] Sacks H S, Berrier J, Reitman D, et al. Meta-Analyses of Randomized Controlled Trials[J]. N Engl J Med,1987,316: 450-455.

[192] Simon R. The role of overviews in cancer therapeutics[J]. Statist Med,1987,6(3): 389-393.

[193] Yusuf S. Obtaining medically meaningful answers from an overview of randomized clinical trials[J]. Statist Med,1987,6(3): 281-286.

[194] Cochran W G. Some Methods for Strengthening the Common χ^2 Tests[J]. Biometrics,1954, 10(4): 417-451.

[195] Mantel N, Haenszel W. Statistical Aspects of the Analysis of Data From Retrospective Studies of Disease[J]. J Natl Cancer Inst,1959,22(4): 719-748.

[196] Berlin J A, Laird N M, Sacks H S, et al. A comparison of statistical methods for combining event rates from clinical trials[J]. Statist Med,1989,8(2): 141-151.

[197] Borenstein M, Hedges L V, Higgins J P T, et al. Introduction to Meta-Analysis[M]. New York: Wiley,2011.

[198] Brand R, Kragt H. Importance of trends in the interpretation of an overall odds ratio in the meta-analysis of clinical trials[J]. Statist Med,1992,11(16): 2077-2082.

[199] Carroll R J, Stefanski L A. Measurement error, instrumental variables and corrections for attenuation with applications to meta-analyses[J]. Statist Med,1994,13(12): 1265-1282.

[200] DerSimonian R, Laird N. Meta-analysis in clinical trials[J]. Control Clin Trials,1986,7(3): 177-188.

[201] Galbraith R F. A note on graphical presentation of estimated odds ratios from several clinical trials[J]. Statist Med,1988,7(8): 889-894.

[202] Hedges L V, Olkin I. Statistical Methods for Meta-analysis[M]. Cambridge: Academic Press, 1985.

[203] Pocock S J, Hughes M D. Estimation issues in clinical trials and overviews[J]. Statist Med, 1990,9(6): 657-671.

[204] Stangl D, Berry D A. Meta-Analysis in Medicine and Health Policy[M]. Boca Raton: Taylor & Francis,2000.

[205] Thompson S G. Meta-analysis of clinical trials; in Armitage P, Colton T (eds): Encyclopedia of Biostatistics[M]. New York: Wiley,1998: 2570-2579.

[206] Whitehead A. Meta-Analysis of Controlled Clinical Trials[M]. New York: Wiley,2003.

[207] Whitehead A, Whitehead J. A general parametric approach to the meta-analysis of randomized clinical trials[J]. Statist Med, 1991, 10(11): 1665-1677.

[208] Higgins J P T, Green S. Cochrane Handbook for Systematic Reviews of Interventions[M]. New York: Wiley, 2008.

[209] Liberati A, Altman D G, Tetzlaff J, et al. The PRISMA statement for reporting systematic reviews and meta-analyses of studies that evaluate health care interventions: explanation and elaboration[J]. Ann Intern Med, 2009, 151(4): W65-W94.

[210] Moher D, Liberati A, Tetzlaff J, et al. Preferred Reporting Items for Systematic Reviews and Meta-Analyses: The PRISMA Statement[J]. Ann Intern Med, 2009, 151(4): 264-269.

[211] Baum M L, Anish D S, Chalmers T C, et al. A Survey of Clinical Trials of Antibiotic Prophylaxis in Colon Surgery: Evidence against Further Use of No-Treatment Controls[J]. N Engl J Med, 1981, 305(14): 795-799.

[212] Burzotta F, De Vita M, Gu Y L, et al. Clinical impact of thrombectomy in acute ST-elevation myocardial infarction: an individual patient-data pooled analysis of 11 trials[J]. Eur Heart J, 2009, 30(18): 2193-2203.

[213] Canner P L. Aspirin in coronary heart disease. Comparison of six clinical trials[J]. Isr J Med Sci, 1983, 19(5): 413-423.

[214] Chalmers T C, Matta R J, Smith H, et al. Evidence Favoring the Use of Anticoagulants in the Hospital Phase of Acute Myocardial Infarction[J]. N Engl J Med, 1977, 297: 1091-1096.

[215] Hennekens C H, Buring J E, Sandercock P, et al. Aspirin and other antiplatelet agents in the secondary and primary prevention of cardiovascular disease[J]. Circulation, 1989, 80(4): 749-756.

[216] Himel H N, Liberati A, Gelber R D, et al. Adjuvant chemotherapy for breast cancer: A pooled estimate based on published randomized control trials[J]. JAMA, 1986, 256(9): 1148-1159.

[217] Kotecha D, Holmes J, Krum H, et al. Efficacy of ß blockers in patients with heart failure plus atrial fibrillation: an individual-patient data meta-analysis[J]. Lancet, 2014, 384(9961): 2235-2243.

[218] May G S, Furberg C D, Eberlein K A, et al. Secondary prevention after myocardial infarction: A review of short-term acute phase trials[J]. Prog Cardiovasc Dis, 1983, 25(4): 335-359.

[219] Wang P H, Lau J, Chalmers T C. Meta-analysis of effects of intensive blood-glucose control on late complications of type I diabetes[J]. Lancet, 1993, 341(8856): 1306-1309.

[220] Yusuf S, Peto R, Lewis J, et al. Beta blockade during and after myocardial infarction: An overview of the randomized trials[J]. Prog Cardiovasc Dis, 1985, 27(5): 335-371.

[221] Yusuf S, Collins R, Peto R, et al. Intravenous and intracoronary fibrinolytic therapy in acute myocardial infarction: overview of results on mortality, reinfarction and side-effects from 33 randomized controlled trials[J]. Eur Heart J, 1985, 6(7): 556-585.

[222] Bailey K R. Inter-study differences: How should they influence the interpretation and analysis of results?[J]. Statist Med, 1987, 6(3): 351-358.

[223] Berlin J A, Begg C B, Louis T A. An Assessment of Publication Bias Using a Sample of Published Clinical Trials[J]. J Am Stat Assoc, 1989, 84(406): 381-392.

[224] Chalmers T C, Frank C S, Reitman D. Minimizing the three stages of publication bias[J]. JAMA, 1990, 263(10): 1392-1395.

[225] Chalmers T C, Levin H, Sacks H S, et al. Meta-analysis of clinical trials as a scientific discipline. I: Control of bias and comparison with large co-operative trials[J]. Statist Med, 1987,6(3): 315-325.

[226] Collins R, Gray R, Godwin J, Peto R. Avoidance of large biases and large random errors in the assessment of moderate treatment effects: The need for systematic overviews[J]. Statist Med, 1987,6(3): 245-250.

[227] Furberg C D, Morgan T M. Lessons from overviews of cardiovascular trials[J]. Statist Med, 1987,6(3): 295-306.

[228] Furberg C D. Lipid-lowering trials: Results and limitations[J]. Am Heart J, 1994,128(6 Pt 2): 1304-1308.

[229] Goldman L, Feinstein A R. Anticoagulants and Myocardial Infarction. The Problems of Pooling, Drowning, and Floating[J]. Ann Intern med, 1979,90(1): 92-94.

[230] Johnson R T, Dickersin K. Publication bias against negative results from clinical trials: three of the seven deadly sins[J]. Nat Clin Pract Neurol, 2007,3(11): 590-591.

[231] Simes R J. Confronting publication bias: A cohort design for meta-analysis[J]. Statist Med, 1987,6(1): 11-29.

[232] Thompson S G. Systematic Review: Why sources of heterogeneity in meta-analysis should be investigated[J]. BMJ, 1994,309: 1351-1355.

[233] Wittes R E. Problems in the medical interpretation of overviews[J]. Statist Med, 1987,6(3): 269-276.

[234] Svilaas T, Vlaar P J, van der Horst I C, et al. Thrombus Aspiration during Primary Percutaneous Coronary Intervention[J]. N Engl J Med, 2008,358: 557-567.

[235] Bavry A A, Kumbhani D J, Bhatt D L. Role of adjunctive thrombectomy and embolic protection devices in acute myocardial infarction: a comprehensive meta-analysis of randomized trials[J]. Eur Heart J, 2008,29(24): 2989-3001.

[236] Costopoulos C, Gorog D A, Di Mario C, et al. Use of thrombectomy devices in primary percutaneous coronary intervention: A systematic review and meta-analysis[J]. Int J Cardiol, 2013,163(3): 229-241.

[237] De Luca G, Navarese E P, Suryapranata H. A meta-analytic overview of thrombectomy during primary angioplasty[J]. Int J Cardiol, 2013,166(3): 606-612.

[238] Kumbhani D J, Bavry A A, Desai M Y, et al. Role of Aspiration and Mechanical Thrombectomy in Patients With Acute Myocardial Infarction Undergoing Primary Angioplasty: An Updated Meta-Analysis of Randomized Trials[J]. J Am Coll Cardiol, 2013,62(16): 1409-1418.

[239] Mongeon F P, Bélisle P, Joseph L, et al. Adjunctive thrombectomy for acute myocardial infarction: A bayesian meta-analysis[J]. Circ Cardiovasc Interv, 2010,3(1): 6-16.

[240] Tamhane U, Chetcuti S, Hameed I, et al. Safety and efficacy of thrombectomy in patients undergoing primary percutaneous coronary intervention for Acute ST elevation MI: A MetaAnalysis of Randomized Controlled Trials[J]. BMC Cardiovasc Disord, 2010,10: 10.

[241] Lagerqvist B, Fröbert O, Olivecrona G K, et al. Outcomes 1 year after thrombus aspiration for myocardial infarction[J]. N Engl J Med, 2014,371(12): 1111-1120.

[242] Kumbhani D J, Bavr y A A, Desai M Y, et al. Aspiration thrombectomy in patients undergoing primary angioplasty: Totality of data to 2013[J]. Cathet Cardiovasc Intervent,

2014,84(6)：973-977.

[243] Gordon D，Taddei-Peters W，Mascette A，et al. Publication of Trials Funded by the National Heart，Lung，and Blood Institute[J]. N Engl J Med，2013，369(20)：1926-1934.

[244] Chalmers T C. Randomization of the first patient[J]. Med Clin North Am，1975，59(4):1035-1038.

翻译：陈剑明，首都医科大学附属北京中医医院

　　　赵国桢，中国中医科学院中医临床基础医学研究所

　　　马丛，首都医科大学附属北京中医医院

审校：张炜（Wei Zhang），麻省总医院（Massachusetts General Hospital）

　　　廖星，中国中医科学院中医临床基础医学研究所

　　　王天园，北京中医药循证医学中心/首都医科大学附属北京中医医院/北京市中医药研究所循证医学中心

　　　李博，北京中医药循证医学中心/首都医科大学附属北京中医医院/北京市中医药研究所循证医学中心

第十九章　试验收尾

　　试验的收尾阶段起始于首位登记受试者的末次随访，并一直持续到所有分析工作完成为止。显然，若希望有条不紊地完成研究，则需要在试验预计的结束期限之前，尽早为收尾阶段制订详细计划。重要的是，由于可能出现意外的试验结果（无论有益还是有害），导致试验提前终止，因此必须做好充分准备，以便能够在既定试验终止日期之前随时实施或修改这一计划。

　　本章将讨论与试验收尾过程相关的许多主题。尽管其中多数主题主要与大型单中心或多中心试验相关，但它们也适用于规模较小的研究。本章所讨论的主题包括试验的终止、数据清洗与核验、试验结果的公布、研究材料的保存以及研究后随访的技术流程。显然，收尾阶段工作计划的细节必须针对每项试验"量身定制"。

一、基本要点

　　临床试验的收尾工作通常是一个相当复杂的过程，如果希望以有序且高效的方式完成，则需要进行详尽的计划。

二、终止试验的流程

（一）计划制订

　　对收尾工作的细节起决定性影响的诸多因素，往往在试验已经展开或受试者登记已经完成后才开始显露。尽管如此，对收尾工作的总体规划也应尽早开始。目前对于是否在试验伊始即开始规划试验终止的工作，仍然存在争议。在试验结束时，可以通过优化数据管理流程，以快速完成数据库的定型。问题主要在于，试验可能不会一直持续到预定的终止时间。超出预期的试验获益或意外伤害均可能导致试验的提前终止。更为深层的原因在于，在试验稳定运转后才开始制订收尾阶段的工作计划，可能会被盲目的研究者理解为试验即将终止。因此，也有人建议在数据监查委员会召开首次会议之前制订总体收尾计划[1]。

试验收尾阶段需要有其独立的书面协定或工作流程，其内容包括终止试验的一系列具体行动，结果的公布及数据的清理和存储。关于试验收尾这一主题的相关文献较少，但也有一些专门针对制订过程进行的描述说明[2]。

（二）试验收尾阶段患者的随访时间安排

如果在某一临床试验中，每位受试者的随访时间是固定的，则收尾阶段所持续的时间将与受试者登记阶段所花费时间相同。如果受试者招募历时2年，则收尾阶段也将耗费2年的时间。这种固定时长的随访设计或许并不可取，因为在部分受试者仍积极配合随访的同时，另一部分受试者却被告知随访终止，这一状况可能催生一系列问题。在某些盲法试验中，所有受试者的编号均在最后一次按计划随访中被揭露。如果揭盲过程必须经历数月甚至数年的时间跨度，研究人员就有可能在此过程中掌握一些信息，这些信息很可能透露仍在积极参与试验的受试者的药物信息。即使每位受试者的药物代码是唯一的，这一状况也可能发生。研究者或许已开始将某个症状或某一系列症状、体征与特定的药物代码关联起来。

另外一种经常使用的方案为所有受试者的随访工作均结束于相对短暂的收尾阶段，以避免上文提及的问题。这一计划的另一个优势在于增加了试验的效能，并提供了更多有关长期干预效果的信息。除最后一位登记入组的受试者外，其余所有受试者的随访时间都超出了预定的最短时间。在受试者统一招募时间为2年的试验中，额外的随访时间仅平均延长最多1年。此外，当参与试验的临床工作人员仅由试验发起者提供资助时，这种方法可能更经济有效。当采用这种随访计划时，所有受试者的随访工作终止于已被精简的收尾阶段，那么所有工作人员均需全力投入试验中，直至所有受试者完成最后一次随访。相比之下，在那些受试者经固定时长的随访后逐一退出的试验中，工作人员与受试者人数的比值不断增长可能是不可避免的问题。

尽管对所有受试者随访固定时长的随访方案存在问题，但在某些试验中，尤其在那些随访阶段的时间跨度相对较短，且干预措施被认为仅具有短期效应时，这一方案或许更为可取。在这类研究中，可能没有其他更为实用的备选方案。此外，从逻辑上讲，在短时间内进行大量收尾阶段随访可能不具有可行性。综合考虑末次访问时数据收集的规模、研究者人力资源的可用性和医疗机构每周的工作时长等因素，单个医疗机构随访100至150名受试者可能需要花费1~2个月的时间。因此，在决定后续随访计划时，需要同时考量试验所围绕的科学问题及方案在逻辑上的可行性。

（三）末次随访数据的获取与确认

在试验终止阶段尽可能获取每位登记受试者的结局指标数据，这一点对任何试验来说均是至关重要的。当试验的主要结局指标为连续性变量（如实验室数据或性能测量）时尤其如此。根据需要，必须在末次随访中获得每位受试者的结局指标数据，因为它标志着治疗和随访的结束。如果受试者未能参加末次随访，那么研究者将面临数据缺失。当结局指标是某些特定事件的发生时（例如非致命性脑卒中或死亡），情况可能有所不同，因为结局指标的数据信息无需受试者完成全部随访即可获取。

如果某位受试者在末次随访后出现特定事件，且当时其余所有受试者均尚未接受末次随访，那么该研究必须具备明确的先验规则，对是否将这一结局指标纳入数据分析中作出裁定。对于已经完成全部试验流程的受试者，标志其本人试验告终的最简单方式即是最后一次随访。对于缺席末次随访的受试者，研究者必须决定何时对其情况进行最后的确定。如果死亡事件属于试验的结局指标，那么患者的生存状态通常根据其在试验中最后一次出现时的状态加以确定。数据记录规则必须在研究方案或程序手册中进行清晰的规定。

另一种方案是设定一个统一的截止日期（例如，在初步计划中设定最终的随访日期）。正如在ARISTOTLE试验[3]中的应用经验，设置统一的截止日期对于明确规定统计分析中的明确定义，以及应对那些末次随访可能已永久失访的受试者，均具有一定优势。采用可变的截止日期的好处在于这一方案的试验数据涵盖了最后一位受试者末次随访之前发生的所有事件，使干预措施在暴露期间的效应得到了最大限度的捕捉，从而优化了干预措施效果评估的精度，这一方案也确实被大多数试验所采纳。问题在于，使用可变的截止日期时，受试者进入干预组还是对照组可能直接影响末次随访的时间，因此可能会产生偏倚，尽管这一偏倚的程度或许很小。

为更好地追踪受试者并确定其生存状态，目前已有许多手段投入使用。这些手段包括采集个人身份识别号码（例如美国的社会保险号），及与受试者亲属、雇主或医护人员保持联络。曾有试验通过搜索讣告以发现已经死亡的受试者。也可以在获取适当权限后，利用电子病历和其他各类电子数据库进行检索。包括美国在内的许多国家都建立了官方死亡登记系统，这些国家相比于未建立此类系统的国家，对受试者的死亡监测将更为简单，而且可能更加完备。一些试验使用了专门定位人员的代理机构。与其他许多试验相同，洋地黄类药物调查小组[4]在其试验中也雇佣了搜索机构，但搜索范围仅限于数据记录。该机构在检索中运用了电话号码查询服务、信用报告标题、财产记录、讣告搜索、杂志订阅、数据库邮件列表等类似手段。与受试者进行的任何私人接触均是不被允许的。这些限制规则可能会增加搜寻失访受试者的失败风险。并且，这一工作有可能涉及公众的敏感领域，因为搜索私人信息的行为可能会被视为对受试者隐私的侵犯。此时，研究者必须综合考量试验数据完整性、试验结果重要性及受试者最初对参与试验的支持，并将其与个人隐私保护的权利进行权衡。因此，研究人员应考虑在知情同意书中加入一段文字，说明受试者是否同意研究者在试验结束时确定其生存状态，即使那时受试者已不再积极参与试验或已撤销其常规同意书。总之，在进入收尾阶段之前，获取那些消极参与的受试者的生存状态信息对研究者而言是至关重要的。

当试验邻近终止时，缺失结局指标数据的受试者数量将不断增加，总体结果的不确定性也随之增加。例如，假设在一项试验中，任何原因导致的死亡为主要结局指标，且观察到一组受试者的死亡率为15%，而另一组的死亡率为10%。基于该研究的规模，这一组间差异很可能具有统计学意义。但是，如果各组的失访率均达到10%，则试验观察结果的可靠性可能存在问题。

利伐沙班对急性冠状动脉综合征的疗效观察试验隶属于系列研究——ATLAS ACS 2-TIMI 51研究[5]。该试验突显出后续数据完整性的重要价值。该试验的主要结局指标包括心血管相关死亡，心肌梗死和脑卒中，并采用治疗结束30天疗效分析和意向性治疗敏感性分析。该试验的原始数据显示[5]，在15 526例受试者中，有1 509例受试者（约占10%）未完成全部随访，而其中又有799例受试者连治疗结束30天的观察期随访也未能完成，这些数据来源于该试验已发表的原始记录和向美国食品药品监督管理局（FDA）提交的首批文件。初步分析显示，使用利伐沙班可使绝对风险降低1.8%，相对风险降低16%（$P=0.008$），但这一优势被用药后大出血发生率升高所抵消。初步分析同时显示，使用利伐沙班后，患者的死亡率相比安慰剂组低0.8%（$P<0.04$）。然而，FDA在审查中提出了有关数据缺失的重要问题[6]。首先，FDA认为占比高达10%的缺失数据，使得该研究对死亡率数据所作的解释缺乏可信度。所幸，得知这一消息后，研究赞助方能够返回开展研究的多个中心，统计出在试验结束时缺失的1 338例患者的生存状态，并最终确定其中843人的生存状态。这证明，通过更大的努力，是有可能进一步提高患者完整随访比例的。当这项工作完成后，利伐沙班组的死亡人数增加22人，同时安慰剂组的死亡人数增加9人，因而使P值从0.045增加到0.076（以接受噻吩吡啶治疗为背景的主要亚组2为例）。其次，利伐沙班组比安慰剂组更容易出现数据缺失，这引发了针对结果合理性的进一步质疑。最后，位于印度的三家试验中心出现可疑数据，既无法证实也难以证伪，随即引出是否要排除这些数据的问题。为减轻与死亡率相关的数据缺失所造成的潜在影响，

FDA提出了各种估算方案，以解决亚组2中的缺失数据问题[7]（表19-1）。当采用保守的方法，假设所有数据缺失的患者具有相同死亡率时，P值从0.076上升至0.100。

表19-1　ATLAS ACS 2-TIMI 51试验中，以不同方法估算的试验死亡率数据

用于数据缺失的死亡率估算方法	应用时的死亡率(安慰剂vs利伐沙班)/%	估算的额外死亡率/%	风险比(95%置信区间)	名义P值
未估算值	3.80 vs 3.20	0	0.85（0.71~1.02）	0.076
各治疗组观察值	3.80 vs 3.20	5 vs 11	0.85（0.71~1.02）	0.087
所有受试者的合并值	3.40 vs 3.40	5 vs 12	0.86（0.72~1.03）	0.093
安慰剂组值	3.80 vs 3.80	5 vs 13	0.86（0.72~1.03）	0.100

改编自2014年1月16日FDA心血管和肾脏药物咨询委员会[7]会议上的幻灯片。

　　关于受试者的失访问题，特别是由于受试者主动退出试验而导致的失访，COMPANION试验[8]为我们提供了有价值的参考案例。当试验终止和随访结束时，医疗护理组的受试者撤回知情同意的比例是另外两组的四倍。在数据监查和安全委员会的建议下，研究人员与主动退出试验的受试者取得联系并征得其许可，以收集其试验期间产生的、与受试者生存状态和住院相关的数据。这样做付出了大量的额外费用和时间，并进一步凸显出避免受试者撤回同意的重要意义。

　　研究者或许持有这样的观点：当受试者停止药物治疗或干预后，即表明该受试者已退出研究，因此不必继续对其进行随访，或至少在较短的时间内（如7天或30天）不必随访受试者。这样的观点无疑是错误的。在APPROVe试验中，由于不良反应和其他原因停止服用试验药物（罗非昔布）的受试者，在停药后超过14天未被随访[9]。在对试验进行重新分析时，这种信息删失的问题被揭露出来。为解决这一问题，研究者不得不在治疗结束后，对所有随机入组的受试者进行整整一年的额外随访。该分析表明，治疗期间观察到的由于使用罗非昔布而增加的主要心血管事件，在停止治疗后的第一年仍然继续增加。经计算，治疗期间和治疗结束后14天内的风险比（HR）为2.12（95%CI：1.20~3.74），相比之下，增加一年额外随访数据后的调整后风险比下降至1.41（95%CI：0.77~2.59）。

　　在FDA官员的推动下，美国国家科学院（National Academy of Sciences，NAS）发布了关于临床试验中数据缺失的综合声明，其重点聚焦于Ⅲ期验证性试验[10]。报告指出，对于存在大量缺失数据的数据集，目前尚不存在万无

一失的分析方法，也就是说，没有一种方法能够达到通过随机分配治疗措施得到的稳定、无偏倚的估计。因此，作为给出的第一组建议，专家小组强调了试验设计与实施过程的重要性，以减少缺失数据总量、降低其负面影响[10]。我们想要强调，在试验伊始即建立相应系统，以使结局指标的缺失情况降到最低是非常有必要的。对Ⅲ期试验而言，研究者在试验开始时即须仔细构建知情同意书，以便在受试者退出研究的情况下，仍被允许进行随访，或至少对受试者生存状态进行跟踪。

三、试验后继续治疗的转诊

由于受试者和临床工作者间往往建立了密切的个人关系，这可能会对终止一项较为长期的研究造成一定困难。末次随访的细节须进行仔细规划，这不仅是为了解决上述困难，也是为了确定如何向受试者告知各种信息，包括盲法试验中受试者正在使用哪种药物，受试者的个人研究数据及研究的整体结论（这通常要在晚些时候才能得出）。另外一个重要问题是，在研究结束后，如何将受试者转移至正规医疗机构以继续治疗（见第二章）。

如果试验的收尾阶段延长很长一段时间，正如每位受试者在被随访固定时常会发生的情形，那么在试验早期对任何一位受试者所给出的诊疗建议，都只能基于不完整的随访数据，这很可能与试验的最终结论不符。此外，给出的任何信息都可能被泄漏给仍在积极参与治疗的受试者，从而影响试验的完整性。尽管向每位受试者提供关于继续治疗的合理建议是可取的，但在研究完全结束和试验结果发表之前，这样做几乎是不可取的。如果试验的揭盲工作历时数月或数年之久，那么研究人员将必须在一些受试者结束参与时，要求其继续等待数月的时间，才能最终得知研究结果和治疗建议，这将使研究人员陷入不良的心理处境之中。另一方面，如果基于不完整数据所得出的结果已经很明确，则可以很容易地给出治疗建议。在这种情况下，研究人员将面临艰难的道德抉择。研究者该如何建议受试者何时开始、继续或停止一项新的干预，同时如何让其他受试者在试验中保持活跃？基于以上问题，我们通常更建议将试验的收尾阶段尽量缩短。

四、数据及其他研究材料

（一）数据清洗与核验

对数据进行核验可能很费时间，并且可能与研究者希望尽早发表研究结果的愿望相冲突。虽然在非必要情况下不应该推迟重要信息的发布，但在关键数据得到验证之前，将结果付诸出版社发表必须十分慎重。尽管研究者希望能够收集到完整、一致和无误的数据，但这一理想情境是不太可能达到的。传统的数据监测系统可能会发现数据表缺失，数据表上的空白项及相互矛盾的数据。在个别情况下，还可以发现对单个受试者数据的伪造行为[11-12]。而在最糟糕的案例中，研究者会创造虚拟受试者并伪造其所有数据[13-15]。虽然电子记录的使用大大减轻了数据清洗和核验的负担，但即便如此，这项工作通常也要在结束随访后持续数月。在数据清洗过程中，秉持实事求是的严谨态度是必要的。这就意味着，在对受试者的随访工作结束并采集到一些不完整的数据后，需要在合理的时间"冻结"和"锁定"记录文件。显然，数据清洗工作应该集中在最关键的区域，即那些对解决主要研究问题和严重不良影响至关重要的区域。

我们强烈建议，在整个试验过程中对研究表格和数据进行持续监测，如第十一章所指出的那样。数据编辑应尽早开始启动，因为在试验结束后，很难再得到全体工作人员的配合，且研究资金也已所剩无几。通过早期监测发现的系统性问题还有被纠正的可能。工作人员的反馈也很重要。目前已经出现统计过程控制审计的方法，且被证明能够大幅降低整个数据库的错误率[16]。

任何临床试验都可能面临对其结果的回溯、质疑甚至稽查。从传统意义上讲，这种审查一直以来颇具科学性。然而，由于监管机构可能希望查看数据，因此应该对关键结果进行适当的核验、记录并以一种更易于检索的方式归档。针对重要数据，其附加文档的范围将取决于试验各自的设计。电子数据提供了比纸质记录更有效的核验机会，但数据存储仍然很重要。目前已有多种模式投入应用。在一项多中心研究中，研究人员被要求在随访结束时，将所有死亡受试者的名单和死亡日期发送到独立于数据协调中心的办公室。其他试验中，在结果发表之前均会对关键数据进行独立审查。所有这些模式的共同目的在于尽量保持研究结果的可信度。

为通过监管审批，在试验中进行的数据清洗和核验程序使试验的成本和复杂性大幅增加。这类试验往往会收集大量的数据。对这些数据进行的最终核验既耗时又昂贵[17-18]。如第十一章所述，研究者在设计此类试验时，既应限制数据的总量，又应决定哪些数据是必要的，并需对其进行最后的全面核验。

（二）研究材料的保存

在试验结束后，研究人员应着手考虑对各种材料的保存。研究者和研究资助者都应留存整套的研究相关文件，包括试验方案、程序手册、研究表格和分析材料，包括它们的电子记录。此外，应将包含所有参加试验受试者的识别信息的列表存储在进行调查的机构中。此外，进行调查的机构也应保存一份清单，在该清单中包含有试验全部受试者的身份信息。某些地方法规有时会要求在规定的时间段内，将受试者的个人数据（如研究表格、实验

443

室报告、心电图和X线片的副本）与受试者的病历一起存档。将这些数据以电子形式存储，显然可以缓解空间不足的问题。试验的真实结果及其注释应予以公布，进而可借助图书馆检索系统获取，但在现实中，不公布试验结果的现象是极其普遍的[19]。截至2012年，在美国国立心肺血液研究所（NHLBI）所赞助的全部临床试验中，仅有不到三分之二的试验在30个月内发表了研究结果[20]。基于对这一重要问题的认识，为促进研究的透明度和数据共享程度，研究资助方和临床试验界对公布试验结果施加压力，这是应对研究结果发表方面匮乏的重要举措（见第二十章）。

在策划一项新的试验时，研究者或许希望获得同类研究的未发表数据，以了解针对相似人群或相同干预措施的既往研究结果。但原始资料中的表格和数字鲜能完全呈现研究者所感兴趣的内容。随着学术期刊的网站逐渐开始提供在线研究资料，这种情况正在发生变化。现在，许多期刊会发布完整的研究计划书、病历报告表、研究者手册，甚至是原始数据[21]。然而，目前尚未建立统一的机制，以获取已终止的试验的研究材料。纵使能够征得部分材料，也可能不是合理的或容易检索到的形式。通常，这需要与最初参与数据收集和分析的研究人员进行实质性合作[22]，数据共享和开放获取试验数据的标准也在不断完善[23]（见第二十章）。

与遗传分析相关的生物材料保存是一个新的问题。在临床试验中，对具有明确特征的受试群体所产生的生物标本，需要进行长期跟踪。对这些标本的研究，可以用于确定具有特定基因型的受试者亚组在使用某项干预措施时，是否更有可能受益或产生严重的不良反应。受试者是否愿意提供这些标本以用于具体分析，这取决于知情同意书中的措辞（见第二章）。对患者隐私的保护问题需要一如既往地加以考虑。

生物材料的保存可能耗资巨大。研究者必须维持冷藏库运行，并在不破坏剩余材料前提下，建设生物标本或试样的标记和检索系统。与数据的检索和备份不同，许多生物样本只能使用一次。因此，研究者需要建立系统，来决定何时及如何使用或分发生物样本。此外，还必须考虑到样本保存的成本、收益及保存时长的问题。目前，中央标本库已经建立，研究者可以选择将其生物材料送往该处保存。

总之，大多数试验收集了过多的研究材料，将所有材料加以保存可能没有实际意义。研究者必须考虑到后勤保障、保存时间和所需成本。除此之外，研究者还须牢记，随着时间推移和实验方法的改变，生物材料的质量会下降。

五、研究结果的发布

小型单中心试验的结果报告通常是直截了当的，一般在末次随访后不久即可将结果告知每位受试者，并通过科学出版物知会医学界。但是，在某些情况下，研究结果的发布会陷入窘境，尤其关系到各方得到消息的先后顺序时。特别是在多中心研究中，受试者是由未参与试验的医生转诊的，研究者有义务将研究结果告知这些医生，并且最好是在他们从期刊或患者那里得知这些结果之前。在诊疗机构地理位置分散的试验中，研究人员可能需要汇集到一起以得知研究结果。在某些情况下，研究的资助方会希望在新闻发布会上公开宣布研究结果。然而，尽管资助方对"以新闻发布会起首，继之以报刊专题报道"的公布形式颇为青睐，因为这一形式可能对资助方而言具有政治上的重要意义，但这样做可能会使受试者、转诊医生和医学学术界受到冒犯。他们可能都会认为，在非学术媒体报道结果之前，他们有权预先得到告知。因为公司可能会承担信托责任，所以在决定让公众得知试验结果时，仅使其了解较为笼统的"头条标题"性信息，以便控制研究结果泄漏的风险。

据我们以往的经验，以下顺序是较为良好的研究结果公布顺序。第一，由研究总负责人告知其余研究者，再由后者告知研究受试者。第二，转诊受试者的医生也收到结果通知。第三，在科学文献上发表研究结果，之后可以在其他平台上进行更为广泛的传播。随着期刊逐步电子化，其出版时间可以与重大科学会议上的结果展示时间同步。

然而，科学会议先期公布试验结果后，有时会不可避免地间隔较长时间才能将完整的试验报告最终发表在同行评审期刊上。鉴于非学术媒体发布的信息通常非常简单，如果非学术媒体在全面公布试验数据之前数月即已经粗略报道了研究结果，则医学界可能会在必须作出医疗决策时陷入困境。为了最大程度地减轻这一问题，有人提出以下三项建议[24]：①大会组织者应确保会议所发表的研究结果摘要，包含有足够数据以证明结论的正确性；②研究人员在有能力撰写完整论文之前，不应提交任何可能影响临床管理的研究结果；③期刊编辑必须愿意加快此类论文的发表。这些建议是合理的，但也可能会有例外。

为了加快研究结果的翻译进程，美国国立卫生研究院（NIH）于2003年10月推出了一项数据共享政策[25]，此政策现已更新[26]。该机构的立场是"在维护受试者隐私并保护机密和专有数据的同时，数据应尽可能广泛和免费地进行共享"。数据库广泛传播的风险在于，其他研究员可能会独立分析这些数据，并对试验结果进行不同的解释。然而，在试验的研究者分析数据和发表结果后，对试验数据的各种解释进行进一步分析与讨论，通常具有科学上的可靠性，应该予以鼓励。

在特殊情况下，当一种对公众健康有重要意义的疗法在NIH赞助的试验中被发现特别有效或有害时，医生和公众需要及时得到提醒。NIH将立即在其新闻网站上发布声明[27]。例如，在由美国国家癌症研究所（NCI）赞助的塞来昔布预防腺瘤试验中，发现服用塞来昔布的受试者相比安慰剂对照组发生重大致命性和非致命性心血管事件的风险增加了2.5倍，于是，在确定停止这一治疗方法后的第二天，即迅速发布了相关公告[28]。而正式的研究结果直到三个月后才发表在《新英格兰医学杂志》上[29]。

　　NIH的各下属研究机构也可独立发布自己的新闻公告。这些新闻公告的发布时间通常与医学期刊的文章同步发表。然而，在获得期刊许可后，这些机构可能会在期刊出版之前即发布简短的新闻公告。为避免受到医生团体的批评，研究机构可以在公告发布前通知相关医学会的领导。美国国立医学图书馆（National Library of Medicine，NLM）也在其官方网站MedlinePlus上发布实时更新的科学新闻[30]。新闻的覆盖范围并不仅限于NIH资助的研究。

　　FDA还会向医生和公众通报其监管措施和相关新闻。FDA MedWatch的人体医疗产品安全警报也会发布在其网站上[31]。其内容包括问题产品的简明摘要和FDA给出的警戒性提示。该网站及FDA药品网站[32]为医护人员提供建议和信息，同时也为患者提供需要参考的信息。如果研究人员在试验中发现了严重的不良事件，FDA和其他监管机构或研究赞助方可能会通过一封以"亲爱的医护人员"为开头的信件，将此信息传达给专业医疗人员，并进而间接地传达给公众。

　　即使研究结果对科学或公共卫生的重要性不高，研究人员和研究赞助者向公众广泛传播试验结果的现象也越发普遍。不论试验受到行业资助还是政府资助，新闻公告都已成为精心策划的营销活动的一部分。我们强烈支持广泛提供试验结果和数据，并希望进行广泛的讨论（并酌情进行重新分析），这将有助于临床医生和公众就试验干预的价值做出适当的决定。

　　正如本书第一章所强调的，临床试验必须进行注册。在世界范围内，存在大量的注册机构[33-35]。在2007年9月《FDA修正法案》（FDA Amendments Act，FDAAA）颁布之前，注册内容仅限于试验方案中的设计信息[35]。FDAAA的规定扩大了这一范围，扩展内容包括一个试验结果数据库，数据库中应包含受试者的人口统计学特征和基线特征，主要和次要结局，以及统计分析信息。这些数据应在试验完成后的12个月内公布。该数据库还与FDA网站上的开放信息相链接，其中包括总的安全性和有效性数据、公共卫生建议和批准药物的使用方案。试验期间观察到的严重和频繁不良反应，其数据应在2年内添至数据库中。

六、研究后随访

　　之所以在试验干预阶段结束过后开展短期随访，主要有以下三个原因：第一，查明治疗所引起的实验室测量值和症状改变，需要多久才能恢复到试验前的水平或状态。干预措施的效果可能会在停药后持续很长时间，而实验室结果的异常或药物不良反应，可能要等到干预结束几周后才会消失。第二，对于某些特定药物，例如β受体阻滞剂和类固醇等，不应突然中断使用，而逐渐减少使用剂量可能需要额外的临床随访。第三，由于持续存在的药物作用，或因将患者转回标准治疗所产生的风险，干预停止后，各试验分组的临床事件可能产生差异[36]。停止治疗后，药物效应可能持续数周或数月，或出现不良的停药反应[9]。在试验开展期间，研究人员有义务在必要时安排受试者返回常规医疗系统，确保研究建议已传达至受试者的家庭医生及推荐受试者尝试有益的新干预措施。但在试验结束后继续进行的随访工作中，这些行为已经不属于研究者的道德义务范畴。

在大多数（但并非全部）国家，研究后的长期随访是一项相当复杂的工作。研究者和研究赞助方必须决定随访所要收集的数据内容。对死亡率的监测或许在全球范围内都很繁琐，但在某些特定地区却能轻松进行，例如斯堪的纳维亚半岛。通常而言，试验呈现出的结果趋向或意外发现及其他数据来源所获得的发现，是在研究结束后继续进行长期监测的结果。由于大多数慢性疗法的临床结局试验持续时间相对较短，因此延长随访时间可以提供重要的附加信息。

获取有关非致命性事件的信息甚至更加复杂，并且其价值通常受到质疑。然而，对乙烯雌酚具有严重不良反应的发现经过，可以作为一个经典例证，以证明针对伤害性事件进行的研究后随访也具有其价值。据称，致癌作用发生于给药后15~20年内，并发生在暴露于子宫内的雌性后代中[37]。同样有报道称，在停止使用无拮抗性雌激素后的15年或更长时间中，子宫内膜癌的患病风险增加[38]。也有文章报道了婴儿妊娠时暴露于丙戊酸（一种抗癫痫药物），该事件与其3岁时的认知功能受损存在相关性[39]。

1978年，在血脂升高的人群中使用氯贝特的试验结果表明，与对照组相比，氯贝特组的癌症病例多于对照组[40]。有人提出疑问，在CDP试验中被分配使用氯贝特的受试者，是否也表现出癌症发病率的增长。然而事实并非如此[41]。在试验期间，仅有3%的死亡事件与癌症有关。随后，世界卫生组织在对氯贝特的研究报告中称，干预组的全因死亡率有所升高[42]。与此同时，CDP试验的研究人员认为，研究后随访在科学和伦理上均具有重要意义，所以他们决定开展这项工作。其结果显示，在氯贝特组中，没有发现癌症发病率的升高[43]。另一个在时间上距现在更近的例子是WHI试验，该试验在2005年按计划终止后，其随访工作继续延长了5年。这一案例引出一个疑问，为预备未来某天可能出现的研究需要，大型临床试验的研究人员是否应安排研究后的数据监测？任何研究后监测的计划均面临实施方面的挑战。关键是要找到一种方法，在不侵犯个人隐私的前提下，将受试者的姓名、地址、社会保险号或其国家身份认证号码，保存在一个中央注册中心内。研究人员还必须在缺乏证据的情况下，决定试验结束后的最佳监测时长（例如2年、5年或20年）。

研究后监测的另一个问题与干预可能产生的有益效果有关。从试验开始施加干预直至干预的有益效果达到最大，两者中间会有一定的时间间隔。在任何试验中，研究人员都有必要对这一间隔时间的长度作出假设。对于许多药物而言，这一所谓的"滞后时间"被假定为零。但是，若试验的干预是戒烟、降脂药物或饮食改变，而结局指标是冠心病死亡率，则滞后时间可能为一年或更长时间。对这类干预进行研究的问题在于，研究中的最长实际随访时间，可能仍然不足以等到有益的效果开始显现。在这些研究中，可以考虑在积极治疗完成后进一步延长监测时间。在如期终止的多危险因素干预试验中，结果显示特殊干预组优于常规治疗组，但其不具有统计学意义[44]。而在将近4年之后，数据显现出具有统计学意义的治疗效果[45]。在SOLVD试验中，在停用依那普利和安慰剂后的被动随访阶段也有晚期获益[46]。

CDP试验[43]的研究后监测显示，某一干预组表现出意想不到的治疗获益。在试验结束时，被分配至烟酸组的受试者，其非致命性再梗死的发生率明显降低，但未发现生存率的差异。然而，将为期6.5年的药物试验结果与为期9年的试验后监测结果综合后发现，烟酸组的总死亡率明显低于安慰剂组。对于CDP试验的发现有几种可能的解释。首先，这一观察结果可能是真实的，而烟酸治疗获益所需的时间可能比预期更长。当然，这一结果也可能是偶然的，在HPS2-THRIVE试验中，提供了烟酸似乎更可能缺乏临床获益并具有一定危害的证据[47]。解释这些数据的主要困难在于，对于所有受试者在这9年中是否采用了降低血脂和其他方面的治疗措施，研究人员对其缺乏充足的了解。

如果有必要在完成定期随访后进行长期监测，那么需要了解大部分受试者感兴趣的结局指标。研究后监测可以实现的完整程度取决于几个因素，如结局指标本身、监测的时间长度、开展试验的社区和研究人员的积极性。许多大型试验在结束后成功地监测了受试者（或其亚组），以确定研究干预的行为效果是否持续，或受试者是否持续听从有关持续治疗的建议。

参考文献

[1] Shepherd R, Macer J L, Grady D. Planning for closeout--from day one[J]. Contemp Clin Trials, 2008, 29(2): 136-139.

[2] Pressel S L, Davis B R, Wright J T, et al. ALLHAT Collaborative Research Group. Operational aspects of terminating the doxazosin arm of The Antihypertensive and Lipid Lowering Treatment to Prevent Heart Attack Trial (ALLHAT)[J]. Control Clin Trials, 2001, 22(1): 29-41.

[3]　Granger C B, Alexander J H, McMurray J J, et al. Apixaban versus warfarin in patients with atrial fibrillation[J]. N Engl J Med, 2011, 365(11): 981-992.

[4]　Collins J F, Howell C L, Horney R A. Digitalis Investigation Group Investigators. Determination of vital status at the end of the DIG trial[J]. Control Clin Trials, 2003, 24(6): 726-730.

[5]　Mega J L, Braunwald E, Wiviott S D, et al. ATLAS ACS 2-TIMI 51 Investigators. Rivaroxaban in patients with a recent acute coronary syndrome[J]. N Engl J Med, 2012, 366(1): 9-19.

[6]　Food and Drug Administration. U.S. Department of Health & Human Services. Briefing Information for the May 23, 2012 Meeting of the Cardiovascular and Renal Drugs Advisory Committee[EB/OL]. [2015-01-13]. http://www.fda.gov/AdvisoryCommittees/CommitteesMeetingMaterials/Drugs/CardiovascularandRenalDrugsAdvisoryCommittee/ucm304754.htm.

[7]　Bai S, Grant S, Marciniak T. Food and Drug Administration. Rivaroxaban for ACS sNDA 202439/S-002. Cardiovascular and Renal Drugs Advisory Committee Meeting[EB/OL]. (2014-01-16) [2015-01-13]. http://www.fda.gov/downloads/AdvisoryCommittees/CommitteesMeetingMaterials/Drugs/CardiovascularandRenalDrugsAdvisoryCommittee/UCM386282.pdf.

[8]　Bristow M R, Saxon L A, Boehmer J, et al. Comparison of Medical Therapy, Pacing, and Defibrillation in Heart Failure (COMPANION) Investigators. Cardiac-resynchronization therapy with or without an implantable defibrillator in advanced chronic heart failure[J]. N Engl J Med, 2004, 350(21): 2140-2150.

[9]　Baron J A, Sandler R S, Bresalier R S, et al. Cardiovascular events associated with rofecoxib: final analysis of the APPROVe trial[J]. Lancet, 2008, 372(9651): 1756-1764.

[10]　Panel on Handling Missing Data in Clinical Trials, Committee on National Statistics, Division of Behavioral and Social Sciences and Education. National Research Council of the National Academies. The Prevention and Treatment of Missing Data in Clinical Trials[M]. Washington, DC: National Academies Press, 2011.

[11]　Fisher B, Redmond C K. Fraud in breast-cancer trials[J]. N Engl J Med, 1994, 330: 1458-1462.

[12]　Buyse M, George S L, Evans S, et al. The role of biostatistics in the prevention, detection and treatment of fraud in clinical trials[J]. Stat Med, 1999, 18(24): 3435-3451.

[13]　Sheldon T. Dutch neurologist found guilty of fraud after falsifying 438 case records[J]. BMJ, 2002, 325: 734.

[14]　Ross D B. The FDA and the case of Ketek[J]. N Engl J Med, 2007, 356(16): 1601-1604.

[15]　POISE Study Group, Devereaux P J, Yang H, et al. Effects of extended-release metoprolol succinate in patients undergoing non-cardiac surgery (POISE trial): a randomised controlled Trial[J]. Lancet, 2008, 371(9627): 1839-1847.

[16]　Rostami R, Nahm M, Pieper C F. What can we learn from a decade of database audits? The Duke Clinical Research Institute experience, 1997--2006[J]. Clin Trials, 2009, 6(2): 141-150.

[17]　Eisenstein E L, Lemons P W II, Tardiff B E, et al. Reducing the cost of phase III cardiovascular clinical trials[J]. Am Heart J, 2005, 149(3): 482-488.

[18]　Eisenstein E L, Collins R, Cracknell B S, et al. Sensible approaches for reducing clinical trial

costs[J]. Clin Trials, 2008, 5(1): 75-84.

[19] Zarin D A, Tse T, Williams R J, et al. The ClinicalTrials. gov results database--update and key issues[J]. N Engl J Med, 2011, 364(9): 852-860.

[20] Gordon D, Taddei-Peters W, Mascette A, et al. Publication of trials funded by the National Heart, Lung, and Blood Institute[J]. N Engl J Med, 2013, 369(20): 1926-1934.

[21] Trials[EB/OL]. http://www.trialsjournal.com.

[22] Hrynaszkiewicz I, Altman D G. Towards agreement on best practice for publishing raw clinical trial data[J]. Trials, 2009, 10: 17.

[23] Krumholz H M, Peterson E D. Open access to clinical trials data[J]. JAMA, 2014, 312(10): 1002-1003.

[24] Reporting clinical trials: message and medium[J]. Lancet, 1994, 344(8919): 347-348.

[25] National Institutes of Health. Final NIH statement on sharing research data[EB/OL]. (2003-2-26) [2015-01-13]. http://grants.nih.gov/grants/guide/notice-files/NOT-OD-03-032.html.

[26] National Institutes of Health. NIH Data Sharing Policy[EB/OL]. [2015-01-13]. http://grants.nih.gov/grants/policy/data_sharing.

[27] National Institutes of Health. News & Events website[EB/OL]. [2015-01-13]. http://www.NIH.gov/news.

[28] US Department of Health and Human Services. NIH News website. National Institutes of Health. NIH halts use of COX-2 inhibitor in large cancer prevention trial[EB/OL]. (2004-12-17) [2015-01-13]. http://www.nih.gov/news/pr/dec2004/od-17.htm.

[29] Solomon S D, McMurray J J, Pfeffer M A, et al. Cardiovascular risk associated with celecoxib in a clinical trial for colorectal adenoma prevention[J]. N Engl J Med, 2005, 352(11): 1071-1080.

[30] National Institutes of Health, U.S. National Library of Medicine. MedlinePlus website [EB/OL]. [2015-01-13]. http://www.nlm.nih.gov/medlineplus/news.

[31] Food and Drug Administration, U.S. Department of Health and Human Services. MedWatch: The FDA Safety Information and Adverse Event Reporting Program[EB/OL]. [2015-01-13]. http://www.fda.gov/medwatch. Accessed January 13, 2015.

[32] U.S. Food and Drug Administration, U.S. Department of Health and Human Services. FDA Drugs website[EB/OL]. [2015-01-13]. http://www.fda.gov/Drugs.

[33] Zarin D A, Ide N C, Tse T, et al. Issues in the registration of clinical trials[J]. JAMA, 2007, 297(19): 2112-2120.

[34] World Health Organization. International Clinical Trials Registry Platform (ICTRP) website[EB/OL]. [2015-01-13]. http://www.who.int/ictrp/en/.

[35] Zarin D A, Tse T. Medicine. Moving toward transparency of clinical trials[J]. Science, 2008, 319(5868): 1340-1342.

[36] Granger C B, Lopes R D, Hanna M, et al. Clinical events after transitioning from apixaban versus warfarin to warfarin at the end of the Apixaban for Reduction in Stroke and Other Thromboembolic Events in Atrial Fibrillation (ARISTOTLE) trial[J]. Am Heart J, 2015, 169(1): 25-30.

[37] Herbst A L, Ulfelder H, Poskanzer D C. Adenocarcinoma of the vagina. Association of maternal stilbestrol therapy with tumor appearance in young women[J]. N Engl J Med, 1971, 284(15): 878-881.

[38] Paganini-Hill A，Ross R K，Henderson B E. Endometrial cancer and patterns of use of estrogen replacement therapy：a cohort study[J]. Br J Cancer，1989，59(3)：445-447.

[39] Meador K J，Baker G A，Browning N，et al. NEAD Study Group. Cognitive function at 3 years of age after fetal exposure to antiepileptic drugs[J]. N Engl J Med，2009，360(16)：1597-1605.

[40] A co-operative trial in the primary prevention of ischaemic heart disease using clofibrate. Report from the Committee of Principal Investigators[J]. Br Heart J，1978，40(1)：1069-1118.

[41] Clofibrate and niacin in coronary heart disease[J].JAMA，1975，231(4)：360-381.

[42] W.H.O. cooperative trial on primary prevention of ischaemic heart disease using clofibrate to lower serum cholesterol：mortality follow-up. Report of the Committee of Principal Investigators[J]. Lancet，1980，2(8191)：379-385.

[43] Canner P L，Berge K G，Wenger N K，et al. Fifteen year mortality in Coronary Drug Project patients：long-term benefit with niacin[J].J Am Coll Cardiol，1986，8(6)：1245-1255.

[44] Multiple risk factor intervention trial. Risk factor changes and mortality results. Multiple Risk Factor Intervention Trial Research Group[J].JAMA，1982，248(12)：1465-1477.

[45] Mortality rates after 10.5 years for participants in the Multiple Risk Factor Intervention Trial. Findings related to a priori hypotheses of the trial. The Multiple Risk Factor Intervention Trial Research Group[J].JAMA，1990，263(13)：1795-1801.

[46] Jong P，Yusuf S，Rousseau M F，et al. Effect of enalapril on 12-year survival and life expectancy in patients with left ventricular systolic dysfunction：a follow-up study[J]. Lancet，2003，361(9372)：1843-1848.

[47] HPS2-THRIVE Collaborative Group，Landray M J，Haynes R，et al. Effects of extendedrelease niacin with laropiprant in high-risk patients[J]. N Engl J Med，2014，371(3)：203-212.

翻译：李泽宇，首都医科大学附属北京中医医院/北京市中医药研究所循
　　　证医学中心
审校：邱斌，中国医学科学院肿瘤医院

第二十章　结果的报告与解读

　　对结果进行解读与报告是所有试验和研究工作的最后阶段。找到富有挑战性的科学问题的答案则是科研工作者们的奋斗目标。将研究结果恰当地传达给临床医生也为医学的进步提供了支撑[1]。要做到恰如其分地传达，研究者需要批判性地审查结果，避免高估其益处或低估其危害。由于他们比任何人都了解数据的质量与局限性，他们有责任清晰、简明地陈述结果，以及披露任何可能影响其对结果进行解读的情况。作为研究的关键环节，研究者应当投入足够的心思、时间与精力进行研究结果的解读与报告。我们认为"保守"的解读和报告制度对科学、公共卫生、临床医学和读者最有利。

　　一项研究可能会在科学期刊上发表，但文章的发表不能完全代表其结果或结论受到认可。尽管期刊会委托审稿人评估每一篇预期发表的文章，但并不能保证审稿人在研究的设计、实施和结果分析等问题上拥有足够的相关经验与知识，从而能够对该研究进行全面的评价[2]。往往只有研究者自己才可能认识到细微的、甚至更难察觉的缺点和问题，正如一位《新英格兰医学杂志》前编辑在35年以前所指出的那样[3]：

　　在选择发表的稿件时，我们尽一切努力筛选剔除那些明显不可靠的研究，但我们不能保证我们所发表的稿件都是绝对真实的……现如今，海量的研究论文已经超过了我们科学交流的整体负荷，优秀期刊试图在大量的材料中找出值得注意的投稿来促进医学进步。然而，每个人都应该明白，这种评价过程并不完全等同于认可。

　　Ellenberg等[4]已经阐明了这一点。一项关于呼吸道合胞病毒免疫球蛋白多中心试验的有利结果以及一篇评价非常积极的编辑寄语刚刚发表在《新英格兰医学杂志》上，仅仅2周之后，FDA咨询委员会就投票一致反对为这一干预措施颁发许可证。另一项试验显示，在接受经皮冠状动脉介入治疗的人群中，如果以死亡、心肌梗死、血管重建或支架内血栓形成作为主要结局指标，坎格雷洛的作用要优于氯吡格雷[5]。但是，尽管有明显的获益，FDA对坎格雷洛的药效仍有顾虑，因此并没有批准该药的使用[6]。这样的案例提示我们，作者在报告结果时要做到尽可能客观，读者则要做到批判性地评估科学论文，并自行决定如何使研究结果得到最佳运用。

在这一章节中，我们将讨论研究结果的报告指南、结果的解读和发表偏倚，以及对在准备报告时应考虑的四个具体问题给予回答：①试验是否按计划进行？②分析的类型是什么？③该研究与其他研究的结果有何异同？④研究结果的临床意义是什么？《临床试验报告的统一标准》（CONSORT）学组制定了一份临床试验报告应包括的内容清单[7-13]。Meta分析的发表也有类似的指南[14]。在CONSORT网站上[10]可以下载结果报告的必备条目清单，简而言之，其包括了研究背景，目标，方法（试验设计、受试者、干预措施、主要和次要结局、样本量、随机化过程、盲法、统计方法），结果（基线数据、结局、危害）和解读（局限性、外推性）。此外，还有临床试验注册和经费来源的问题。

一、基本要点

研究者有义务对其研究过程及结果进行批判性审查，并提供足够的信息，以便读者能够正确地对试验及其结果进行评估。

二、报告指南

任何临床试验报告都应包括关于研究依据、研究设计、研究人群和研究实施过程的充分信息，以便读者能够评估试验所采用的方法是否足够妥善。一项试验的质量通常是根据报告中材料和方法部分的彻底性和完整性来评判的，遗憾的是，并非所有报告都能做到完备。一项针对发表在5本全科医学期刊上253项随机试验的调查发现，在CONSORT推荐进行修订之后，研究的几个方面（如分组隐匿和盲法的各个环节）并没有得到充分讨论[15]。还有研究者[16]指出，研究入组标准有时描述不充分。Wang等[17]对《新英格兰医学杂志》1年内报道的亚组分析进行的调查发现：亚组分析非常常见，但所提供信息的完整性差异很大。此后，该杂志启用亚组分析报告指南[17]。

临床试验报告中也存在常用术语误用的情况，许多作者声称他们进行了意向性分析（ITT），而事实上来自随机受试者的数据已经被排除在分析范围外。即使他们可能有很好的理由来解释不能获得所有数据的原因，但除非缺失的数据占总数据的比例很小，以至于无论缺失什么样的数据，总体试验结果都不会因此改变，否则这样的分析不应该被称为意向性分析。因此，即使研究声称是ITT，读者也必须仔细甄别。有时会出现"改良ITT"的说法，但这是矛盾的，因为如果不是所有受试者和所有随访事件都被纳入在内，这一报告就不应该称为ITT。有些受试者可能会失访，报告应明确指出其数量（较为理想的是小数量）。另一个具有误导性的术语是遵循研究方案（PP）分析。作者将这个词应用于因某些人未能完全坚持干预措施或以其他方式中断研究而导致数据缺失的分析，我们认为这是一个不恰当的用法，因为这意味着这种分析是方案中指定的首选分析，正如我们在本书（第十八章）中所论证的那样，其几乎从来不是首选的分析，也不应该在方案中如此指定。当进行这种分析时，我们更倾向于使用遵循治疗方案（on-treatment）分析一词，因为这更准确地反映了所做的工作。

传统期刊实行页数限制的制度，迫使作者不得不排除一些重要信息。现在没有这种页数限制的在线期刊越来越多。此外，许多印刷版期刊允许在其电子版中上传补充材料（如方法细节、附加数据）。因此，空间限制不再是拒绝提供相关信息的正当理由。

如上所述，目前已有关于如何报告临床试验的指南[7-14]。国际医学期刊编辑委员会发布了一套统一要求，并得到了许多期刊的认可[18]。指南需要保证试验已进行了正式的临床试验登记[19-20]。此外，期刊也有各自的《作者须知》，以指导作者处理格式和内容问题。

由于每年发表的科学论文数量巨大，临床医生不可能阅读所有相关的新发表论文。研究者所订阅的期刊可能有在线服务，其可以帮助标识出研究兴趣相关的文章。虽然订阅选定领域的在线论文目录可能会有帮助，但临床医生仍有义务仔细审阅临床研究报告。有效而翔实的摘要非常重要，尤其是对定期浏览期刊的临床医生大有裨益，因为很多临床决策常常仅受摘要的影响[21]。对于临床研究的报告，许多期刊都采纳结构化摘要的建议[22]，其应包括研究目的、研究设计、研究背景、研究对象、干预措施、测量方法、主要结果及结论等信息。Haynes等[23]回顾了结构化摘要的早期实践经验，并给出"支持和赞赏"的评价，他们也建议对指南进行一些修改。我们非常认可目前临床研究报告广泛应用结构化摘要。

（一）作者身份

关于作者身份的决定既敏感又重要[24-25]，关键是要在早期阶段作出决定。学术不端的案例提醒我们，作为作者要承担一定的责任，而不应将作者身份作为一种表示感谢的手段。在一般的稿件说明中，都有关于作者资格的指南[18]。过去，一些期刊尝试禁止集体作者，理由是应该明确标识对实际试验的开展和稿件的写作承担责任者。Meinert[26]站出来为集体作者制辩护，并对这一政策可能对多中心工作造成的影响表示担忧。我们认为集体作者制是临床研究的重要组成部分，公平性和公正性要求对那些对设计、实施和分析做出重大贡献者给予适当的表彰，而不仅仅是负责撰写工作的少数人。许多期刊都接受的一个折中方案也是国际医学期刊编辑委员会推荐的方案，就是允许集体作者、但要列出参与撰写委员会的人员。通过这种方式也可以区分出"作者"和"协作者"。有些期刊会询问每位作者或撰写委员会成员的贡献。如果作者是以研究组的名义出现，期刊政策可能要求列出其通讯作者，以及论文的负责人。国际医学期刊编辑委员会[18]明确规定了这一政策：

> 一些大型多作者团队用团队名称来指代作者身份，可以带或不带个人姓名。当提交由团队撰写的稿件时，通讯作者应注明团队名称，并明确标出对论文负责的成员。文章的署名标明谁对稿件直接负责，而MEDLINE会将署名中出现的名字列为作者。如果署名包括一个团队名字，并且在论文中的其他地方与署名相关的注解对这些名字进行了清晰说明（包括这些人是作者还是协作者），MEDLINE则会将这些作者或协作者（有时称为非作者贡献者）的姓名单独列出。

在作者署名中，"幽灵/代笔作者"的存在引起了相当大的关注，他们通常是一些撰写稿件、共同撰写稿件或在试验中发挥重要作用的人，但没有被正确地纳入作者名单，使得他们没能获得本应得到的关注。Gøtzsche等[27]对44家企业发起的试验进行了调查，发现3/4的论文存在代笔问题。Ross等[28]描述了有关罗非昔布的一些论文，这些是由企业赞助商的员工所写，而他们并没有被列为作者。

除了代笔作者，还有"客座/馈赠作者"，即那些在研究或撰写过程中很少或几乎没有发挥作用、但德高望重的研究者，其也被列为论文的重要作者之一。我们对这两种做法表示谴责。

（二）重复发表

期刊通常禁止论文重复发表。期刊编辑部会常规询问投稿者是否已在其他期刊投稿甚至发表了该稿件。然而，2003年的一项调查研究了1983年至1999年间，瑞典药品监管机构提交批准的血清素再摄取抑制剂相关试验的论文[29]，提示在提交的5种药物中，只有1种不涉及多次出版相同或重叠的数据。根据期刊和更新数据的性质、范围和重要性，对先前发表的试验数据进行更新是可以接受的。许多期刊要求提供试验登记编号的做法，即使难以做到完全避免，但也能最大限度地减少对更新试验可能导致Meta分析中试验与受试者重复计算的担忧。至少对于电子出版物来说，一个可能有帮助的建议是通过试验登记编号来更好地实现同一试验中不同论文成果间的关联[30]。

（三）利益冲突的披露

许多期刊都有政策，要求作者明确声明可能的利益冲突[31]。《生物医学期刊投稿的统一要求》[18]中包含了披露与作者个人以及与试验赞助方的身份和角色相关的潜在冲突的指南。作者必须主动披露所有潜在的冲突，因为其会影响读者对研究结果的解读。遗憾的是，经常有一些重要的利益冲突没有被披露，而是在后续调查中才被发现[32-33]。这些案例既让研究者感到尴尬，也可能使一项优秀的研究蒙上本不应有的污点，如果一开始就遵循公开性，这种情况是可以避免的。我们建议所有作者自由披露所有真实的、潜在的或明显的利益冲突。其他人可能会察觉到作者自认为不存在的利益冲突，因此，尽可能坦诚是有利的。当然，也应该提倡对缺乏利益冲突披露的文章进行独立评估。

（四）数据呈现

数据分析的呈现很重要[34-42]。人们对P值的含义存在普遍的误解，在一个单选题的回答中，只有约五分之一的医生理解P值的正确含义[43]。P值告诉我们观察到的差异发生的可能性有多大，传达的是关于怀疑程度的信息，而不是这个差异的临床重要性的大小。当P值等于0.05，则其在一个大样本量试验中可能是一个效应的不充分证据，而在一项小样本试验中却可能是相当有力的证据[35]。点估计值（指观察到的结果）及其95%置信区间（CI）为我们提供了差异大小的最佳估计。CI的宽度是衡量不确定性的另一个指标。P值和CI有内在联系，因此，如果差异的95% CI不包括0，则差异在统计学上具有显著性，$P<0.05$。CI允许读者在作出治疗决策时，用自己的判断寻找最小的临床重要差异[34]。一些期刊已经率先使用CI，并要求更广泛的使用。我们主张同时报告主要结果的P值、点估计值和CI，这些都能传递重要的信息，有助于评价试验结果。

三、结果解读

目前已有很多文章指导临床医生如何评价一项临床研究[44-49]。首先读者应该意识到，许多论文存在不足之处，甚至可能产生误导。Pocock[50]给出了读者需要谨慎对待的三个原因：①一些作者给出的试验报告并不充分；②期刊编辑和审稿人允许其发表；③期刊偏好阳性结果。例如，一篇关于抗生素预防试验的综述发现，20%的摘要遗漏了重要信息或隐含了不合理的结论[51]。在另一篇综述中，Pocock等[52]详细评估了45项试验，总结出这些报告"似乎偏向于夸大治疗差异"，而且存在滥用显著性水平的情况。在1982年的一份报告中，在产科和儿科杂志上的86项对照试验中，有很大一部分被发现存在统计学错误，只有10%的结论被认为是合理的[53]。Gøtzsche发现，在196项非甾体抗炎药治疗类风湿关节炎的试验中，76%的报告含有"存疑或无效的表述"[54]。如第九章所提及的：在顶级医学期刊的80项随机临床试验中，有30%~40%存在随机化方法和基线可比性报告不充分的问题[55]。在肿瘤学领域，三大期刊上发表的文章中，肿瘤反应的评估标准既没有被完整报告、也没有固定统一，由此造成了报道的有效率存在巨大差异[56]。

Baar等[57]构建了一个假设的试验，并在两篇不同的文章中报告其结果；其中一篇以类似于顶级癌症期刊中出现的错误和遗漏进行结果报告，而另一篇则采用正确的方法。这一做法说明了相同结果可以有不同的解读与报告方式。

结果的呈现方式也会影响治疗决策[58-60]。在一组被调查的医生中，几乎有一半的医生表示：对于结果事件发生率的差异，相对变化较绝对变化的报告形式更让人印象深刻，并且更有可能促使医生采取该方式对患者进行治疗[59]。如果不了解对照组的事件发生率，则很难正确解读相对的治疗效果。对临床医生来说，"概括性度量"的应用，比如预防一个事件的发生而需要治疗多少例，这样描述治疗效果从而影响临床医生的观念，这种效力是最弱的[60]。我们建议作者将结局变量的绝对、相对变化率都进行报告。

四、发表偏倚

及时准备和提交试验结果是每位研究者应尽的义务，无论试验结果是阳性、中性还是阴性。书面报告是临床试验所有工作最终公诸于众的方式。遗憾的是，阴性结果的试验相较于阳性结果的试验发表可能性更小。这种发表偏倚的早期证据来自对心理学文献的一项调查。Sterling[61]在1959年指出，在294篇涉及假设检验的文章中，97%的文章报道了具有统计学意义的结果。数十年后，医学期刊也出现了类似的情况，大约85%的临床试验和观察性研究报告了具有统计学意义的结果[62]。Simes[63]将已发表的试验结果与国际癌症登记中心的结果进行了比较，对已发表的晚期卵巢癌治疗试验进行综合分析，结果显示联合治疗具有显著优势，然而，对所有注册试验结果进行的综合分析却提示生存率较低且无统计学意义。几项调查发现了选择性报告和/或同一试验的多次发表[29,64-67]，且有一篇综述发现报告偏倚在许多医疗场景中普遍存在[68]。如Heres等[69]发现，在抗精神病药物的头对头比较中，一家制药企业赞助了33项试验，其中90%的试验显示赞助企业的药物具有疗效获益，也就是说，临床试验中由赞助厂商提供的药物疗效更好。这些明显矛盾的结果表明，研究设计、数据分析和/或结果的报告中都存在着偏倚。

即使是在大型学术中心进行的多中心试验，也有超过40%没有发表。那些由政府赞助试验的发表率仅比由企业赞助者略高一点[20,66]。Gordon等[70]也证实了这些，他们回顾了从2000年至2011年间由美国国立心肺血液研究所（NHLBI）资助的244项临床试验的发表记录。在跟踪了15个月后，只有156项试验发表了主要结果（中位发表时间为25个月）。那些有临床结局的试验比有其他结果（比如生物标志物）的试验发表得更快。作者还发现，在对其他因素进行调整后，那些结果为阳性的试验（定义为主要终点的组间差异显著，倾向于研究者提出的假设）比那些结果为阴性的试验发表得更快。

Turner等[67]考察了74项已在美国FDA注册的抗抑郁药研究，其中23项尚未发表。此外，那些已发表试验所声称的结果，相较FDA随后对数据分析所显示的，更倾向于对干预持有积极的态度。Perlis等发现，在精神病学的临床试验中，经济利益冲突非常常见，并与高度有利于干预措施的临床试验结果有关[71]。Chan等[65]的研究显示，试验方案中所述的主要因变量与结果发表的报告中的主要因变量之间经常存在差异（62%），论文中使用的分析方法与公司内部文件中的分析方法也有差异[72]。已有研究表明，许多摘要发表后并未继续发表完整的论文报告[73]。Dickersin等[74]在对156名承认参加过结果未发表试验的研究者进行的调查中发现：在178项具有特定统计学趋势的未发表试验中，只有14%的研究偏好新疗法；而在767项已发表的报告中，有55%的研究偏好新疗法（$P<0.001$）。研究者分析得出与这种偏倚相关的因素包括但不限于：研究结果为中性或者阴性，样本量小，赞助资金来自制药企业[74]。期刊拒稿是一个不常见的原因[75-76]。然而，作者无疑意识到了发表中性结果的难度。一项调查统计了关于非甾体类抗炎药的多项临床试验的参考文献列表，结果发现这些试验偏好使用具有阳性结果的参考文献[77]。

选择性报告被视为一个严重的问题。在一项对临床试验者的调查中，选择性报告被认为是两种最重要的科学不端行为之一[78]。研究者有义务与责任保证他们不涉及这种行为。期刊也有责任鼓励全面和诚实的报道，并应该根据研究实施过程的质量而不是根据P值是否显著来决定是否发表试验报告。尽管目前的记录好坏参半，但我们仍然期望，临床试验登记的普遍应用会使那些已经开展但仍未报告的试验更易于识别，这将有助于试验结果得到更全面的报告[20,79]。

研究报告潜在偏倚的另一个来源是早期研究和预试验。除非这些研究显示出获得阳性结果的趋势或能够进一步进行全面的后期试验，否则它们很可能就此被雪藏。Prayle等[80]回顾了ClinicalTrials.gov列出的受FDA强制报告结果的试验，他们发现，只有22%（163/738）的试验在结束后1年内报告了结果，其中后期试验（38%）比II期试验（10%）更有可能在1年内报告结果。研究没有报告或未发表结果的理由多包括：研究规模小，时间短，没有使用最佳剂量的干预措施。然而，这些研究可能包含重要的数据，这些数据有必要提供给其他研究人员和临床医生。例如：如果存在设计缺陷，披露这些缺陷可以避免其他研究人员重蹈覆辙；如果某种药物、设备或程序存在问题，那么让其他人了解到这些问题也是很重要的。我们了解到许多期刊会拒绝发表这类研究，但希望在电子出版时代，能有足够多的期刊会接受这类研究。我们非常鼓励发表早期研究和试验性研究[81]，此外我们也鼓励发表更多后期试验。

五、试验是否按计划进行?

（一）基线可比性

确保研究分组之间的基线可比性是任何临床试验的基础，从而能让各组之间随着试验时间推移产生的差异可以合理归因于干预措施的效果。随机化是获得基线可比性的首选方法。但是，随机化的使用并不能保证已知或未知预后因素的分布一定达到基线平衡。基线不平衡在小型试验中相当常见，在大型试验中也可能存在（见第九章）。因此，对随机化过程的详细描述，包括如何防止研究者事先了解干预措施的分配，以及对基线可比性的介绍都是必不可少的。如果研究是非随机化的，研究结果的可信度更取决于对这种可比性的充分记录。每组的基线数据应包括已知和可能的预后因素的平均值和标准差。如果是同一变化方向，即使是单个因素的小趋势，也会产生影响。多变量分析用于基线平衡性的评价具有一定的优势。当然，主要的预后因素可能是未知的，这将会给基线平衡增加一些不确定性。因此，应根据观察到的基线不平衡状况对结果进行调整，并对调整前后的分析之间的任何差异进行详细解释（见第十八章）。

（二）盲法

双盲是临床试验设计的一个理想特征，因为如前所述，评估因变量涉及一些判断因素，而双盲设计可以减少这一过程造成的偏倚。然而，许多研究并没有做到从始至终对各方进行真正的双盲。虽然单独一种不良反应可能不足以产生对研究者揭盲的效果，但一系列效应往往能揭示分组。一种特定的药物效应，如在一项抗高血压药物试验中，受试者血压明显下降或者没有这种效应，也可能提示哪个是积极干预组，哪个不是。尽管研究者可能难以评估盲法的成功与否，同时也有些人不同意评估盲法[82-84]，但我们认为评估还是有其意义的。不支持对盲法成功与否进行评估或报告的理由是这种做法可能会促使研究者和受试者付出额外的努力来揭盲，而且受试者的反应往往是不可靠的。然而，我们认为，论文的读者应该被告知揭盲的程度，就如同

Karlowski等[85]对一项维生素C相关试验的评价，这是值得称赞的。

必须强调的是，盲法的评估不应在试验过程中进行，而应在试验结束时进行。在试验结束时进行评估，可以最大限度避免对试验实施造成影响，同时也减弱了受试者试图误导研究者的动机。

（三）依从性与同期治疗

在估计样本量时，研究人员往往对不依从率作出假设。在整个随访过程中，要尽量保持受试者对研究中的干预措施最佳的依从性，并监测依从情况。在解读研究结果时，人们可以衡量最初的假设是否被实际情况所证实。当依从性假设过于乐观时，试验充分检验主要问题的效能可能会比预想中的低。在报告和讨论研究结果时，必须考虑到试验的效能。对具有临床获益的特定干预措施的试验来说，非依从性通常是一个小问题。对不依从的影响有两种可能的解释：一方面，依从性越高干预措施获益越大；另一方面，如果所有受试者（包括那些由于各种原因没有完全遵守试验剂量安排或干预时间的受试者）都接受足量给药，那么干预组可能会出现更多的不良反应或有害效应。

同样值得关注的是，各组在随访期间同时进行的干预措施的可比性。除研究干预措施外，其他药物的使用，生活方式和一般医疗护理改变，如果这些影响到因变量，需要进行测定和报告。当然，如第十八章所述，对随机化后的变量进行调整是不合适的。因此，当不平衡存在时，必须谨慎解读研究结果。

（四）局限性是什么？

当优效性试验（即评价干预组是否与对照组有差异）的结果表明研究组之间没有统计学上的显著差异时，有几种可能的解释：除了所研究的干预措施可能价值不大或没有价值外，还可能是干预措施的药物剂量太低或太高；干预实施者的技术（如手术过程）可能不够娴熟；样本量可能太小，使试验的假设检验效能不足（见第八章）；可能存在严重的依从性问题；同期干预可能削减了本可以显示的效果；结果的测量可能不够敏感，或分析可能不充分；最后，偶然性也是另一种浅显的解释。作者应该在方法和结果部分为读者提供足够的信息，让读者对干预可能无效的原因作出自己的判断。在讨论部分，作者还应该围绕没有发现差异的原因提出他们的最优见解。

对于等效性或非劣效性试验来说，如果设计、实施不当或部分受试者的依从性差，会导致研究者和赞助方认为出现了预期结果，即干预组之间没有明显的差异。正如第五章所讨论的那样，在非劣效性试验中，需要格外关注这些因素。也许比优效性试验更重要的是，作者必须清楚地认识并承认，研究的任何局限性和问题都有可能导致差异不显著。在某些情况下，除了ITT外，可能还需要进行遵循治疗方案分析。

试验结果的局限性是什么？是人们需要知道数据的完整程度，才可以评估一项试验。在临床试验特别是长期试验中，有一个常见的问题，研究者可能会与一些受试者失去联系，或者由于其他原因而导致数据缺失。这些受试者通常与留在试验中的受试者不同，其事件发生率或结果测量可能不同。研究者应积极尝试将失访人数控制在最低限度。如果与事件数量相比，失访人数太多，试验结果的可信度可能会受到质疑。在这种情况下，假设"最差情况"是一种较为保守的处理方式，其假设在因变量发生率较低的组中，每个失访的受试者都会发生指定事件，而且会假设对比组中没有发生指定事件。应用"最差情况"后，如果试验的总体结论没有变化，则试验的结论得到了强化。但如果"最差情况"分析改变了结论，试验的可信度可能会降低。其他处理结果数据缺失的方法在第十八章讨论过。结论的置信度将取决于缺失信息对结果改变的影响程度。

六、分析的类型是什么？

正如第十八章所述，将随机分配到试验中的受试者撤出分析，有可能导致研究结果受到质疑。随机化后撤出，违背了有效、无偏倚的试验目标，应该避免这种情况的发生。允许撤出分析的试验，研究者应分别报告有撤出和无撤出的分析结果。如果两种分析给出的结果大致相同，则可以证实研究结果；但如果两种分析的结果不同，建议参考ITT，同时探讨出现差异的原因。

在评估一项干预措施可能带来的益处时，往往会评估一个以上的因变量，这就产生了多重比较的问题（见第十八章）。从本质上讲，发现具有统计学意义结果的可能性会随着比较次数的增加而增大，无论是否有多个因变量，同一因变量的重复比较，亚组分析或是否测试因变量的各种组合，这种现象都存在。在对3本顶级医学期刊的45项试验的调查中，每项试验的显著性检验的中位数为8，有6项试验的检验次数超过20次[51]。这种多次检验对试验结果和结论的潜在影响值得引起重视。再次建议对统计检验的解读采取保守的方法，在进行了多次比较后，可能需要先引进更极限的统计量，才能称为有统计学上的显著差异。一种方法是要求样本量有限的次要结果的P值<0.01，或进行Bonferroni校正，才能宣称治疗差异具有统计学意义。另一种方法是充分考虑所有的亚组分析探索和假说产生[52]。论文报告的作者应说明在试验期间和分析阶段所做的比较总次数（而不仅仅是那些被选作报告的比较），而读者则应重点关注按研究计划所进行的比较的P值。

回答主要科学问题是试验的主要目的。与次要问题相关的研究结果可能很有趣，但应从合理的角度去看待。相关的主要、次要因变量的结果是否一致？如果不一致，则应该尝试解释差异。在一项缺血性心脏病一级预防的合作试验中，干预组的严重缺血性心脏病（主要因变量）的发生率在统计学上有显著降低，但全因死亡率（次要因变量）却显著升高，因此对其不一致的可能原因的解释尤为重要[86]。

目前，对复合结局指标的分析和报告仍然存在争议（见第十八章）。Cordoba等[87]回顾了2008年发表的采用复合结局指标的试验，在40项该类型的试验中，28项试验使用了具有不同重要性的多个评价指标组成一个复合结局指标，13项试验在论文的不同部分对评价指标使用了不一致的定义（其中5项试验的评价指标组成不同），9项试验没有提供各个评价指标的明确数据。特别是当各个评价指标具有不同的临床重要性时，清晰地呈现各评价指标的具体数据及复合结局指标的数据是非常必要的。显然，逐一检测各独立评价指标的组间差异是会遇到检测效能不足的问题，但作者应提供完整和一致的报告，尽管没有观察到统计学意义，但各个评价指标是否具有相同的变化趋势？

在所有的研究中，都需要提供干预措施可能造成的严重不良事件的证据。对依从性高的受试者的不良事件进行比较所得到的评估证据更为保守，因为其对安全性更重视。作者可以考虑使用ITT和遵循治疗方案分析来处理不良事件数据。在最后的结论中，应将总体获益与危害风险进行权衡。然而，对这种平衡的评估并不常见（见第十二章）。

七、这些发现与其他研究的结果相比如何？

临床试验的结果发现应结合当前知识的背景。看其是否符合基础科学知识，是否包括干预措施的作用机制假设。虽然确切的机制可能不清楚，但如果可以用已知的生物作用来解释结果，就可以强化结论。此外，看该研究的发现是否证实了其他研究中对类似人群采取类似干预措施或不同干预措施得到的研究结果。

重要的是要记住，相当一部分已开始甚至已完成的试验从未发表。此外，对临床试验论文的参考文献列表中所引用文章的全面回顾表明，结果为中性或阴性的研究往往不会被引用[73]。在已发表的试验中，对某一药物或药物组合的反应可能会有明显的差异[88-89]，大部分差异可能被解释为由于受试者之间的差别，包括基因变异、治疗方案和同期干预措施的不同，但主要差异也可能与数据的分析和报告方式有关。在一篇关于51项充血性心力衰竭随机临床试验的综述中，作者将矛盾结果归结为缺乏统一的诊断标准[88]。Packer[89]在一篇非常有见地的编辑寄语中指出，还有其他几个因素可以解释结果的不一致，其认为，入选者的特征可能比充血性心力衰竭的定义更重要。研究设计上的差别，包括样本量、剂量和干预时间的差别都可能会影响试验结果。其他因素可能是疗效标准和论文发表政策的不同。阳性试验的结果往往会多次发表，例如，既发表在常规期刊报告中，也发表在由制药企业资助的期刊增刊中。

　　一般来说，某个发现的可信度会随着得出相同结论的优秀独立研究的增加而增加。在临床研究和医学领域，结果不一致的情况并不少见。在这种情况下，研究者和读者都要面临的问题是尽量确定干预措施的真实效果。研究结果如何及为何会有差异，需要进行探讨。使用置信区间的好处是让读者能够比较研究结果，并评估不同试验结果的一致性。

八、研究结果的临床意义是什么？

　　将研究结果外推到研究人群（即那些符合入组标准的人群）应当是可行的。下一步，将试验结果应用于更广泛的人群（其中大多数人甚至不符合试验的入组标准），则比较缺乏说服力。读者必须自己判断这种外推是否合适。从第四章图4-1可以看出，从最初的研究人群到最终的样本，往往会经过相当严格的筛选过程。对干预措施的可外推性也存在类似的争论，即干预后结果的外推性怎样？如果干预措施涉及一个特殊的操作，如手术或咨询，那么在试验环境之外的应用是否可能产生同样的效果？在药物试验中，经常会提出剂量-效应关系的问题，较高或较低剂量的药物是否会产生不同的结果，其是否会改变获益和伤害之间的平衡？同一类别的不同药物或具有类似结构或药理作用的药物是否可以产生相同的效应？一项干预措施的结果是否可以更广泛地外推？例如，有很多试验比较不同的他汀类药物在预防冠心病后遗症方面的作用。如果被比较的组别中，目标低密度脂蛋白-胆固醇水平相同，那么是否应该出现相似的结果？根据cerivastatin[90]的经验，他汀类药物不太可能相同，至少在不良事件方面如此。器械试验中的一个问题是，器械在技术或软件算法方面不断被改良或优化，使用旧版本的试验对最新或未来的版本是否有影响？关于外推性的进一步讨论，详见第四章。

　　1987年，一篇综述提出，大多数治疗性干预措施没有经过正确的随机临床试验的测试[91]，干预措施的获批可能是基于替代终点，或者药物可能有多种适应证，只有部分适应证得到证实。正如本书所讨论的那样，仍然有一些例子说明：一些药物虽然已经被批准使用，但当在设计完备的临床试验中进行评估时，结果却不及期望中的那么可观。技巧性的市场营销在实践模式中扮演着重要的角色。药品销售出现的明显地区差异无法用科学的方法来解释，因为理论上各地区可以获得相同的科学信息。尽管很难从营销和治疗指南等其他因素中梳理出临床试验对医疗实践的影响，但确实存在几个案例，属于临床试验结果改变了实践模式[92-93]。同样，也有实践主要受其他因素影响的例子[94]。

正如Rothwell[95]所说，临床医生必须明确临床试验结果是否与患者相关。Rothwell指出，试验环境、患者种类、干预和对照的细节、主要和次要结果的性质及不良事件等问题对做出临床决策非常重要。因此，作者应在其论文中提供必要的信息，显然，目前没有一项规模足够大、人群足够广的试验，使读者能够评估每一种可能接受治疗的患者，但这些信息可能是有用的。

与所有的研究一样，临床试验通常会提出许多问题，同时也会回答许多问题。针对进一步研究的建议也是值得讨论的。最后，研究者可能会间接提到研究结果的社会、经济和医疗效应。可以挽救多少人的生命？可以延长多少个工作日？能否缓解症状？经济影响或成本–效益也很重要。对于医疗方案的获益与成本、可行性之间的权衡，必须在日常医疗实践中常规进行，而不仅仅在临床试验的特殊环境中进行评估。

九、数据共享

数据共享是一个备受关注的问题。即使是一份示范性的科学报告也只能包含有限的数据，而这些数据对其他研究人员和临床医生来说可能非常重要。因此，有人提议研究者之间应当进行数据共享，公众也应该获得对相关论文及其数据的访问权限，甚至已有一些临床试验赞助方提出了这样的要求[96-102]。由美国国家过敏和传染病研究所、美国青少年糖尿病研究基金会、Genetech公司和Biogen Idec公司联合赞助的一项研究在发表时表示，数据集可以在公共网站上访问[103]。同样令人鼓舞的是，GlaxoSmithKline公司的报告称，它将提供"单个患者水平的脱敏数据的访问权限"[104]，Hoffmann-La Roche公司的代表也发来支持信[105]。需要指出的是，NHLBI几十年来一直向研究者提供其许多主要临床试验和观察性研究的数据集[106]。2014年，美国国立卫生研究院表示，打算扩展其所资助研究的临床试验结果共享。其提议，应要求研究者"向ClinicalTrials.gov提交任何适用的、需要注册的临床试验的结果信息摘要，无论研究中的药物、生物制剂或器械是否已被批准、许可或上市……"[107]。该提议只涉及摘要数据。人们认识到，分享单个受试者水平的数据非常重要，并且正在为实现这一目标而努力行动[108]。欧洲药品管理局也阐明了其关于需要发表临床数据和临床研究报告的立场，并据此作出监管决定[109]。

医学研究所发布了一份关于数据共享的报告，处理了许多相关问题[110]。数据共享的本意虽好，但这个过程却是非常具有挑战性的，因为在一项典型的临床试验中，利益相关者和数据层次太多了。参与数据共享的利益相关者包括：研究赞助方（政府或者私人）、试验中的临床研究者、不属于试验的其他感兴趣的临床研究者、患者权益团体、试验受试者、监管机构、期刊和正在培训的研究生。数据也有不同的层次，从原始数据（可能包括医学影像、心电图描记和生活质量评估测试）到更标准化的基线数据和临床及实验室结果数据。并非所有这些数据都会被用到，有些数据可能只是少有地被用于科学报告或出版物中，许多数据甚至在监管审查中也不太可能被使用。医学研究所报告要求在研究发表后6个月内或在研究提交监管审查时，提供其数据及其元数据（关于数据文件和研究的文档）。对于论文来说，这些共享数据是发表中使用的可分析数据集。6个月的延缓期，是为了让试验研究者有时间准备和提交附加的二次分析文档，以便发表。对于监管审查，共享数据将是研究报告中的完整内容。一般来说，美国国家医学院（Institute of Medicine，IOM）的报告要求在试验完成后18个月内提供数据，可以理解为最后入组的受试者的最后一次随访或预先设定的随访截止日期。关于数据共享的流程必须不断细化，包括哪些小组或团体是试验数据的监管者，在公布数据之前是否需要审查程序，谁为这一过程提供资金，以及许多其他具有挑战性的问题。

正如IOM的报告中所讨论的那样，关于数据共享的好处和局限性是有争议的，但所有由要求数据共享的机构或公司资助的研究者都必须及时了解资助机构（如NIH、药品监管机构和制药公司）的要求和政策。

参考文献

[1]　Comroe J H Jr. The road from research to new diagnosis and therapy[J]. Science,1978, 200(4344): 931-937.

[2]　Glantz S A. Biostatistics: how to detect, correct and prevent errors in the medical literature[J]. Circulation,1980,61(1): 1-7.

[3]　Relman A S. What a good medical journal does[N]. The New York Times,1978: 22.

[4]　Ellenberg S S, Epstein J S, Fratantoni J C, et al. A trial of RSV immune globulin in infants and young children: the FDA view[J]. N Engl J Med,1994,331(3): 203-204.

[5]　Bhatt D L, Stone G W, Mahaffey K W, et al. Effect of platelet inhibition with cangrelor during PCI on ischemic events[J]. N Engl J Med,2013,368(14): 1303-1313.

[6]　FDA Briefing Document Addendum for the Cardiovascular and Renal Drugs Advisory Committee (CRDAC)[EB/OL].http://www.fda.gov/downloads/advisorycommittees/ Committeesmeetingmaterials/drugs/cardiovascularandrenaldrugsadvisorycommittee/ ucm385235.pdf

[7]　Moher D, Schulz K F, Altman D G. The CONSORT statement: revised recommendations for improving the quality of reports of parallel-group randomised trials[J]. Lancet,2001, 357(9263): 1191-1194.

[8]　Altman D G, Schulz K D, Moher D, et al. CONSORT Group. The revised CONSORT statement for reporting randomized trials: explanation and elaboration[J]. Ann Intern Med,

2001,134(8): 663-694.

[9]   Schulz K F, Altman D G, Moher D.CONSORT Group. CONSORT 2010 statement: updated guidelines for reporting parallel group randomized trials[J]. PLoS Med, 2010,7 (3): e1000251.

[10]   CONSORT Statement[EB/OL]. http://www.consor t-statement.org/consor t-statement/ overview0/#checklist

[11]   Ioannidis J P A, Evans S J W, Gøtzsche P C, et al. CONSORT Group. Better reporting of harms in randomized trials: an extension of the CONSORT statement[J]. Ann Intern Med, 2004,141(10): 781-788.

[12]   Piaggio G, Elbourne D R, Altman D G, et al. CONSORT Group. Reporting of noninferiority and equivalence randomized trials: an extension of the CONSORT statement[J]. JAMA, 2006,295(10): 1152-1160.

[13]   Piaggio G, Elbourne D R, Pocock S J, et al. CONSORT Group. Reporting of noninferiority and equivalence randomized trials: extension of the CONSORT 2010 statement[J]. JAMA, 2012,308(24): 2594-2604.

[14]   Moher D, Liberati A, Tetziaff J, et al. The PRISMA Group. Preferred reporting items for systematic reviews and meta-analyses: the PRISMA statement[J]. PLoS Med,2009,6(7): e1000097.

[15]   Mills E J, Wu P, Gagnier J, et al. The quality of randomized trial reporting in leading medical journals since the revised CONSORT statement[J]. Contemp Clin Trials,2005,26(4): 480-487.

[16]   Van Spall H G C, Toren A, Kiss A, et al. Eligibility criteria of randomized controlled trials published in high-impact general medical journals: a systematic sampling review[J]. JAMA, 2007,297(11): 1233-1240.

[17]   Wang R, Lagakos S W, Ware J H, et al. Special Report: Statistics in medicine - reporting of subgroup analyses in clinical trials[J]. N Engl J Med,2007,357(21): 2189-2194.

[18]   International Committee of Medical Journal Editors. Uniform requirements for manuscripts submitted to biomedical journals: writing and editing for biomedical publication[EB/OL]. [2013-12]. http://www.icmje.org/icmje-recommendations.pdf

[19]   International Committee of Medical Journal Editors. Is this clinical trial fully registered?: a statement from the International Committee of Medical Journal Editors[EB/OL]. http:// www.icmje.org/about-icmje/faqs/clinical-trials-registration/.

[20]   Chalmers I, Glasziou P, Godlee F. All trials must be registered and the results published[J]. BMJ,2013,346: f105.

[21]   Haynes R B, McKibbon K A, Walker C J, et al. A study on the use and usefulness of online access to MEDLINE in clinical settings[J]. Ann Intern Med,1990,112(1): 78-84.

[22]   Ad hoc Working Group for Critical Appraisal of the Medical Literature. A proposal for more informative abstracts of clinical articles[J]. Ann Intern Med,1987,106: 598-604.

[23]   Haynes R B, Mulrow C D, Huth E J, et al. More informative abstracts revisited[J]. Ann Intern Med,1990,113(1): 69-76.

[24]   Huth E J. Preparing to write. In: How to write and publish papers in medical sciences[M]. Philadelphia: ISI Press,1982: 37-40.

[25]   Huth E J. Guidelines for authorship of medical papers[J]. Ann Intern Med,1986,104(2):

269-274.

[26] Meinert C L. In defense of the corporate author for multicenter trials[J]. Control Clin Trials, 1993,14(4): 255-260.

[27] Gøtzsche P C, Hróbjartsson A, Johansen H K, et al. Ghost authorship in industry-initiated randomised trials[J]. PLoS Med,2007,4(1): e19.

[28] Ross J S, Hill K P, Egilman D S, et al. Guest authorship and ghostwriting in publications related to rofecoxib[J]. JAMA,2008,299(15): 1800-1812.

[29] Melander H, Ahlqvist-Rastad J, Meijer G, et al. Evidence b(i)ased medicine—selective reporting from studies sponsored by pharmaceutical industry: review of studies in new drug applications[J]. BMJ,2003,326(7400): 1171-1173.

[30] Altman D G, Furberg C D, Grimshaw J M, et al. Linked publications from a single trial: a thread of evidence[J]. Trials,2014,15: 369.

[31] Drazen J M, Van Der Weyden M B, Sahni P, et al. Editorial: Uniform format for disclosure of competing interests in ICMJE journals[J]. N Engl J Med,2009,122(1305): 12-14.

[32] DeAngelis C D, Fontanarosa PB. Resolving unreported conflicts of interest[J]. JAMA,2009, 302(2): 198-199.

[33] Weinfurt K P, Seils D M, Tzeng J P, et al. Consistency of financial interest disclosures in the biomedical literature: the case of coronary stents[J]. PLoS One,2008,3(5): e2128.

[34] Berry G. Statistical significance and confidence intervals[J]. Med J Aust,1986,144: 618-619.

[35] Gardner M J, Altman D G. Confidence interval rather than p-values: estimation rather than hypothesis testing[J]. Br Med J,1986,292: 746-750.

[36] Simon R. Confidence intervals for reporting results of clinical trials[J]. Ann Intern Med, 1986,105(3): 429-435.

[37] Bulpitt C J. Confidence intervals[J]. Lancet,1987, i: 494-497.

[38] Braitman L E. Confidence intervals extract clinically useful information from data[J]. Ann Intern Med,1988,108(2): 296-298.

[39] Freeman P R. The role of p-values in analyzing trial results[J]. Stat Med,1993,12(15-16): 1443-1452.

[40] Braitman L E. Statistical estimates and clinical trials[J]. J Biopharm Stat,1993,3(2): 249-256.

[41] Goodman S N, Berlin J A. The use of predicted confidence intervals when planning experiments and the misuse of power when interpreting results[J]. Ann Intern Med,1994, 121(3): 200-206.

[42] Pocock S J, Ware J H. Translating statistical findings into plain English[J]. Lancet,2009, 373(9679): 1926-1928.

[43] Wulff H R, Anderson B, Brandenholf P, et al. What do doctors know about statistics?[J]. Stat Med,1987,6(1): 3-10.

[44] Haynes R B, McKibbon K A, Fitzgerald D, et al. How to keep up with the medical literature[J]. Ann Intern Med,1986,105: 149-153,309-312,474-478,636-640,810-816, 978-984.

[45] Moon T E. Interpretation of cancer prevention trials[J]. Prev Med,1989,18(5): 721-731.

[46] Fowkes F G R, Fulton P M. Critical appraisal of published research: introductory guidelines[J]. Br Med J,1991,302(6785): 1136-1140.

[47] Cuddy P G, Elenbaas R M, Elenbaas J K. Evaluating the medical literature[J]. Ann Emerg Med, 1993, 12: 549-555, 610-620, 679-686.

[48] Oxman A D, Sackett D L, Guyatt G H.Evidence-Based Medicine Working Group. Users' guides to the medical literature: I. How to get started[J]. JAMA, 1993, 270(17): 2093-2095.

[49] Guyatt G H, Sackett D L, Cook D J.Evidence-Based Medicine Working Group. Users' guide to the medical literature: II. How to use an article about therapy or prevention: A. Are the results of the study valid?[J]. JAMA, 1993, 270(21): 2598-2601.

[50] Pocock S J. Clinical Trials. A Practical Approach[M]. Chichester: John Wiley & Sons, 1983.

[51] Evans M, Pollock A V. Trials on trial. A review of trials of antibiotic prophylaxis[J]. Arch Surg, 1984, 119(1): 109-113.

[52] Pocock S J, Hughes M D, Lee R J. Statistical problems in the reporting of clinical trials. A survey of three medical journals[J]. N Engl J Med, 1987, 317(7): 426-432.

[53] Altman D G. Statistics in medical journals[J]. Stat Med, 1982, 1(1): 59-71.

[54] Gøtzsche P C. Methodology and overt and hidden bias in reports of 196 double-blind trials of nonsteroidal anti-inflammatory drugs in rheumatoid arthritis[J]. Control Clin Trials, 1989, 10(1): 31-56.

[55] Altman D G, Dore' C J. Randomization and baseline comparisons in clinical trials[J]. Lancet, 1990, 335(8682): 149-153.

[56] Tonkin K, Tritchler D, Tannock I. Criteria of tumor response used in clinical trials of chemotherapy[J]. J Clin Oncol, 1985, 3(6): 870-875.

[57] Baar J, Tannock I. Analyzing the same data in two ways: a demonstration model to illustrate the reporting and misreporting of clinical trials[J]. J Clin Oncol, 1989, 7(7): 969-978.

[58] Laupacis A, Sackett D L, Roberts R S. An assessment of clinically useful measures of the consequences of treatment[J]. N Engl J Med, 1988, 318(26): 1728-1733.

[59] Forrow L, Taylor W C, Arnold R M. Absolutely relative: how research results are summarized can affect treatment decisions[J]. Am J Med, 1992, 92(2): 121-124.

[60] Naylor C D, Chen E, Strauss B. Measured enthusiasm: Does the method of reporting trial results alter perceptions of therapeutic effectiveness?[J]. Ann Intern Med, 1992, 117(11): 916-921.

[61] Sterling T D. Publication decisions and their possible effects on inferences drawn from test of significance -- or vice versa[J]. J Am Stat Assoc, 1959, 54(285): 30-34.

[62] Dickersin K, Min Y I. Publication bias: The problem that won't go away[J]. Ann N.Y. Acad Sci, 1993, 703: 135-146.

[63] Simes R J. Publication bias: the case for an international registry of clinical trials[J]. J Clin Oncol, 1986, 4(10): 1529-1541.

[64] Chan A-W, Altman D G. Identifying outcome reporting bias in randomised trials on PubMed: review of publications and survey of authors[J]. BMJ, 2005, 330(7494): 753.

[65] Chan A W, Hróbjartsson A, Haahr M T, et al. Empirical evidence for selective reporting of outcomes in randomized trials: comparison of protocols to published articles[J]. JAMA, 2004, 291(20): 2457-2465.

[66] Turer A T, Mahaffey K W, Compton K L, et al. Publication or presentation of results from multicenter clinical trials: evidence from an academic medical center[J]. Am Heart J, 2007,

153(4): 674-689.

[67]　Turner E H, Matthews A M, Linardatos E, et al. Selective publication of antidepressant trials and its influence on apparent efficacy[J]. N Engl J Med, 2008, 358(3): 252-260.

[68]　McGauran N, Wieseler B, Kreis J, et al. Reporting bias in medical research-a narrative review[J]. Trials, 2010, 11: 37.

[69]　Heres S, Davis J, Maino K, et al. Why olanzapine beats risperidone, risperidone beats quetiapine, and quetiapine beats olanzapine: an exploratory analysis of head-to-head comparison studies of second-generation antipsychotics[J]. Am J Psychiatry, 2006, 163(2): 185-194.

[70]　Gordon D, Taddei-Peters W, Mascette A, et al. Publication of trials funded by the National Heart, Lung, and Blood Institute[J]. N Engl J Med, 2013, 369(20): 1926-1934.

[71]　Perlis R H, Perlis C S, Wu Y, et al. Industry sponsorship and financial conflict of interest in the reporting of clinical trials in psychiatry[J]. Am J Psychiatry, 2005, 162(10): 1957-1960.

[72]　Vedula S S, Li T, Dickersin K. Differences in reporting of analyses in internal company documents versus published trial reports: comparisons in industry-sponsored trials in off label uses of gabapentin[J]. PLoS Med, 2013, 10(1): e1001378.

[73]　Goldman L, Loscalzo A. Fate of cardiology research originally published in abstract form[J]. N Engl J Med, 1980, 303(5): 255-259.

[74]　Dickersin K, Chan S, Chalmers T C, et al. Publication bias and clinical trials[J]. Control Clin Trials, 1987, 8(4): 343-353.

[75]　Dickersin K. The existence of publication bias and risk factors for its occurrence[J]. JAMA, 1990, 263(10): 1385-1389.

[76]　Easterbrook P J, Berlin J A, Gopalan R, et al. Publication bias in clinical research[J]. Lancet, 1991, 337(8746): 867-872.

[77]　Gøtzsche P C. Reference bias in reports of drug trials[J]. Br Med J, 1987, 295(6599): 654-656.

[78]　Al-Marzouki S, Roberts I, Marshall T, et al. The effect of scientific misconduct on the results of clinical trials: a Delphi survey[J]. Contemp Clin Trials, 2005, 26(3): 331-337.

[79]　Ross J S, Mulvey G K, Hines E M, et al. Trial publication after registration in ClinicalTrials. gov: a cross-sectional analysis[J]. PLoS Med, 2009, 6(9): e1000144.

[80]　Prayle A P, Hurley M N, Smyth A R. Compliance with mandatory reporting of clinical trial results on ClinicalTrials.gov: cross sectional study[J]. BMJ, 2011, 344: d7373.

[81]　Friedman L. Commentary: Why we should report results from clinical trial pilot studies[J]. Trials, 2013, 14: 14.

[82]　Sackett D L. Turning a blind eye: why we don't test for blindness at the end of our trials[J]. BMJ, 2004, 328(7448): 1136.

[83]　Sackett D L. Commentary: Measuring the success of blinding in RCTs: don't, must, can't or needn't?[J]. Int J Epidemiol, 2007, 36(3): 664-665.

[84]　Schultz K F, Altman D G, Moher D, et al. CONSORT 2010 changes and testing blindness in RCTs[J]. Lancet, 2010, 375(9721): 1144-1146.

[85]　Karlowski T R, Chalmers T C, Frenkel L D, et al. Ascorbic acid for the common cold: a prophylactic and therapeutic trial[J]. JAMA, 1975, 231(10): 1038-1042.

［86］ Report from the Committee of Principle Investigators. A cooperative trials in the primary prevention of ischaemic heart disease using clofibrate［J］. Br Heart J,1978,40(10): 1069-1118.

［87］ Cordoba G, Schwartz L, Woloshin S, et al. Definition, reporting, and interpretation of composite outcomes in clinical trials: systematic review［J］. BMJ,2010,341: c3920.

［88］ Marantz P R, Alderman M H, Tobin J N. Diagnostic heterogeneity in clinical trials for congestive heart failure［J］. Ann Intern Med,1988,109(1): 55-61.

［89］ Packer M. Clinical trials in congestive heart failure: why do studies report conflicting results［J］. Ann Intern Med,1988,109(1): 3-5.

［90］ Psaty B M, Furberg C D, Ray W A, et al. Potential for conflict of interest in the evaluation of suspected adverse drug reactions: use of cerivastatin and risk of rhabdomyolysis［J］. JAMA, 2004,292(21): 2622-2631.

［91］ Fineberg H V. Clinical evaluation: how does it influence medical practice?［J］. Bull Cancer, 1987,74(3): 333-346.

［92］ Collins R, Julian D. British Heart Foundation surveys (1987 and 1989) of United Kingdom treatment policies for acute myocardial infarction［J］. Br Heart J,1991,66(3): 250-255.

［93］ Lamas G A, Pfeffer M A, Hamm P, et al. Do the results of randomized clinical trials of cardiovascular drugs influence medical practice?［J］. N Engl J Med,1992,327: 241-247.

［94］ Manolio T M, Cutler J A, Furberg C D, et al. Trends in pharmacologic management of hypertension in the United States［J］. Arch Intern Med,1995,155(8): 829-837.

［95］ Rothwell P M. External validity of randomised controlled trials: "To whom do the results of this trial apply?" ［J］. Lancet,2005,365(9453): 82-93.

［96］ National Institutes of Health Public Access［EB/OL］.［2021-03-25］. http://publicaccess.nih.gov/

［97］ Zarin D A, Tse T. Medicine.Moving toward transparency of clinical trials［J］. Science,2008, 319(5868): 1340-1342.

［98］ Gøtzsche P C. Why we need easy access to all data from all clinical trials and how to accomplish it［J］. Trials,2011,12: 249.

［99］ Mello M M, Francer J K, Wilenzick M, et al. Preparing for responsible sharing of clinical trial data［J］. N Engl J Med,2013,369(17): 1651-1658.

［100］ Eichler H-G, Pe'tavy F, Pignatti F, et al. Access to patient-level trial data—a boon to drug developers［J］. N Engl J Med,2013,369(17): 1577-1579.

［101］ Krumholz H M. The Opinion Pages: Give the data to the people［N］. The New York Times, 2014-02-02.

［102］ Zarin D A. Participant-level data and the new frontier in trial transparency［J］. N Engl J Med, 2013,369(5): 468-469.

［103］ Specks U, Merkel P A, Seo P, et al. Efficacy of remission-induction regimens for ANCAassociated vasculitis［J］. N Engl J Med,2013,369(5): 417-427.

［104］ Nisen P, Rockhold F. Access to patient-level data from GlaxoSmithKline clinical trials［J］. N Engl J Med,2013,369(5): 475-478.

［105］ Barron H. Letter to the editor: Access to patient-level trial data［J］. N Engl J Med,2014,370: 485-486.

［106］ Biologic Specimen and Data Repository Information Coordinating Center (BioLINCC)［EB/OL］. https://biolincc.nhlbi.nih.gov/studies/

[107] Summary of HHS/NIH proposals to enhance transparency of Clinical trial results[EB/OL]. http://www.nih.gov/news/health/nov2014/od-19_summary.htm.

[108] Hudson K L, Collins F S. Viewpoint: Sharing and reporting the results of clinical trials[J]. JAMA, 2015, 313(4): 355-356.

[109] European Medicines Agency. European Medicines Agency policy on publication of clinical data for medicinal products for human use[EB/OL]. [2019-03-21]. http://www.ema.europa.eu/docs/en_GB/document_library/Other/2014/10/WC500174796.pdf

[110] Institute of Medicine Committee on Strategies for Responsible Sharing of Clinical Trial Data. Sharing clinical trial data: maximizing benefits, minimizing risk[M]. Washington, DC: The National Academies Press, 2015.

翻译：庄伟涛，中山大学肿瘤防治中心
审校：褚明，江苏省人民医院/南京医科大学附属泰州人民医院

第二十一章　多中心临床试验

多中心试验是一项协作性的工作，涉及多家独立的中心对研究受试者进行登记和随访。多中心随机临床试验的历史悠久而丰富，Fleiss[1]和Greenberg[2]曾对试验方法进行过一般性讨论。

在过去的40年里，多中心和多国试验数量大幅增加。多中心研究比单中心研究开展起来难度更大，成本更高，而且由于需要在众多研究者中共享荣誉，所以个人的专业"回报"就显得更少。然而，多中心试验还是必要的，主要是因为单中心试验不能招募足够的受试者来评估临床上重要的疗效[3]。1974年，Levin等[4]就"开展设计良好的合作以获得最高质量临床研究的重要性和必要性"提供了许多案例。

现如今，因为越来越多的药物在全球范围内得到应用，更需要开展多中心试验。由行业赞助的大型后期试验通常要包括广泛的地域代表性。可能涉及几百个地点，每个地点的受试者从几个到几十个不等。虽然这种分散的地点给人员培训和数据质量控制带来了研究保障方面的挑战，但快速招募受试者的益处通常多于这些挑战。多中心试验的另一个潜在优势是研究人员在多个地点采用标准化的方案，不太容易产生影响试验开展甚至准确性的偏倚，尤其在开放性试验中更是如此。单中心注册研究的受试者，都在一位研究者的监督下，假设其受到学术影响，则可能产生更大的偏倚。

多中心试验开展、组织和实施的许多基础工作是在多年前的CDP试验[5]和ISIS试验[6-7]中奠定的。本章将讨论开展这些研究的原因，并简要回顾这些研究在计划、设计和实施中的关键步骤。

一、基本要点

多中心试验需要在可能有不同实践操作的医疗机构中招募足够数量的受试者。负责组织和进行多中心研究的研究者应充分了解研究的复杂性，以及其需要哪些相应的系统来保证每家中心都遵循共同方案。

二、进行多中心试验的原因

（一）多中心试验的基本原理是在合理的时间内招募足够数量的受试者

许多临床试验在未预估足以验证主要假设所要求的受试者人数之前就已经开展，这一问题现在依然如此。但是，如果主要反应变量相对少见，或组间差异很小，样本量需求就会很大（见第八章）。

需要数百人参与的研究通常不能在单中心完成，虽然也有一些例外，比如德国心脏中心注册已超5万人的一系列单中心试验[8]。此外，该中心还成功参与了多中心试验[9]。

一些多中心试验规模庞大。GUSTO试验共纳入了15个国家、1 081家医院的41 021例急性心肌梗死患者，每家中心的注册人数从1名到200多名[10]。该试验分为四个治疗组，采用组织型纤溶酶原激活物（t-PA）治疗（与链激酶组相比），患者30天死亡率的相对风险降低了14%（绝对风险降低1%），这是一个可以改变临床实践的结果。该结果要求用大样本量来证明其显著性令人信服（$P=0.001$）。WHI试验[11]是一个为期15年的重要项目，其于1991年由美国国会批准并由NIH赞助。WHI的试验人群包括在美国40家中心登记的161 000名绝经后妇女。其一系列临床试验采用部分析因设计，纳入68 132名女性受试者，致力于饮食调整，钙和维生素D的补充或激素替代疗法等问题。WHI为改变实践提供了重要成果。该项目是很好的投资，事实上，成本为2.6亿美元的绝经后治疗试验的预估总净经济收益为371亿美元[12-13]。这主要是由于改变实践后绝经后妇女不再受到荷尔蒙替代疗法的有害影响。HPS2-SHRIVE试验的研究者采用不同的方法选择中心[14]。他们选出了245家高效中心，这些中心有足够数量的患者可以用来招募。这些研究者从进入临床试验入组阶段的42 424名患者中抽取了25 673名合并到3年以上血管疾病的患者里，并将其随机分入烟酸联合laropiprant组与安慰剂组。其患者分布于英国（89家中心）、斯堪的纳维亚半岛（84家中心）和中国（72家中心）。这些试验需要招募大量的受试者来测试合适的治疗效果（相对风险减少15%），研究者就多中心的重要性及所选中心做出说明。美国国家癌症研究所合作小组（现为国家临床试验网络）[15]和人免疫缺陷病毒/艾滋病临床试验网络[16]提供了历史悠久的多中心临床试验的其他案例。

（二）一项多中心研究可以使研究人群更具普遍性

虽然没有一项试验是具有完全代表性的，但如果受试者是由多中心注册的，那么其地理、种族、社会经济地位和生活方式可能更类似于一般人群。这些因素对概括试验结果可能很重要。有人担心，出于诸如提高研究招募入组速度等实用目的而选择中心，可能会对研究结果的普遍性产生负面影响[17]。

在GUSTO试验中，23 000名受试者在美国注册，其中大多数注册时间超过了一年[10]。1992年，估计全国近10%采用纤溶治疗的急性心肌梗死患者注册进入临床试验。在这项"务实"的试验中，几乎没有排除标准，受试者较好地代表了高危人群，例如老年人（12%的受试者年龄至少为75岁，年龄最大者110岁）[18]。

受试者构成可能会影响试验结论普遍性的另一个例子是种族分布。例如，众所周知，高血压及其治疗反应性可能因种族而异。来自黑人社区或白人社区的研究结果可能不一定适用于更加多样化的人口。鉴于此，在ALLHAT试验中特意入组黑人受试者。最终，35%的受试者是黑人[19]，这就体现了对干预效果种族异质性的研究。

（三）多中心研究使具有相似兴趣和能力的研究者能够携手解决常见问题

像其他许多学科一样，科学和医学是互相竞争的。然而，目前临床医学的大多数重要研究的成功需要团队协作。一项多中心试验还会为那些能力强、偏重临床却又无法参与研究活动者提供机会来投身科学研究。早期的多中心临床试验通常仅包含大型学术中心。现在，社区医疗机构也成功参与了试验，在许多试验中，有组织的社区医院或诊所是常见的报名机构。

三、多中心试验的实施

早期的多中心临床试验之一是CDP试验[5]。这项研究为目前使用的许多技术都提供了一个初步模型。在所有的活跃学科中，概念经常发生变化，一些技术在随后的试验中得到了改进。作为从一些研究中总结出的经验，以下一系列步骤是计划和实施中心试验的合理途径。

第一，应该建立一个计划委员会来负责组织并监督研究的各个阶段（计划、受试者招募、受试者随访、逐步淘汰、数据分析、论文写作）及其各个中心和委员会。委员会通常由来自赞助组织的代表构成（例如政府机构、私人研究机构、教育机构、私营企业），由适当的顾问提供意见，鼓励采纳在研究领域、生物统计学和多中心临床试验管理等方面的专家。为保证试验运行的高效和研究的有效，规划委员会必须具有权威性。

第二，要确定一项研究的可行性，计划委员会应该对文献和其他资料进行彻底的查阅。应该计算所需的样本量。要根据对照组事件发生率、预期干预效果和受试者对治疗的依从性进行合理预估。规划委员会还必须评估关键问题，比如受试者的可及性、称职的合作研究者、研究的及时性、可能的竞争性试验、监管要求和总成本。通过这样的评估来判断试验是否值得进行？是否有足够的初步迹象表明研究中的干预措施确实有效？另一方面，判断是否有足够多的提示性证据（尽管没有定论）支持新干预的措施，以至于从伦理上可能很难将受试者分配到对照组？这样的提示性证据会严重阻碍受试者招募吗？此外，由于研究的设计可能需要一年或更长时间，需要不断地重新评估其可行性，甚至直到实际开始招募受试者之时。新的或即将出现的证据可能在任意时候导致试验推迟、需要重新设计甚至被取消。在某些情况下，预试验或可行性研究有利于回答那些对设计和实施全面试验有重要意义的特定问题。

第三，多中心研究不仅需要临床中心招募受试者，还需要一家或两家协调中心来帮助设计和管理试验，然后从所有其他中心收集数据并进行数据分析。可能有区域性中心、学术中心愿意成为学术研究机构，或者成为现场访问和从临床中心收集数据的合同研究机构。多中心研究通常需要额外的中心来进行专门的研究活动，如开展关键性的实验室检查、影像检查以及分发研究药物。而专业中心可能开展多种服务，通常不建议由一家临床中心来完成这些服务。如果专业中心和临床中心对应同一家机构，则其每个部门都必须有独立的工作团队来防止破盲乃至偏倚，这一点很重要。即使避免了破盲或偏倚，研究也可能因为会产生偏倚而受到批评，并令外界对整个临床试验产生不必要的质疑。

如Croke[20]所述，研究者选择临床中心的主要考虑因素在于是否有合适的受试者。尽管这份报告现在看来有些过时，但依然有价值。试验必须在受试者所在的地方进行。显然，临床试验的经验和科学专业知识对研究者来说是理想特征，但这些对最终成功并不是至关重要的。全身心投入一项研究的著名科学家在合作项目中未必能成功。其中的主要原因往往是他们不能在试验中投入足够的时间。在一项有心肌梗死病史的入组患者相关因素分析的综合研究中，Shea等[21]发现疗效与患者在医疗机构由团队而不是由私人主治医师治疗有关，同时也与存在尽职的护理协调员呈正相关。虽然许多因素都与成功入组有关，但没有哪一项比在合作试验中的既往表现更能说明问题了。

协调中心的选择至关重要。其通常是单个实体，但有时协调中心的功能会划分为两个或更多单元，如临床协调中心、数据协调中心、（通常是）独立的数据分析中心。此处描述的职责适用于任何模式，但很明显，当存在多个单元时，沟通交流就成了更大的问题。

协调中心或者说联合中心除了帮助设计试验外，还负责实施随机化方案，开展日常试验活动以及收集、监测、编辑和分析数据。协调中心，或者说当有两个或多个单元时的临床协调中心/数据管理中心需要与所有其他中心保持密切交流。工作人员必须具备生物统计学、计算机技术、流行病学、监管政策、医学和管理等领域的专业知识，以便迅速应对试验中出现的日常问题。这些问题的范围可能从如何在调查表中编码特定项，到监测临床试验现场的操作。单一协调中心或独立的数据分析中心，有准备数据监控指南，进行数据分析，开发或修改统计数据方法等职责。这些中心的工作人员必须经验丰富、能力强、反应迅速，并致力于及时处理他们的工作。即使有一两家临床中心表现不佳，试验还是可以成功的，但临床协调中心或数据管理中心的失职会对多中心试验的成功产生极大影响。在极端情况下，试验中途可能会更换协调中心。这会造成严重的延误和后勤保障问题。因此，协调中心的合理选择显得尤为重要。

协调中心或分析中心的关键因素并不是形式上的完整，而应该表现为一个整体。任何利益冲突之嫌都会破坏试验。这就是资助试验的制药公司有时利用第三方机构作为组织或协调中心的原因之一。因为中心的人员控制着数据和分析，他们应该和试验结果没有重大利益相关。Meinert等[22]详细介绍了协调中心的职能。另见Fisher等对于独立数据分析中心的操作说明[23]。

如前所述，多中心试验的某些职能最好由选定的特别中心执行。集中进行实验室检测、X线检查及阅片、评估病理学标本或读心电图的优势包括，无偏倚评估、标准化、减少变异、易于质量控制和获取高质量的结果。集中化判定的劣势包括，运输所需的成本、时间消耗及有丢失研究资料的风险。即便使用电子传输数据，也可能发生故障。显然，被选择开展专业活动的中心需要相关领域的专业知识。同样重要的是，中心必须具备用科研级标准来处理多中心试验大量工作的能力。尽管这些中心的选择会非常谨慎，但工作积压仍然是试验进程受阻的常见原因。

第四，规划委员会最好尽早提供研究人员对研究设计关键要素的详尽概述。这样可以更有效地启动试验，每个研究员可以更好地计划人员配置和成本安排。我们建议全体人员或选择代表先进行讨论，必要时修改试验设计，而不是直接向研究者提交最终方案。这个过程使每个成员都能够表达自己的想法，都有机会参与试验的设计，强化其责任，并让其熟悉研究的各个方面。该过程还可以改进设计。研究者需要一个自己及当地机构的同事都能接受的方案。这种"买进"将改善受试者招募、数据收集及试验结果的最终验收。考虑到试验的复杂性，在开始招募受试者之前也许需要召开几次这样的计划会议。

如果有多位研究者和多种方案，可以在规划阶段让研究者将这些问题分配给几个特定的工作小组。工作小组可以专注于各自的问题并面向全体研究者准备报告。当然，如果最初的大纲经过深思熟虑并已经完善，则没有必要做重大修改。任何更改过的方案都需要仔细检查，以确保研究的基本目标和可行性不受影响。这条警告尤其适用于受试者入组标准的修改。研究者担心他们能否招募到足够数量的受试者，这一点可以理解。为了使招募更加简单，他们可能倾向于不那么严格的入组标准。任何这样的决定都需要经过审查，以确保它们不会对试验目标和样本数量产生负面影响。简化招募的获益可能会被更大样本量的需求所掩盖。准备会议也有助于使所有研究者意识到意见分歧所在。不同话题的分歧无疑会在符合科学的基础上达成一致，而一些研究者可能不会对试验的所有方面完全满意。然而，所有人通常都支持最终方案，合作试验的所有研究者必须同意遵循共同的研究协议。

虽然一个好的协议可以为所有主要问题提供指导，研究者在开始一项试验时总会遇到一些需要系统解决的问题。这些信息应该以简报、问答或协议修正案的形式（必要时）与所有研究者共享。多中心试验中更广泛的主题是有效沟通的重要性。协调中心的责任是保持与所有注册中心经常联系（通过电话、电子邮件、短信、访问的形式）。信息丰富、互动性强的网站常有很大帮助。研究负责人还需要与各中心和委员会保持联系，密切监督试验的进行。

第五，试验中应该建立权责明确、沟通顺畅的组织架构。经过众人努力[24-26]，下面的框架已被时间证明有效。

指导委员会——该委员会在操作层面为研究提供科学指导。其成员可能是由部分或所有规划委员会成员（包括赞助商代表），加上参加试验的部分研究者构成。在国际试验中通常每个主要国家至少有一名"协调员"代表这些研究者并解决各自国家相关的问题。根据研究的跨度，一些研究者可能参与部分试验。此外，指导委员会通常会成立分委员会来处理研究范围内的特定问题，例如质量控制、反应变量的分类、出版政策和审查，然后向指导委员会报告。

授权一个小组在指导委员会会议期间来作出行政决策也很重要。这些小组有时被称为执行委员会或运营委员会。大多数"内务"任务和日常决策用这种方式可以更容易地完成。例如，一个大型委员会不能每天监督试验进程，撰写备忘录或准备议程。因为委员会的会议几乎不能随时召开，需要快速决策的问题必须由执行小组解决。当然，主要问题要和研究者讨论，这也很重要。

分委员会——指导委员会通常会成立分委员会。例如，经常需要一个对事件进行集中评估的系统，这可以由事件分类分委员会来完成。在受试者身份和干预组别设盲的情况下，判定事件的性质有助于确保报告事件的无偏倚分类，并确保将某些标准一致应用到特定事件中。其他分委员会可能会想方设法增加受试者数量或提高其依从性。但是在一些试验中，分委员会构成过于复杂，效率低下。而少中心试验构成简单且运作高效。如果委员会、分委员会和特别工作组成倍增加，处理日常问题的过程会变得复杂。涉及多个学科的研究尤其需要一个经过深思熟虑而构成的组织结构。来自不同领域的研究者倾向于从不同的角度来看待问题。虽然这种变化是有益的，但在某些情况下会妨碍试验的有序进行。研究者可能会设法增加其职责，并在这个过程中改变研究的范围。开始是一个中等复杂程度的试验，最终可能会变成一个几乎难以处理的项目。

数据监查委员会——这个科学机构有多个名称（见第十六章），其应独立于研究成员和试验赞助商。其主要作用是尽可能地确保受试者的安全和研究的完整。为此，要负责审查和批准方案，定期监测基线、有害影响和反应变量数据以及评估中心成效[27]。考虑到临床试验的完整性[28-30]，保持该委员会的独立性尤其重要。其通常向研究赞助商、计划委员会主席或指导委员会主席汇报。协调中心或数据分析中心应提供表格和图形数据，还要向数据监查委员会提供适当的分析资料以供审查。在发生不可预见的危害，超预期获益，或大概率发生无关结局的情况下，委员会有责任建议提前终止试验（见第十六章）。这个委员会的成员应该在所开展研究的临床试验方法和生物统计学等领域具备丰富知识。伦理学家和/或受试者的律师也可能参与其中。应明确监查委员会对受试者以及试验完整性的责任，并有责任告知受试者。在双盲研究中，由于个别研究者不清楚分组及哪组与各种不良事件相关，所以这些责任对保证受试者的安全尤其重要。

遗憾的是，由行业进行的许多试验的组织结构不包括在试验设计、实施和分析中有重要参与价值的独立专家。现在需要的是学术性的试验者，包括那些供职于NIH一类机构的专家，其要能与公众和医护人员一起推动那些能解决卫生保健领域优先问题的临床试验的进行，保证试验质量[31]。

第六，尽管存在特殊问题，多中心试验应尽量维持那些与单中心精心实施并无区别的质量标准（见第十一章）。要把培训和标准化纳入工作重点，从而使协议以预期的方式在中心和区域得以执行。显然，所有中心的工作人员都必须了解协议规定及如何完成表单和测试。各中心之间及单中心内个体之间的工作差异不可避免。然而，通过适当的培训、认证、重新测试，或必要时对员工进行再培训，可以减少这种差异。一个有吸引力的、实用的、培训材料和其他资源不断更新的互动式网站是大型试验中的重要工具。美国国立心肺血液研究所（NHLBI）赞助的ISCHEMIA试验的网站就是一个典型例子[32]。这些工作需要在试验开始前完成（关于质量控制的讨论见第十一章）。在需要特殊培训和专业知识的试验中，每家临床中心应该证明其有能力履行必要的流程后才被允许开始招募受试者。研究者会议通常对成功开展试验非常重要，因为他们有机会讨论常见问题，并对收集数据和填写研究表格的方法是否恰当进行审查。

第七，需要密切监督所有中心的工作情况。应持续评估受试者招募，数据收集和处理的质量，实验室流程的质量，受试者对方案的遵守情况及失访情况。研究者的监管要求在第二十二章中有概述。框21-1列出了注册中心主要研究者（principal investigator，PI）的部分主要职责。

框21-1 PI在研究场所的部分主要职责

1.熟悉伦理原则（见第二章），包括Belmont在报告中列出的尊重个人、仁慈、公平
2.熟悉《美国联邦法规》（CFR）中定义的联邦法规（见第二十二章）
　（1）卫生和人类服务，用于联邦资助的研究
　　①45 CRF 46（健康和公共服务，人类研究对象的保护）
　　　（a）子部分B（孕妇）
　　　（b）子部分C（囚犯）
　　　（c）子部分D（儿童）
　（2）美国食品药品监督管理局（FDA）针对其监管产品
　　①21 CFR 50（知情同意书）
　　②21 CFR 54（财务披露）
　　③21 CRF 56（机构审查委员会）
　（3）健康和人类服务，包括所有人类研究对象的隐私
　　①5 CFR 46、160、164（《健康保险携带和责任法案》，简称HIPAA）
3.了解责任机构审查委员会（IRB）的要求以及遵循这些要求的必要性
4.负责监督试验和分配研究职责，并对工作人员进行适当的培训和体验
5.以公平和公正的方式招募受试者（见第十章）
6.制定知情同意流程（见第二章），IRB批准该流程，PI或被指定为"关键人员"的经IRB同意的授权研究人员获得知情同意书并保存文件（一般至少保存3年）
7.未经IRB事先批准不得招募登记患者，未经IRB批准不得更改方案
8.遵守不良事件、方案偏差、涉及受试者或其他人风险的意外问题或违规行为（如丢失同意文件）的报告要求（见第十二章）
9.有或指定一名研究人员为受试者答疑
10.通知IRB并申请同意更换新的主要研究者
改编自杜克大学和美国卫生与人类服务临床研究培训材料，重点是确实保护研究受试者的权利和福利。

只要标准化的报表能够有效地捕捉和显示信息，电子追踪工具就能够使这项工作有效而系统地进行。追踪整体工作情况及各中心的工作情况都很重要。

许多行业赞助的多中心试验雇用合同研究机构进行广泛的审计和质量保证。这样做花费巨大而且能获益多少还受到质疑[33]。对这个话题的深入讨论详见第十一章。

在大多数临床试验中，招募受试者是困难的。然而，在协作性临床试验中，一些临床中心有机会通过超额完成其预定的招募目标来弥补其他中心的不足。临床中心应该明白，虽然友好的竞争让每个人都有事可做，但真正的目标是总体上的成功，对于这一点，一些中心做得到，一些中心做不到。因

此，鼓励优秀的中心尽可能多地招募受试者非常重要。但是，如果中心、地区或国家（在国际性试验中）开始主导招募受试者，此时可能存在制约。在某些时候，如果这项研究被视为真正的多中心研究，单个中心的招募数量可能需要设上限。

第八，出版、展示和作者身份政策应提前达成一致。当存在多位研究者时，作者身份成为一个关键问题，因为他们的学术生涯都依赖于出版物。目前没有完全令人满意的方式来确认每位研究者的贡献。一种常见的折中办法是将研究名称直接放在论文标题下，在脚注、标题下或研究名称旁致谢论文作者，然后在文末列出所有的关键研究者。该原则也可能因文章类型（主或次）而有所不同。多中心试验稿件的集体署名受到一些医学杂志的质疑，另一些杂志则为之辩解[34-36]。这种做法仍然很常见，但通常由经认定的写作委员会负责（见第二十章）。

将主要试验赞助商的代表作为主要论文的作者会引起争议，尤其是如果其是一家能够从试验结果的有利表述中获益的商业公司。虽然将赞助商成员列入提供了重要知识贡献的研究团队是合适的，但大多数赞助商还是遵守不干涉原则，放手让研究人员撰写科学论文。通常情况下，行业赞助商有1个月的时间来预览手稿主要结果，以便有时间处理专利或监管问题。这项审查不能在不必要的情况下拖延主要试验结果的出版公布。令人遗憾的是，还是有一些由干涉学术自由引发冲突的案例。这些原则应该在赞助商与研究人员之间的合同中作出明确规定。

在一项包含4家中心的试验中，其中一家中心的研究人员在整个团队之前报道了其发现[37-38]。这样的行为与合作原则是格格不入的。这会阻碍多中心试验目标的实现，即利用足够多的受试者来回答现实问题，更重要的是，破坏了研究人员之间的信任关系。学术机构坚决反对这种合作原则，坚决捍卫每位研究人员的学术自由。然而，我们认为那些不愿意遵守共同作者规则的人不应该参与合作研究。

事先制定出版章程，并让各方同意遵守，这为避免误解提供了重要的保护措施。然而，公平地承认初级职员总是困难的[39]。研究领导者往往会因其工作得到荣誉和认可，而这些工作大多是由那些在科学界知名度很小的人所完成的。解决这一问题的办法之一是尽可能多地任命有能力的初级职员担任分委员会委员。还应鼓励这些职员开展主要试验的辅助研究。这种方法将令他们在使用试验的基本结构来获得受试者和支持数据的同时，还能够获得自己工作的署名权。此类辅助研究可仅在受试者的一个亚组内进行，可能与试验整体没有必然关系。但必须注意确保它们不会导致揭盲、伤害受试者或受试者离开试验进而干扰主要工作。Sackett等[40]讨论了在主要试验完成之前允许发表辅助研究结果这一争议话题的支持或反对意见。

四、试验的全球化

如前所述，很多多中心临床试验是国际性的，原因有三点。第一，这样可以提供更多的潜在受试者，可以更快累积病例。第二，更广泛的群体使结果具有更大的普遍性。因为不仅仅是来自某个国家或某个医疗系统的人被登记招募，试验数据还要适用于不同医疗制度的各种人群。第三，在某些地区筛查人群可能更容易、成本更低。即使是在NIH赞助的试验中，在国际上注册的受试者的比例也在逐渐升高，这主要是由于在美国的中心无法招募到足够的受试者[41]（见图21-1）。

然而，试验全球化也有局限性和担忧。正如第二章所讨论的，从不发达国家或地区招收受试者存在伦理上的问题[42]。仅仅为了省钱，或者因为监管不严格而让人们参加试验是不道德的，因为民众很难进入干预组或从试验干预中获益。实施国际试验的组织工作可能令人望而生畏。除了多国语言交流，还有翻译表格和调查问卷的问题。并不是所有的形式，特别是那些已经在某些群体中得到验证的形式，都可用于差异很大的社会和文化。跨境运输药物和其他物资可能并不简单。此外，每个国家都有自己的监管机构，必须与不同的监管机构进行协商。

一些国家在监管审批方面可能会遇到特殊的挑战，比如中国，药品试验的审批过程可能需要一年以上的时间。在印度，对不道德试验的担忧导致法律要求试验赞助商承担与试验相关不良结果的医疗费用，同时要求视频记录知情同意过程。这些法律和监管要求导致许多试验不愿意纳入来自印度的中心。2013年，印度至少有35项NIH的试验被搁置，尽管许多试验随后又被恢复了[43-44]。

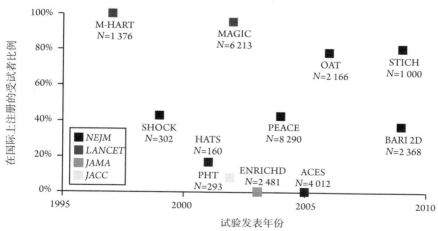

图21-1　NIH赞助的冠心病随机试验的国际注册人数[41]

　　对地区性差异结果的解释可能会受到质疑。总体结果是否与所有国家相关？文化、社会结构或医疗保健系统（包括相应的药物和其他治疗）是否会影响结果？每项试验受试者是否需要最低限度的标准背景护理？如果是的话，这必须事先在协议里具体说明。一个研究地理影响疗效的实例是PURSUIT试验[45]。相对减少的主要反应变量（死亡或心肌梗死的组合）在不同地理区域有所不同。在心力衰竭的β受体阻滞剂试验[46]中，美国的治疗效果似乎一直低于世界其他地区，其中的原因不明（图21-2）。

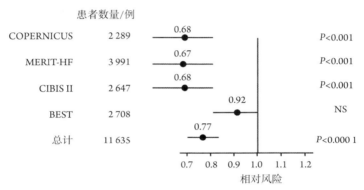

（a）重要心力衰竭试验中使用β受体阻滞剂的结果

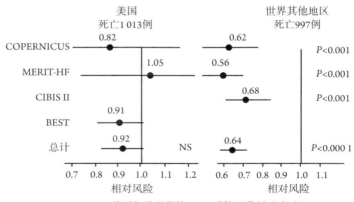

（b）美国与世界其他地区β受体阻滞剂试验对比

　　（a）是整体结果，（b）对比美国和世界其他地区的结果，P值在（b）中表示世界其他地区的结果，NS指美国整体结果P值无显著差异。

图21-2　重要心力衰竭试验中β受体阻滞剂对全因死亡率的影响[46]

TOPCAT试验中，约有一半受试者来自俄罗斯和格鲁吉亚，一半来自美洲。这些地区的人群基线资料有所不同，在俄罗斯和格鲁吉亚的受试者中，有心肌梗死和心力衰竭住院史的更多[47]。俄罗斯和格鲁吉亚受试者心血管死亡、心脏骤停幸存或心力衰竭住院的主要结局发生率比美洲高4倍，而且在美洲受试者身上观察到的螺内酯治疗获益并未在俄罗斯和格鲁吉亚受试者身上发现。螺内酯对格鲁吉亚和俄罗斯受试者实验室指标（钾和肌酐）的影响程度并不像对美洲受试者那样[48]。在其他临床试验中观察到射血分数正常的心力衰竭人群的组成和预后具有地区差异性[49]。这些发现表明射血分数正常心力衰竭的诊断、处理、预后和对治疗的反应在不同的地理位置可能是不同的。这个地区异质性反过来又会影响临床试验的结果。

PLATO试验比较了急性冠状动脉综合征后替格瑞洛与氯吡格雷的疗效，提供了不同国家治疗效果也显著不同的实例[50]。总的来说，主要综合结果的相对风险降低了16%。在美国，占比8%的患者，风险比为1.27，在其他国家则为0.81，相互比较的P值为0.009 5[51]。也有证据表明该结果可能与美国大剂量使用阿司匹林有关，甚至可以说这就是其中的原因[51]。

在这些例子中，偶然性仍然是最有可能的解释。然而，研究人员需要事先考虑，将来自地理和文化均不相同的各中心的结果整合起来是否合适。在任何情况下，如果希望在美国人群或在其他任何特定的人群中证明有一种强有力而持续的治疗效果，从人群中招募足够数量的例数是很重要的。Vickers等[52]发现，尽管发表偏倚是可能的原因，但一些国家比其他国家倾向于得到更有利于新干预措施的结果。

五、大型、简单试验

大型、简单试验[53]是多中心试验的一个子集，通常涉及大量参与中心，其中许多中心是代表全科诊疗的非学术机构。与其他试验模式相比，教育、培训和标准化可能需要更加集中和简化。例如，尽管在许多试验中，鼓励高质量的护理标准对于结果被认定为具有相关性可能很重要，但在简化的试验中，基础护理可以留给保健医生以达到标准护理的目标。临床研究人员需要了解临床试验的基本概念和意图，以及研究规则[54]（有时看上去有些武断）是如何区别于其医疗操作的（见第二章）。对全因死亡率等硬终点的依赖性和有限的数据收集，往往会减少对详细质量控制流程的需求。

随着区域监管要求更加复杂和多样化，大型试验的成本非常昂贵，成功进行简化的试验也变得更加困难。对于无法提高试验质量的复杂而又多样的种种障碍，有关费用影响重大，包括导致无法开展许多临床试验，而这些研究对于临床诊疗又是非常必要的。针对这些障碍，有人提出了简化大型、简单试验程序的建议[55-57]。

在美国FDA与杜克大学合作的临床试验转化倡议（CTTI）[58]中，双方经过共同努力，提出了在适当的时候促进试验流程简化的指南。例如，2012年12月，双方联合发布了一份关于大型简单试验中简化不良事件报告的指南[59]；2013年8月，双方又联合发布了另一份基于风险的试验实施和数据监测的指南[60]。

有一些在临床注册平台上成功进行随机临床试验的实例[61]，例如在TASTE试验中，研究者在不到3年的时间里将7000多名患者（注册期间80%的入组急性心肌梗死病例来自瑞典）随机分为血栓抽吸组和对照组，估计总边际成本为30万美元[62]（见第十章，图10-4）。另一项实用的试验，即INFORM试验计划于2014年12月之前在加拿大、澳大利亚和美国的5家医疗中心随机注册31 497例需要输血的患者，分为输注新鲜血液组与输注标准血液组。在这项试验中，豁免同意书，并使用电子健康记录收集住院数据，其费用只是同类规模试验费用的一小半[63]。

另一个整合临床试验和临床实践的简化方法的实例来自NIH卫生保健系统研究协作计划。该项目于2006年启动，支持医疗保健机构与研究人员在日常医疗保健中合作进行实用临床试验这类示范项目。其中一个项目是REDUCE MRSA试验，这是一项对43家医院（包括74间重症监护病房和74 256例患者）的群随机分组试验，目的是检测每日消毒浴和鼻用抗生素是否比其他措施更有效，以防止重症监护病房的葡萄球菌感染[64]。合作小组概述了卫生保健系统和研究人员发展成为伙伴关系并进行实用临床试验的关键步骤，以解决知识方面的重要差距并提高医疗水平。这些步骤包括建立伙伴关系、确定重要问题、评估可行性、让利益相关方参与设计，以及相关工作的实施流程[65]。

参考文献

[1] Fleiss J L. Multicentre clinical trials: Bradford Hill's contributions and some subsequent developments[J]. Stat Med, 1982, 1(4): 353-359.

[2] Greenberg B G. Conduct of cooperative field and clinical trials[J]. Am Stat, 1959, 13(3): 13-28.

[3] Klimt C R. Principles of multi-center clinical studies. In Boissel J P, Klimt C R. Multi-center Controlled Trials. Principles and Problems[M]. Paris: INSERM, 1979.

[4] Levin W C, Fink D J, Porter S, et al. Cooperative clinical investigation: a modality of medical science[J]. JAMA, 1974, 227(11): 1295-1296.

[5] Coronary Drug Project Research Group. PL Canner (ed.). The Coronary Drug Project: methods and lessons of a multicenter clinical trial[J]. Control Clin Trials, 1983, 4(4): 273-541.

[6] ISIS-1 (Second International Study of lnfarct Survival) Collaborative Group. Randomised trial of intravenous atenolol among 16027 cases of suspected acute myocardial infarction: ISIS-1[J]. Lancet, 1986, 328: 57-66.

[7] ISIS-2 (Second International Study of lnfarct Survival) Collaborative Group. Randomised trial of intravenous streptokinase, oral aspirin, both, or neither among 17 187 cases of suspected acute myocardial infarction: ISIS-2[J]. Lancet, 1988, 332: 349-360.

[8] Schulz S, Mehilli J, Sch€omig A, et al. ISAR—a story of trials with impact on practice[J]. Circ J, 2010, 74(9): 1771-1778.

[9] Schulz S, Richardt G, Laugwitz K L, et al. Comparison of prasugrel and bivalirudin vs clopidogrel and heparin in patients with ST-segment elevation myocardial infarction: Design and rationale of the Bavarian Reperfusion Alternatives Evaluation (BRAVE) 4 trial[J]. Clin Cardiol, 2014, 37(5): 270-276.

[10] The GUSTO Investigators. An international randomized trial comparing four thrombolytic strategies for acute myocardial infarction[J]. N Engl J Med, 1993, 329(10): 673-682.

[11] Women's Health Initiative[EB/OL]. [2015-01-14]. http://www.nhlbi.nih.gov/whi/.

[12] Rossouw J E, Anderson G L, Prentice R L, et al. Risks and benefits of estrogen plus progestin in healthy postmenopausal women: principal results from the Women's Health Initiative randomized controlled trial[J]. JAMA, 2002, 288(3): 321-333.

[13] Roth J A, Etzioni R, Waters T M, et al. Economic return from the Women's Health Initiative estrogen plus progestin clinical trial: A modeling study[J]. Ann Intern Med, 2014, 160(9): 594-602.

[14] HPS2-THRIVE Collaborative Group, Landray M J, Haynes R, et al. Effects of extendedrelease niacin with laropiprant in high-risk patients[J]. N Engl J Med, 2014, 371(3): 203-212.

[15] National Cancer Institute National Clinical Trials Network[EB/OL]. [2015-01-14]. http://www.cancer. gov/clinicaltrials/nctn.

[16] HIV/AIDS Clinical Trials Networks[EB/OL]. [2015-01-14]. http://www.niaid.nih.gov/about/organization/daids/Networks/Pages/daidsnetworks.aspx.

[17] Gheorghe A, Roberts T E, Ives J C, et al. Centre selection for clinical trials and the generalisability of results: a mixed methods study[J]. PLoS One, 2013, 8(2): e56560.

[18] Katz A, Cohn G, Mashal A, et al. Thrombolytic therapy for acute myocardial infarction in a 110-year-old man[J]. Am J Cardiol, 1993, 71(12): 1122-1123.

[19] ALLHAT Officers and Coordinators for the ALLHAT Collaborative Research Group. Major outcomes in high-risk hypertensive patients randomized to angiotensin-converting enzyme inhibitor or calcium channel blocker vs diuretic. The Antihypertensive and Lipid-Lowering Treatment to Prevent Heart Attack Trial (ALLHAT)[J]. JAMA, 2002, 288(23): 2981-2997.

[20] Croke G. Recruitment for the National Cooperative Gallstone Study[J]. Clin Pharmacol Ther, 1979, 25(5 Pt 2): 691-694.

[21] Shea S, Bigger J T, Campion J, et al. Enrollment in clinical trials: institutional factors affecting enrollment in the Cardiac Arrhythmia Suppression Trial (CAST)[J]. Control Clin Trials, 1992, 13(6): 466-486.

[22] Meinert C L. Clinical Trials. Design, Conduct and Analysis[M]. Second Edition. New York: Oxford University Press, 2012.

[23] Fisher M R, Roecker E B, DeMets D L. The role of an independent statistical analysis center in the industry-modified National Institutes of Health model[J]. Drug Inf J, 2001,

35：115-129.

[24] Byington R P. Beta-blocker heart attack trial: design, methods, and baseline results. Beta-blocker heart attack trial research group[J]. Control Clin Trials, 1984, 5(4): 382-437.

[25] Meinert C L. Organization of multicenter clinical trials[J]. Control Clin Trials, 1981, 1(4): 305-312.

[26] Carbone P P, Tormey D C. Organizing multicenter trials: lessons from the cooperative oncology groups[J]. Prev Med, 1991, 20(1): 162-169.

[27] Friedman L, DeMets D. The data monitoring committee: how it operates and why[J]. IRB, 1981, 3(4): 6-8.

[28] Fleming T R, DeMets D L. Monitoring of clinical trials: issues and recommendations[J]. Control Clin Trials, 1993, 14(3): 183-197.

[29] Angell M, Kassirer J P. Setting the research straight in the breast-cancer trials[J]. N Engl J Med, 1994, 330(20): 1448-1450.

[30] Cohen J. Clinical trial monitoring: hit or miss?[J]. Science, 1994, 264(5165): 1534-1537.

[31] DeMets D L, Califf R M. A historical perspective on clinical trials innovation and leadership: where have the academics gone?[J]. JAMA, 2011, 305(7): 713-714.

[32] International Study of Comparative Health Effectiveness with Medical and Invasive Approaches (ISCHEMIA) trial[EB/OL]. [2015-01-14]. https://www.ischemiatrial.org/.

[33] Eisenstein E L, Lemons P W II, Tardiff B E, et al. Reducing the costs of phase III cardiovascular clinical trials[J]. Am Heart J, 2005, 149(3): 482-488.

[34] Kassirer J P, Angell M. On authorship and acknowledgments[J]. N Engl J Med, 1991, 325(21): 1510-1512.

[35] Goldberg M F. Changes in the archives[J]. Arch Ophthalmol, 1993, 111(1): 39-40.

[36] Meinert C L. In defense of the corporate author for multicenter trials[J]. Control Clin Trials, 1993, 14(4): 255-260.

[37] Winston D J, Ho W G, Gale R P. Prophylactic granulocyte transfusions during chemotherapy of acute nonlymphocytic leukemia[J]. Ann Intern Med, 1981, 94(5): 616-622.

[38] Strauss R G, Connett J E, Gale R P, et al. A controlled trial of prophylactic granulocyte transfusions during initial induction chemotherapy for acute myelogenous leukemia[J]. N Engl J Med, 1981, 305(11): 597-603.

[39] Remington R D. Problems of university-based scientists associated with clinical trials[J]. Clin Pharmacol Ther, 1979, 25(5 Pt 2): 662-665.

[40] Sackett D L, Naylor C D. Should there be early publication of ancillary studies prior to the first primary report of an unblinded randomized clinical trial?[J]. J Clin Epidemiol, 1993, 46(4): 395-402.

[41] Kim E S, Carrigan T P, Menon V. International participation in cardiovascular randomized controlled trials sponsored by the National Heart, Lung, and Blood Institute[J]. J Am Coll Cardiol, 2011, 58(7): 671-676.

[42] Glickman S W, McHutchison J G, Peterson E D, et al. Ethical and scientific implications of the globalization of clinical research[J]. N Engl J Med, 2009, 360(26): 816-823.

[43] Kakkar A K. India puts informed consent on camera[J]. Science, 2014, 344(6180): 150-151.

[44] Reardon S. NIH makes wary return to India[J]. Nature, 2014, 506(7487): 143-144.

[45] Akkerhuis K M, Deckers J W, Boersma E, et al. PURSUIT Investigators. Geographic variability in outcomes within an international trial of glycoprotein IIb/IIIa inhibition in patients with acute coronary syndromes: results from PURSUIT[J]. Eur Heart J, 2000, 21(5): 371-381.

[46] O'Connor C M, Fiuzat M, Swedberg K, et al. Influence of global region on outcomes in heart failure β-blocker trials[J]. J Am Coll Cardiol, 2011, 58(9): 915-922.

[47] Pitt B, Pfeffer M A, Assmann S F, et al. Spironolactone for heart failure with preserved ejection fraction[J]. N Engl J Med, 2014, 370(15): 1383-1392.

[48] Pfeffer M A, Claggett B, Assmann S F, et al. Regional variation in patients and outcomes in the treatment of preserved cardiac function heart failure with an aldosterone antagonist (TOPCAT) trial[J]. Circulation, 2015, 131(1): 34-42.

[49] Kristensen S L, Køber L, Jhund P S, et al. International geographic variation in event rates in trials of heart failure with preserved and reduced ejection fraction[J]. Circulation, 2015, 131(1): 43-53.

[50] Mahaffey K W, Wojdyla D M, Carroll K, et al. Ticagrelor compared with clopidogrel by geographic region in the Platelet Inhibition and Patient Outcomes (PLATO) trial[J]. Circulation, 2011, 124(5): 544-554.

[51] Carroll K J, Fleming T R. Statistical evaluation and analysis of regional interactions: The PLATO Trial Case Study[J]. Stat Biopharm Res, 2013, 5(2): 91-101.

[52] Vickers A, Goyal N, Harland R, et al. Do certain countries produce only positive results? A systematic review of controlled trials[J]. Control Clin Trials, 1998, 19(2): 159-166.

[53] Yusuf S, Collins R, Peto R. Why do we need some large, simple randomized trials?[J]. Stat Med, 1984, 3(4): 409-422.

[54] Sugarman J, Califf R M. Ethics and regulatory complexities for pragmatic clinical trials[J]. JAMA, 2014, 311(23): 2381-2382.

[55] Yusuf S, Bosch J, Devereaux P J, et al. Sensible guidelines for the conduct of large randomized trials[J]. Clin Trials, 2008, 5(1): 38-39.

[56] Reith C, Landray M, Devereaux P J, et al. Randomized clinical trials—removing unnecessary obstacles[J]. N Engl J Med, 2013, 369(11): 1061-1065.

[57] Eapen Z J, Lauer M S, Temple R J. The imperative of overcoming barriers to the conduct of large, simple trials[J]. JAMA, 2014, 311: 1397-1398.

[58] Clinical Trials Transformation Initiative (CTTI)[EB/OL]. [2015-01-14]. http://www.ctti-clinicaltrials.org/.

[59] Guidance for Industry and Investigators. Safety Reporting Requirements for INDs and BA/BE Studies[EB/OL]. [2015-01-14]. http://www.fda.gov/downloads/Drugs/GuidanceComplianceRegulatory Information/Guidances/UCM227351.pdf.

[60] Guidance for Industry. Oversight of Clinical Investigations—A Risk-Based Approach to Monitoring[EB/OL]. [2015-01-14]. http://www.fda.gov/downloads/Drugs/.../Guidances/UCM269919.pdf.

[61] Lauer M S, D'Agostino RB Sr. The randomized registry trial—the next disruptive technology in clinical research?[J]. N Engl J Med, 2013, 369(17): 1579-1581.

[62] Fröbert O, Lagerqvist B, Olivecrona G K, et al. Thrombus aspiration during ST-segment

elevation myocardial infarction[J]. N Engl J Med, 2013, 369(17): 1587-1597.

[63] INforming Fresh versus Old Red cell Management (INFORM)[EB/OL]. [2015-01-14]. http://www.controlled-trials.com/ISRCTN08118744.

[64] Huang S S, Septimus E, Kleinman K, et al. Targeted versus universal decolonization to prevent ICU infection[J]. N Engl J Med, 2013, 368(24): 2255-2265.

[65] Johnson K E, Tachibana C, Coronado G D, et al. A guide to research partnerships for pragmatic clinical trials[J]. BMJ, 2014, 349:g6826.

翻译：张丰，常州市第一人民医院
审校：褚明，江苏省人民医院/南京医科大学附属泰州人民医院

第二十二章　临床试验的监督管理

　　临床试验的目的是可靠地评估一项干预措施的临床获益与危害。本书探讨了何为优秀的临床试验设计、执行、监查和分析原则。大多数临床试验（涉及新药、医疗器械、生物制剂或现有干预措施的新适应证）及先前探讨过的其他研究类型，在设计与实施过程中均需要遵循其所在国家或地区的法规。此外，在美国及其他大部分国家，医药企业将医疗产品投入市场前都需要获取监督委员会的许可。本章节的主要目的并非总结有关医疗产品的所有法律法规，因为这已超出了本书的受众范围。准确地说，本章节旨在关注与临床试验的设计、实施、报告相关的法律、法规、政策。即便如此，这些法律法规也是经过高度筛选的，优选了我们认为与临床试验最密切的美国现行法律、法规、政策。

　　在美国，食品药品管理局（FDA）是审批药企或研究所生产的用于预防、诊断、治疗人类或动物疾病的医疗产品的专管部门。FDA是一个庞大的组织，包含了7个核心部门：药品评价与研究中心（Center for Drug Evaluation and Research，CDER）、器械与放射健康中心（Center for Devices and Radiological Health，CDRH）、生物制品评价与研究中心（Center for Biologics Evaluation and Research，CBER）、食品安全与应用营养中心（Center for Food Safety and Applied Nutrition，CFSAN）、国家毒理学研究中心（National Center for Toxicological Research，NCTR）、兽医学中心（Center for Veterinary Medicine，CVM）和烟草制品研究中心（Center for Tobacco Products，CTP）（见图22-1）[1]。大多数中心会根据不同疾病划分部门，如心血管疾病、肾脏疾病等；也会根据不同的干预方式划分部门，如心血管设备、外科设备等。当然，由于各种类型的研究设计受到疾病谱和产品类型的影响，其在对照组设置、终点设置、盲法等环节存在差异。每个中心都应严格遵守其建立之初设立的操作规范及相关领域的法律法规。

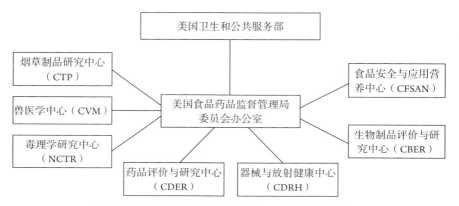

图22-1　美国食品药品监督管理局（FDA）组织架构图，2013

在欧洲，欧洲药品管理局（EMA）对各个国家设置了统一的管理条款[2]。随着人用药品注册技术规范国际协调会（ICH）的指导文件不断丰富[3]，ICH致力于打造更加国际化的临床试验标准。然而，不同国家管理机构之间的规章、指南仍存在较大差异，这也可能导致审批结果不尽相同[4]。欧洲地区的法规和指南始终在不断演进[5]。更重要的是，在涉及多个国家的多中心临床试验实施过程中，不同国家之间的法规差异就愈发显现。有时即便在同一个国家的同一标准制约下，执行过程中也可能产生不同的决议。因此，本章节设置的另一个目的就是为研究者提供相关网址链接，以进一步了解不同国家的最新政策法规。

对于一个初出茅庐的研究者而言，面对不同国家的政策法规颇具挑战。然而，研究者们只有变得更加"博学"，了解更多政策法规要求及监管问题，才能够顺利地实施一个成功的临床试验项目。

一、基本要点

在设计和实施临床试验时，研究者必须知晓并遵守所在国家、地区、部门为保证研究完整性和受试者安全性所制定的法规。

二、背景

（一）概述

在《美国联邦规则汇编》（*Code of Federal Regulations*，*CFR*）的定义下，研究指的是"一项包括研究进展、测试与评估的系统调查，旨在对知识进行归纳总结"[6]。显然，临床试验正符合这一定义。

美国的临床试验法规条例与指南是由联邦层面的卫生和公共服务部、人类研究保护办公室与FDA共同制定的[6-9]。除此以外，为响应一些联邦指南，不同州也会通过大学或其他研究机构制定区域性条款。临床研究者们必须熟悉并遵守这些法律规定。最后，FDA还要求研究者和临床试验申办方在ClinicalTrials.gov网站上对研究进行注册[10]，在第一例患者入组后的21天内提供有关研究设计的基本信息，在临床试验完成后的一年内递交所有试验结果[11]，具体内容将在后文论述。

本书的其他章节在各自的领域或多或少都涵盖了部分临床试验监管相关的内容（表22-1）。如在第一章介绍了临床试验分期，第二章讨论了在紧急情况下开展的临床试验以及纳入弱势群体的研究均需在联邦法规的框架下达到机构审查委员会的特殊监管要求[6]，本章便不再赘述。此外，第五章已着重讨论了非劣效性试验、适应性设计、交叉试验等可能需要监管机构介入的研究类型。本章将关注点投向临床试验开展前、执行过程中及试验结束后的监管要求。

（二）历史

针对药物、医疗器械及其他医疗产品的监管已有很长的历史[12-13]。包括美国在内的许多国家都设立了各种法律条款及修正案，要求尚未投入市场的药物、生物制剂、医疗器械等新产品在获取上市许可前需要提供相应证据，证明其安全性和有效性。近年来，随着医疗技术的发展以及我们对干预措施的认知提高，同时也归因于一些恶性事件[14]的发生，这些法规在不断更新[14]。继1906年《天然食品和药品法案》颁布后，1938年颁布的《食品、药品和化妆品法案》[15]成为了美国医药卫生法规发展史上举足轻重的一个里程碑——这项法案要求新药必须证明其安全性才能上市，同时对质量标准给出了权威定义。在1962年，《Kefauver-Harris药品修正案》要求医疗产品上市前需要证明其有效性[16]，强调只有在开展"足够多的高质量临床试验"的基础上提供"充足的证据"方能证明其疗效。"足够多的临床试验"意味着不止需要一项研究。1976年的《医疗器械修正案》正式提出医疗器械的分类监管、审批方案[17]，1990年的《医疗器械安全法》则进一步扩大了FDA在审批监管过程中的职责[18]。

近年来，新药快速获批上市的相关法规已相继出台，目前药物的快速审批有以下四种途径：快速通道、突破性疗法、加速审批及优先审核[19]。快速通道针对的是临床需求量较大的重大疾病治疗药物。突破性疗法是指对于重大疾病，有初步证据表明相比现有治疗可提升疗效的疗法。加速审批适用于治疗重大疾病、临床需求量较大的药物，使用替代指标作为研究重点，尚需进一步研究。优先审核是FDA基于安全性和/或有效性，预期对重大疾病有突破性进展的药物，可将常规10个月的审核周期缩短至6个月。

（三）监管要求

表22-2列举了FDA要求研究者（包括主要研究者与其他研究者）在开展临床试验过程中需要完成的任务和职责。

表22-1　其他章节中列举的监管相关内容

章节	相关内容
第一章	临床试验分期
第二章	伦理委员会
	知情同意
	紧急情况下临床试验的开展
	弱势群体中临床试验的开展
第三章	替代终点的使用
第五章	交叉设计
	非劣效性试验
	适应性设计
第七章	非药物试验的盲法使用
第九章	药物遗传学标志物
第十一章	稽查
第十二章	危害性评估
	黑框警告与药品审批撤销
	不良事件分类
	不良事件的报告
	危害性评估与报告的推荐规范
第十三章	生存质量与基于患者的临床结局报告
第十六章	数据监查委员会
第十九章	数据整理与验证
	数据与研究资料储存
第二十章	数据共享
第二十一章	临床试验全球化
	现场监查员的责任

表22-2　FDA规定研究者在临床试验实施过程中的任务与职责

试验阶段	任务		临床试验负责人	分中心研究者
	过程	具体内容		
试验开始前	伦理培训	研究原则	×	×
		机构审查委员会（IRB）要求	×	×
		知情同意过程	×	×
	基础法规知识	45 CFR 46（常规要求）	×	×
		21 CFR 50（FDA法规）	×	×
		45 CFR 160（隐私保护法案）	×	×
	完成新药临床试验申请（IND）或试验用医疗器械豁免（IDE）	准备临床前材料和参考文献	×	
		制定临床试验最终方案（FDA于30天内审查）	×	
		培训研究者	×	×
		检查设备	×	×
		ClinicalTrials.gov上完成注册	×	
	取得IRB许可		×	×
实施过程中	现场监查		×	
	数据监查		×	
	其他质量控制工作		×	
	向FDA或IRB报告	临床试验方案修改	×	
		研究者变更	×	
		安全性报告		
		严重不良事件汇报	×	×
		定期汇报	×	
试验结束后	向FDA提交数据和文件材料（如果需要完成产品上市审批）	临床试验方案	×	
		已完成的病例报告表	×	
		严重不良事件报告	×	
		产品问责制材料	×	
		给咨询委员会的报告	×	
		获批上市后可能开展的后续研究	×	×
	研究结果的发表		×	×
	及时向ClinicalTrials.gov提交数据材料		×	

通常认为主要研究者（PI）是临床试验的负责人，但其实从监管的角度而言，申办方才是第一责任人。申办方可以是个人、药企、政府机构、科研院校、私人组织或其他社会组织。除非申办方同时也是研究者，否则申办方并不实际开展临床试验[20]。鉴于此，为临床试验提供资助基金的主要研究者和临床试验的申办方是两个截然不同的角色。作为申办方，有责任与义务确保所有文件、许可、报告都满足机构审查委员会（IRB）的要求。申办方与研究者可由同一个体担任，但并非强制要求。本章末尾列举了许多网站链接，以供研究者进一步了解此处提及的相关细节。美国国立卫生研究院（NIH）和许多高校要求临床研究者参与临床试验伦理及规程的相关课程或研讨会（通常在线上进行）。许多机构提供了相应课程资源，具体信息详见第二章。

1996年，美国《健康保险流通与责任法案》（HIPAA）通过，隐私条例要求保护受试者所有可识别的健康信息[21]。HIPAA的隐私条例规定了在何种情况下，受保护的健康信息（protected health information，PHI）可以被使用或与个人、实施医疗研究的适用主体共享。PHI包括患者姓名、出生日期或其他身份辨识信息，如就诊日期、电话号码、邮箱地址、社保号码、就诊记录号、照片等。HIPAA规定了何种情况下PHI数据可以出于研究目的被使用或公开，以及谁能够获取这些信息。HIPAA在使用或公开PHI数据前，必须告知临床试验受试者并获得许可或完成特殊的审批流程。在临床试验的数据与外界共享前，必须经过处理去除受试者身份信息[22]。这些HIPAA的条款或许为临床试验的实施带来了一定的挑战，但研究者有责任正确处理受试者的个人信息。通常，上述内容会通过知情同意过程告知参与临床试验的受试者。

（四）临床试验分期

临床试验的具体分期已在第一章里着重讨论过，此处需要强调的是，通常只有药物临床试验才会被分为Ⅰ期、Ⅱ期、Ⅲ期和Ⅳ期[23]。对于生物制剂而言，考虑到细胞、基因治疗产品及其他生物制剂的临床需求日渐增长，也有早期临床试验的相关指南发布[24]。

在一个新的医疗产品上市或一个新的适应证获批前，一般都需要开展Ⅲ期~Ⅳ期临床试验。但有时可能不需要临床指标作为研究终点，而是可以采用一些中间指标作为替代终点。医疗器械的情况更为复杂多变，参考医疗器械审批的510（k）修正条例[25]，如果临床前数据（如基础试验、动物模型或计算机建模等）可以体现其功能价值，那么医疗器械的获批就不一定需要临床试验支持。

三、临床试验前审查要求

什么类型的临床试验必须经过监管机构审批？什么类型又不需要呢？我们一般认为，一切涉及未上市的新药、医疗器械或生物制剂的临床试验，都必须在实施前获得批准。如果某项干预措施已经获批针对某项适应证进行临床试验，当我们想要对新的结局指标进行研究时，一般不需要再经过FDA审批。举例来说，某种药物已经获批针对某一替代终点开展临床试验，若研究者现在想以另一个临床结局指标来评估药物疗效，这时就不需要再次经过FDA审批。但是，如果临床试验需要研究一个新的适应证或以不同的剂量、给药方式来评估疗效，通常需要再次经过监管机构审批[26-27]。如果临床试验的目的是在药物标签或广告宣传中加入新的信息，那么还需要经过新药临床试验（investigational new drug，IND）申请[28]。如果并非药物或医疗器械临床试验，比如以某种训练、医疗教育或外科术式作为干预措施，在美国，通常在试验开展前不需要经过FDA审批，但在其他一些国家可能仍需要经过监管机构批准后方可开展。

FDA和EMA的官方网站上提供了现行的临床试验指导文件，其中可以找到药物、生物制剂或医疗器械临床试验申请所需填报的表格[2,9]。所有研究人员在设计临床试验前，都应参考这些FDA或EMA提供的指导文件。2014年6月修正的ICH文件中E6部分（GCP：综合指南）[29]涵盖了大量有关临床试验设计与实施的关键问题，也与本书强调的基本原则高度一致。虽然这份文件的制订更偏重于药物临床试验的各个阶段，对于现实中许多简单的研究而言过于复杂，但在实际运用时可灵活处理[30]。

对于Ⅲ期临床试验而言，推荐事先与监管机构工作人员充分讨论临床试验方案及拟收集的数据。在科学知识快速变迁的时代，或在不考虑标准设计与结局指标的情况下更是如此。举例来说，如果采用适应性设计（见第五章），建议提前向FDA征求意见。同样，如果临床试验设定的结局指标不是常规采用的研究终点，那么也有必要与监管机构的工作人员进行商讨。FDA可能会认为某些拟收集的数据对于审批流程并非必要，可以适当减少一些成本与时间投入。需要补充的是，以儿童或弱势群体为研究对象或在紧急情况下开展的临床试验，研究者还需关注额外的法规和要求。

在条件允许的情况下，临床试验方案草案、统计分析计划、数据监管许可和监查计划应当在临床试验开启前提交至主管机构。对于贝叶斯分析或适应性设计研究，监管机构可能还会要求其提供计算机编程代码，用以独立评估分析计算的准确性。

四、临床试验的实施过程

实施中的IND临床试验，如需修改试验方案，应在实施修改前先行提交修正案进行审批。在试验进行过程中，研究者或申办方还必须向监管部门提交不良事件报告。一般而言，不良事件应每年向监管部门报告，但是对于严重不良事件，尤其是非预期或威胁生命的不良反应，就须以更加迅速的方式进行上报。FDA对于严重的、危害生命的、非预期不良事件的定义和应当采取的对应措施详见第十二章。总体原则是，对于非预期的不良事件，比如与研究的疾病无关、或未列在产品说明书及包装里的不良反应，都须以安全性报告的形式及时上报。在过去，研究者须向申办方报告临床试验实施过程中出现的所有不良事件，随后再上报至FDA和其他监管机构，同时也会抄送给世界范围内参与此临床试验的所有研究者，再由这些研究者上报给各自所在机构的伦理委员会。这样就会导致一大批不良事件报告涌现，但很多时候并无法很好地解释。这种形式的大规模不良事件报告流程百害而无一利，因为它可能会侵占临床试验实施过程中的大量资源，影响其他重要环节的开展，从而降低临床试验的质量。

因此，FDA于2011年起草并发布了IND申请规范，旨在减少不必要的不良事件报告流程[31]。在修正版中，临床试验申办方须审阅研究者上报的不良事件报告，决定哪些属于可疑且非预期严重不良反应（serious unexpected suspected adverse reactions，SUSAR），进而再上报给FDA。严重不良事件（serious adverse events，SAE）被定义为致命的、威胁生命的、需要住院治疗或造成永久性损伤的事件，必须以更加快速的方式上报（观察到不良反应后的15天内）。非预期不良事件指的是没有列入研究者手册或产品说明书等相关文件中的不良反应。而可疑不良反应指的是有一定概率由干预方式导致、但在其他治疗人群中不常见的不良事件。如果一个事件被定义为SUSAR，那么它需要满足以下条件：①单独出现一次的罕见SAE，正常情况下很少自发发生（如：强森综合征）；②一次或多次出现不常发生的不良事件（如：肌腱断裂）；③经过综合分析发现临床试验干预组中的发生频率高于对照组[31]。新版IND规范的实施存在一定的挑战性，因为申办方大多不愿意因为这些SAE而去揭盲哪怕一小部分受试者。尽管FDA通常要求对申办方所在机构的某些部门揭盲来评估不良事件严重程度，但这并不会影响研究的完整性[32]。这些揭盲的部门不应是临床试验的实施者，更不能是研究者本身。

或许并无必要收集非严重不良事件，在已经招募一定受试者（如2 000~5 000例）的前提下并不会导致药物临床试验终止的不良反应亦是如此。对于是否要收集未上市药物的全部不良事件，则需要在临床试验开始前与FDA商讨决定。对于预期的SAE（与药物有关或在疾病病程中可能出现），提前获得相关机构应允后，在病例报告表中记录即可，再系统性地上报FDA。

对于申办方而言，一定规模的质量控制是非常必要的（见第十一章）。显然，对于干预组和对照组的合理设置（包括随机化过程）、适当的干预措施、结局指标评价方式的质量控制都非常重要，正如知情同意过程对于保证伦理要求同样重要。在临床试验进行过程中不断测试、反馈、调整相关参数也十分有必要，及时修正可以防止数据收集过程中出现持续性问题，也可以提高临床试验方案的依从性。如果仅在试验尾声对所有变量的原始数据进行确认和记录通常无意义，因为临床试验结束后便无法再行修正。然而，监管部门拥有核查数据的权利，可通过现场访视等方式来实现。研究者应随时准备好接受类似的访视，尤其是在临床试验尾声、试验结果可能改变临床实践的情况下。这些访视也会检查知情同意书以及根据试验方案收发的临床药物对账单。指导文件中还对电子信息化系统以及记录数据的储存设定了相关标准[33]。需要强调的是，现场访视分为三类，常规访视、结构化访视以及特殊原因的访视。不同的稽查类型可以参考第十一章。

然而，研究者们在质量控制方面所做的努力通常超过了试验本身及监管部门的要求[34-37]。事实上，与其花费大量时间和资源获取次要终点的完善数据，远不如保证主要研究终点的评估没有偏倚、没有大量数据缺失更重要，后者更能够提高和保障临床试验的质量。需要补充的是，仅仅出于数据确认的目的到各临床中心进行现场访视并非必要，因为大多数关键监查都能够集中完成。然而，现场访视有其他必须存在的理由，比如现场访视可以保证对研究人员进行适当的培训，使其充分理解临床试验方案和知情同意过程。鉴于监管机构给出了针对质量控制的不同种类方案，许多临床试验申办者，尤其是药企或医疗器械企业，通常会制定详尽的质量控制方案。而由其他申办方（如NIH等机构）主导的临床试验，虽然其质量控制体系没有那么详尽，其研究结果也会获得监管机构的认证。对于FDA指南中推荐的中央型、基于风险的监查体系[38]，应在初期阶段的会议中与机构进行充分讨论，明确其是否适用。

美国法律要求，对于紧急情况下开展的临床试验，如果无法获得患者的知情同意，有必要设立一个专门的数据监查委员会[39-40]。除了上述特例外，数据监查委员会并非法律要求必须设置的。但FDA指南中也讨论了其存在的必要性。FDA认为当临床试验的结局指标涵盖了死亡率、严重并发症发生率或受试者将面临重大风险时，或设置这样一个委员会可以"帮助保障研究的科学性"时，可以考虑设置这样一个独立的数据监查委员会，但必须保证数据监查委员会的独立性，同时也要保证试验过程中申办方不知晓任何干预分配的中间数据。此外，EMA[41]、ICH[42]以及世界卫生组织（WHO）[43]也出台了与FDA相类似的指南。法规指南以及数据监查委员会的详细信息，详见第十六章，也可参考Ellenberg等[44]的研究内容。

（一）药物干预

在典型的临床试验架构中，试验分期、安慰剂对照、盲法设置均由药物临床试验衍生而来。大多数监管机构要求，临床新药或者已上市药物的新适应证、新剂量等研究均应当按照本书所介绍的临床试验要求进行。显然，大多数药物临床试验是与另一种已被证实有效或已被当作标准化治疗方案的药物进行比较，而不是与安慰剂进行对比（除非安慰剂是标准化治疗方案）。根据不同的研究背景，临床试验可以设计为优效性试验或者非劣效性试验。在某些情况下（见第五章），也可以使用交叉研究或其他特殊类型的研究设计。

药物审批通常是FDA下属CDER的职责，这一说法可能过于简化，因为某些生物制剂也可被视为药物，但却交由生物制剂评价与研究中心进行审批。CDER根据药物治疗的疾病种类设置了不同的部门，这些部门可能会征询外聘顾问的意见来协助评估。FDA和ICH的指南根据证据级别差异，设置了药品审批过程的不同标准。

在启动一项临床用新药的评估之前，必须向IND提交申请[26]，因为联邦法律要求在研究用药物流通于各州之前，必须提交这样的申请。在早期临床前研究阶段，申办方和研究者尝试提供证据表明新药的有效性，且有理由相信其在初步测试应用于人类时将是安全的[23]，这通常意味着在动物模型中已完成分子层面的药物代谢活动监测和毒理学研究。随着药物研究在IND监管下进展到一定阶段，通常在完成了两项Ⅲ期临床试验后，申办方会将所有数据作为新药审批（new drug application，NDA）的部分材料上交，以取得美国的药物销售以及上市许可。

相较于常规审批流程，加速审批流程对于药品安全性相关材料的要求并无不同，但针对药物有效性方面的材料要求确实存在差异。由于加速审批流程基于某一中间指标作为替代终点，因此与其他以临床指标作为研究终点的后续试验不尽相同。但这些特殊审批流程也可能导致药物上市后被证实无明显获益，或出现安全问题，甚至带来伤害。在2012年，FDA通过快速审批渠道批准使用帕纳替尼治疗慢性粒细胞白血病，其前期研究是以血液学及细胞遗传学应答作为主要结局指标的[45]。但在上市之后，帕纳替尼的治疗范围增加了心血管、脑血管及外周静脉血栓的形成。FDA随即暂停了帕纳替尼的使用，后续仅允许限制性范围内的销售。FDA还曾因临床用药缺口加速审批贝达喹啉用于耐药性结核的治疗，因为其可以有效地使结核痰培养结果由阳转阴[46-47]。虽然贝达喹啉干预组的死亡率高于安慰剂对照组（12.7% vs 2.5%），但是由于临床急需有效的抗结核药物，贝达喹啉依旧加速通过了审批。一种药物既然能够清除痰液中的结核菌，似乎并不会增加患者因结核病致死的可能性，也不太会导致非接触性传染者的出现。事实上，许多死亡病例可能并非与药物相关，在出组后很长一段时间才去世，这也成为了加速审批过程中的决定性因素[48]。然而，与其他基于替代终点的加速审批药物一样，FDA要求其再开展另一项临床试验以验证其疗效。

（二）医疗器械干预

由于美国关于医疗器械审批的法规是在不同时期独立发展的，因此申请所需的证据材料和药物是完全不同的[17,18]。大多数情况下，医疗器械无须开展大型临床试验即可评估其活动与功能。以诊断性冠脉导管或心电图设备为例，临床前研究已经足以评估其表现。但是另一方面，由于医疗技术的快速发展，如果想准确地评估一项医疗器械，也需要研究设计、实施流程俱佳的临床试验来验证其安全性和有效性。近期可以以药物洗脱支架或经皮主动脉瓣支架等器械为例，它们的审批流程经由FDA的CDRH完成。与CDER相类似，CDRH的内部架构也是基于疾病种类或设备类型进行划分（如心血管科设备、外科设备等）的，同时也可征询外部独立的专家咨询委员会以协助审核工作的进行。

医疗器械的发展史与药物发展史大相径庭。药物通常不随时代的发展而变化，但医疗器械却根据实验或临床表现情况不断作出改进。复杂医疗器械的表现、临床试验的结果，很大程度上依赖于操作者——这与药物完全不同。医疗器械的表现"眼见为实"，比药物代谢与治疗效果的预测更直观。以往FDA要求医疗器械只需要经过1项临床试验即可上市，而药物至少需要经过2项临床试验，但1997年的《食品和药品管理现代化法案》给予了适当的弹性调整[49]。

与药物的统一化管理不同，医疗器械分为三个级别，审批流程有不同的要求[50]，这三个级别是基于安全性和有效性的质控需求进行划分的。Ⅰ类医疗器械风险最小，指的是不涉及生命支持且不会表现出任何风险的器械（如医用外科手套等）；Ⅱ类医疗器械具有一定的风险，在针对其适应证使用时不会导致危害或损伤（如输液泵、诊断性导管、医用导丝等）；Ⅲ类医疗器械风险较高，一般用于生命支持，但可能对人体存在导致疾病或损伤的潜在风险（如起搏器、除颤器、人工心脏瓣膜等）。这些医疗器械都需要通过FDA的上市前批准（premarket approval，PMA）。基于医疗器械的复杂性，在审批前通常需要进行大量临床前测试或临床测试，这使得医疗器械与常规药物的审批流程趋于相似[51]。FDA的510（k）上市前认证[52]关键在于评估拟上市的医疗器械是否与已被510（k）清除的同类器械"实质等效"，这对于原器械的改良产品或竞争对手的"等效"产品而言非常重要。试验用医疗器械豁免（investigative device exemption，IDE）与药物的IND相似，使得制造商在准备PMA阶段能够获准开展临床试验[53-54]。

基于充分的科学依据，如果能够证明正确使用医疗器械的获益高于风险，那么PMA即认为该医疗器械是安全的。而医疗器械的有效性则通过临床获益是否显著进行评判。与药物相类似，对于医疗器械而言，不存在特别好的中间指标可作为临床试验的替代终点，但大多数时候CDRH都必须依靠这些替代终点。此外，许多重要的PMA医疗器械都是长期植入物，通常在FDA要求开展的医疗器械临床试验进行到中期阶段之后才出现问题。因此，CDRH非常依赖"全程产品周期"监管方案，上市后再评价已成为医疗器械评估管理中不可或缺的一部分。

本书所讨论的临床试验设计与实施基本原理也同样适用于医疗器械，因此评估新型医疗器械的安全性和有效性时，通常也需要开展随机对照临床试验。但是考虑到医疗器械短时间内的迭代升级通常较少，或在既定领域内基本医疗器械的设计发展已趋于成熟，有时也可以采用其他研究设计类型（如非随机临床试验）来合理评估医疗器械的安全性与有效性。如果采用非随机化的研究设计，通常会在警示标记中注明。针对这一点，推荐参考FDA下属CDRH指导文件中有关医疗器械的临床试验设计这一章内容，或向专家进行咨询[55]。

考虑到许多医疗器械已不仅限于外用，还可能会在体内植入许多年（如起搏器、除颤器、支架等），对于长期植入后的迟发性不良事件需要特别关注。目前，即使是较为理想的医疗器械开发与监管体系也仍然存在争议。与美国不同，欧洲的监管体系对于高危医疗器械不要求在审批前提供临床有效性证明。另一方面，Dhruva等[56]和Redberg[57]使用了一种以药物为中心的系列指标来说明美国现行的医疗器械审批系统可能存在重大问题。Dhruva等[56]评估了78种高危心脏医疗器械获批前的临床试验类型，发现123项研究中仅有33项为随机对照临床试验，且只有约一半的主要研究终点是与对照组进行对比而得的，三分之一的研究都是回顾性研究，近90%的主要研究终点都是病变血管血运重建情况、植入成功率等替代指标。

Redberg[57]指出，缺乏安慰剂对照通常是医疗器械临床试验的重大通病——安慰剂效应可能会严重影响真实的有效性评估。她引用了射频消融治疗肾动脉交感神经引起的高血压这一实例来说明这个问题，当FDA要求对照组接受安慰剂治疗时，干预组的临床获益与对照组相比不再显著[58]。类似的情况也出现在激光心肌血运重建术的相关研究当中，开放标签临床试验证明使用激光建立心肌通道能够改善心绞痛，然而在设立了安慰剂对照的试验中，对照组也显示出了相当的疗效[59]。早前，间歇性正压呼吸设备曾被广泛用于慢性阻塞性肺病的治疗，但后续设置了安慰剂对照的临床试验证明使用间歇性正压呼吸设备并无临床获益[60]，只是该器械可以通过压力梯度将治疗药物递送至肺的深部。

对要求医疗器械临床试验设置对照组、将重要的临床指标作为研究终点等意见，也存在一些反对的声音。因为医疗器械频繁地更新换代，所以如果对每一版产品都进行正式的临床试验，这并不可行。此外，很多医疗器械的制造商规模较小，没有那么多人力、财力来开展大型临床试验。即便对大公司而言也一样，要求每个器械的每个版本都进行完整的临床试验是不现实的。

Rome等[61]聚焦于可植入心脏的电子设备，发现自1979年到2012年，FDA通过了77项医疗器械审批，平均每个器械有2.6份涉及器械设计或其他重大改进的补充材料。2010年至2012年涉及重大改进的补充材料中，只有不到四分之一（15/64）提供了临床数据。

其实，使用客观、有临床意义的结局指标作为研究终点，与现行的标准治疗方案进行对比，这样的随机化临床试验是可行的。COMPANION试验[62]将单用起搏器、起搏联合除颤、现行的标准治疗方案三者进行比较，评价了其在纽约心功能分级为Ⅲ~Ⅳ级的心力衰竭患者中的疗效。该研究以全因死亡率与住院率之和作为主要研究终点，以2∶2∶1的比例纳入1 500余例患者。对于主要研究终点，两个干预组疗效均显著优于传统治疗组，其数据具有统计学意义也有临床意义（降低了近20%的发生率）。对于全因死亡率和心血管事件住院率这两个次要研究终点，两个干预组分别可降低约30%的发生率，其中起搏联合除颤可降低43%的死亡率，而单用起搏器组可降低24%的死亡率，两者都具有统计学差异。

虽然有人指出，加强医疗器械的临床试验要求可能会打击医疗器械研发的投入与创新积极性，但是我们认为许多医疗器械还是应该基于前几章提到的基本原理进行评估。

（三）干预措施为生物制剂

从法律法规的角度来看，生物制剂与其他药物相类似，其本质就是复制人体内的天然物质，例如酶、抗体、激素等。疫苗或血液制品这一类的生物制剂通常由CBER来负责监管，而TNF拮抗剂这一类生物制剂则由CDER负责监管。虽然由不同部门负责管理，但是对于生物制剂的基本要求是一致的——安全、纯粹、有效，这与我们评价其他药物时关注有效性和安全性是一样的[63]。但是也存在一些特殊之处，Siegel J曾指出：第一，大多数生物制剂都是免疫原性物质，对于药代动力学、安全性和有效性会产生影响，免疫毒性也可能非常严重；第二，生物制剂具有高度特异性，很少会像其他药物一样出现脱靶效应，因此其毒理作用通常能够预测，针对肝脏、心脏、骨髓等处产生的脱靶效应一般不常见，但仍然可能发生；第三，生物制剂通常不会与其他药物产生竞争性清除，因此较少出现药物间相互作用，但生物制剂可能会增加肝酶的产生，其相互作用会影响药物动力学而不是代谢；第四，与其他药物相比，以标准化流程生产生物制剂更加困难，因此在Ⅲ期临床试验中，会强烈建议研究者使用获批后拟采用的商业模式来准备生物原材料，这样就可以缩小获批后的商业化原材料与临床试验原材料间的差距。

许多人认为，很难证明两种生物制剂是完全相同的，因此相比"仿制药"，他们更倾向使用"生物类似药"一词[64-66]。这暗示着每类相似的生物制剂大致需要多少临床数据。仿制药，顾名思义，其与原研药具有相同的药物活性成分，因此可以通过参考已获批产品的数据进行开发，而无须进行生物利用度以外的临床测试。但由于制造和鉴定生物制剂的技术有限，无法确保两种产品完全相同。而且即使确实相同，也无从得知。鉴于此，生物仿制制剂目前在技术上尚不成熟。基于这一事实，生物制剂与小分子制剂不同，在美国、欧盟或世界其他大部分地区，都没有针对生物仿制制剂的法律或监管途径。由于不能像仿制药一样基于已获批相同适应证的药物进行快速开发，美国开通了快速通道（作为美国《平价医疗法案》的一部分），允许在高度相似的情况下参考已获批的产品，即生物类似药途径。但"类似"并非"相同"，可能存在具有临床意义的差异，因此生物类似药途径已被预见，通常需要积累一定数量的临床测试才能排除此类差异。

五、临床试验结束后要求

在临床试验结束后，监管机构通常要求以各自规定的格式提交完整数据[67-68]。ICH E6文件[29]列举了监管机构需要存档的重要文件清单，但该清单是为新药审批上市而设计的，可能不适用于实际的临床试验。需要提交的文件包括：临床试验方案及修正案、知情同意材料、申办方-研究者的经费及其他声明、伦理审查委员会批件、随机数表、入组登记表、原始文件、填写完整的病例报告表、严重不良事件报告、原始及更新版的研究者手册和产品说明书。

下述内容主要针对美国FDA的要求，但其他国家监管要求也类似。申办方和/或研究者将面临三个监管问题：第一，如果临床试验证实了某项干预的有效性并且获得了监管机构的批准，则需要通过申办方或制造商将证明其有效性的支持文件提交给FDA；第二，如果监管机构决定将该案例提交至FDA专家咨询委员会会议征求建议，可能会要求研究者到场向委员会展示临床试验结果并回答提问；第三，如果FDA批准了这项干预措施在美国的上市，依然有可能要求其在上市后开展进一步的临床研究。

2015年1月，美国国家医学院（IOM）发布了一份题为"共享临床试验数据：收益最大化，风险最小化"的报告，呼吁在研究结果已发表或提交监管机构审查后，将患者的匿名数据进行共享[69]。虽然目前只是IOM的推荐，但许多临床试验的申办方都愿意采纳这些建议。

六、提交给FDA的文件

许多法规规定了证明一项干预措施有效、支持其上市应用的临床试验所需要提交的文件类型，但此举意不在穷举需要提交的文件，而是从科学的角度来看，其所需文件的类型取决于特定的研究类型、所涉及的数据以及证明有效性的其他证据。FDA关于提供人类用药品和生物制品有效性临床证据的指导文件[70]为证据质量的评级提供了一些总体参考。文件指出，为支持新产品的上市或批准产品的新适应证，除了提交常规要求的数据以外，申办方还必须证明其研究设计合理且实施规范。为了证明支持其有效性的临床试验数据充分、质量可控，申办方通常会向FDA提交大量有关试验计划、流程、实施和数据处理的文件，详细的受试者记录则保留在各临床中心以供查验。此外，申办方还需要提供书面的标准化操作流程、统计分析计划（如有数据监查委员会，同时提供其章程）、伦理委员会审核的中期报告以及这些会议的纪要等文件。总而言之，申办方与研究者需要提交的文件通常十分庞杂。

七、咨询委员会会议

咨询委员会是指，当FDA需要外请专家顾问围绕某一种药物或者器械的审批进行讨论时召集的组织，可以在涉及特定药物、器械或生物制剂的一系列问题中向FDA提供独立的意见[71]。FDA的条例和指南没有界定研究者在筹备咨询委员会会议时的职责范围，因为多数情况下是由申办方负责。在实践中，申办方可能会在准备背景材料的阶段向研究者们寻求帮助，包括在专家咨询委员会会议上口头介绍临床试验结果，概括产品的优缺点，或对临床试验的设计、实施和结果进行书面总结。总结信息通常包括临床药理学和剂量评估、临床疗效数据和临床安全性数据以及其他内容。

八、审批后问题及上市后临床研究

上市后临床研究如果涉及产品说明书的信息更改，则必须遵守许多法律和法规要求。通常这是在IND框架下完成的，因此需要遵守IND的相应要求。此外，上市后通常还要继续提交不良事件报告和年度报告。对经过临床试验后批准上市的产品，可能需要进行上市后临床研究，方能更新安全信息或验证临床获益。对于经过传统审批流程的产品，如果需要进一步评估其功效和安全性，也可能需要按照上市后承诺中的条约要求进行上市后临床研究。

某些上市后临床研究必须在ClinicalTrials.gov网站上进行注册，并及时上传研究结果。如果不遵守这些要求，可能会受到财政处罚或罚款。对于药物和生物制剂而言，任何"适用药物临床试验"都需要进行注册并提交结果——这通常指的是随机对照临床试验，而非1期临床试验。尽管要求将试验数据提交至ClinicalTrials.gov，但许多研究结果常常推迟发表，甚至没有发表[72]。一项研究[73]表明，与非药企资助的临床试验相比，药企发起的临床试验对于上传结果至ClinicalTrials.gov网站的依从性要高得多，但大多数情况下都没有在规定的1年时间内完成提交。Jones等[74]同样发现了临床试验数据的提交率较低，而另一项研究[75]则表明，ClinicalTrials.gov网站上数据提交率较高的研究多为临床后期试验。

数据提交率普遍较低的情况，可能要归因于研究者对相关要求的了解不足。所有研究者必须清楚，根据FDA法规或由NIH资助进行的临床试验都需要将数据上传至ClinicalTrials.gov网站。值得注意的是，2014年提出了一项提案，要求继续增加NIH资助的临床试验数量，而这些试验都应将数据上传至ClinicalTrials.gov网站[76]。

多年来，监管机构一直在收集药物或医疗器械获批上市后在临床实践中发生的不良事件报告。如第十二章所述，即使是长周期的大型临床试验也可能会遗漏严重的不良反应。只有在不同人群中使用数年之久后，一些不良反应才会显现。对于未经临床试验评估重要临床指标即获批上市的产品，后续跟踪显得尤为重要。例如基于替代结局获批的药物，或因样本量过小、研究时长过短以至于无法获得足够的临床样本量，上市后临床研究也极为重要。然而，由于缺乏严格的质控部门，上市后临床研究的报告可能会产生误导作用[77]。针对危及生命却鲜有治疗方法的疾病，加速审批药物上市的压力和动力推进了所谓"突破性药物"的法规演变[19,78-79]。常见疾病通常需要经过以临床指标为研究终点的试验进行验证，虽然法律不允许罕见病采用不同的评判标准，但是对于罕见病而言，以临床指标为研究终点的大规模临床试验实施起来是十分困难甚至不可能完成的，因此使用替代结局或生物标志物作为研究终点仍有必要[80-81]。

对于经过加速审批流程上市的药物、医疗器械或生物制剂，获批前的临床数据要比常规经过临床试验后获批的产品少得多。一部分加速审批流程要求在获批后进行额外的临床评估，主要包括不良事件监测等[19]。有时，在获得加速审批批准后，还需要进行进一步的临床试验。正如前文"药物干预"的部分中所述，FDA批准了贝达喹啉作为一类新药用于治疗耐药性结核，以满足严重的临床需求缺口[47]。这是基于一项Ⅱb期安慰剂对照临床试验加速获批的，同时也要求其进行一项验证临床试验，但预计要到2022年才能最终完成[79]。审批决定通常困难重重，又颇具争议。加速审批流程还会把问题进一步复杂化，其中涉及了许多因素的权衡。正如贝达喹啉的例子，专家咨询委员会和监管机构需要做出明智的判断，以平衡治疗重大疾病的短期获益与可能的长期危害。

审批流程越快，产品在上市后可能出现的不良反应越多。Frank等[82]发现，FDA加速审批与大量药品标签中的黑框警告、出于安全考虑进行的药物召回之间存在相关性，但并不能代表两者间的因果关系。即便存在因果关系，快速审批带来的临床获益与后期发现的危害之间的平衡也是未知的。

FDA网站上关于上市后要求和承诺的内容可能会提供一部分实用信息[83]。

本章相关链接

对于正在或即将接受监管部门审批的临床试验而言，所有的研究者都应当充分了解当前的法规和指南。重要链接如下：

人用药品注册技术规范国际协调会（ICH）

ICH官方网站：http://www.ich.org/

有效性指南：https://www.ich.org/page/efficacy-guidelines

安全性指南：https://www.ich.org/page/safety-guidelines

《国际医学用语词典》（*MedDRA*）：https://www.ich.org/page/meddra

美国食品药品监督管理局（FDA）

FDA主页：http://www.fda.gov/

FDA指导文件：https://www.fda.gov/drugs/guidance-compliance-regulatory-information

药物临床试验的实施：https://www.fda.gov/drugs/development-approval-process-drugs/conducting-clinical-trials

https://www.fda.gov/drugs/types-applications/investigational-new-drug-ind-application

欧洲药品管理局（EMA）

EMA主页：https://www.ema.europa.eu/en

人类药物临床试验：https://www.ema.europa.eu/en/human-regulatory/research-development/clinical-trials-human-medicines

加拿大卫生部（Health Canada，HC）

HC主页：https://www.canada.ca/en/health-canada.html

临床试验申办方指导文件——临床试验的申请：https://www.canada.ca/en/health-canada/services/drugs-health-products/drug-products/applications-submissions/guidance-documents/clinical-trials/clinical-trial-sponsors-applications.html

日本药品和医疗器械局（Pharmaceuticals and Medical Devices Agency，PMDA）

PMDA主页：http://www.pmda.go.jp/english/

药物临床试验规范总理条例：https://www.pmda.go.jp/files/000153579.pdf

参考文献

[1]   Food and Drug Administration[EB/OL]. http://www.fda.gov/default.htm

[2]   European Medicines Agency. Clinical trials in human medicines[EB/OL]. http://www.ema.europa.eu/ema/index.jsp?curlpages/special_topics/general/general_content_000489.jsp&mid¼WC0b 01ac058060676f

[3]   International Conference on Harmonisation[EB/OL]. http://www.ich.org/

[4]   Wolfe S M. When EMA and FDA decisions conflict：differences in patients or in regulation?[J]. BMJ，2013，347：f5140.

[5]   Gøtzsche P C. Deficiencies in proposed new EU regulation of clinical trials[J]. BMJ，2012，345：e8522.

[6]   Code of Federal Regulations (45 CFR 46)[EB/OL]. http://www.hhs.gov/ohrp/humansubjects/guidance/45cfr46.html#46.102

[7]   Code of Federal Regulations (21 CFR 50)[EB/OL]. [2018-03-22]. http://www.accessdata.fda.gov/scripts/cdrh/cfdocs/cfcfr/CFRSearch.cfm?CFRPart¼50

[8]   Office for Human Research Protections (OHRP)[EB/OL]. http://www.hhs.gov/ohrp/

[9]   Food and Drug Administration. Clinical trial guidance documents[EB/OL]. http://www.fda.gov/RegulatoryInformation/Guidances/ucm122046.htm.

[10]   Clinical Trials. gov is a database of privately and publicly funded clinical studies conducted around the world[EB/OL]. https://clinicaltrials.gov/

[11]   Food and Drug Administration. Certifications to accompany drug，biological product，and device applications/submissions[EB/OL]. [2018-07-12]. http://www.fda.gov/RegulatoryInformation/Guidances/ucm125335.htm

[12]   Milestones in U.S. Food and Drug Law History[EB/OL]. http://www.fda.gov/AboutFDA/WhatWeDo/History/Milestones/ucm128305.htm.

[13]   Food and Drug Administration. Promoting safe and effective drugs for 100 years[EB/OL]. http://www.fda.gov/AboutFDA/WhatWeDo/History/ProductRegulation/PromotingSafeandEffectiveDrugsfor100 Years/default.htm

[14] Beecher H K. Ethics and clinical research[J]. N Engl J Med, 1966, 274(24): 1354-1360.

[15] The 1938 Food, Drug, and Cosmetic Act[EB/OL]. http://www.fda.gov/aboutfda/whatwedo/history/productregulation/ucm132818.htm.

[16] Greene J A, Podolsky S H. Reform, regulation, and pharmaceuticals — the Kefauver-Harris amendments at 50[J]. N Engl J Med, 2012, 367(16): 1481-1483.

[17] Food and Drug Administration. PMA Approvals[EB/OL]. [2021-12-16]. http://www.fda.gov/medicaldevices/productsandmedicalprocedures/deviceapprovalsandclearances/pmaapprovals/default.htm

[18] Food and Drug Administration. Medical device reporting (MDR): How to Report Medical Device Problems[EB/OL]. [2020-10-20]. http://www.fda.gov/MedicalDevices/Safety/ReportaProblem/default.htm

[19] Food and Drug Administration. Guidance for Industry: expedited programs for serious conditions— drugs and biologics[EB/OL]. [2020-06-25]. http://www.fda.gov/downloads/Drugs/GuidanceComplianceRegulatoryInformation/Guidances/UCM358301.pdf

[20] Code of Federal Regulations Title 21[EB/OL]. http://www.accessdata.fda.gov/scripts/cdrh/cfdocs/cfcfr/CFRSearch.cfm?fr¼312.3

[21] Code of Federal Regulations (45 CFR 160)[EB/OL]. http://www.gpo.gov/fdsys/pkg/CFR-2007-title45-vol1/pdf/CFR-2007-title45-vol1-part160.pdf22.

[22] Code of Federal Regulations (45 CFR 164)[EB/OL]. http://www.hhs.gov/ocr/privacy/hipaa/administrative/privacyrule/

[23] Food and Drug Administration: Guidance for industry: GCMP for phase I investigational drugs[EB/OL]. http://www.fda.gov/downloads/drugs/guidancecomplianceregulatoryinformation/guid ances/ucm070273.pdf

[24] Food and Drug Administration: Considerations for the early phase clinical trials of cellular and gene therapy products: draft guidance[EB/OL]. http://www.fda.gov/downloads/biologicsbloodvaccines/guidancecomplianceregulatoryinformation/guidances/cellularandgenetherapy/ucm 359073.pdf

[25] Food and Drug Administration. Medial Devices. The new 510(k) paradigm—alternate approaches to demonstrating substantial equivalence in premarket notifications—final guidance[EB/OL]. [2019-09-12]. http://www.fda.gov/medicaldevices/deviceregulationandguidance/guidancedocuments/ucm080187.htm

[26] Food and Drug Administration: IND forms and instructions[EB/OL]. [2017-06-27]. http://www.fda.gov/drugs/developmentapprovalprocess/howdrugsaredevelopedandapproved/approvalapplications/investigationalnewdrugindapplication/ucm071073.htm

[27] Food and Drug Administration. "Off-label" and investigational use of marketed drugs, biologics, and medical devices—information sheet[EB/OL]. [2020-05-06]. http://www.fda.gov/RegulatoryInformation/Guidances/ucm126486.htm

[28] Food and Drug Administration. Investigational New Drug (IND) Application[EB/OL]. [2021-02-24]. http://www.fda.gov/Drugs/DevelopmentApprovalProcess/HowDrugsareDevelopedandApproved/ApprovalApplications/InvestigationalNewDrugINDApplication/default.htm

[29] ICH Guidance for Industry: E6 Good Clinical Practice: Consolidated Guidance[EB/OL]. http://www.fda.gov/downloads/Drugs/GuidanceComplianceRegulatoryInformation/

Guidances/UCM073122.pdf

[30] Reith C，Landray M，Devereaux P J，et al. Randomized clinical trials— removing unnecessary obstacles[J]. N Engl J Med，2013，369(11)：1061-1065.

[31] Food and Drug Administration：Guidance for industry and investigators：safety reporting requirements for INDs and BA/BE studies[EB/OL]. [2020-04-24]. http://www.fda.gov/downloads/drugs/guidancecomplianceregulatoryinformation/guidances/ucm227351.pdf

[32] Wittes J，Crowe B，Chuang-Stein C，et al. The FDA's Final Rule on Expedited Safety Reporting：statistical considerations[J]. Stat Biopharm Res，2015，7(3)：174-190.

[33] Food and Drug Administration. Guidance for industry：computerized systems used in clinical trials[EB/OL]. http://www.fda.gov/downloads/iceci/enforcementactions/bioresearchmonitoring/ucm133749.pdf

[34] Yusuf S，Bosch J，Devereaux P J，et al. Sensible guidelines for the conduct of large randomized trials[J]. Clin Trials，2008，5(1)：38-39.

[35] Duley L，Antman K，Arena J，et al. Specific barriers to the conduct of randomized trials[J]. Clin Trials，2008，5(1)：40-48.

[36] Baigent C，Harrell F E，Buyse M，et al. Ensuring trial validity by data quality assurance and diversification of monitoring methods[J]. Clin Trials，2008，5(1)：49-55.

[37] Kramer J M，Smith P B，Califf R M. Impediments to clinical research in the United States[J]. Clin Pharmacol Ther，2012，91(3)：535-541.

[38] Guidance for Industry. Oversight of clinical investigations— a risk-based approach to monitoring[EB/OL]. (2016-7-15) [2019-6-30]. http://www.fda.gov/downloads/Drugs/Guidances/UCM269919.pdf

[39] Food and Drug Administration. Exception from informed consent for studies conducted in emergency settings：regulatory language and excerpts from preamble-information sheet：guidance for institutional review boards and clinical investigators[EB/OL]. http://www.fda.gov/regulatoryinformation/guidances/ucm126482.htm

[40] Food and Drug Administration. Guidance for clinical trial sponsors：establishment and operation of clinical trial data monitoring committees[EB/OL]. http://www.fda.gov/downloads/regulatoryinformation/guidances/ucm127073.pdf

[41] European Medicines Agency：Guideline on data monitoring committees[EB/OL]. [2005-06-27]. http://www.ema.europa.eu/docs/en_GB/document_library/Scientific_guideline/2009/09/WC500003635.pdf

[42] ICHHarmonised Tripartite Guideline：Statistical principles for clinical trials：E9[EB/OL]. http://www.ich.org/fileadmin/Public_Web_Site/ICH_Products/Guidelines/Efficacy/E9/Step4/E9_Guideline.pdf

[43] WHO：Operational guidelines for the establishment and functioning of data and safety monitoring boards[EB/OL]. http://www.who.int/tdr/publications/documents/operational-guidelines.pdf?ua¼1

[44] Ellenberg S S，Fleming T R，DeMets D L. Data monitoring committees in clinical trials：a practical perspective[M]. West Sussex：John Wiley and Sons，2003.

[45] Prasad V，Mailankody S. The accelerated approval of oncologic drugs：lessons from ponatinib[J]. JAMA，2014，311(4)：353-354.

[46] Diacon A H, Pym A, Grobusch M P, et al. Multidrug-resistant tuberculosis and culture conversion with bedaquiline[J]. N Engl J Med,2014,371(8): 723-732.

[47] Cox E, Laessig K. FDA approval of bedaquiline—the benefit-risk balance for drug-resistant tuberculosis[J]. N Engl J Med,2014,371(8): 689-691.

[48] Mahajan R.Bedaquiline: First FDA-approved tuberculosis drug in 40 years[J]. Int J Basic Applied Med Res,2013,3(1): 1-2.

[49] Food and Drug Administration. Food and Drug Administration Modernization Act (FDAMA) of 1997[EB/OL]. http://www.fda.gov/RegulatoryInformation/Legislation/FederalFoodDru gandCosmeticActFDCAct/SignificantAmendmentstotheFDCAct/FDAMA/default.htm

[50] Food and Drug Administration. Code of Federal Regulations (21 CFR 860)[EB/OL]. http:// www.accessdata.fda.gov/scripts/cdrh/cfdocs/cfcfr/CFRSearch.cfm?CFRPart¼4860

[51] Food and Drug Administration. 510(k)Clearances[EB/OL]. [2021-08-31]. http://www.fda. gov/MedicalDevices/ProductsandMedicalProcedures/DeviceApprovalsandClearances/510k Clearances/

[52] Food and Drug Administration. Premarket Approval (PMA)[EB/OL]. [2019-05-16]. http:// www.fda.gov/Medicaldevices/Deviceregulationandguidance/Howtomarketyourdevice/ Premarketsubmissions/Premarketapprovalpma/Default.Htm

[53] Food and Drug Administration. Investigational Device Exemption (IDE)[EB/OL]. http://www. fda.gov/aboutfda/centersoffices/officeofmedicalproductsandtobacco/cdrh/cdrhtransparency/ ucm 205697.htm

[54] Food and Drug Administration. Guidance for industry and FDA staff: modifications to devices subject to premarket approval (PMA)—the PMA supplement decision-making process[EB/OL]. [2018-02-19]. http://www.fda.gov/downloads/MedicalDevices/ DeviceRegulationandGuidance/GuidanceDocuments/UCM270606.pdf

[55] Food and Drug Administration. Design considerations for pivotal clinical investigations for medical devices: guidance for industry, clinical investigators, institutional review boards and Food and Drug Administration staff[EB/OL]. http://www.fda.gov/MedicalDevices/ DeviceRegulationandGuidance/GuidanceDocuments/ucm373750.htm

[56] Dhruva S S, Bero L A, Redberg R F. Strength of study evidence examined by the FDA in premarket approval of cardiovascular devices[J].JAMA,2009,302(24): 2679-2685.

[57] Redberg R F. Sham controls in medical device trials[J]. N Engl J Med,2014,371(10): 892-893.

[58] Bhatt D L, Kandzari D E, O'Neill W W, et al. A controlled trial of renal denervation for resistant hypertension[J]. N Engl J Med,2014,370(15): 1393-1401.

[59] Leon M B, Kornowski R, Downey W E, et al. A blinded, randomized, placebo-controlled trial of percutaneous laser myocardial revascularization to improve angina symptoms in patients with severe coronary disease[J].J Am Coll Cardiol,2005,46(10): 1812-1819.

[60] The Intermittent Positive Pressure Breathing Trial Group. Intermittent positive pressure breathing therapy of chronic obstructive pulmonary disease. A clinical trial[J]. Ann Intern Med,1983,99(5): 612-620.

[61] Rome B N, Kramer D B, Kesselheim A S. FDA approval of cardiac implantable electronic devices via original and supplement premarket approval pathways,1979-2012[J]. JAMA,

2014,311(4): 385-391.

[62] Bristow M R, Saxon L A, Boehmer J, et al. Cardiac-resynchronization therapy with or without an implantable defibrillator in advanced chronic heart failure[J]. N Engl J Med,2004, 350(21): 2140-2150.

[63] Food and Drug Administration. Code of Federal Regulations (21 CFR 600)[EB/OL]. [2018-3-22]. http://www.accessdata.fda.gov/scripts/cdrh/cfdocs/cfcfr/CFRSearch. cfm?CFRPart¼600

[64] Food and Drug Administration. Biosimilars guidances[EB/OL]. http://www.fda.gov/Drugs/ GuidanceComplianceRegulatoryInformation/Guidances/ucm290967.htm

[65] Food and Drug Administration. Guidance for Industry: clinical pharmacology data to support a demonstration of biosimilarity to a reference product (draft guidance). [EB/OL]. [2020-05-06]. http://www.fda.gov/downloads/Drugs/GuidanceComplianceRegulatoryInfor mation/Guidances/UCM397017.pdf

[66] ICH guidance on biosimilars[EB/OL]. http://www.ich.org/products/guidelines/quality/ article/qualityguidelines.html

[67] Food and Drug Administration. Study data submissions to CBER[EB/OL]. http://www.fda. gov/biologicsbloodvaccines/developmentapprovalprocess/ucm209137.htm

[68] Food and Drug Administration. Guidance for industry: providing submissions in electronic format—summary level clinical site data for CDER's inspection planning: draft guidance[EB/ OL]. [2020-06-27]. http://www.fda.gov/downloads/drugs/developmentapprovalprocess/ formssubmissionrequirements/ucm332468.pdf

[69] Institute of Medicine of the National Academies. Sharing Clinical Trial Data: Maximizing Benefits, Minimizing Risk[EB/OL]. http://www.iom.edu/Reports/2015/Sharing-Clinical-TrialData.aspx

[70] Food and Drug Administration. Guidance for industry: providing clinical evidence of effectiveness for human drug and biological products[EB/OL]. http://www.fda.gov/ downloads/drugs/guidancecomplianceregulatoryinformation/guidances/ucm078749.pdf

[71] Food and Drug Administration. Guidance for the public and FDA staff on convening advisory committee meetings: draft guidance[EB/OL]. http://www.fda.gov/downloads/ regulatoryinformation/guidances/ucm125651.pdf

[72] Riveros C, Deschartres, Perrodeau E, et al. Timing and completeness of trial results posted at ClinicalTrials. gov and published in journals[J]. PLOS Medicine, 2013,10(12): e1001566.

[73] Prayle A P, Hurley M N, Smyth A R. Compliance with mandatory reporting of clinical trial results on ClinicalTrials. gov: cross sectional study[J]. BMJ,2011,344: d7373.

[74] Jones C W, Handler L, Crowell K E, et al. Non-publication of large randomized clinical trials: cross sectional analysis[J]. BMJ,2013,347: f6104.

[75] Saito J, Gill C J. How frequently do the results from completed US clinical trials enter the public domain?—a statistical analysis of the ClinicalTrials. gov database[J]. PLoS ONE, 2014,9(7): e101826.

[76] National Institutes of Health. Summary of HHS/NIH proposals to enhance transparency of clinical trial results[EB/OL]. [2014-11-18]. https://www.nih.gov/news-events/news-releases/summary-hhs/nih-proposals-enhance-transparency-clinical-trial-results

[77]　FDA Drug Safety Communication: FDA Study of Medicare patients finds risks lower for stroke and death but higher for gastrointestinal bleeding with Pradaxa (dabigatran) compared to warfarin[EB/OL]. [2018-02-26]. http://www.fda.gov/Drugs/DrugSafety/ucm396470.htm

[78]　The European Medicines Agency. The European Medicines Agency Roadmap to 2010: Preparing the Group for the Future[EB/OL]. [2005-03-04]. http://www.ema.europa.eu/docs/en_GB/document_librar y/Report/2009/10/WC500004903.pdf

[79]　Darrow J J, Avorn J, Kesselheim A S. New FDA breakthrough-drug category—implications for patients[J]. N Engl J Med, 2014, 370(13): 1252-1258.

[80]　Pariser A. Small clinical trials[EB/OL]. http://www.fda.gov/downloads/newsevents/meetingsconferencesworkshops/ucm415213.pdf

[81]　Coté T R, Kui X, Pariser A R. Accelerating orphan drug development[J]. Nat Rev Drug Discov, 2010, 9(12): 901-902.

[82]　Frank C, Himmelstein D U, Woolhandler S, et al. Era of faster FDA drug approval has also seen increased black-box warnings and market withdrawals[J]. Health Affairs, 2014, 33(8): 1453-1459.

[83]　Food and Drug Administration. Postmarketing requirements and commitments: introduction[EB/OL]. [2016-1-12]. http://www.fda.gov/Drugs/GuidanceComplianceRegulatoryInformation/Post-marketingPhaseIVCommitments/

翻译：李洪峥，北京中医药大学

审校：曹羽钦，上海交通大学医学院附属瑞金医院